中國近代中醫藥期刊彙編

第一輯

21

紹興醫藥學報

（紹興醫藥學報星期增刊）

上海辭書出版社

目録

紹興醫藥學報星期增刊　第六十五號……………………513

中華民國九年一月四日出版

紹興醫藥學報星期增刊

總發行浙江紹興城中北海橋

第一號　今日計二張

本刊分發行　各省各大書坊

本刊價例

每星期一張或數張計大洋一分預定全年五十期計大洋四角外埠另加每期郵費大洋五厘十份以上另議郵滙不通之處郵票作洋九五計算凡公共機關報資均收半價

本刊廣告例

百字起碼每期大洋三角連登一月八折連登一年五折不上百字照百字遞算二號字及木刻鑄版地位以字數核算封面加倍刊資亦須先惠長登大幅得以另行訂立特約

啓事

◎每日一文錢之壽險費

本社因月報中限於篇幅凡病家問症徵方者日多特發行增刊俾不佔月報中他欄地位病家又能早日治療至同道研究學術質疑問難原亦在月報問答門登載今亦移於星期增刊此外如關於已病者之看護未病者之衛生及其他古今盡效之單方各地醫生之驗案可以灌輸一般社會之通俗醫藥常識者備載無遺醫家讀之不啻得臨證之指南病家讀之無異聚醫師爲顧問未病者尤得豫貯醫藥常識以講衛生所費不過每日一文錢其獲益較保壽險爲實是耳本社非敢自誇閱者自能賞鑑　本社敬啓

◎招請代派

本刊凡向來代派月報各處均一樣代派因尚須擴充以期普及所以再欲招添各地代派如有承認者請即函知以便奉訂　本社敬啓

◎敬告閱者

凡未曾函定本刊諸公本社恐諸公有未知本刊發行者故先寄上一期務請當即函訂俾可繼續郵上倘無函訂本社認作不願購閱決不續寄如空函相訂亦不照寄　本社敬啓

◎義務

各地閱報社圖書館學校醫會衛生社等公團如訂閱本刊均收半價郵費照算惟訂閱函中須蓋有圖章爲憑否則無效並各以一份爲限　本社敬啓

介紹

醫藥衛生報每月一張全年價銀二角四分餘姚衛生公會書報部發行

衛生公報每月一張每年底收郵費一角二分總發行所餘姚衛生公會書報部

通俗醫事月刊每月一冊定價大洋一角每年十二冊定價大洋一元郵力六分北京後孫公園七號

醫藥衛生報每月一張非賣品南京石塥街口

紹興醫藥學報本社出版每月一冊大洋一角預定全年十二冊大洋一元外埠每冊加郵力一分

桂林醫藥淺說報每月一期每期售大洋二分發行所廣西桂林北門敦叙堂江遠濟堂

醫學進德報非賣品每星期一張天津鼓樓北大街醫學明明社

醫藥衛生淺說報每星期一張每年大洋二元郵力二角四分天津東馬路盧氏醫院

小言

◎本刊出世的自譬　裘吉生

歐戰以來　世界的潮流　眞有「一日千里」的勢力　樣樣學術　也隨着這潮流而進步　我們醫報月刊發行到一百多期　差不多支持得十年了　從這一百多期的月刊　一一覆案　實在算不得有進步　一半是我們辦得不好　還有一半　却是環境限着的緣故　猶如攻舊學的不願意留心新醫的方法　知新學的也說着舊醫法沒用的　我們報中　爲本於言論公開的趣旨　兩有採選刊載　然而因此　似覺得不沒有宗旨了　記得袁了凡有一句話　從前種種　譬如昨日死　此後種種　譬如今日生　今天我也說句話　從前月報　譬如生孩的母親　這回本刊　譬如出胎的嬰兒　呱呱墮地　初聽啼聲　要這個寧馨兒　從襁褓到童年　從童年到壯大　來順着現世界的趨勢　烈烈轟轟的替他母　幫助做事　就要我們好好的愛護他　我說這幾句自譬的話　當作本刊出世的宣言書

衛生談

◎吃飯　裘吉生

衛生的話　高談闊論　專在憑空着想　日日行着和人人犯着的實事　沒有人去說他　所以說的自說　不講究衛生的自不講究　要想實行　如何能夠呢　從憑空說衛生的　也有論到衣食住的三事　在這三件事中　講到食的一件　這樣有蛋白質的　這樣有小粉質的　這樣容易消化的　這樣不容易消化的　總算精細的了不得了　然而無論如何　明白這個選擇食物的人　把一種食物　各人合碗同吃　各人的口涎　由筷頭上帶到食物中　我的口涎你吃　你的口涎我吃　不要說有了傳染病的口涎　很屬容易害人　就是個個無病　想想也是難受　況且醫學家說　茶店中一個茶碗沿　用顯微鏡照着　有無數的病菌呢　所以要講衛生　我謂從事實上改革起來　吃飯就是要改的一件

◎醫學招牌　裘吉生

講衛生的　分個人衛生　公共衛生　因爲個人雖講衛生　公共不講衛生　個人仍受危險

我們業外科舊醫派的習慣　用病人身上換下來的膏藥　貼在出入路口的門上或牆上　算是招牌　越貼得多　越算是好招牌　我想病人身上的排泄物　明白病毒的醫生　用種種方法和藥物消毒　未恐不及　因爲這種毒物　一則害着醫生自己　一則害着到醫生這裡來的別個人　所以這個惡習　若不除掉　個人衛生和公共衛生的兩事　均甚厲害

病家鑑

醫師不良　人多夭扎　然不良二

字　關於學術者半　關於道德者亦半　世風日下　道德淪喪　往往有可活之病　有可用之方　而診治之醫生　敷衍塞責　任其不救　余故於曩歲有醫士道之刋行　冀挽狂瀾於萬一　惟此中利弊　病家亦當負責　因醫固良矣　而病家自已不知攝養　及家庭之人無一點常識　所謂雜藥亂投　仍屬無濟　爰仍於讀書時　有關喚醒病家之先人成語　與余心理中適合者　隨筆記錄　爲病家鑑

民國九年元日裘吉生識

人當有疾病時　其氣血既多鬱阻　其性情必倍形急躁　若不自加忍耐　終受大害　明達之士　凡患疾病　常令氣性和愛　諸事涵養　卽遇不情之事　只須逆來順受　至侍疾人或有不周到處　亦姑寬恕　在彼得免責罰　在我省却煩惱　心肝兩經之火不動　病自不添（杜慈彰）

（未完）

驗案

◎身痛治驗

葉勁秋錄

沈君濟人醫學上極有心得。近日治一症。頗爲得心應手。有張姓婦年約二十左右。始患滿腹疼痛。延某醫作肝氣挾痰治而愈。後忽四肢酸痛。轉側不能。手臂尤甚。略形浮腫。納微口乾。大便少行。脈滑數。苔色黃膩。某醫藥之不效。病已半月餘矣。旋延沈君而愈。方用羚羊尖三分、仙半夏錢半、菖蒲二錢、陳胆星八分、全福三錢、枳實錢半、瓜蔞四錢、天虫三錢、晚蠶沙三錢、白芥子二錢、橘絡二錢、葱鬚八分、竹瀝三杯（橘紅汁冲）海蜇三兩、此方服後。四肢略能轉動。疼減便行。咯痰甚多。略帶血點。乃去胆星、枳實、半夏。加絲瓜絡三錢。煅瓦楞八錢。冬瓜子八錢。又服三劑。已能轉側。酸痛已微。血止而痰出頗多。乃從前方出入。又服四劑。諸恙均愈。玩此方靈妙非常。故錄之以備醫者病者之參考焉

◎腹痛奇案

宜春黃去陳

儒醫謝純如先生令媛。年二十二歲。六月五日。偶覺不暢。夜則腹痛發作。次日辰刻痛漸緩解。午後足部近拇指一帶。發劇烈疼痛。兼有熱感。至子丑時足痛止。腹痛又作。每日如是。自行調治月餘不效。召鄙人診之。遵西法打其胸腹。聽其肺心。均無病狀。惟按臍部以下。則疼痛加劇。內有果粒形物甚多（是結糞）大便閉。小便短。脈沉緊。診畢。謂曰此病係。西醫所謂自家中毒是也。按而痛加者。是腸胃被果粒狀之結糞。醱酵刺戟發生炎症。故不可按壓。腹痛發於夜。足痛發於午者。蓋因夜則暑退汗減。血液內積。是以腹痛。午則暑盛汗多。血液外充。足爲下部。尤易積血。故發足痛。究之皆爲神經痛也。

處方　西大黃三錢。　小茴香三錢　香附三錢　梔子錢半　眞降香二錢　川楝子二枚　草烏一錢　枳殼二錢　是用溫通法日服二劑次日復診痛減其半大便解堅屎多量照原方減大黃一錢十餘劑而安

學術研究

◎質疑十則　盧育和

育頻處窮鄉置書甚少荒居僻壤交友亦稀以故醫學一道觀天坐井進步毫無每欲問難苦於何處叩鐘嘗思考證而又無從借鏡今聞紹報開答增刊每逢星期發行一次閱者自多獲益鄙人無任歡迎今不揣淺陋謹將平日闕疑先奉數條請問有道想同社諸君子志在研究必不吝教焉

一無灰酒是何酒地黃苗灶鼠骨葛葉毛籐子葉冷石花綠石鹹眞雲子碁脫鼠等是何藥座魯兒西譯是何種名詞

一近時霍亂西醫多用食鹽注射食鹽可即稀鹽酸否

一單方書用飴糖和露水常食治哮症又老雄鼠腎子陰乾同硃砂服可治小兒臍風究屬露水及雄鼠腎子係屬何性又噎膈症用蘇葉湯和乾麵向月蝕初虧時爲丸至月復圓時止於意何取

一口唇生疔俗名猪嘴疔此症初起上唇生一紫硬疙瘩旋及頭面腫痛失治誤治及食猪肉走黃多致不救究有何特效之藥用以外敷消散之

一有一鄰婦自幼面靑大如銅元現年三十餘靑已延至半面儼如靛染常問育有何藥治育愧無以對又按小兒初生身上亦多有靑色一塊於生理上是何原因

一上海施製神功濟衆水治時疫諸病謂服後即吐不知何藥所製想其中有硫酸亞鉛一物歟然乎否乎

一吐血初起世俗每以豆油煎雞卵令食之謂能止血其理安在

一現有一友云凡人一動欲念思與女子合輒先作嚏是何理由

一病家遇有初患時感寒熱嘔吐胸次不寬等症每以燈芯燒酒燉熱擦前心俄傾即有白毛黏於燈芯之上此種白毛究因何而生

一昔年中國醫學報主筆周雪樵先生謂西醫於大熱能每用佛蘭絨單被浸冷水絞乾裹病人身上俟乾後再浸再絞再裹言能退熱並能引熱毒外出凡痧痳斑疹之不能出及內陷者皆能使外達又曰凡人夏間每以熱茶壺坐於面盆之冷水中久之茶熱漸減而盆水頓溫可以洗面非引熱外出之據乎又嘗夏時苦熱以冷水浸手巾而搭之於背甚凉爽其後手巾搭處出痱亦較多此痧痳斑疹所以能外出之理乎育觀此理未知果是特再質之醫林乞明示爲禱

◎問子嗚之理及治法　江都陳龍池

子嗚一症古書皆載幷有種種治法醫宗金鑑主用黃連煎其餘諸家有令其男子拜者有令拾筷者或拾棋子或拾錢及豆者無非令其彎腰將臍帶上疙瘩就兒口中耳(又曰血管)竊考胎兒在母腹中臍帶僅連於臍未聞尙有疙瘩連在口中也且古方黃連煎竹林女科諄諄垂戒必須酌量以彎腰拾豆爲

穩而傳靑主主張氣虛以母氣不能接子子是以啼用扶氣止啼湯二劑卽愈此理較諸拾豆之法蓋又一說也諸同志經驗有年當知此理是否子鳴原因有二及胎兒在腹臍帶是否有疙瘩接在口內務乞 指示是幸

◎問疫症救治法　山東諸城王肯舫

敝縣境自夏歷至今月未雨雪刻下嚴寒異常發現一種時疫傷人太多沿街哭聲聒耳慘不忍聞甚有一家死斷人種者初覺症狀發熱惡寒頭痛如劈身疼如杖背上如壓重物胸中初悶後喘六脈沉伏或浮數沉無心中陣陣辣疼難受氣滯痰壅舌胎白厚而滑潤若吐酸水或渴或不渴不等甚則牙關緊閉兩手拘急輕者用豆豉葛根川貝母鬱金菊花元參檳榔杏仁石菖蒲胆星蔞皮葱白生薑等可愈重者數鐘卽斃無法可治審其病情多半是內有燥熱外束嚴寒不敢見發散藥一見發散卽喘而死刻正在一日數斃之際仰希海內名醫速賜良法救此大疫幷祈將此病原理代爲發明切盼切禱

◎答武陳林慕陶君問內經靈樞癲狂篇中疑義（問見月刋）　宜春黃國材

內經文法簡老所謂置其血於瓠壺之中者是直接上句病至兩字而來蓋言癲狂病發作時取其血置於瓠壺之中以平日健康之血比較至其發時之血獨覺流動不流動則血必凝滯宜用灸法以疏通之且骶骨上通於腦癲狂病必腦充血灸骶骨正所以引血下行而減輕腦壓也貯血用瓠壺者考張華博物記載溺水用金木各器盛之皆漏惟瓠壺不漏可知瓠質比較的獨密軒岐用之必此取義前哲各解未合題旨者多大凡血經取出一時卽凝結成塊任氣相感召豈有自動之理明者察之自得其解

治療顧問

◎問玉莖腫腐治法　章壽芝

玉莖腫大中醫皆以淸營下法　體壯者應手而消　體弱者精神委靡不振爲腫處潰爛而成下疳　每見西醫藥水浸泡一二日卽消　自慚學術淺陋　未知斯藥之名　且鄙人於西醫一門　素乏研究　海內之大　必有高明知其名者　至於用法若何　皆請詳細示明　不勝感禱　或者我中醫外治方法　如彼西醫效用　尤用至妙

◎問白帶治法　朱竹蓀

蘇州舍親同居吳姓之女　十六歲適於本城張家爲室　次年生產一女　因時患肝氣　數載未孕　隨夫呼吸鴉片　計已上癮三年　終日橫臥　吞雲吐霧　且吸時必夾紙煙及濃茶以送下　今年二十七歲　忽於春間受孕　逾三月而少腹自覺微動　所奇者並不脹大　後卽徧請城中醫生診治　大都投以養血之品　但方中夾雜　如牛膝赤芍等　或有同進　亦不見若何壞症　迄今已將八月　腹部仍不脹隆　其動自覺始在臍下　今則在臍上　切其脉得滑而兼細

右寸略大　舌苦時見黑灰　飲食如常　二便均可　惟下部白帶甚多　該症是否津液消耗　氣血並虧　胚胎難以暗長　而致發育失度　大補氣血　培養胎元　未知當否　蓀實年幼識淺　不敢妄以爲是　爰將脈證錄呈　即希海內有道先生明以教我　擲賜良法　則不特蓀個人之榮幸　張吳二姓亦當感恩無窮矣

◎問腰痛治法　馮甘棠

夏歷七月中旬　因乘坐騾馬車遠出　路經四五天之久　道路崎嶇　頗受顛簸　比回家　自覺左腿膝骨之背面　曲灣轉圜處偏左微痛　上至著坐之股　逐漸增加　雖支撐尚能步履　而屈伸坐臥　未能操縱自如　初服散風舒筋活血藥無效　薰劑則引動濕癢　(中略)又經善按摩者試治　當時微覺鬆　一二日後　痛復如初

◎問遺泄症治法　陳紱清

僕患病二載有餘　呻吟床褥　困苦萬狀　延請中西醫士　屢未見效　長此綿延　其病更加危險　久仰貴會醫士先生　仁心濟世　惠賜指南　請希登錄貴會公報　庶可照方調服　以免造化小兒所苦　倘能脫離苦海　再造之恩　感激無既矣　謹以病緣陳述如左

玉關不固　臥着無夢遺洩陽舉　通宵尿濁淋漓　虛火略浮於上　口不思茶　耳鳴如雷　腹痛胃寒　前服涼藥過多之故　手足軟弱　步履艱難　腹脹後重　須用氣力　尿方可出　小便短促　小便出則大便隨之而出　服陰藥則胃寒骨弱　投陽藥則腹中不舒　而濁更重　陰藥則陽礙　陽藥則陰礙　服肉桂則投有效　不服就骨弱　相火愈旺　服附子則不投　謹此佈上　即請醫藥學會諸翁先生鈞鑒

◎問遺精症治法　亞東病夫

貴社諸先生台鑒　敬懇者鄙人患滑泄病有年矣　約旬日間　則必一遺　雖求醫多人　而治則罔效　余甚苦之　服六味丸滋腎丸天王補心丹等藥　則如水投石　服固精丸六味加五味芡實(以芡實作點心)則愈劇　甚至一夜二遺　目下病情爲腰脊酸痛　兩腎俞穴　自覺空虛異常　寐不安神　亂夢紛紜　無夜無之　面黃肌瘦陽萎　兩顴時赤(每日必有一次)　別無所苦　飲食與平人等　便溺亦如常　溯此病之起　已有五年之久　是年秋　足部患濕瘡甚多　遺泄病即隨而起　今庚二十有一歲　但未嘗一親女色　今春服浙杭馬醫士方(方另附)　亦不見效　又曾服丸劑一料(丸方另附)　丸雖服已　而病依然　此病詰之醫士　皆設心腎不交之故　然服交通心腎之品　總不能療厥疾　此病之究竟　至今不能窺測　今特詳告病情　伏乞諸大高明不惜囊秘　爲鄙人製一良方　以起數載沉疴　則戴德靡涯矣　想諸大高明皆寬宏大度　本以濟世爲心　鄙人服先生方而沉

痾起　則諸先生不啻有再造之功
而鄙人之感恩　莫可言表　草此謹
布諒諸先生決不束之高閣　投之
字簏也　臨潁不勝惶悚待命之至
肅此卽請道安

丸方　心腎不交　龍相兩熾　陰
精走泄　三載未痊　屢進澀劑
厥疾彌增　考香岩有滑藥引
導法　同氣相求　頗具至理
宗此立方　未識應否
製丹參八錢　抱茯神二兩（辰
砂拌）　墨旱蓮一兩　青鹽拌
生地兩半　魚線膠二兩　茯苓
一兩　棗仁一兩（川連二錢炒）
眞川柏一兩（鹽水妙）　萸肉
一兩（去核鹽水炒）　製遠志一
兩　芡實八錢　粉萆薢一兩
沙蒺藜兩半（鹽水炒）　女貞子
一兩　煅龍齒八錢　加金櫻膏
蜜丸　每服三錢　淡鹽湯下

馬方　陰分不充　濕熱逗遛　以
致遺泄　肝腎不足　擬育陰澈

生首烏四錢　炒遠志五分　濕
煅石決四錢　牡蠣五錢　煨益
智仁一錢　萆薢三錢　白蒺藜
三錢　豆卷四錢　石菖蒲五分
芡實四錢　炒苡仁三錢　茯
神四錢　蓮子廿粒

◎答徐甘棠君問腰痛治法　周小農

謹案　腿痛起於車馬勞役　薰則引
動濕癢　按摩可鬆緩一二日　痛而
喜按者　高年肝腎虛　而濕寒痺著
氣滯血凝　久戀非宜　懸擬治法
如後　內服方　杜仲全當歸川斷肉
桃仁杞子獨活白苧根桑枝猪後脚骨
爲引另用白馬脚殼酥炙爲末每服四
錢　外治法　獨活紫荆菖蒲沒藥地
龍甲片虎脛骨蒼朮白芷研末攤入膏
藥一貼環跳一貼風市一貼足三里放
薑片膏藥外艾灸五壯

調查事件

◎處州藥用植物出產記略　裘競生

桔梗　屬桔梗科　產山野　草本圓
莖葉　圓花形如喇叭
厚朴　屬木蘭科　產山野（龍泉縣
出產較多）爲落葉喬木生於深
山
米仁（卽薏苡）　屬禾本科
金銀花　屬忍冬科　產山野
冬朮　屬菊科　產山野
景甯朮　屬菊科　景甯縣特產
半夏　屬天南星科　產山野
紅花　種田中
浙貝母　屬百合科　種園圃
紫蘇　屬唇形科　種園圃
藿香　屬唇形科　種園圃
薄荷　屬唇形科　種園圃
荷　屬睡蓮科　種田中
木香　產山野
黃精　屬百合科
石斛　屬蘭科
茯苓
山梔　屬茜草科　產山野
黃連　屬毛茛科
夏枯草　屬唇形科
天門冬　屬百合科

廣告

◎招登廣告

本刊隨月報而發行月報銷行遍及全國又達南洋各島台灣日本等處爲閱者所知然不看月報之各地諸君預先訂閱本刊者已絡繹不絕本刊之銷行自更倍於月報其廣告之效力較勝可不待言矣況取價又廉至閱者對於本社之月報及本刊必人人欲稟訂成册保存以備研究則廣告之效不卜可期知凡有關於醫藥事業欲謀發展者請函本社可也　本社敬啓

◎問病者鑒

凡函向本社問病者請將詳細病狀寫明寄到「紹興城中醫藥學報社」收當即登入本刊徵求四方名家或由本社答告治法仍載本刊概不取資各處醫家日定個人取資規則與本社無涉　紹興醫藥學報社啓

◎書報出版預告

十卷一號月報准二十發行請速訂購
益人堂醫學叢書第一集三月內出版
曹溪十五種之一外候答問二月出版
月報大增刊第六改價五角二月出版
國醫百家第六種幼科金鑒評即出版
紹興醫藥學報社啓

◎木刻大版醫藥叢書一二集

（每集洋一元六角）

第一集目錄
莫枚士研經言卷一　二角
周氏易簡集驗方合刻全　四角
羅謙甫治驗案卷上　四角
吳鞠通醫案卷一　四角
惜分陰軒醫案卷一　三角
人參攷全　一角

第二集目錄
莫枚士研經言卷二　二角
羅謙甫治驗案卷下　三角
吳鞠通醫案卷二　三角
惜分陰軒醫案卷二　三角
市隱廬醫學雜著全　三角
李冠仙知醫必辨全　四角

第三集印刷中
紹興城中北海橋紹興醫藥報社總發行
各省大書局均有寄售

◎張汝偉通函論症條例廣告

通函論症近年以來日益發達有效不效者病固有治不治實視乎其問之詳不詳耳抑有進者醫術各有專長醫士宜預先披露不可誇示己長不可漫然作答如是論症庶幾親切病者服藥亦庶乎有效耳此則管見所及敢忠告於抱病諸君之前也附載條例三則請閱之

（甲）外埠函詢鄙人症治以內症雜症婦科小兒科爲限因其他外症眼症科等非所擅長勉強從事恐有害耳鄙人不敢以大言欺人也（急病時症不及治者請弗函詢）

（乙）外埠函詢式樣書明年歲男女及起病情形一切現狀檢齊所服舊方效與不效作何態度其外如神情氣色音聲脈象舌苔飲食二便素性及職業九項宜分別說明以便融會貫通求其眞諦愈詳愈妙幸勿自誤鄙人所叮嚀忠告者也

（丙）外埠遞函常熟顏港鄙人收不誤函內附郵票五角（郵票以一分三分爲限）如須兩次奉復先附鈔票一元亦可空函及郵花不足或語近滑稽者均不奉復此鄙人所預告也

本條例自披露實行

壽石醫院主謹白

◎周小農士醫通函論症規則

外埠欲詢內症雜病婦科經產等一切疑難奇症商治方者可檢齊舊方載明男女年歲職業貴賤稟賦肥瘦受病何因年月神情面色脈象舌苔飲食二便禁懷勞逸喜惡寒熱有無悲怒憂思所嗜何物或縱飲或房室戕伐保嗇附知更往（略而不詳是自誤也）附每次答案代價連郵費掛號滙洋一圓一角郵票九五計算當有適宜之妥方奉上空函不復通訊處江蘇無錫西門外棉花巷壹百另二號

謝絕問病各項幼痘喉瘍毒傷諸病毋庸函詢又白

中華民國九年一月十一日出版

紹興醫藥學報星期增刊

總發行浙江紹興城中北海橋

第二號　今日計二張

本刊分發行　各省各大書坊

本刊價例

每星期一張或數張計大洋一分預定全年五十期計大洋四角外埠另加每期郵費大洋五厘十份以上另議郵滙不通之處郵票作洋九五計算凡公共機關報資均收半價

本刊廣告例

百字起碼每期大洋三角連登一月八折連登一年五折不上百字照百字遞算二號字及木刻鑄版地位以字數核算封面加倍刊資亦須先惠長登大幅得以另行訂立特約

啓事

◎每日一文錢之壽險費

本社因月報中限於篇幅凡病家問症徵方者日多特發行增刊俾不佔月報中他欄地位病家又能早日治療至同道研究學術質疑問難原亦在月報問答門登載今亦移於星期增刊此外如關於已病者之看護未病者之衛生及其他古今靈效之單方各地醫生之驗案可以灌輸一般社會之通俗醫藥常識者備載無遺醫家讀之不啻得臨證之指南病家讀之無異聚醫師爲顧問未病者尤得豫貯醫藥常識以講衛生所費不過每日一文錢其獲益較保壽險爲實是耳本社非敢自誇閱者自能實鑑　本社敬啓

◎招請代派

本刊凡向來代派月報各處均一樣代派因尙須擴充以期普及所以再欲招添各地代派如有承認者請即函知以便奉訂　本社敬啓

◎敬告閱者

凡未曾函定本刊諸公本社恐諸公有未知本刊發行者故先寄上一期務請當即函訂俾可繼續郵上倘無函訂本社認作不願購閱決不續寄如空函相訂亦不照寄　本社敬啓

◎義務

各地閱報社圖書館學校醫會衛生社等公團如訂閱本刊均收半價郵費照算惟訂閱函中須蓋有圖章爲憑否則無效並各以一份爲限　本社敬啓

介紹

醫藥衛生報每月一張全年價銀二角四分餘姚衛生公會書報部發行

衛生公報每月一張每年底收郵費一角二分總發行所餘姚衛生公會書報部

通俗醫事月刊每月一冊定價大洋一角每年十二冊定價大洋一元郵力六分北京後孫公園七號

醫藥衛生報每月一張非賣品南京石墒街口

紹興醫藥學報本社出版每月一冊大洋一角預定全年十二冊大洋一元外埠每冊加郵力一分

桂林醫藥淺說報每月一期每期售大洋二分發行所廣西桂林北門敦敘堂

江遠濟堂

醫學進德報非賣品每星期一張天津鼓樓北大街醫學明明社

醫藥衛生淺說報每星期一張每年大洋二元郵力二角四分天津東馬路盧氏醫院

小言

裘吉生

◎愛國的根本

我們覺國事日壞一日　一般志士和青年　愛國的運動　也日進一日　然而積人爲國　我們各個人如果然照外人所譏誚我的樣個病夫　我們的愛國運動　那就必成泡影　因爲國中沒有强健的人民　雖天天愛着也是一個呻吟床第的病國　如何能獨立着這個世界呢　從前蔡松坡先生的樣子愛國　人人都知道的無如他一害了病　就是不行　非但他愛國的事業　不能夠到底辦下去連他本身不及保了　所以一個人遇了病　簡直比遇着水火盜賊還要險　所以我們要愛我們的國　還要人人愛着自己的身子　愛國纔有根本　我說這句話　駁我的人　必定謂一個人自然愛着自己身子的。　唉不知我說要愛身子的話　不是那個飽食暖衣就算了　必要預先留心着醫藥的常識　總能夠明白衛生　以期能使身子强健　然後事事可幹　非但愛國運動的一樁罷了

衛生談

張德馨

◎急食

一個人除衣服居住二件事外　就是食物爲我們生活的要素　是人人曉得的　但則食物選擇以外　還有吃食物的時候　有適宜不適宜的分別要曉得那樣不適宜那樣適宜的人是很少　適宜不適宜　就是快吃和慢吃　慢吃有好處的　快吃有許多的害處　我特一一寫在下邊　(一)口涎調和未透　成分不化　(二)咀嚼未勻　大塊食物入胃　不易消化(三)不一定的食量　使胃過於充足　(四)失於辨味　以爲食物淡泊乃多用激刺的和料　(如醋辣茄等物)　大凡這四種的害處　俱可以使胃汁減少　胃經不舒　爲發生種種病的根由

◎補

裘吉生

冬令的時候　人人想着補補　以期身體强健　不買補藥　必買他物貴的如人參白木耳荔子鹿茸燕窩賤的如桂圓蓮子　近來一般愚民往往一覺體倦　總道做事做乏　就買種種便賣藥當作補品　或買火腿燉燉肉　消化一礙　無病的人　弄出病來　不知補的意義　猶如衣服器皿　必要破在那裡補在那裡　纔能再可完全　人身要補　也是這樣如果亂吃　欲補反損　衛生的人請想想這個道理

病家鑑

◎續一號

裘吉生

凡人有疾　不時卽治　隱忍冀瘥以成痼疾　小兒女子　益以滋甚時氣不和　便當早言　尋其邪由及在腠理　以時治之　罕有不愈者患人忍之數日乃說　邪氣入臟則難可制(王叔和)

凡人少有不適　必當即時調治　斷不可忽爲小病　以致漸深　更不可勉强支持　使病更增　以貽無窮之害(徐靈胎)

世人於妻財子祿　不惜盡心力而爲之　獨於衛生之道　多憒憒焉　七情傷乎中　六氣淫於外　一旦病至呻吟床笫　受諸苦楚　悔恨無及於是託性命於醫生之手　夫醫仁術也　以濟人之術　而反爲害人之事　斷斷無之　惟其學不足以窮病情之變幻　其識不足以窺病態之眞僞　斯曰誤人而不自知　醫且不自知　况病家乎　故擇醫不愼　不如不服藥爲中醫

擇醫之法若何　曰必擇其人品端方心術純正　又復詢其學力旣深臨症又多　所治果能十全八九　而後延請施治　然醫各有所長　今所患非其所長　則又有誤　必細察其所論　與其案語　澈底澄淸　而用藥又無不中病　然後始終信任可也否則即當另覓高明　愼勿以性命輕試　近時風氣日開　學堂林立而人之所係　莫大乎生死　王公大人　聖賢豪傑　可以旋轉乾坤　不能保無疾病之患　吾知岐黃之術必有專門學堂興焉　後之延醫者當不若今之難矣

今日西醫競起　病家問有願就一試者　究竟西勝於中乎　抑中勝於西乎　吾謂但執一時之治效　未可論定中西之優劣也　夫中醫在秦漢時內難仲景之書　極爲精確　迥非西醫所能中　唐宋以後　多可訾議無怪西醫亦詆中國爲非也　但西醫於人身形迹之事　頗極精細　獨於臟腑氣化之理　略而不詳　盖西醫專以器具剖割爲事　而氣化之理非器具所能測度　亦非剖割所能探取耳　如西醫言肝四葉居右　中醫言肝七葉居左　此形迹之事　中醫舊說之訛也　西醫言肝無所事只以迴血生出胆汁　入腸化物　而中醫言肝藏魂　凡人晝則魂遊於目而爲視　夜則魂歸於肝而爲寐　魂不安者夢多　魂不强者虛怯　此即器化之理　非器具剖割所可見　故西醫不言及魂　亦不言及夢也　晚近中醫　其於針灸砭鐮浸洗熨搨蒸提按摩等法　雖失眞傳　而於臟腑氣化　多有能講求其理者　中西醫學之進步　大略如此　求治者可知所適從矣(杜慈彰)

學術研究

◎問治凍瘡特效藥　餘姚康維恂

急啓者朔風凜冽寒氣侵骨凍瘡一患幾於無人不病甚至耳輪癢爛足跟潰疼迎風則冷痛如割乘熱則癢如蟲行雖患之無甚大害然其瘡部之癢疼步履之艱辛洵屬不堪隱忍鄙人凡遇親友之患凍瘡者見其初起惟試以天虛我生所製凍瘃水及其已潰以黃柏白蘞研末麻油調敷等治法無如均未見效自入冬至今凡諸古籍所載凍瘡之方藥及種種新發明之治法幾嘗試殆

偶然亦不見一驗顧凍瘡一症已成冬令之逆病勢不得不研求一神靈治法以表我醫界之熱忱伏想海內不乏博學名家當有療治方法以教我也

治療顧問

◎答張家口劉煥章君問骨槽風治法（見月報問百四十九）　方城李程九

停恙確係骨槽風　切忌涼藥　用陽和湯加肉桂七八分服之　外以赤霜散納破處　如有膿綉若骨者　用推車散　其骨自出　永不再發　此症因肝鬱生風　傷及太陰　脾土受侮不能制水　腮屬肝腎二經　凡大牙盡處腫痛時作　按風火症治　未有不纏綿償事者　用此數方　已治愈多人　故敢奉告

赤霜散　大棗一枚去核　入砒石一小粒　用頭髮紮緊　瓦上焙枯　加冰片少許　共研細末

推車散　推糞虫（又名糞殼螂）一個　乾薑五分　瓦上焙枯　研細末

◎其二　儀徵盧育和

余回憶二十年前　懸壺於京口之大馬路　曾有木業友夏君高崑　在六月間　介紹一同事茅君錫之　就診外患　其人三十餘歲　因患骨槽風左頰之下破潰　大如銅錢　深約分許　肉已淡白　微含清水　不痛不腫　亦不流膿　延已半載有餘醫治鮮效　余告之曰　此屬穿腮勢防成漏　隨以遇仙丹摻之（見青囊立效秘方）　意在提膿而生肌也不意連摻數日　毫無動靜　乃忖度之　恐有多骨　遂易以業師任氏經驗之脫腐藥　卽煆砒一味　只用少許　和入玉紅膏內搽之　外護以膏藥一張　次日洗去再看　竟有腐肉黏於膏上　已屬對症　輒照此方連用數日　毒腐全脫　好肉已見惟陷有半寸之深　又換升丹少許仍和入前膏　填滿爛處　不數日肉已長平　形如榴子　改用龍骨白占赤石脂珠黃等味　逐漸完口　內服之藥　伊素性執拗　不喜煎方　余即以十全大補加減爲丸　囑每晨服三錢　另以自製羊棗丸（見外科全生集）每晚服二錢　計診治以來未及匝月　幸收全功　伊因感余情特製金字匾一方　書靈丹濟世以贈　並喧有音樂　爲之鼓吹云　此丙申年事也　今觀劉君之患　與茅姓大同小異　何妨仿照前藥　一試用之　果能獲效　則南北相隔　迢遞數千里　幸藉紹報之媒介　可謂天假奇緣　然余論至此　對於同志之青年　轉令憂愧交集焉　蓋以時至今日　潮流湍激　學術競爭　舊業久荒　新知莫譜　駒光空負　未擅寸長　馬齒徒增　行將五十　那堪日暮途遙　不禁無窮之感矣　嗚呼

◎其三　山東王肯舫

按張家口劉君煥章所開症狀　確係漏症　此症多半是陰陽夾雜　依法

治瘰　不難告痊　如係患處木硬漫腫　不疼不熱不變色　微覺痲癢　卽爲偏陰症　宜用熱痲油燙洗　每日洗二次　不拘幾日　以覺疼爲度卽停洗　雖患處發腫勿懼　數日卽消　消後再洗　以愈爲度　或用艾火隔豆豉餅灸患處　不拘幾次以愈爲度亦可　倘患處漫腫木硬色變紅紫熱疼　卽爲偏陽症　宜用煅石膏一兩　黃柏三錢　瓦楞子五錢(煅)　輕粉三分(另研細)　共爲細末　用猪胆汁蜂蜜各半調塗　切記藥勿太稀　乾卽再換　無論偏陰偏陽　均宜內服大棗丸　用山羊屎晒乾　炒炭成性悶熄　研細　大棗去皮核　搗爛如泥　二味各四兩調勻爲丸　大小隨便　每服四錢黑棗湯送下　輕者四十日　重者百日　定可收功　萬勿以功效緩而忽之　忌海味腥辣酒色等　倘腫連牙齦　宜間服全蝎蛋　用全蝎一個雞蛋一個　去殼調勻　香油煎食每日與大棗丸早晚各食一次　耐心久服　必奏卓效　此法治漏　余從實驗得來　屢試屢驗　全愈之後務將成績示下爲盼

◎答朱竹蓀君問白帶治法　章獻吾

肝氣素旺　脾必受傷　再加吸烟中氣愈虛　夫脾爲後天之本　化水穀間接而生血液　血無化源　胎失血養　故雖足月而不漲矣　舌苔黑灰　濕邪盛也　濕之所侵　亦屬脾虛所致　肝强脾弱　濕因之滲入帶脈　而帶證成矣　再徵之於脈滑而兼細　細卽血虛　滑卽濕盛　右寸略大者　正上部濕邪更盛於下也如欲除根　必須杜絕烟茶二者　庶克有濟　治法先以扶中化濕療帶爲主　養血滋胎　尚在其次　方用

炒文元黨錢半　焦冬朮一錢
白茯苓二錢　茵陳炭二錢　炒
車前錢半　川萆薢二錢　炒白
芎三錢　全當歸三錢　鼈血柴
胡四分　山藥二錢(生打)　玫
瑰花三朵

◎答陳紱清君問濁泄症治法　章獻吾

濕注膀胱　太陽失化氣之司　故小便短促　精留溺道　玉莖有不時之舉　故尿濁淋漓　無夢遺泄　精關已滑　延綿二載　陰虛可知　耳鳴火浮　理所不免　服肉桂投而有效服附子不投者　蓋桂辛香有汁且能化氣　不若附子之大辛大熱剛烈走竄　至投而有效　不服即骨弱者　正因桂能化氣　氣化則濕行不化則濕停　着於骨節間而成骨弱之象　治宜化氣滲濕分清去濁立法

浙苓皮一兩(官桂七分拌搗)
焦冬朮一錢　建澤瀉錢半　猪
苓二錢　川萆薢錢半　瞿麥錢
半　扁蓄錢半　芡實二錢　甘
草梢一錢　生米仁三錢　湘蓮
十四粒　炒扁豆三錢

◎答張春圃君問大小人兩病治法(見月報明百五十三)　鎮江楊燧熙

貴縣客歲九月疫症大行　閣下診事應接無暇　寢食不時　勞逸不均如此者匝月　以致生病　初覺心內空虛　左耳常鳴　服補心丹　反增其熱　轉投滋陰降火　熱雖退、耳鳴如故　精神恍惚　今年立夏後忽十指徐徐痲疼　小舌有時腫脹胸隔悶　咽喉乾燥　夫寢食爲世人不可不講求也　疎則病　守則健近則壽　遠則夭　此自然之理也寢則恢復疲勞　以補身中一日所消耗之氣　經以臥則血歸於肝　食爲人之滋養品　貴在有節　飲食入胃游溢精氣　中焦受氣　取汁變化而赤　是爲血　和調於五臟　灑陳於六腑　血氣者　營衛也　陰陽也水火也　不可有偏　偏之輕者病輕　偏之重者病重　嘗見血盈者體必豐而壯　血虧者體必瘦而弱考血之發源　生於心　藏於肝　統於脾　攝於胃　宣布於肺　心內空虛者　乃心陽不平　心營失於涵養

致覺空虛也　左耳鳴者　耳爲清淨之府　無出無入　又爲腎竅　肝胆寄之　非風不鳴　非火不響　良由勞心過度　暗吸腎水　水不涵木木火上炎　陰不潛陽　陽有升騰莫制之威　陰乏潛藏涵養上承之力遂化風化火　左耳常鳴之所由來也　至服丸增熱　是陰虛生熱　非丸性燥　乃嫌太緩　其力不足抵制病重藥輕　有杯水車薪之慮　精神恍惚者　乃君相不平　夾有痰熱原身中三寶之虧　不足以供終日之應接也　夫精也者　氣依之如魚得水　神依之如霧伏濾　立夏後十指徐徐痲疼者　此時一陰漸欲來復虛陽得制　而陰不肯復　陽不潛藏　肢末失養　故十指痲疼之所由來也　故經以手得血而能握、至小舌有時腫脹　胸隔不寬　咽喉乾燥等　乃陰虛火炎爲腫脹也　不寬者乃煩勞暗傷心腎之脂　水失濟火肝陽氣火不平也　揣擬數法　候

採擇用之

大補陰丸　三才封髓丹（去砂仁）二至丸　犀角地黃湯　生脈散　瓊玉膏　桑痲丸　生脉六味湯．知柏地黃湯　柏子仁丸（去白朮痲黃根麥麩）　猪膚湯　大小定風珠　三甲復脈等輩　與春翁之恙有特效　最密切者也　乞擇善而從　並望方家斧削指謬爲盼　至飲食上精神上運動上空氣上　必須加意衛生爲要.

又云有一小子　患右眼三四日內腫如雞卵赤如血紫　疼痛難忍　晝夜不安　眼內不分黑白　俱成藍色經醫多人　藍色收成白塊　形圓如碗豆皮　在瞳人之上　四面纏繞紅絲不退　扯牽翳膜失明　幸瞳人不壞　至今年餘　燧揣度病情　恐由初期失治　寒凉防尅伐　苦寒恐傷陽　辛溫慮耗陰　或誤表誤攻則氣血陰陽失於常度　心陽胃熱上

升　肺氣肅化失常　肝爲熱擾而乏調達之權　或脾爲濕阻致少乾健之功　清濁混淆　積熱傷肝　現雖腫痛錮　藍色退　而白塊紅絲翳膜在水輪風輪　牽及氣輪之間　以致遮蓋失明也　夫目患之際　於診斷上須分陰陽　辨寒熱　察虛實　問臟腑　審六淫　探遺傳之黴菌有無　觀蓄瘀之多少　何者輕　何者重　愼重立方　其效必如鼓之應桴　若概用套方　以應無窮之變　焉有不敗事者　育兒一道　世少專書　每飮食之不節　起居之不時　空氣之不潔　發育之不良　於臨床診斷有密切之關係也　至白塊如碗豆皮在瞳人上者　乃花翳白陷魚鱗是也　由肝肺二經積熱　克壅沖上　致風輪遂生白翳　如魚鱗鋪砌之狀　或如花瓣　或中有白陷　發歇不時　或已或聚　疼痛淚出　原肝肺之熱熱則血衰風甚之所致也　血衰則肝風　故發於黑仁風輪　甚至白陷牽及黃仁　引血相授　頭額兼痛　漸成重症矣　至紅絲纏繞　扯牽翳膜失明者　亦由足厥陰風陽上升　沖入於腦　致眼中腫痛赤澁　頭痛鼻塞　涕淚交流　原肝木熱極生風　腦筋亦熱極使然也　宜服瀉肝散　去羌活加丹皮　加味修肝散　去羌活防風當歸　蟬花散　去羌活川芎荆芥穗　加大生地川石斛霜桑葉川粉丹皮蓮子心石決明車前子燈芯等　如痛甚宜服酒調散　去當歸羌活防風　加川雅連細木通蠶砂活水白蘆根紅花枳殼蛇退等　沒藥散等湯　爲應用特效之劑　需服個月方可見功　外點蜜蒙花散　須碾細過節　去粗藥頭　入乳鉢乳至無聲　極細極細　再加大梅片少許再乳　乳至無可乳　每日點數次　微和清水　以上各方　見孫思邈銀海精微　祈張春圃大方家選擇用之　並希指政賜敎　爲幸爲盼

答承君問令堂病（問見月報〇）　楊燧熙

秋翁令堂體素弱　多愁善病　患痔及管瘡　白帶遇勞即增多焉　夜寐多夢　夢皆亡故親戚　近則膽怯懼甚　甦時四肢乏力　燧少學不敏　何能云答　慕兄孝意殷殷　略陳一二　夫人之體弱　弱必瘦　瘦人血虧多火　人之體强　强必肥　肥人氣虛　多濕多痰　至多愁則傷肺　肺傷矣　玄府爲之不固　六淫易感　以致善病　如室中窗戶開張　風邪直入　故經以邪之所湊　其氣必虛　至患痔及管瘡者　乃腸分之濁與鬱熱鬱濕　逗遛凝於魄門　營衛失序　少運行排泄之功　管瘡者諸瘡痛癢　皆屬心火　火鬱血結使然　成管由施手術切開之際　其口開小　外面如蔴　裡可容瓜　內膿內毒　不從外泄　即泄矣　泄而不暢　久久凝留　遂成管也　白帶遇勞即增　係肝腎不充（女人以肝爲先天）　八脈之中　衝任督帶乏鎭攝權衡之所致也　夜寐多夢者

陽入於陰則寤　陰入於陽則寐　人臥則血歸於肝　肝藏魂　肺藏魄　魄魂不守於舍　則夢已亡之親戚　經以陰甚則夢水　陽甚則夢火　至膽怯四肢力乏者　肝脾氣血交虧　膽與肝相爲表裡　膽汁爲熱消耗　脾主四肢　虛則皆失其職也　擬養心肝之陰　以益脾肺腎之氣　八脈之中　培衝任督帶　而安魂定魄　强膽壯力　化痔濁管　以治白帶　膏劑徐徐圖之　是否有道政之　務使患者　勿生多愁心懼怯心七情心欲速心　佐以藥餌調治　方可樂叙天年　否則病勢増重　慎之慎之

薑汁炒川連八錢　雞子黄十個（洋布包懸煎）　炙甘草二兩五錢　元武板八兩　淸阿膠三兩　杭白芍三兩　象牙屑一兩　眞珠母十兩　炙鼈甲六兩　琥璃片八錢　左牡蠣十二兩　大濂珠二錢（研末入膏不煎）　大生地五兩　福澤瀉一兩五錢　懷山藥四兩　川丹皮二兩　硃茯神三兩　淨萸肉二兩　女貞子三兩　旱蓮草三兩　白歸身三兩

右藥揀選　先配半數　加鮮枇杷葉念片（毛去）　藕二斤　共用淸泉煎取頭二三次濃汁　去渣再熬　加川白蜜六兩　同方內阿膠溶化　收膏　每早開水和服五錢

廣告

◎問病者鑒

凡函向本社問病者請將詳細病狀寫明寄到「紹興城中醫藥學報社」收當卽登入本刊徵求四方名家或由本社答告治法仍載本刊概不取資各處醫家自定個人收資規則與本社無涉

紹興醫藥學報社啓

▲中華郵政局特准掛號認爲新聞紙類▼

中華民國九年一月十八日出版

紹興醫藥學報星期增刊

總發行所浙江紹興城中北海橋

第三號　今日計二張

本刊分發行　各省各大書坊

本刊價例

每星期一張或數張計大洋一分預定全年五十期計大洋四角外埠另加每期郵費大洋五厘十份以上另議郵滙不通之處郵票作洋九五計算凡公共機關報資均收半價

本刊廣告例

百字起碼每期大洋三角連登一月八折連登一年五折不上百字照百字遞算二號字及木刻鑄版地位以字數核算封面加倍刊資亦須先惠長登大幅得以另行訂立特約

啓事

◎每日一文錢之壽險費

本社因月報中限於篇幅凡病家問症徵方者日多特發行增刊俾不佔月報中他欄地位病家又能早日治療至同道研究學術質疑問難原亦在月報問答門登載今亦移於星期增刊此外如關於已病者之看護未病者之衛生及其他古今靈效之單方各地醫生之驗案可以灌輸一般社會之通俗醫藥常識者備載無遺醫家讀之不啻得臨證之指南病家讀之無異聚醫師爲顧問未病者尤得豫貯醫藥常識以講衛生所費不過每日一文錢其獲益較保壽險爲實是耳本社非敢自誇閱者自能賞鑑　本社敬啓

◎招請代派

◎敬告閱者

本刊凡向來代派月報各處均一樣代派因尚須擴充以期普及所以再欲招添各地代派如有承認者請即函知以便奉訂　本社敬啓

◎義務

凡未曾函定本刊諸公本社恐諸公有未知本刊發行者故先寄上一期務請當即函訂俾可繼續郵上倘無函訂本社認作不願購閱決不續寄如空函相訂亦不照寄　本社敬啓

各地閱報社圖書館學校醫會衛生社等公團如訂閱本刊均收半價郵費照算惟訂閱函中須蓋有圖章爲憑否則無效並各以一份爲限　本社敬啓

介紹

醫藥衛生報每月一張全年價銀二角

衛生公報每月一張每年底收郵費一角二分總發行所餘姚衛生公會書報部

通俗醫事月刊每月一冊定價大洋一角每年十二冊定價大洋一元郵力六分北京後孫公園七號

醫藥衛生報每月一張非賣品南京石壩街口

紹興醫藥學報本社出版每月一冊大洋一角預定全年十二冊大洋一元外埠每冊加郵力一分

桂林醫藥淺說報每月一期每期售大洋二分發行所廣西桂林北門敦叙堂江遠濟堂

醫學進德報非賣品每星期一張天津鼓樓北大街醫學明明社

醫藥衛生淺說報每星期一張每年大洋二元郵力二角四分天津東馬路盧氏醫院

四分餘姚衛生公會書報部發行

小言

◎感激的表示

裘吉生

我們社中 每月出版的月刊 現在已到一百零五期 記得初辦的時候 上海出了醫學世界 中西醫學報 我們引爲良友 竟得吾道不孤 更想到偌大一個中國 三五種講醫學的雜誌 還嫌少些 非但以爲人家模仿我的不好 實纔常常望各處照我們的多辦幾種 不料後來反都停止了 到得前數年 餘姚衛生公會每月印送衛生公報 傳佈驗方 去年十月北京大學醫科生又出一種通俗醫事月刊 他所說發刊的趨旨 大要就爲什麼新思想 新主義 新組織 却是要緊 若衛生知識不發達 件件組織 終有些不合生活法的遺憾 所以由研究醫學的負點責任 做種醫報小小的事業來補助他 另外也有幾種 專講西醫的或專就醫者自己一方面探討學術的 總算起來 不上十種 我們想想人人相關的生命問題 似乎還是個孤掌難鳴的樣子 到了去年的一年中 在我們報上 各地病家投稿來問治療的漸多 十一月的月刊全册都登這個問答 彷彿像個問答號 因此他欄的稿子積壓起來 所以仍在月刊上登出預告 定九年一月起 每星期加出增刊一次 使病家可以早得答案 前兩星期 且已實行出版了 發行出去 蒙四方明白互助主義的 陸續投函贊許 實亦不少 漢陽有一位黃君且滙銀獨購第一號二百份 仿照送善書驗方的樣去分送 又囑我們來函登出報中 勸他人也可購送（見一月本社月刊）這種四圍的氣象 覺得激起我們的愈加向上心 迺昨日來了一友 說我們什麼也祇有模仿心 近來新出版物太多了 你們還要去添上一種 不知出版物是文化運動的一端 不是文化運動的全體 我們聽他一說 精神上倒受了一個打擊 後來又來一友 我們告訴他這個話 這友就駁了 說前位友人的話頭 是新靑年雜誌七卷二號隨感錄中獨秀君評新出版物的 不過對於千篇一律的 併你鈔我的話我鈔你的話幾種出版物 發個批評 說他們不向別個事業發展 你們的報就是別個事業 况他有一句雲南甘肅等處 發行雜誌 到也罷了 北京上海同時出了好些同樣的雜誌 人力上財力上太不經濟了 這話似乎也有點不對 因爲北京上海辦的雜誌 可以介紹到雲南甘肅的 况且你們的報 又不同他們一樣的 我們聽這友的話 也是有理 倒也沒主了 不知究竟那一位話的不差 因這兩位病的凶時 都是我們醫好 對於我們說話 都是忠告的 祇有將兩位的話 同漢陽黃君的提倡 一併記了出來 作個感激的表示

衛生談

◎吮筆　裘吉生

習慣上不知覺的受病地方很多　吮筆也是一件　從前用磨墨的時　其墨汁雖不甚有害　如果像一般老讀書人　一定要嘴唇染得墨黑　彷彿是個牌子　也須防着傳染他人的病　至於近來用墨水　用鉛筆　一定有毒的　若是寫一筆　吮一吮　危險很甚　從前有一部小說　說一個青年學生　學問品行　都比別人好　只同了一個肺病的先生　學算學　先生用過的鉛筆　學生拿來也一用　用的時候　都照着習慣去吮他一吮　就不到一年害肺病死了　小說中的事　雖未見眞　然其理一定的　應請改除這個習慣　方合衛生

病家鑑

◎續二號　裘吉生

世俗喜服熱補藥　如桂附鹿膠等　老人又甚　以其能壯陽也　不知高年　大半陰虧　服之必液耗水竭　反促壽命　余見因此致害者多矣　（陸定圃）

禽虫皆有智慧　如虎中藥箭而食青泥　野猪中藥箭食薺苨　雉被鷹傷貼地黃葉　鼠中礬毒　飲泥汁　蛛被蜂螫　以蚯蚓糞掩其傷　又知嚙芋根以擦之　鸛之卵破　以漏蘆纏之　方書所載　不可勝數　今人不辨藥味　一遇疾病　授命於庸醫之手　輕者重　重者致死　亦可哀已（陸定圃）

驗案

◎喉癰治驗　張汝偉

趙順全者常熟人業漆工年七十四歲冬月患喉癰兩日火勢正熾前醫肆用牛旁射干山荳根等開洩而痛益甚口且不能言矣病人喉中乃並無痰聲亦不流涎因詢其因家人云素服茅朮余曰得之矣茅朮爍液銷津莫此爲甚年高液少復感冬溫熱毒與痰濕互阻不化便堅溲化痰結難出此明證也況脈來絃數帶滑苔焦黃厚膩急宜通地道而肅肺氣不可再事開達方用

桑葉杭菊生只壳元明粉全瓜蔞南花粉大杏仁川貝母天竹黃粉丹皮生蛤壳决明砂喬心焦山梔淡竹葉硃燈芯爲大劑服之一劑而便通痰出再劑則霍亂愈矣三日後復經其地已見其工作如常矣

◎脫肛兼便血治驗　前人

通河橋稅務所司事楊秀峯淮安人素患脫肛近增便血脈左弦搏右弦滑此由中陽困阨脾陰不充其氣下陷之故考血脫益氣氣陷宜升血熱宜清清中貴養師東垣丹溪並治法

處方

炒黨參　土炒白朮　綠升麻　側柏葉　藕節炭　赤白芍　當歸炭（俱用酒炒）二至丸　地楡炭　炒川芎　槐米炭　茜草炭　綿黃耆　全柴胡　炒刺猬皮

蓮蓬殼等爲劑　一劑知二劑愈後爲定膏子方而去

學術研究

◎答徐姚康維恂君問治凍瘡特效藥　何寅生

治凍瘡之藥不一而足然有特效者絕少茲就鄙人所親驗者言之最好用柴灰一淘籮須用新燃者急用溫水冲下將患處浸入灰汁中切勿怕泡輕者一次便愈重者二三次必有效矣大約凍瘡多因皮冷血凝所成柴灰極熱能使凝血即融故效如影響幸勿輕視之

◎答康維恂君問犀羚代用物(見月刊問一百四十三)　鎮江劉吉人

犀羚寶貴本無可代然在貧病之人不忍聽其無治故於無可設法之中別籌一法以救之耳然犀羚寒而不潤無助濕之弊黑木耳豬膚鹹寒而潤有生津滅火之功有助濕濡脾之弊大凡犀角不能救津液告竭陰陽有脫離之憂肝風有欲動之象者則以黑木耳豬膚二物煨羹湯以潤之可代犀角羚羊地黃五汁之功若辨症不精稍沾濕邪津液未竭用之助濕生痰之弊上下臉胞脾胃二經所過之部也苟非乾炕火症不起濕熱腐潰紅腫之險象若不善治腐潰必難收斂若內服解濕之品而不助熱者其苓連知柏生苡仁雲茯苓何首烏之類乎按黑木耳一物有生產之地必同西北東南各有弊患宜四川湖南北者桑耳榆耳白楊耳可用桑耳榆耳治血症痔瘡尤加有效椿耳赤柳各性熱之木生者則有弊矣

◎答臨封李調之君問紅十字會(見月刊問一百另五)　盧育和

育曩昔錄有南洋兵事雜誌所載赤十字條約大意謂赤十字會始自西歷一千八百六十四年(即中國同治三年)八月二十二日瑞士國首倡義舉吾中國於前光緒三十年始加入此條約至問吾國之紅十字會係某君開創及近年進行若何則未明底蘊現商務印書館新出圖書要目登有紅十字會之歷史(每册大洋一角)其內容諒備載無遺育恨未一覩今特奉告李公請購閱之可也

治療顧問

◎答陳紱齋君問遺洩症治法　史久鏞

謹按據述無夢遺精　二年有餘　尿濁淋漓　耳鳴腹痛　曾已過服寒凉　葢耳鳴精洩尿濁者　係陰少攝納　相火妄動　邪濕逗遛使然　腹痛肢疲者　乃中失輸化之司　是當以和中滲濕養陰攝陽爲主治　方從分清飲加減

川萆薢　四錢　益智仁　錢半　紫瑤桂　五分　砂仁(八分)拌熟地　三錢　石菖蒲　八分　茯苓四錢　炒白芍　二錢　炒米仁　四錢　烏藥　錢五　芡實　五錢　淮山藥　四錢

服後如覺耳鳴稍靜　肢腹和　尿濁略清　再宜以補中固精法　祈再登明病態以呈方

◎答東亞病夫問遺精症治法　前人

閱醫藥報端　據尊問述貴恙治療五載而不效　精遺有夢　陰火上炎有時面紅　而今肌瘦　而少華色參之所服方藥　原非錯謬　依此治之不效者　諒必病久　根深蒂固，一時難拔　以因飲食二便如常　倘可循序進治　且素未近女色　有多夢紛紜者　當以勞心過度　相火妄動着想　况初病於濕邪　蓋病濕者陽氣運行必鈍　鄙意宜以交心腎濇精並補氣和營潛伏龍雷法　未知果能有效否

潞黨參　一兩　鹽水炒黃柏　五錢　淮山藥　一兩二錢　煆龍骨一兩　炙黃耆　一兩　鹽水炒知母　五錢　山萸肉　三錢　左牡蠣　二兩　炙甘草　二錢五分　大生地　二兩　炙龜版　二兩　茯苓　一兩二錢　炒棗仁　一兩　蓮子　一兩五錢

以上煎透　去渣收汁　再投入冰糖熬爲膏　又和入金櫻膏二兩每晨　開水冲服五錢　如服後略應　可加倍

◎其二　何寅生

遺精一症　雖分有夢無夢二種　然大抵不外相火擾動清神　故有夢者多　無夢者少　初起多有夢　及至日久　關鍵不固　無夢亦遺矣　治療之法　宜直折相火　佐以納精歸腎之劑　鄙人患是症不下十年　歷試諸方　均然鮮效　嗣服自合封髓丹而愈　近年每有親友　以此症相詢者　均以此方贈之　無不應手獲效　陳修園謂此方　庸醫每疑其偏寒少補　而不敢用　而不知大封大固之妙　實奪造化之權　信不我欺　今閱亞東病夫所登來函　症候相符　用將親驗之方　一布告之

附方　黃檗　三兩（鹽水炒）　砂仁　一兩　炙甘草　七錢

右三味研末和丸每服三錢空心鹽湯送下

◎答沈玄明君問婦人病（見月刊問百六十）　盧育和

女子經水　乃飲食所化之精汁　上歸於肺　奉心火之化變赤而爲血　既變成血　則由衝任二脈　導引下行　以入胞宮　與先天腎中之陽氣（即天一所生之癸水）　會合而成　是爲經水　應月一行　又名月事　若一經受孕　則飲食所生之精汁　不變血化經　而上爲乳汁　專供嬰兒後天營養之資　此化工之奇妙　非人力所能爲　亦非吾人之所可思議者　今沈君云有一婦人　並未受孕　而經水斷　且有乳汁　與孕婦相同　不知何故以爲問　在愚意度之　斷無是理　苟實有其事　必婦之性情乖張　與平人逈異　誠世所罕見者矣　夫經斷而有乳汁　是孕非孕　未能決疑者　不妨於四診中求之　考仲師曰　婦人（陳註是斷經之婦人）　得平脈　（謂脈無病也）陰脈（尺脈也）小弱　其人渴

不能食（乃惡心阻食）　無寒熱　名妊娠　桂枝湯主之　於法六十日（胎已成而氣干上）當有此證　又脈經　曰三部浮沉正等無他病　而不月者　爲有妊也　又曰　陰搏陽別（言尺脉搏大與陽寸迥別）　謂之有子（此有子之脉）　又體弱之婦　尺內按之不絕者　便是有子　月斷病多　六脈不病　亦有子　又內經曰　手少陰脈（心脉）動甚者（謂急數有力動如豆粒）　妊子也　崔眞人脈訣曰　尺脈滑利　妊娠可喜　滑疾不散　胎必三月　但疾不散　五月可別　左疾爲男　右疾爲女　女腹如箕　男腹如釜　孫眞人千金方云　左乳房有核是男　右乳房有核是女　周八先生曰　左乳脹爲男　右乳脹爲女　歷驗多准　又中指之末名中衝穴　凡婦人血旺者　孕則此穴之脈必動　亦多經驗　他如尺脈澀微　經定愆期　尺大而旺　有胎可慶　此皆以脈與乳爲辨孕之要訣　然切診一道　非有指下工夫則仍惝恍而難憑　故何廉臣名宿曰　不如用西法之問症筒按腹　聽嬰兒之聲爲有據　而近時顧鳴盛先生著有最新種子法　其篇末則專論妊孕之徵候　茲將逐月條舉　節錄之．以備參閱　其言曰　第一月　胃脘不舒　惡心嘔吐　嗜好無常　少腹暖如蒸　陰戶常浸淫　覺溫暖　陰部底柔軟　子宮大如鳩卵　胎大三分九厘餘　第二月　乳漸大　子宮向前轉　大如中等之橘　子宮口柔軟弛緩　形微圓　頸部較體部稍硬　胎大如雞卵　第三月　乳緊張　略變色　少腹膨隆　下腿浮腫　尿數便秘　發神經痛　陰戶色變深褐　自覺症狀加甚　子宮大如兒頭　胎大如鵝卵　第四月　子宮大如成人之頭　幾塞滿骨盆內　子宮底升至骨盆入口上　手按恥骨上覺有物如球　使有經驗之穩婆　聽診腹部　卽聞有胎動音　又得觸知胎之所在　胎長三寸餘　第五月浮腫消（有親見數婦　孕時腿腫至分娩　或產後始消　讀者勿以辭害意可也）　便秘滯　神經不痛　惡心嘔吐諸證　亦繼續消散　乳益脹大　乳暈現深褐色　擠之則有液少許　子宮底升至臍窩與恥骨之中間　下腹外凸漸甚　孕婦自覺胎動　外診之　得聞有胎兒心音　胎長五寸　至九寸弱　第六月　子宮底高如臍　胎兒各部　觸之益顯然　胎長一尺强　第七月　下腹膨大　現紅色之妊娠線　大腿乳房等處亦然　子宮底上升　其底部高於臍一寸至寸半　胎長一尺一二寸　第八月　臍窩反下外凸　陰戶內變紫黑色　子宮底上升於心窩　與臍窩之中央　胎長一尺三四寸　第九月　呼吸促迫　胎動頻頻　夜不能寐　子宮上升至心窩部　其底部適在胸骨劍狀起之下　兩旁則緊接肋骨弓　腹部脹滿　子宮外口略哆開　內口仍緊閉　孕婦輙自覺子宮收縮

胎長一尺四寸　第十月　臍窩突出愈甚　陰部異常弛緩　漏液增加　尿數便秘　子宮下降　其底部仍在心窩與臍窩之間　與第八月無異　孕婦自覺呼吸舒暢　兒頭全靠定骨盆內　胎長一尺五六寸　已完全成熟　又丁仲祜先生　中西醫學報第三年第九期　亦載有妊娠診斷法　另著有姙婦診察法　可以購閱　綜上所述諸家之論　均堪爲姙孕之鑑別　依此而推求之　自無遁情矣　管見如斯　尚希沈君明察

◎答江都陳龍池君問友人中風病（見月刊問一百四十八）　宜春黃國林

病者年已四十　突然昏昧　種種症狀　俱係中風之現狀　卽西醫之腦出血病　無口眼喎斜者　因顏面神經無病也　凡人中風　不能症狀完全同出　往往如是　此病至極重　萬難回春　古書已言之　藥汁四五日復出者　是病重　胃失消化之功用也　謹呈淺見不知當否

◎其二　蔡鏡芝

北方風氣剛勁　南方風氣柔和　故有眞中類中之別　某君夫人　是係類中　本屬不治　閱閣下所述情形　卽可知其梗概矣　脈象右寸沈弦而小　是肺氣將絕　左寸沉微　乃內風旋擾　漸入心經　喉有痰聲　亦肺氣欲絕之象　肺主天氣　胃主地氣　天氣不降　則地氣無以承順下行　是以所灌之藥　焉有火力煆鍊而不漫出者耶　葉氏發明內風　乃身中陽氣之變動　當非外來眞風可比　加以兩部關尺之脈皆無　肝腎脾胃四經俱絕　肝開竅於目　胃脈挾口環唇　風邪無脈絡可通　故無口眼喎斜之狀　何以人事昏迷　有時尚略有知覺　且能延至三四日方逝者　良由風痰已入膻中　尚未直中心經也　此症起於精血素衰　水不涵木　木少滋榮　肝陽化風　必須預先調理　防患未然　庶可無虞　若一旦變起倉卒　徒恃草本數味爲後援　竊恐盧扁復生　亦乏起死回生之術耳

◎答張春圃問目病（見月刊問百五十二）　山東王肖舫

謹覆張春圃君　下問眼疾　瞳人上有白塊　而四面紅絲纏繞一症　乃係臟毒蒸起　蓋子宜用蜘蛛蛋　每日二次食之　三月後　當見大效　內服之藥未見症狀不敢輕擬　請延附近同道　照依臟毒清熟養血重用赤芍五靈脂可愈

蜘蛛蛋製法取房內土牆上壁喜七個（花肚者佳）用新鷄蛋一個打一孔將蜘蛛投於蛋內攪勻將孔用厚紙糊堅置微火內蛋熟食之（去蛋殼）

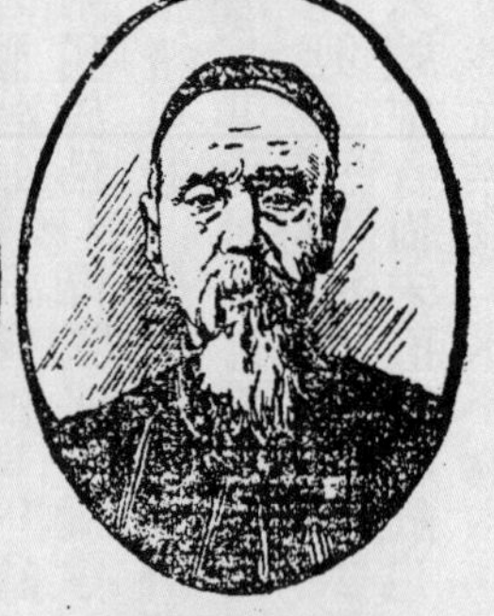

福州鄭奮揚君　定海何東昇君　上海黃駿甫君

▲中華郵政局特准掛號認爲新聞紙類▼

中華民國九年一月廿五日出版

紹興醫藥學報星期增刊

總發行所浙江紹興城中北海橋

第四號
今日計二張

本刊分發行
各省各大書坊

本刊價例

每星期一張或數張計大洋一分預定全年五十期計大洋四角外埠另加每期郵費大洋五厘五十份以上另議郵滙不通之處郵票作洋九五計算凡公共機關報資均收半價

本刊廣告例

百字起碼每期大洋三角速登一月八折速登一年五折不上百字照百字遞算二號字及木刻鑄版地位以字數核算封面加倍刊資亦須先惠長登大幅得以另行訂立特約

啓事

◎每日一文錢之壽險費

本社因月報中限於篇幅凡病家問症徵方者日多特發行增刊俾不佔月報中他欄地位病家又能早日治療至同道研究學術質疑問難原亦在月報問答門登載今亦移於星期增刊此外如關於已病者之看護未病者之衛生及其他古今靈效之單方各地醫生之驗案可以灌輸一般社會之適俗醫藥常識者備載無遺醫家貢之不啻得臨證之指南病家讀之無異聚醫師爲顧問未病者尤得豫貯醫藥常識以講衛生所費不過每日一文錢其獲益較保壽險爲實是耳本社非敢自誇閱者自能賞鑑 本社敬啓

◎招請代派

介紹

◎敬告閱者

本刊凡向來代派月報各處均一樣代派因尚須擴充以期普及所以再欲招添各地代派如有承認者請即函知以便奉訂 本社敬啓

◎義務

凡未曾函定本刊諸公本社恐諸公未知本刊發行者故先寄上一期務請當即函訂俾可繼續郵上倘無函訂本社認作不訂不願購閱決不續寄如空函相訂亦不照寄 本社敬啓

各地醫報社圖書館學校醫會衛生社等公團如訂閱本刊均收半價郵費照算惟訂閱函中須蓋有圖章爲憑否則無效並各以一份爲限 本社敬啓

醫藥衛生報每月一張全年價銀二角四分餘姚衛生公會書報部發行

衛生公報每月一張每年底收郵費一角二分總發行所餘姚衛生公會書報部

通俗醫事月刊每月一冊定價大洋一角每年十二冊定價大洋一元郵力六分北京後孫公園七號

醫藥衛生報每月一張非賣品南京石壩街口

紹興醫藥學報本社出版每月一冊大洋一角預定全年十二冊大洋一元外埠每冊加郵力一分

桂林醫藥淺說報每月一期每期售大洋二分發行所廣西桂林北門敦敘堂江遠濟堂

醫學進德報非賣品每星期一張天津鼓樓北大街醫學明明社

醫藥衛生淺說報每星期一張每年大洋二元郵力二角四分天津東馬路盧氏醫院

小言

◎憑死的前車可鑒不在這個在那個　裘吉生

前代理大總統馮公死後　各處的報紙　批評的意思　都對着他有二千餘百萬的財產　放手而去　且這種財產　多落在經手人　不能查明歸清　以謂做人是白白辛苦的　勸大衆看他的事爲前車可鑒　從早覺悟

惟我以謂他的前車可鑒　不在這個　在那個　因爲新聞紙所載　他的病初起時　不過小小一個感冒病請了德國醫生　吃了藥水七天

又請法國美國各醫生　至病勢已重

更請某醫　改服中藥　便通病退

正有轉機　忽又服參　遂卽痰逆不治　看看經過情形　若是他平時留心着一點醫藥常識　決不爲這樣的雜藥亂投　到底也不致爲死了

讀張長沙的話(見今日本刊病家鑑)

實纔不錯　所以在那個平時不留心醫藥的人　雖有經文緯武的才應拿他當個前車

家用便方

◎(二)　張德馨輯

治狗咬方

番木鼈切片瓦上炙炭存性研末撒上病處二三日可以收功如爛潰日久者半月收功

治小兒夜啼

因穿蓋過暖並父母同牀熱極所致諺云若要小兒安須帶三分饑與寒方取雞矢塗兒臍中男雌女雄最妙或用眞犀黃飛硃砂各五厘研和塗舌上立止

治蜈蚣咬傷

桑葉搗和醋敷之或用鷄冠血或燈煤搽之立可止痛

解燒酒毒

鍋蓋上氣水一杯灌下卽醒

救驚死法

以溫酒一二杯灌之卽活

病家鑑

◎續三號　裘吉生輯

人受先人之體　有八尺之軀　而不知醫事　所謂遊魂耳　雖有忠孝之心　慈惠之性　無以濟之　(皇甫謐)

病臥於床　委之庸醫　比於不孝不慈　事親者不可不知醫(程子)

吾有疾病　必盡告醫　使其了然於心　然後參之以脈　今人以脈試醫猶以身試藥也(蘇文忠)

怪當今居世之士　曾不留神醫藥精究方術　上以療君親之疾　下以救貧賤之厄　中以保身長全以養其生　但競逐榮勢　企踵權豪　孜孜汲汲　惟名利是務　崇飾其末　忽棄其本　華其外而悴其內　皮之不存毛將安附焉　卒然遭邪風之氣　嬰非常之疾患　及禍至而方震慄　降志屈節　欽望巫祝　告窮歸天　束手受敗　賚百年之壽命　持至貴

之重器　委付凡醫　恣其所措　咄嗟嗚呼　厥身已斃　神明消滅　變爲異物　幽潛重泉　徒爲啼泣　痛夫舉世昏迷　莫能覺悟　不惜其命　若是輕生　彼何榮勢之云哉　而進不能愛人知人　退不能愛身知己　遇災值禍　身居厄地　蒙蒙昧昧　蠢若游魂　哀乎趨世之士　馳競浮華　不固根本　忘軀殉物　危若冰谷　至於是也（張仲景）

學術研究

◎答無錫周小農問代白木耳燕窩物（見月刊問一百三十七）　山東王肖舫

頃讀醫報第九卷第十號周君小農下問肺虛蘊熱每食白木耳燕窩而獲愈貧病不能久服欲求有以代之者余思代燕窩者惟有肥鷄湯一物代白木耳者惟有北沙參一味蓋燕窩以血燕爲佳大能補血液滋養虛損而肥雞湯之效力如之將肥雞糞下濃汁不見鹽醋其味甘美大益血液而爲補虛上品據云唾出珠形似肉非肉者乃肺損也正爲對症之藥至謂數脈不減乃肺胃之虛熱上炎其人之脉必是上盛下虛生沙參大能補肺陰淸上炎之火惟其性緩必重用方能見功而木耳之力不過淸熱耳用以代之甚爲妥當此四物之更代乃從實驗中得來去歲仲春痘症發生凡皮薄漿淸者多以燕窩湯補之而貧乏者以肥雞湯姿飲功效惟一凡病肺虛蘊熱者每重用沙參而獲效請君放膽用之（北沙參以山東諸城海濱產者爲最今春已投稿寧波衛生公會俟登出卽知）

◎答周小農君問代米食法（見月刊問一百三十六）　宜春黃去陳

米食所以養人非患痧脹內閉等病者均無容禁忌古方書昭昭可考貴地積習難返深可嘆息然求其代品則莫若百合粉藕粉牛乳等爲佳

◎答雲間朱振華問脚氣方法（見月刊問百三十八）　宜春黃去陳

此症係脚氣病至於上升小腹嘔惡喘急即衝心之候最爲危險經西醫研究爲因一種水毒侵入而發日人謂由一種米毒已被多人駁奪治法初宜服下劑衝心時宜服利尿强心劑欲知其詳請閱近世內科全書脚氣之原因及治法書脚氣中西治療法

治療顧問

◎問久患遺精治法　古越病俠王道良

醫藥學會諸先生方家均鑒　閱星期增刊內載諸方家問答醫案　俱甚有道　無任欽佩　今鄙人亦有遺精夙恙　諸藥罔效　體質日虧　敬開病狀　伏乞諸方家垂念苦衷　酌賜良方　以除痼疾　而復健康　不勝感禱之至

竊鄙人現年三十歲　向係就學　因體質薄弱　思慮太多　於十八九歲時　卽患夢遺不寐之症　每月約二三次　然並不接近女色　迨廿五歲娶親　體質已極薄弱　每遇交媾　泄精極少　每月亦不過一二次　往

往交合無精　睡即遺泄　至廿八歲冬　因冬溫起病　忽患午後發熱盜汗喘急之症　至去年春末愈　幸痰少不咳　胃健不瀉　日服養陰滋潤之品　漸漸轉機　凡凉潤之味　無不服過　服則必須八錢一兩　方遏其勢　厥後鼻涕中時帶血絲　服童便方少　屈計臥病五六月　服藥不下二百劑　此以前之遠因也　現在病雖已愈　然神疲力倦　頹唐不堪　夜睡稍遲　肺經仍有上氣之狀　且時欲咳　咳則痰少氣熱多涕　涕甚清淡　偶吐青黑厚小之痰　覺甚快　然不能多吐　平時不落夜不勞力　咳聲尚少　夜亦能寐　否則多思多勞　遺精卽發　發則無夢　恰亦知覺　欲忍未能　遺後卽覺氣隨下脫　疲乏非凡　至房事斷絕數年　毫不心動　每遇五更小便急時　似有陽舉之狀　然遺精亦在此時也　如腎間稍有抵觸　必遺無疑（如手按住、被蓋住、因太熱也、）筋骨覺甚酸軟　足部尤甚　如足趾蹯凳緊滯　足筋卽發戰慄　全身皆動　胃口每餐約兩盌　落夜卽減　大便向燥　現時見溏　脈向絃勁　現絃中略帶軟勢　舌薄白有碎紋　舌邊有刺　向服凉藥尚好　現在過凉　覺有噯氣　然熱藥仍不能服　近將龜鼈驢皮三膠合吃　尚好　平時常服淮藥棗仁等固精安神之劑　遺精可暫住一時　然不能持久　此次約停一月矣　要之鄙人之病　初係心腎不交　水虧木旺　現服凉藥太多　氣亦漸弱　是以腎陽不舉也　種種病狀　諒係虛損之症　應如何施治爲宜　伏乞諸先生費神　酌賜方藥　以除夙恙而復健康（下略）

◎答慈谿林華之君問厥症治法（見月刊問一百五十四）　章壽芝

去年七月交秋之際　正暑熱伏於膜原之時　肺主皮毛　外邪由腠理襲入　觸發暑熱　二三日後　外邪得辛凉解表藥　在內化熱　理現咳嗽痰滯氣喘之象　此時本屬肺痺之症　如用麻杏石甘湯法　一服可解　不意誤進旋覆代赭　旋轉鎭逆　氣喘雖然少平　不知暑熱已深入絡脈　再進王清任活血湯合香黑錫丹　一引暑熱入血分　一傷肝陰動內風　無怪痙厥　一至再耳　若非西瓜甘凉生津　恐斯時危險　已不起矣　但暑熱得西瓜甘凉之品　遂卽下行　滲入大腸　與濕濁氣機阻滯　宜其腹痛下利如痢疾　後竟大下膿血者　血分之熱　亦復乘勢下趨　氣分血分暑熱　旣然行淨　咳嗽氣喘下利膿血　自當相繼而瘥　惟深入絡脈之暑熱　灼液銷津　膠固未去　肝氣橫逆　痛則不通　洋藥丸不知何物　恐是嗎啡之類　只可斂氣於一時　所以服至十餘日　仍然無效　西醫謂之胃生瘍　非是　若再日期延久　防成肝癰之症　近日胃納大減　且食入卽脹　聞食氣尚

有欲嘔之狀　皆肝木失爲條達　脾胃被侮明徵　脈象細數　細爲臟陰之虧　數爲營液之耗　愚見先以逍遙合左金丸加減　條達肝木　仿孫東宿先生　鬱遏之氣　升而舉之之意　服後能左肋疼痛漸止　胃納漸增　再以增液復脈　養肝滋液　以善其後　今特草擬先後二方　開列於後　尙請先生詳爲討論　切勿疎虞　是爲至要

第一方

銀柴胡八分(醋炒)　淡吳萸六分　煅瓦楞子五錢(先煎)　忍冬藤三錢　杭白芍三錢　橘絡錢半　當歸鬚二錢　川鬱金錢半　小川連四分(薑汁炒)　旋覆花錢半(布包)　佛手片一錢　新絳屑八分

第二方

大生地五錢　川貝母二錢　藿茯神三錢　北沙參三錢　粉丹皮二錢　橘絡二錢　炒烏梅一錢　炙甘草一錢　金釵石斛三錢(先煎)　大麥冬三錢　野於朮二錢(米泔水浸炒)　陳倉米三錢(荷葉包扎刺孔)

◎答陳祝三君問下利治法(見月刊問一百五十)　章壽芝

無陽則陰無以生　無陰則陽無以化　血隨氣生　陰從陽長　下利不止　手冷過肘　足冷過膝　脾陽旣微　腎中眞陽不運　陽虛陰亦暗耗　自現舌苔糙厚邊尖紅　口渴　面色紅之狀　辛燥方能傷陰　甘溫自可回陽　陽回陰生　乃自然之理　此中區別　界限分淸　不必以陽藥礙陰　畏而不用　請閱棟前答嵊縣竹芷郲君沈友之恙　亦復如是　君依法施治　獲效甚偉　嗣得復函證明(見本報七十三期社友通信錄)　事實可按　但路程遙遠　脈之强弱　病之原起　皆未詳悉　鄙人不揣謭陋　謬擬一方　敢請先生斟酌進行　能得病有轉機之望　亦我醫學中研究之一得也

熟附片一錢　潞黨參二錢(米炒)　炙升麻五分　紫油肉桂一錢　炙綿芪三錢　醋炒柴胡八分　淸阿膠三錢　北五味子四分　破故紙二錢　茅蒼朮錢半(米泔水浸炒)　當歸炭二錢　引加煨薑三片紅棗三枚

◎答杭州鄺昌齡君問小兒病(見見月刊問一百四十二)　鎭江楊燧熙

令郞八歲　據紹報云　於客歲陰歷五月起病　頭面腫　繼至四肢肚腹玉莖　用針刺　並戒鹽未效　及內服外貼　亦未效　延至九月初　忽全身發腫　眼鼻有血　大便結瀉　改請餘杭名醫診治　服藥四十餘帖　病屬輕減　十月間停藥　十二月初復腫　至刻下時發時退　面色淡白　舌尖紅　苔光淨　脈弦滑數　四肢瘦　胃尙强　腹不消　燧揣度病情　頭爲諸陽之首　純陽無陰之處　小兒又爲純陽之體　熱病較多

爲父母者　刻刻怕小兒受寒與餓　每令不飢先食　未冷先綿　俗人之恒情也　爲母者尤甚　伊不知若欲小兒安　須帶三分飢與寒　陽明之脉迎於面　厥陰之脉行於頭　上腫曰風　下腫曰濕　由上至下腫者熱也　由下沿上者濕也　然必究其現在之四診　與既往之經過有無而診斷之　按久久不解　邪鬱必化熱　血熱則妄行　陽絡傷則血外溢致從眼鼻而出　全身皆腫　乃陽明胃熱腫也　清之卽已　燥之卽甚　經以諸腹脹大　皆屬於熱　亦有屬寒　熱則腑之降令失常　陰傷陽不潛藏　腸胃功用未得恢復　以致大便結痢　痢無止法　疏通爲是　陽明以通爲補　通則腫消病已　補則邪留難退　夫腫有陽水陰水之分　外來者爲有餘　陽水是也　內發者爲不足　陰水是也　揣擬一方　先服二三劑　得效接服　候同社道長指敎

內服方

鹽强水〇丶五　杏仁水二丶〇　枸櫞酸鐵安母餾謨〇丶五　苦味酒一丶五　單舍六丶〇　安知歇貌林〇丶二五　加斯加拉流動越〇丶五　蒸餾水五〇丶〇爲三格　此一日之量　一天吃三次　每四句鐘吃一格　兌開水半茶盃　白糖五分　食後服　用時將瓶振盪

外用　薄荷油一小瓶　用水筆塗布少許　在腹部當臍處一日三次

內服又方

如大便醬色　用瀉藥四分　煎水少許　一次服　服至糞色不醬而後已　否作罷

忌食葱蒜生薑胡椒大葷鹹麵等　倘舌苔白而無點者不忌　飲食中宜豬腰子湯　或豬膚皮一兩煎湯白水煨之　勿放油鹽最好吃　時稍加元明粉少許作鹽可也　既能育陰　又能清熱

◎答張春圃君問虛證治法（見月刊問百五十三）　浙江餘姚康維恂

張君春圃　年近耳順　精力必衰　去秋診治疫症　如過山陰道上　心力腦力　未免耗損　患心內空虛　左耳常鳴　顯然水不濟火　飛揚上越　服補心丹不效　半因參性上竄　半因身心不靜　投滋陰降火熱退者　猶火上洒水　其炎少息　耳鳴如故者　陰終不能勝陽故也　食每只十餘兩重之清燉雞　忌升陽益火之辛熱物　或可止住耳鳴　今年夏後　十指麻疼　係脾土衰而心火旺　故麻而兼疼　運氣云　夏至一陰生　一陰生時　全賴一點眞水　不然　虛象百出　小舌腫脹　咽喉乾燥　卽明徵也　補散溫涼不效　宜投益陰養肺劑　如西藿石斛　提麥冬　清炒竹茹　京川貝　雪梨肉等　及清燉官燕窩　管見如斯　未諳高明以爲如何　令郞日病　初起病

狀　姑且勿論　現在瞳上紅絲翳膜曾否時退時生　翳膜紅絲　互相錯什　或可袪除　如類瓷瓶之白花片色　終難退矣

◎其二　常熟張汝偉

人年五十　陰氣過半　陽氣日衰　春圃先生診務冗繁　勞心竭慮　以耗心脾之陽　初秋跋涉　寒暖無恒　易傷肝腎之陰　寢食不時　水火失交黏之益　陰陽有偏　坎離乏承濟之妙　心悸耳鳴　其明證也　當服補心丹　本不爲誤　所以反覺其熱者　參地滋補滯氣　二冬棗仁苦寒歛澀　服之使所感外邪　反錮蔽不得出　是補之適以助之也　且晚近世風不古　地氣日薄　人之脾胃　爲後天之本　方今人欲益多　繁華益盛　視聽具食　聲色貨利　何一非動心之物　而運脾之思　有如山中之礦　生之者有限　而取之者無限　人身之於氣血　亦何獨不然　是以今人之脾胃　日益澆薄而痰飲症之日見其多也　春圃先生勞碌之餘　未免暑熱內蘊　新涼內束　挾痰飲以爲根據之地　肝木乘脾胃之虛　而上逆　是以精神恍惚　十指現麻疼也　鄙見宜用半夏秫米湯　合指迷茯苓丸法　輕以治之　至令郎之症　余非眼科　不能療治　揆其原因　總是先天熱毒　用鮮生地搗爛　貼兩太陽穴　內服金銀花黑料豆衣　祈請試之

◎其三　王鬱芝

上古天眞論　丈夫七八肝氣衰　筋不能動　天癸竭　精少腎藏衰　形體皆極　尊年五七　適當其時　加以應診濟人　勞精疲神　故心虛耳鳴　病發心腎　延及於脾　手三陰之脈起於手指故麻疼　法宜心脾腎合理　兼服人乳節勞　緩以圖功　令嗣右目疾初起係風熱外幛　久之變爲冰翳澀翳之類　點眼之藥用多亦傷腦系　愚意屏除點藥　外用敷藥　內用丸方　請高明酌用

外敷方

北細辛八分　羌活一錢　當歸二錢　芒硝一錢　川芎一錢　蜜蒙花一錢　生地二錢　大黃二錢　薄荷八分　梅冰一分

以上共研細末　另用甘菊花一兩煎濃水一鍾　加鮮猪瘦肉一兩　並前末藥同搗摶成薄圓餅式　臨臥時合貼目胞皮上　外用布扎緊　勿過貼緊　夜敷日解　以一星期　看翳何如

丸方

熟地黃一兩　潞黨參五錢　充蔚子一兩　大生地二兩　澤瀉一兩　淮山藥一兩　川芎三錢　石決明一兩　全當歸一兩　菟絲子一兩　白桔梗七錢　大元參一兩　北防風五錢　北細辛四錢

以上共研細末　另用杭甘菊一兩　青竹茹一兩　銀柴胡五錢　煎水泛丸　如綠豆大　每日服二錢

廣告

◎招登廣告

本刊隨月報而發行月報銷行遍及全國又達南洋各島台灣日本等處爲閱者所知然不看月報之各地諸君預先訂閱本刊者已絡繹不絕本刊之銷行自更倍於月報其廣告之效力較勝可不待言矣況取價又廉至閱者對於本社之月報及本刊必人人欲彙訂成册保存以備研究則廣告之效不卜可期知凡有關於醫藥事業欲謀發展者請函本社可也　本社敬啓

◎木刻大版醫藥叢書一二集（每集洋一元六角）

第一集目錄

莫枚士研經言卷一　二角
周氏易簡集驗方合刻全　四角
羅謙甫治驗案卷上　四角
吳鞠通醫案卷一　四角
惜分陰軒醫案卷一　三角
人参攷全　一角

第二集目錄

莫枚士研經言卷二　二角
羅謙甫治驗案卷下　三角
吳鞠通醫案卷二　三角
惜分陰軒醫案卷二　三角
市隱廬醫學雜著全　三角
李冠仙知醫必辨全　四角

第三集印刷中

紹興城中北海橋紹興醫藥報社總發行　各省大書局均有寄售

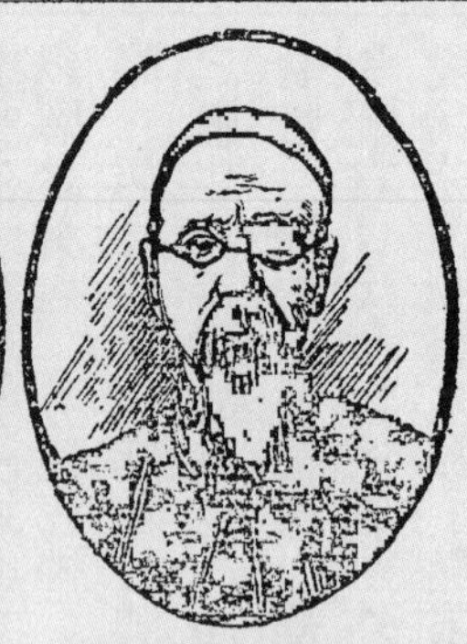

福州鄭奮揚君

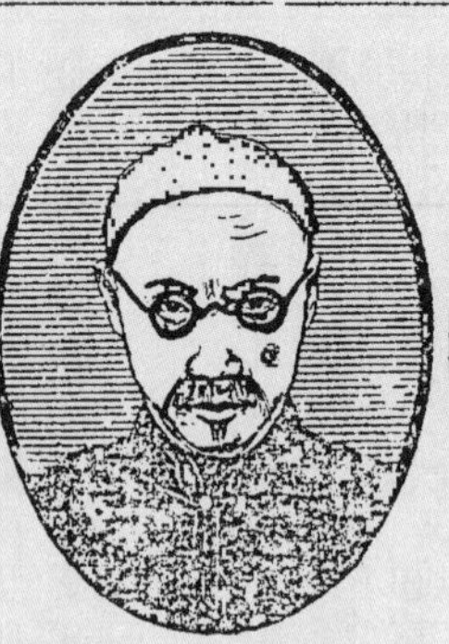

定海何東昇君

上海黃駿甫君

天下無雙之補品

請觀各處名醫之頌稱

現今疾病衆多患者亟求療治方法然而病症中應用調補者甚多即補血健腦俾得強健有力則疾病自消矣所貴者須求正當合宜之補品俾得不至處擲金錢購服於身體無益反且受損之藥爲要韋廉士大醫生紅色補丸乃是天下馳名之大補藥爲醫藥家所公認者也故閣下自己及家中均可放心無疑服用之可也乃是極平穩之補藥天下各處名醫之用韋廉士大醫生紅色補丸處方療治其病家者不可勝計故各處名醫往往來函稱頌此丸之奇功上海南市世醫黃駿甫老先生來書云予曾開方與余之病人服之對症其效如神咳嗽吐血面黃肌瘦服後咳止血停飲食加增身體健旺妙不可言有起死回生之功誠爲天下無雙也尙有浙江定海何東昇醫生來書云余處方以韋廉士大醫生紅色補丸療治血薄腦弱所致各症服之無不靈驗且藥性和平余悉心研究實無嗎啡之慮眞乃海外奇方天下無雙之出品也且福州七十一叟鄭奮揚老先生係神州醫藥會福建分會正會長也其來示云韋廉士紅色補丸之功能轉弱爲強不論男女老幼患血氣薄弱腦筋衰殘風濕骨痛咳嗽氣喘服之無不靈驗若有少年婦女經水不調或初斷烟癮及病後元氣未復者以之培補莫不奏效如神也

韋廉士大醫生紅色補丸凡經售西藥者均有出售或直向上海四川路九十六號韋廉士醫生藥局函購每一瓶英洋一元五角每六瓶英洋八元郵力在內

▲中華郵政局特准掛號認爲新聞紙類▼

中華民國九年二月一日出版

紹興醫藥學報星期增刊

發行所浙江紹興城中北海橋

第五號
今日計二張

本刊分發行
各省各大書坊

本刊價例

每星期一張或數張計大洋一分預定全年五十星期計大洋四角外埠另加每期郵費大洋五厘五十份以上另議郵滙不通之處郵票作洋九五計算凡公共機關報資均收半價

本刊廣告例

百字起碼每期大洋三角連登一月八折連登一年五折不上百字照百字遞算二號字及木刻鑄版地位以字數核算封面加倍刊資亦須先惠長登大幅得以另行訂立特約

啓事

◎每日一文錢之壽險費

本社因月報中限於篇幅凡病家問症徵方者日多特發行增刊俾不佔月報中他欄地位病家又能早日治療至同道研究學術質疑問難原亦在月報問答門登載今亦移於星期增刊此外如關於已病者之看護未病者之衛生及其他古今靈效之單方各地醫生之驗案可以灌輸一般社會之通俗醫藥常識者備載無遺醫家讀之不啻得臨證之指南病家讀之無異聚醫師爲顧問未病者尤得豫貯醫藥常識以講衛生所費不過每日一文錢其獲益較保壽險爲實是耳本社非敢自誇閱者自能賞鑑　本社敬啓

◎招請代派

本刊凡向來代派月報各處均一樣代派因尚須擴充以期普及所以再欲招添各地代派如有承認者請即函知以便奉訂　本社敬啓

◎敬告閱者

凡未曾函定本刊諸公本社恐諸公有未知本刊發行者故先寄上一期務請當即函訂俾可繼續郵上倘無函訂本社認作不願購閱決不續寄如空函相訂亦不照寄　本社敬啓

◎義務

各地閱報社圖書館學校醫會衛生社等公團如訂閱本刊均收半價郵費照算惟訂閱函中須蓋有圖章爲憑否則無效並各以一份爲限　本社敬啓

介紹

醫藥衛生報每月一張全年價銀二角四分餘姚衛生公會書報部發行

衛生公報每月一張每年底收郵費一角二分總發行所餘姚衛生公會書報部

通俗醫事月刊每月一冊定價大洋一角每年十二冊定價大洋一元郵力六分北京後孫公園七號

醫藥衛生報每月一張非賣品南京石壩街口

紹興醫藥學報本社出版每月一冊大洋一角預定全年十二冊大洋一元外埠每冊加郵力一分

桂林醫藥淺說報每月一期每期售大洋二分發行所廣西桂林北門敦敘堂江遠濟堂

醫學進德報非賣品每星期一張天津鼓樓北大街醫學明明社

醫藥衛生淺說報每星期一張每年大洋二元郵力二角四分天津東馬路盧氏醫院

小言

（一）哭蔡鏡清　裘吉生

今天許多人　借覺民舞臺　開會追悼蔡鏡清君　我因此也要哭他一番　不過我同他二十多年的朋友　他前年初病的時候　來一個電話　說他吐了血　着人來要一點陳藕粉　我給了藕粉後　自己並沒有過去看他　去年他的阿哥孑民先生　從北京寄給我一封信　問問他的病狀　我也沒答一個回信　這回他死了　我也沒有知道　他吃到成千的藥　我也沒有該他開一個藥方　到了今天　因爲他們開會追悼他　我也哭他　豈不是前日都太薄情　今日哭他是假惺惺　不知他生平是個好好先生　這都曉得的　他聽人家白話　這個也是　那個也是　事事這樣　連有病吃藥也是這樣　有一天他寫信叫我去　我告訴他不來看你　恐怕你多一個醫道中的人到　多一個方法　方多法亂　不是要你好的道理　後來他拿出藥方來　果然盈尺的一堆　一醫一方　一方一法　也有醫生自去望他時開的方　也有別的人介紹去的醫生開的方　他以爲來的都是好意　總要都嘗他一嘗　弄得肚子裡開了藥店　我診他病　還是從前未病的時候　我通知他要防着的一個酒病　因爲他成天的應酬　捨着身子飲酒　我就勸他立刻戒酒　不用吃藥　且不可以身試藥的　所以我亦不開藥方　他都也以爲是　到得孑民先生來問的時候　聽見有一位楊汛橋的醫生　說他是濕熱　吃得藥狠對　又有幾個外國醫生　說他是血毒　他也去打着藥水針　大廊有一位醫生來看他鄰居的病　他又招來診診脈　說他是個虛損證　這樣沒有一定　叫我怎樣寫回信　去對他的阿哥　有了這個緣故　我就要趁着他們開追悼會哭他了　想想他的致病到不起的原因　都是重着一個情面　四方八面沒有不好　空換得今天多少人說他生前好　然而他的性命　也是一個好裏拚掉的　故無論人家追悼他　我哭他　他已死了　終活不轉來了　無非要未死的人　看他的好樣　但則我的意思　還要人人比他加一點擇醫愼藥的常識纔好　所以我哭他的話　沒有那個福壽全歸等字的虛文　反覺得對他不住的實事居多呢

警告

（一）紹興時病發生　裘吉生

近來紹興發生一種極厲害的小兒傳染病　初起惡寒發熱　咳嗽頭痛　宛然傷風的樣子　當卽舌紅苔黃　偶有苔不黃的　唇舌必紅　眼淚汪汪　二三日面頰上手足臂裡　發見紅暈　漸卽成疹　大概都當瘖子醫治　用的荊芥防風等風寒藥　一經入口　立刻發燥氣急鼻煽　弄到不

治　因爲這是一種時毒病　新醫學所謂猩紅熱　用藥初起就須清透　大忌溫燥升表　聽得四處殤掉的小孩　已經不少　或因父母以爲痦子　不必醫治致誤　及危　已難救治　或因醫士當他作風寒　所以本社月刊中　也有說明　未免知道的尙少　特地再作一個警告

◎上海時症求絕　公立上海醫院

敬啓者　上海時症　時有發生　霍亂病後　西班牙傷風　尙未盡絕　而猩紅熱及喉痧子等症　邇來日多一日　查此等時症初起　大概先有寒熱頭痛倦怠等症候　有類感冒而毒勢最烈　流行甚速　竟有早發夕死　一人發病　傳及全家者　吾國法律　亦列入傳染病中　惜衛生行政官　素不注重衛生知識　人民亦少研究　致難防患未然　預防之法　惟有少往多人聚集　空氣不佳及已有此等病症之處　一有寒熱喉痛感覺　即速送入醫院醫治（注射血清等）隔離居住（以免傳染他人）免致不治　而絕蔓延　連日天氣燥烈　未降大雪　致有此種惡病　倘現在流行不止　若一交春令　恐更不免　按之習慣　此亦一因　惟祈人人自衛。勿謂他人生病　於吾無關　不幸傳及　更再自誤也　本院天職所在　不忍漠視　聊貢數言　惟垂察焉

◎冬末雨雪弭病策　（未雨綢繆）　周小農

己未之冬　亢旱燥冷　風轉東南　冬日中行可畏　御單裘已嫌過熱　現下見證　目赤　咳嗽　小孩則有肺脹鼻煽之劇　轉瞬交春　喉患堪虞　經謂冬不藏精　春即病溫　西說天燥則養氣濃　水氣少　人身血質中少濡潤　氣火勃發　諸病蠭起　弭病之策　拙見速停火爐（每見人家天暖火爐不撤　少坐不能堪　個中人不覺也）　暖鍋　炙煿糟酒　辣椒熱品　或謂天寒池水已冰　前說適見其迂　西說格物致知　冰中伏熱氣　名曰蓄熱　不可不知也　考植物水氣多　能止炎　芹性甘涼　清胃　滌熱　祛風．利口齒喉目　馬蘭清血熱　析醒解毒　海帶絲化痰消食　解煤火毒　橄欖化痰止渴　清利咽喉　解魚酒蕈毒　香蕉潤肺通腸　能弭喉恙　荸薺清胃熱　消食化痰　析醒殺虫　佳梨潤肺　清胃涼心　滌熱息風　化痰止嗽　散結通腸　養陰止煩　解烟煤炙煿毒　萊菔潤肺通腸　祛風熱　化痰止咳　利咽喉　解酒毒　煤火麵毒　紅者兼能補血　青者兼清肝胃伏熱　皆弭燥病之良品　衛生家進而用之　獲益不淺　治患於未然　此之謂也　吾言至此　猶憶己未濕土司天　寒水在泉　而見病適得其反　此運氣不可拘泥之一證　勿謂天固旱燥　寒水應令　可進燥熱以順時令　謂曉曉多言不足信也可　此吾道中應有以覺悟　勿徒嘆旱燥可畏　不設一消防之法　而愈已病則不易耳

家用便方

（二）　張德馨輯

解白果毒
將木香用滾水磨汁入麝香少許服之即解或將白果殼搗爛煎服亦可

解巴豆毒
菉豆煮汁冷飲之或吃冷粥一盌即解

治痔靈膏
蝸蚰搗爛塗痔立時見效

治陰囊兩傍生瘡其癢甚苦夜則搔之後即作痛
牡蠣　黃丹各一兩　枯礬二兩
右為末睡時用手搽癢處二三次必痊

治鼻衂
多不足慮或反有益止之之法先正坐以大指食指緊挾鼻孔或以大指向上推迫上唇頸後（或眉間亦可一）又用冰雪或浸冷水之布涼之即止

百物入耳
如為小虫可注甘油入耳少許殺之如豆物等類則以此耳向地搖動自下勿用大力恐傷耳膜

百物入鼻
或為黃豆或為他物小兒多犯之常法掩其他一孔向其口內吹氣則自能將此物冲出

病家鑑

（續四號）　裘吉生輯

一廣生煩惱　輕身重財　二飲食無度　不守醫戒　三聽信旁言　過求速效　四但索藥方　妄為加減　藥味濫惡　煎丸失法　五偏聽薦賽　雜進醫巫　既不識病　又不擇醫　六診視不勤　藥不對病　諱病忌醫　攻補錯亂　七任性反覆　朝王暮李　試藥集醫　蕩滌腸胃　八室家聒燥　動成荆棘　及其致敗　反嫁讒說　九傷生之證　視為平淡　奪命大劑　不敢沾嘗　十不察病本　愛嗜清涼　妄斷是非　躭誤時日

（蘿峰氏）

病家誤　早失計　初時抱恙不介意　人日虛兮病日增　縱有良工也費氣　病家誤　不直說　諱疾試醫工與拙　所傷所作只君知　縱有名家猜不出　病家誤　性躁急　病有回機藥須吃　藥既相宜病自除　朝夕更醫也不必　病家誤　在服藥　服藥之中有竅妙　或冷或熱要分明　食前食後皆有道　病家誤　最善怒　氣逆衝胸仍不悟　豈知肝木尅脾土　願君養性須回護　病家誤　苦憂思　憂思抑鬱欲何之　常將不如己者比　知得雄來且守雌　病家誤　好多言　多言傷氣最難痊　勸君默口凝神坐　好將真氣養真元　病家誤　染風寒　風寒散去又復還　譬如城郭未完固　那堪盜賊更摧殘　病家誤　不戒口　口腹傷人處處有　食飲相宜中氣和　鼓腹含哺天地久　病家誤　不戒慾　閨房衽席

不知命　命至顛危可若何　願將好色人爲鏡（程鍾齡）

學術研究

◎答謝壽愚君問時症治法（見月刊問百五十二）　王[illegible]芝

南洋近赤道氣候炎熱濕濁瘴癘甚重人吸其氣入血醞釀爲不覘則之寒熱用雄雞毛煎水溫浴夫雄鷄感陽氣最早有雄鷄一聲天下白以其毛羽而疏散人身毛竅將血液中醞釀濁毒逐其走毛竅而出遇身發現白毛人頭髮白外由空氣壓迫毛囊無黑汁故白此毛白內由正氣托邪氣經毛囊耗其黑汁故亦白則羊毛瘟羊毛疔之類毛出邪解病則霍然

◎答盧育和君質疑十則內口脣生疔俗名猪疔一則　葉勁秋

鄙人偶閱增訂治疔彙要一書（金匱過鑄玉書著）見載有反脣疔鎖口疔承漿疔一節似與此則相似今將原文錄供藉資參考「反脣疔發脣裡稜生於上下嘴脣上脣屬脾下脣屬胃係脾胃心經火毒結成鎖口疔生於嘴角係心脾二經所屬承漿疔生於脣稜下陷中系任脈所經之處三證初起形如米粟旋卽綳硬其色或赤或白或紫黑色或不痛成麻癢其形甚微其毒甚深其行甚速不日即四圍腫大三四日即不救蓋疔愈小而毒愈橫也反脣甚則令脣外翻鎖口甚則口不能開承漿甚則飲食不進腫連下頤俱屬迅速之證須當速治遲則毒氣內攻令人昏憒惡心卽刻走黃治法俱按疔門急刺患處擠盡惡血禁用灸法脣上各疔宜刺委中穴（詳便捷治法）如不熟用針喚薙髮匠熟於挑痧者刺之再以蛔虫洗凈加冰片搗爛敷之即刻瘡口流出毒水腫消痛止如無蛔虫用五穀虫一錢瓦上焙乾白礬三分蟾酥三分燒酒鎔化敷脣上流出毒水即愈如疼痛身發大寒大熱頭面紅腫牙關緊閉勢甚險惡可用元參三錢生大黃四錢黃芩二錢牛蒡二錢角刺尖二錢白芷二錢金銀花三錢木通三錢去心麥冬三錢當歸三錢金蝎尾（酒洗）八分麻仁四錢水煎服藥後腹如撐動大瀉嘴脣流出惡水漸卽紅消腫退如不泄急服拔疔毒丸無不泄矣泄後常服緩脣湯」

該書又有猪疔一節曰「形圓而小瘡口內有油忌食猪肉此肝疔也」此篇首又有「下載諸疔見於宋人救急仙方及外科大成洞天奧旨等書僅詳其形而無治法證不多見不敢懸擬茲錄其原文以備參考」

◎答徐姚康君問治療凍瘃法　唐盛嗣

血氣健旺之人每至冬令多生凍瘡（俗名凍瘃）初起之時由於皮膚感觸嚴寒以致血管之血凝結不解木然而殭當此之時每以火爐取暖或就火盆上薰蒸以期回復其活動詎知凝結之血決不能驟然間使之流動如常故一經火盪必起疙瘩或現紅腫尋至破爛有延至春令而尚未完口者按患此之輩皆係經濟中人至冬令則手足之勞動倍愈於平時而所受之苦痛實無異

於癬疽惟世俗每視爲無關重要是以患者尤衆昔人治療之方有以煨蘿蔔臘燭油者有以馬勃相保護者有以櫻桃摩擦凍瘡疤者有以辣茄煎湯薰洗者有以爛香團摩擦者然皆不能奏效就中以辣茄湯薰洗法尙足以治療觸寒較輕者第能施之於未經潰爛之先不能用於潰爛之後故將平日經驗之良方以貢愚者之一得

凍瘡初起時最好用布裹冰塊（如無冰可用布蘸冷水代之）就患處摩擦每日二三次每次摩擦至熱氣蒸騰爲度如是者三五日其患即愈（此法醫宗金鑑有之世人不知用意均不採用）因凝結之血用冰塊摩擦至熱則其熱由於自然非驟然間之火盪可比若已經破爛則用陽和解凝膏貼之該膏之效用在於和血無論凍瘡若何沉重敷以該膏其效立顯有斷然者世之患凍瘡者幸勿以其輕易而忽視之也

楊燧熙

◎其二

維恂先生下問此症弟有秘方公諸同好未破者用伽波匿酸五、〇用酒精五、〇溶之不可觸指有刺激性凡士林一〇〇、〇黃白皆可用調劑板調勻爲要先用生姜煎水洗之洗後上此藥油少許外用綿紗蓋之洋布包之以免此藥脫落一日洗搽三次如已破者用鋅養又名亞鉛華五、〇凡士林一〇〇、〇黃白皆可用調劑板調和極勻將破處用藥水洗之如無藥水即用普通熱開水洗滌亦可洗後上此藥油一日洗搽三次若無潰膿性半星期即愈矣倘有潰膿性用伽波匿酸八、〇用酒精八、〇溶之普通開水二〇〇、〇與上藥和之極勻用時將瓶振盪每次用四〇、〇兌開水四〇、〇用綿花吃入藥水洗破處此乃防腐消毒藥水西學上潰膿性必要之外治洗滌藥水也

治療顧問

◎答江都陳君問友婦病（見月刊問百四十八）

鎮江楊燧熙

龍翁下問令友尊夫人之證　若係眞中　無口眼喎斜　而半身不遂　明係中經絡　其人事不知　又似中臟　夫眞中之疾　南少北多　僞中之病　南多北少　蓋因北方風氣剛勁　南方風氣柔和　北人之體稍强　南人之體稍弱　眞中者　風從外來　實由內虛　邪得乘虛而入　類中者　風從內起　亦由內虛　乃陽化內風　忌投攻風之品　故河間立論云　因煩勞五志過極　俱從火化　動火而卒中　皆因熱甚生火　一水不能承制五火　水涸津傷使然也　東垣立論　因元氣不足　則邪湊之　令人僵仆卒倒如風狀　丹溪又云　東南氣溫少濕　濕生痰　痰生熱　熱生風　三者皆辨明類中之由也　類者　僞也　西名爲腦出血　世人每有眞僞難辨　概以祛風化痰之劑　虛證實治　無益反有害也　豈可效乎　幸葉氏發明內風　乃身中陽氣變動　肝爲風藏　因精血枯

槁　水不涵木　木少滋榮　故肝陽偏亢　內風時起　治以滋液熄風濡養營絡　補陰潛陽　爲急務也若陰陽並損　無陰則陽無以化　更有風木過動　中土受戕　不能禦其所勝　或風陽上潛　痰火阻竅　神識不清等　先哲治法精詳　茲不復贅　人至不惑之年　經以陰氣自半起居衰　氣血亦衰矣　突然中風不語　乃受之久而發之暴　顯係陰虛陽旺　水不濟火　火煎津液成痰痰火阻竅也　心脈系舌本　脾脈散舌下　絡胃夾咽　咽喉者　氣之所以上下　會厭者　音聲之戶　舌者聲之機　唇者聲之扇　痰迷心竅痰之種類頗多　尙有風熱夾痰及虛火上炎　虛寒厥逆　陰陽樞紐不交　氣脫陽厥等　內竅既爲邪阻外竅卽行蒙蔽　致人事昏糊不語也　考中風之證不一　有眞中　僞中　中經絡　血脉　臟腑之分　更有中火　中暑　中氣　中虛　中寒中惡　中濕食之別　至眞中　不定現口眼歪斜　倘現者　足陽明之脈病也　至右半身偏廢　乃意傷憂愁則肢廢　神傷思慮則肉消　氣失外衛　血不中守　陰陽不交　絡失榮養　偏右者　氣虛也　偏左者血虛也　左右者　陰陽之道路也故經以手得血而能握　足得血而能行　面現紅光者　陰不配陽　陽不潛藏　露則爲火　火性炎上　即現而色　戴陽是也　壯火食氣　氣有餘　便是火　火有餘　便是痰　痰涎上壅　隨氣而至　有升騰阻逆之患　無下降蠲除之令　由心肝陽升莫制　肺胃氣促不平　清肅之權失職　致喉有痰聲　頗現煩躁之象是極危險　極緊要之證也　考牙關緊閉　有閉脫兩大關鍵者也　閉者宜開　脫者當補　人皆知之　然臨床診斷　非過手眼不知　必神存智巧　識廣聞多　見如山　曰如電心如髮　愼思之　明辨之　方不負司命者　濟世活人　倘毫厘之差即千里之失　禍不旋踵矣　如牙關緊閉　兩手握固　爲閉證也　如牙關緊閉　兩手撒而不握固者　脫證也　脫絕相類　治法依稀　心絕口開　脾絕手撒　肝絕眼合　腎絕遺尿　肺絕聲如鼾　更有吐沫　直視肉脫　筋骨痛　髮直　搖頭上攛面赤如粧　汗出如珠　皆絕脫之見症也　惟中臟之症是閉　而非脫也　至左寸沉微　兩關尺皆無　是應無絲毫挽回餘地　藥灌復出　胃腑早無容納之權　無胃則死也　書云　百分中死亡數　居其八九十人

近年患此症者　時有所聞見矣回憶民國五年　舍妹年四十左右染此症　調治多方　未得收效　內子亦染此病　症情與此彷彿　服藥無靈　亦未收效　自慚學力不及妄答數語　祈教之裁之　非個人之幸　醫會幸甚　醫報更幸甚也

醫事閒話

◎遊戲問題一百則（歡迎答稿薄有酬贈）　激聲

（一）上海馬路上有了各樣車子後　除步行的人外　尚有兩種先生　仍坐肩轎　一種是倌人先生（妓女）　一種是郎中先生　現在倌人先生也已多改用車子　獨郎中先生　終要坐轎　這是何故

（二）醫生的藥方紙上　常有寫着「復診須帶原方」的字樣　彷彿沒有帶着　就開方不來　要問問他初診的時候　怎麼開出來的

（三）內地醫生　有下鄉先付看資的規矩　在城中的請他　就可後付　莫非鄉下人請醫生看毛病好　不會鈔的麼　不然何故城鄉有這個分別呢　（未完）

廣告

◎問病者鑒

凡函向本社問病者請將詳細病狀寫明寄到「紹興城中醫藥學報社」收當即登入本刊徵求四方名家或由本社答告治法仍載本刊概不取資各處醫家自定個人收資規則與本社無涉

紹興醫藥學報社啓

▲中華郵政局特准掛號認爲新聞紙類▼

中華民國九年二月八日出版

紹興醫藥學報星期增刊

發行所浙江紹興城中北海橋

第六號

今日計二張

本刊分發行

各省各大書坊

本刊價例

每星期一張或數張計大洋一分預定全年五十期計大洋四角如寄送加每期郵費大洋五釐十份以上另議郵匯不通之處郵票作洋九五計算凡公共機關報資均收半價

本刊廣告例

百字起碼每期大洋三角連登一月八折連登一年五折不上百字照百字遞算二號字及木刻鑄版地位以字數核算封面加倍刊資亦須先惠長登大幅得以另行訂立特約

啓事

◎每日一文錢之壽險費

本社因月報中限於篇幅凡病家問症徵方者日多特發行增刊俾不佔月報中他欄地位病家又能早日治療至同道研究學術質疑問難原亦在月報問答門登載今亦移於星期增刊此外如關於已病者之看護未病者之衛生及其他古今靈效之單方各地醫生之驗案可以灌輸一般社會之通俗醫藥常識者備載無遺醫家病之不審得臨證之指南病家讀之無異聚醫師爲顧問未病者尤得豫貯醫藥常識以講衛生所費不過每日一文錢其獲益較保壽險爲實是耳本社非敢自誇閱者自能賞鑑　本社敬啓

◎招請代派

本刊凡向來代派月報各處均一樣代派因尚須擴充以期普及所以再欲招添各地代派如有承認者請即函知以便奉訂　本社敬啓

◎敬告閱者

凡未曾函定本刊諸公本社恐諸公有未知本刊發行者故先寄上一期務請當即函訂俾可繼續郵上倘無函訂本社認作不願購閱決不續寄如空函相訂亦不照寄　本社敬啓

◎義務

各地醫報社圖書館學校醫會衛生社等公團如訂閱本刊均收半價郵費照算惟訂閱函中須蓋有圖章爲憑否則無效並各以一份爲限　本社敬啓

介紹

醫藥衛生報每月一張全年價銀二角四分餘姚衛生公會書報部發行

衛生公報每月一張每年底收郵費一角二分總發行所餘姚衛生公會書報部

通俗醫事月刊每月一册定價大洋一角每年十二册定價大洋一元郵力六分北京後孫公園七號

醫藥衛生報每月一張非賣品南京石墎街口

紹興醫藥學報本社出版每月一册大洋一角預定全年十二册大洋一元外埠每册加郵力一分

桂林醫藥淺說報每月一期每期售大洋二分發行所廣西桂林北門敦敘堂江遠濟堂

醫學進德報非賣品每星期一張天津鼓樓北大街醫學明明社

醫藥衛生淺說報每星期一張每年大洋二元郵力二角四分天津東馬路盧氏醫院

誌謝

◎前日黃君｜今日女士　本社拜啟

武昌陳劉毓英女士　惠來銀兩元　囑將近出本刊卽寄二百份　說明照漢陽黃君的樣子　去送送親戚友朋　本社特地照代派特價算　寄去三百份　然前有黃君的提倡　現有女士的效法　雖則兩位都是勇於爲善　以期多一個曉得衛生　可以少一個病人　多一個有醫藥常識　少一個誤於醫藥　但則本社不能不感激他們兩位　因有這樣的提倡　本刊自然更加發達了　所以誌在報端　表表謝忱

小言

◎眞眞是人同此心的　裘吉生

一個人　辦一種事　都希望有一個好影響　但則有時結果反不好　這是任麽緣故呢　說起來有二樁原因　第一就是陳義過高　任你辦得怎麽好　他總說不好　如滿清時代的革命事業　現在對資本家講社會主義　就不是因身分的關係來反對　實才你說的他格格不相入　所謂下士聞道則大笑　第二是供求不相宜　猶如西洋貨來抵充劣貨發賣　任你貨品怎麽精緻　則購者一方面的財力限定　祇得不買　又如拿得綢緞綾羅　到鄉下農家裏去求售　也是白辛苦的　我們因爲曉得這種道理　本刊沒有發行的前頭　就預計着用狠通俗的方法　誘導人家講慣衛生　懇懇切切的將醫藥常識　普遍傳佈　使看得人都不厭　又定得極底廉的價　在他們的經濟上一點不覺着　看得一年報　化得一餐中中的酒飯錢　看得一月報　化得一盒的香烟錢　沒病的時候　有防着的法了　有病的時候　有顧問的醫生了　這樣打算辦了出來　現在出版祇有五期　果然各處歡迎贊美的信　一天幾十封來了　有個說猶如時雨甘霖　都沾惠的　有個說猶如布帛菽米　都受用的　所以我說眞眞是人同此心的　這不是我們聞譽則喜　要在此小言欄裡說大話了　因還想贊美我的人　再來扶助我們竭力推廣　故將我們用過苦心的話告訴告訴他

家用便方

◎（一）　吉盛編輯

蜈蚣咬傷立時止痛法

蜈蚣口有兩箝鋒利異常一被咬傷其毒流走最爲迅速雖不聞有潰爛之害然一時忍痛不住世人每以雄鷄涎並菜子油雄黃搽敷一時難以取效余（投稿者自稱）有一法較爲便當靈驗可用本人手指甲清水磨塗患處其痛立止又法將蜈蚣搗爛塗患處亦效

上下頦骨方法

人有呵欠或談笑興高之間忘倦一時致下頦骨脫落口不能啓閉治之之法令患者平身正坐一人以兩手托住患者下頦向腦後一送卽入關竅當用布條兜住下頦約三分鐘解去布條則口能開合如常但下頦常是脫落者宜補元氣爲是

治鼻衄簡便法

鼻衄一症有雜病衄血有傷寒衄血有跌撲鼻部衄血種種病原不一統治之法可令患者兩手舉起三四十分鐘其衄立止

治耳衄法

肝腎相火上逆迫血而衄或鮮紅色或淡紅色或血水者是治法先用眞猩紅綢緞或棉綢火煆存性研末吹每日二三次並內服側柏炭銀花焦梔連翹甘菊紫花地丁煎湯飲

◎(三)　張德馨輯

治凍瘡未潰法

陽和解凝膏一個

右膏貼紅腫處甚驗

治急性黃水瘡(俗卽蛇傳)

玉樞丹一粒

右丹研細末用陳米醋調敷患處

治食積法(小人多有之)

鷄內金一張

右藥用火炒焦研末開水送下

神效沃雪湯(治一切無名腫毒其驗如神)

當歸重則八兩輕則二兩白芷重則四兩輕則一兩二錢夏枯草重則二兩輕則八錢殭蠶重則一兩輕則二錢五分

右藥用水酒各半同煎服頸以上加川芎膝以下加牛膝餘者不加

又方

大黃三兩黃芩三兩黃柏三兩陳小粉二兩

右藥炒黑同研爲細末用醋調敷

病家鑑

(續五號)　裘吉生輯

夫醫能治軀殼間偏寒偏熱之病　而不能治情志中忽起忽伏之念　故外科有包醫　內科從無包醫者　古人云　人有病在七情　非藥可治也　還卽以情治之　此旨甚微　醫者固所宜審　而服侍人　尤須悉心體會　如內經言喜則氣緩　而恐可治喜　當以急迫死亡之言怖之　怒則氣逆　而悲可治怒　當以悽惻苦楚之言感之　悲則氣阻　而喜可治悲　當以謔浪褻狎之言調之　思則氣結　而怒可治思　當以汚辱欺妄之言觸之　恐則氣凝　而思可治恐　當以慮彼忘此之言奪之　如此節制其情　勿使過度　斯陰有補於醫藥之外者多矣　(杜慈彰)

人當臥病　務須常存退步心　心能退步　則方寸之間　可使天寬地曠　世情俗味　必不致過戀於心　縱有病焉　可計日而起矣　不則今日當歸芎藥　明日甘草人參　是以江河塡漏巵　雖多無益也　先儒有言　予臥病時　常於胸前多書死字

每書數過　頓覺此心寂然不動　萬念俱灰　四大皆非我有　又何病之足慮哉　雖然　此惟可與達者言也

（裴兆期）

學術研究

◎答山東王省舫君問時症救法

鎮江章壽芝

貴縣由夏迄今數月以來天未雨雪刻下嚴寒外束伏燥與新寒相搏鬱而成疫正所謂旱魃爲戾戾氣者疫毒也初起病狀發熱惡寒頭痛如劈少陽病也身疼如杖背上如壓重物太陽病也胸悶苔白嘔吐酸水陽明病也疫毒分布週身是以三陽合病盤踞中焦阻遏氣機則六脉沉伏心中陣陣辣疼由陽明而太陰則氣喘由少陽而厥陰則牙關緊閉金匱曰陽毒之爲病面色斑斑如錦紋陰毒之爲病面色靑身痛如被杖吳鞠通曰疫毒者穢濁之氣也疫毒形似傷寒而非傷寒雖見三陽合病不能照三陽治法蓋疫毒由口鼻吸入據於肺胃肺胃在身半以上與心包相近毋俟傳經而可直達心包也疫毒在內狂張燔灼如火一經表散若火得風其燄愈熾火愈熾陰液愈耗豈有禍不旋踵者乎治法以余師愚先生清瘟敗毒散最臻完善方內以石膏爲君因其辛凉直入胃經且可達十二經之邪黃連黃芩山梔連翹瀉心肺及三焦之火桔梗宣達肺氣使大寒之藥不致冰伏赤芍丹皮淸肝經血分之火玄參知母散浮遊之火甚則加犀角解心包之毒如疫毒出斑加大靑葉少佐升麻四五分引毒外透此內化外解升清降濁之法十二經俱備之方也倘有疫毒夾痘夾疹皆有明條請閱余師愚先生疫病論卽可知其詳細焉

◎答儀徵時逸人君問大針（見月刊百四十六問）

鎮江楊燧熙

至洗目去翳　點眼去翳二方　均用大針三支者　金尅木也　目爲肝竅　肝屬木　五行尅制之意　此治有形實症　若治虛症之翳　無益反害也　前答百五十三之目病　是純粹之虛症夾熱　爲白陷魚鱗　妄答百三十二二方　內中調劑君臣　不儘化針　卽五金亦能化也　然必蒸至數次乃可　故有以代刀針退翳之功

治療顧問

◎答王君問玉莖腫腐治法

楊燧熙

壽芝先生下問　患玉莖腫大腐爛者用浸劑一二日卽消　是何種藥至浸劑外治法　只可施於未破　若已破下疳浸之　是用極小之藥量倘用大量　反增其腫痛　方用伽波匿酸　又名石炭酸　四•○　蒸餾水二〇〇•〇　此治未破　若已破伽波匿酸只可一二•〇　餘不減　伽波匿必須酒精溶化方可　倘溶而不透卽有刺激性　用時將瓶搖動　每天浸五次　每次用四〇•〇　嚴寒天溫度在八九十分　暑熱天在四五十分每浸時間十分鐘　用後再以防腐消毒軟膏塗布腫潰處　一日搽三次

外用脫脂綿覆之　繃帶束之　內服對症療法　方克有濟　若單以浸劑行之　恐鞭長莫及　至中醫外治方法　如西醫效用者　用陳菜油一日浸數次　亦可定痛

◎答王道良君久患遺精治法　紹興史久鏞

尊述年未弱冠時　因思慮過度　以致夢遺症起　又患冬溫後　神倦力疲　夜坐有氣上衝　而今精遺無夢　筋骨痠軟肢戰　舌薄白有碎紋　邊起刺　有時咳吐青黑小厚痰　覺略爽　維過服涼藥　致噯逆便溏　蓋勞心夜坐則陽升　過於思慮則傷脾　精遺液枯　則相火易動　若以苦寒直折　未有不傷陽者也　陽既傷　陰何以生　所謂陰平陽秘　精神乃治　陰陽離決　精氣將絕耳　鄙擬一三才封髓合歸脾法　去薑之辛散刦陰　大棗之滑潤　增入肉桂以導龍入海　龍牡龜膠之潛陽　芡寶蓮子健脾以化津　丸以金櫻膏希其固鎖精關　至於改情易性　清心寡慾　非藥石所能及也

潞黨參一兩五錢　熟地二兩拌搗肉桂四錢　茯神辰砂拌一兩
五兩　遠志三錢　炙黃芪一兩
當歸一兩　龍眼肉一兩　煅牡礪一兩五錢　炒棗仁一兩
廣木香三錢　芡實一兩五錢
天門冬五錢　龍骨一兩　湘蓮子一兩五錢　黃柏三錢　陽春砂仁二錢五分　共研細粉　另烊龜膠八錢入前藥　再用金櫻膏搗勻爲丸　如桐子大　每晨暮各吞二錢

◎其二　紹興陳鑑清

肥人氣虛　瘦人血虧　氣屬陽　血屬陰　瘦人血虧　則陰虛可知　今讀王君病狀　向係就學　體薄而思慮太多　成夢遺不寐之症　每月約二三次　經有云　思慮過多則傷心　故又屬陰虧之體　乃心腎不交　故有此症　而娶親後　每遇交媾　泄精極少　少則必薄　男子以氣爲主　則血從水化而爲精　精薄者　血不足　精不射者　氣不足　精少者　氣血均不足也　氣血不足者　乃陰不生陽也　陽爲衛外　陽不足以衛外　寒暖稍有不愼　則感症可必　前冬故感冬溫一症　患發熱盜汗　喘急之狀　至去春未愈　幸痰少不咳　胃健不瀉　日服涼潤之品　漸漸轉機　服則必八錢一兩　方遏其勢　此根深蒂固之自然理也　後服藥不下二百劑　現今病雖愈　而神疲力倦　頹唐不堪　平時不勞力　夜則能寐　否則多思勞力　遺精卽發　發則無夢　腎水愈虧也　筋骨覺甚酸軟　水不能生木　木失所養　故筋骨酸軟　經所謂肝損則筋緩不收　再不治恐愈危　又服過涼之藥　覺有噯氣　然熱藥偶不能服者　乃氣血俱虛　必於補陰藥中佐以潛陽多用血肉之品　方合其病　故過於寒熱　各不相宜　所述脈象舌苔　總不外氣血虧乏也　曾服龜鱉

驢皮等膠尙好者　此乃介類能潛陽益陰也　服淮藥棗仁安神固精之品不能久持　可暫收效於一時者乃前所云根深蒂固是也　揣擬一方候高明裁政之

熟地四錢　淮山藥三錢　生左牡蠣四錢　五味子七粒　川斷三錢　炙鼈甲四錢(杵)　麥門冬三錢　炒棗仁三錢(杵)　炙龜板四錢(杵)　川牛膝三錢　遠志肉三錢　新會皮錢半　茯神三錢　淡菜四錢　金櫻子錢半　魚鰾三錢　照方服數十劑得瘥　再可服膏方　或丸方詳病狀以立方可也

③答黃蓉璋問妹病（見月刊百三十九問）　鎭江楊燧熙

令妹今年正月新產　食羊肉卽便泄二日　日數次　泄止　後陰拘急重墜　大便堅硬　咳嗽痰黃　溲赤食少　舌垢濁燥黃　脈伏小而數　服攻血藥　偏身骨裡及尾閭燒熱　前陰亦急　中脘反劇不舒　投淸心瀉肝利濕化瘀滋水散氣淸通發汗養血利竅歛汗補津去暑等　合入香砂六君　四逆散　白頭翁湯　金匱旋覆花湯　二妙丸　補中益氣　大補陰丸　如此出入服四十餘劑　均無效力　近日前後二陰皆拘急重墜而癢大便結燥　溺白臑痛　天庭時疼或塌陷　而顴燒熱　此時舌尖刺焦　脈不應指　旣往症　有血淋以燧之眼光觀之　始爲病傷　繼爲藥損　藥以當而通神　不當卽有害諺云　用藥如用兵　誠者斯言此恙乃血虛陽明伏熱　火刑金則咳肺與大腸相表裡　肺熱移腸　加之胃熱　則大便硬而不潤　以致後陰拘急重墜　甚則前陰亦然之所由來也　痰黃者越人云　痰卽有形之火　火灼津傷　骨部及尾閭燒熱陰虛生內熱也　總之　水不濟火火勢燎原　一水不能制五火　虛火宜補　當補其偏而救其弊　陰平則陽秘　陽生則陰長　從陽引陰　從陰引陽　方得獲效　增液　黃龍三甲　復脈可瘥　黃連阿膠　大小定風卽平　何必以身作戰場　受將士之攻擊者　亦勿執產後宜溫之說逐瘀爲先　見熱卽投涼　遇虛必當補　故朱丹溪云　產後當大補氣血　雖有他症　從末治之　因新產血虛　未可發表　仲景先師　原有亡血禁汗之文　蓋汗之則痙也　沈目南謂仲景又有發明產後氣血雖虛然有實證　卽當治實　不可顧慮其虛　反致病劇　張景岳云　產後有表　不得不解　有火不得不清有滯不得不導　然必詳審惡露之有無　體質之强弱　陰氣之存亡　臍腹拒按之若何　吳鞠通云　產後有三大症於陰虛陽擾　未嘗一刻忘也產後虛在八脈　孫眞人創論於前葉天士暢明於後　行婦科學者所當首識者也　蓋八脈隷於肝腎如樹木之有根本也　至見症情形

所服攻血攻氣　發表燥濕　化瘀散氣　利發去暑　於病理上　大欠研究也　前云各症　及天庭疼　塌陷甚深　均屬氣陰兩敗　陽不潛藏　舌焦且刺　水不上承也　脈不應指　營衞臟腑皆損也　蓐損日著　不易挽回天機　妄立一法　候明通指政

潤元參三錢　西洋參一錢（先煎）　火麻仁三錢　粉丹皮一錢　麥門冬三錢　元武版四錢（先煎）　炒黃芩錢半　童便半茶杯（先服）　細生地五錢　炙鼈甲六錢（先煎）　天花粉二錢　藕片一兩（先煎）　洋瀉葉八分　生白芍三錢　紫淡菜三錢　薑汁三滴（沖入）　生甘草一錢　陳阿膠三錢（先煎）　北五味八分　宜多服之

每日早晨　吃溏心雞卵二枚　不可賓老　宜嫰　勿放食鹽　用元明粉少許代鹽可也

午餐　須白湯　忌煎炒　如鴨子湯　猪腰子湯　肚肺湯　蹄子湯　及毛燕湯

晚間臨臥時　將海參發透　去腸沙洗淨　白水煑吃時　加元明粉少許　勿得過鹹

◎問喉毒未盡治法　青島王級亥

舍親蕭氏女　年齡十九歲　前患喉疼　愈後腰疼　脈來濡細　胃呆　前喉疼時　適經行　其色紫　據云病症如此　今延已四天　覺四肢亦有酸疼　委弟診脈　寸關絃細　且四肢略有微腫　此症未知如何　尙乞高明函賜方案示下　得病者卽安　皆貴社諸賢之所賜耳

◎問腸水治法　前人

敝友饒君九江來函云　今庚春夏患腸水症　服清苦泄之劑　雖水止　適今四肢酸疼　服白木耳　胃呆　二足腫脹　神疲　又服龜靈集　則氣喘痰黏　級才疏學薄　荷敝友下問　不敢不盡心力　代求諸賢　並懇詳明龜靈集　究係何藥合成　一切乞詳問答條內　得敝友深疴健痊　均諸賢之所賜耳

◎再問遺精治法　杭州陳級渭

前承惠方　分淸飲加減之劑　服後耳鳴如故　腹痛愈疼　惟尿濁分清　無夢洩精　尿濁淋漓　通宵達旦　蓋鄙人起病之始　先患耳鳴　越一年　卽患遺洩之症　雜藥妄投　致成久病不愈　初則投通利之藥　繼則服寒凉利濕之品　終則服溫補之劑　歷來二年餘　俱未應效　胃寒腹痛而脹　時時腹疼　從下而滯　飲食後似覺腹舒　足難步履而冷　投辛溫之品　則腹痛不舒　然胃雖寒　而內熱頗仍　口不飲茶　幸胃口尙未減　服肉桂日不可缺　參加知柏天麥冬生熟地等品　則尿長而淸　則胃寒更難抵禦矣　久仰先生仁術濟世　醫學博淵　久爲吾杭人士所欽佩　請希續賜一方　俾感德無涯矣

◎問靑盲治法　淨十生

謹啓者　舍姪今年三歲　於前月間患驚風之症　當經延醫療治　即

行痊可 不意二目 視而不見 狀若青盲 眼白黑珠 與好眼無異 即瞳神亦晶瑩如常 不大不小 開合自如 遍訪目科諸醫 無有識其病理 率皆束手無策 現臥食起居 與盲者一式 須人扶持 舉家遑急 莫之所措 想貴會人才會集 不乏洞明之士 倘希賜示病理 並惠良方 倘能脫離長夜苦海 則終身感戴 頌揚無幾矣

◎問胃病治法　慈北宓學森

鄙人患肝胃重症 業有年所 中西醫治 奏效皆鮮 爲此具函 將各種病狀 臚列於後 請求賜答治法

(一)患病年月 已將二年 (二)胸中之氣 上則常由口出如打噎狀 下則由糞門而出 (三)一日覺體弱無力 此諒肝陽所沉所致 (四)一日肝陽上升 則肝火稍旺 體力亦加 (五)或時胸脹 或時胃嘈

廣告

◎招登廣告

本刊隨月報而發行 月報銷行遍及全國 又達南洋各島台灣日本等處 爲閱者所知 然不看月報之各地諸君 預先訂閱本刊者 已絡繹不絕 本刊之銷行 自更倍於月報 其廣告之效力 較勝可不待言矣 況取價又廉 至閱者對於本社之月報及本刊 必人人欲彙訂成冊 保存以備研究 則廣告之效 不卜可期 知凡有關於醫藥事業欲謀發展者 請函本社可也　本社敬啓

◎木刻大版醫藥叢書一二集

第一集目錄（每集洋一元六角）

莫枚士研經言卷一　二角
周氏易簡集驗方合刻全　四角
羅謙甫治驗案卷上　四角
吳鞠通醫案卷一　四角
惜分陰軒醫案卷一　三角
人參攷全　一角

第二集目錄

莫枚士研經言卷二　二角
羅謙甫治驗案卷下　三角
吳鞠通醫案卷二　三角
惜分陰軒醫案卷二　三角
市隱廬醫學雜著全　三角
李冠仙知醫必辨全　四角

第三集印刷中

紹興城中北海橋紹興醫藥報社總發行　各省大書局均有寄售

◎書報出版預告

十卷一號月報早已發行 未訂者請速
益人堂醫學叢書第一集三月內出版
鄦溪十五種之一外候答問二月出版
月報大增刊第六改價五角二月出版

國醫百家第六種幼科金鑒評即出版　紹興醫藥學報社啓

◎問病者鑒

凡函向本社問病者 請將詳細病狀寫明寄到「紹興城中醫藥學報社」收 當即登入本刊 徵求四方名家或由本社答告治法 仍載本刊 概不取資 各處醫家自定個人收資規則 與本社無涉　紹興醫藥學報社啓

◎無敵牌牙粉與冬令之關係

喉痛！冬日燥火極重 胃火易旺 每致先發口臭 繼發牙痛 終則咽喉各病 亦隨之而發 若每早用無敵牌牙粉擦牙漱口 可免此患 因此粉係鹽精製成 並有硼酸薄荷在內 故有清火之功 敷蜜！冬日敷蜜 每覺面上額際 發現一層油光 若於敷蜜之後 再撲以粉 則粉必浮起 殊不雅觀 宜於盥面之際 用無敵牌牙粉擦面 則油光盡去 然後敷蜜 可免上述之弊 其餘的功用狠多 刋在牙粉的袋面 此項牙粉之材料 完全本社自製 並不取材異地 故蒙社會信用歡迎 行銷已徧全國 眞可稱國貨牙粉的老前蜚了 而且售價極廉 每袋祇售洋二分 愛用者請向就近各廣貨店及雜貨鋪購買可也

紹興教育館內家庭工業支社謹告 電話第十一號

▲中華郵政局特准掛號認為新聞紙類▼

中華民國九年二月十五日出版

紹興醫藥學報星期增刊

總發行所浙江紹興城中北海橋

第七號

今日計二張

本刊分發行

各省各大書坊

本刊價例

每星期一張或數張計大洋一分預定全年五十期計大洋四角如寄迻加每期郵費大洋五厘十份以上另議郵滙不通之處郵票作洋九五計算凡公共機關報資均收半價

本刊廣告例

百字起碼每期大洋三角連登一月八折連登一年五折不上百字照百字遞算二號字及木刻鑄版地位以字數核算封面加倍刊資亦須先惠長登大幅得以另行訂立特約

本社啓事

◎向本社問病不費分文的

凡函向本社問病者請將詳細病狀寫明寄到「紹興城中醫藥學報社」收當即登入本刊徵求四方名家或由本社答告治法仍載本刊概不取資各處醫家自定個人收資規則與本社無涉 紹興醫藥學報社啓

◎敬告閱者

凡未曾函定本刊諸公本社恐諸公有未知本刊發行者故先寄上一期務請當即函訂俾可繼續郵上倘無函訂本社認作不願購閱決不續寄如空函相訂亦不照寄 本社敬啓

◎招請代派

本刊凡向來代派月報各處均一樣代派因倘須擴充以期普及所以再欲招添各地代派如有承認者請即函知以便奉訂 本社敬啓

◎招登廣告

本刊隨月報而發行月報銷行遍及全國又達南洋各島台灣日本等處爲閱者所知然不看月報之各地諸君預先訂閱本刊者已絡繹不絕本刊之銷行自更倍於月報其廣告之效力較勝可不待言矣況取價又廉至閱者對於本社之月報及本刊必人人欲彙訂成册保存以備研究則廣告之效期不卜可知凡有關於醫藥事業欲謀發展者請函本社可也 本社敬啓

◎請先看這一條

本社因月報中限於篇幅凡病家問症徵方者日多特發行增刊俾不佔月報中他欄地位病家又能早日治療至同道研究學術質疑問難原亦在月報問答門登載今亦移於星期增刊此外如關於已病者之看護未病者之衛生及其他古今靈效之單方各地醫生之驗案可以灌輸一般社會之通俗醫藥常識者備載無遺醫家讀之不啻得臨證之指南病家讀之無異聚醫師爲顧問未病者尤得豫貯醫藥常識以講衛生所費不過每日一文錢其獲益較保壽險爲實是耳本社非致自誇閱者自能賞鑑 本社敬啓

◎舊報出版預告

十卷一號月報早已發行未訂者請速

益人堂醫學叢書第一集三月內出版

辥溪十五種之一外候答問二月出版

月報大增刊第六改價五角二月出版

國醫百家第六種幼科金鑑評即出版

紹興醫藥學報社啓

特等廣告

◎紹興醫藥學報第十卷第一號目次

小言

◎也是極大的國恥 裘吉生

歷次虐待華工的事 都說是華人不清潔的緣故 一鬧疫病 就不准同在工場做工 前幾年東三省鬧鼠疫的時候 火車上日本人可趁 華人就不能趁 即有一二個官場中的人可趁 車中也隔着一壁 兩面坐開的 又前月上海報上 載旅華各國的西人 雇用華人 要先到仁濟醫院去驗過方准 這種情形 豈不是吾國極大可恥的事 至於他們爲得防着生病 無怪其然 而我們爲什麼 願意忍着這個 不要赶緊講講清潔呢

警告

◎時痦證治法 紹興潘文藻

今庚天氣嚴寒 冬雪未下 餘熱內鬱 燥氣流行 現在紹興患時痦一症 處處皆然 西醫所謂猩紅熱病 中醫所謂冬溫是也 緣病在風寒邪外襲 觸動伏熱 即患身熱口燥 咳嗽 氣粗諸患 並見形氣痿弱 傳染最速 應與時疫同等治法 即宜清輕開透 如薄荷 連翹 牛蒡 蟬退 焦梔 杏仁 橘紅 桑葉 菊花之類 使內蘊之熱 外束之寒 悉從腠理排洩 故有紅痧外現 自上及下 一待痦痧噴透 急進清解餘熱之劑 庶幾痊可 倘若誤用荆芥防風羗活蘇葉 重發其汗 甚致殭蠶麻桂 辛溫燥劑 轉使氣喘鼻煽 驟變痙厥 是時急急大劑清透藥中 參入鮮地川貝花粉丹皮之類 顧其陰分 或可轉危爲安 否則即現唇齒焦黑 液爍津枯 大渴引飮 脈象沉數 舌絳乾燥 痰聲如鋸 吸氣喘促 神志昏蒙 乃時雖進犀角地黃救陰之法 恐杯水車薪 斷難爲濟矣

◎疫痘之療法 儀徵盧有和

近日敝處小兒 發見一類逆痘 其症初起 身發壯熱 一二日間 即見紫點 及至起脹做盤 無漿可灌 空殼乾枯 多變爲神煩氣促而死 沿門闔戶皆然 十難救一 此誠謂之疫痘 然余於是科 素乏研究 若論斯症原理 良由冬令天氣燥烈 久不雨雪 人身之津液 亦因之缺乏 故不能成漿 毒火充斥於氣血中 故見煩燥氣喘 至論用藥 當以清燥化毒爲務 不可泥定陳氏之溫補 以誤傷兒命也 業是科者 其亦以余言爲是而翻然悔憬然悟 從速變計也乎 嗟嗟

衛生談

◎落伍 裘吉生

宿興夜寐的起居 本來是個自然的天則 看看鳥獸 沒有不是這樣的 雖然人不能同鳥獸相比 但則人也是一個動物 一樣秉着這個自然天則生活的 爲什麼要違背他呢

事情多忙　沒有法子　有許多早晨好早不早　留着多少事情　到夜來去做　這個忙　原是自己弄出來的　生理學講起來　睡爲一種最要緊的　因爲做事倦了　必須靠着夜裡去休息　纔能回復一天的事的勞倦　所以日中做得事　落夜再做　果然是不好　若日當夜睡着不做事到夜裏來做是更不好　至於因嫖賭去落夜　那更不必說了　不好的緣故．就是落夜的人　本身的生理上抵抗外邪的力量減少了　不遇着外邪　不覺得害處　一遇着外邪　就容易生病　講衛生　總要曉得落夜的害處

學術研究

◎答河南范星彩君問霍亂症治（見月刊問百五十一問）　山東王肖舫

據云所發現之霍亂病各地不同南北互異藥物治療殊難劃一惟有針法可以通用即如所列症狀宜針足三里（肥人五分瘦人三分）委中承山合骨上脘尺澤天樞輕者只針足三里上脘委中尺澤無不愈者所列各針均是氣針不能見血切記

足三里　外膝眼直下三寸指指覺麻便是以病人中指中節兩橫紋頭爲一寸屈指即得左右同餘倣此凡加圈者均是此症要穴

委中　腿灣正中半分

承山　小腿中間肉穗尖下一分

合骨　大指次指閉緊取其豎紋尖上針一分斜內下

上脘　臍上五寸量腹法自歧骨下至臍作八寸無歧骨者作九寸

尺澤　臂灣取動脈處

天樞　臍兩旁各開二寸以病人兩乳分爲八寸刺腹橫量所用法也

倘牙關緊閉不開針頰車半分即開如病重尙不能大開者再針耳門（即客主人）無不開者微針即開不宜太深切記上列各針法皆係家傳實驗數世百發百中者欲知他症各針法俟來年實驗針灸醫鐸出版後取閱即知其詳

◎藥學質疑二則　時逸人

（一）熟地黃一味華醫奉爲補陰上品余實不敢深信近經西人化驗謂其中含有鐵質爲補血之用據生理學家言鐵溶和於血液中有酸化作用能吸收養氣爲溫體之要素是熟地黃之作用又可奉爲補陽矣但余有私意以質問焉熟地之成分爲鐵質而製熟地者謂忌犯鐵器犯則無效抑又何說故敢疑之請教

（二）硇砂一味吾國古時醫者視爲至毒之藥諄諄垂誡故現在醫者已無人敢用藥肆亦無售之者然考其主要成分據化學家言爲淡輕氣二種而近來西醫用淡輕三水爲辛涼發表通用劑獲效甚巨余亦曾親試之矣究此種之淡輕三水與硇砂功用有無異同否吾醫界前輩精通化學者不乏其人尙希惠教

治療顧問

◎答鄒昌齡君問兒病（見月刊一百四十二問）　鎮江楊燧熙

令郎八歲　據紹報云　於客歲陰歷五月起　病頭而腫　繼至四肢　肚腹玉莖　用針刺並戒鹽未效　及內服外貼亦未效　延至九月初　忽全身發腫　眼鼻有血　大便結痢　改請餘杭胡名醫診治　服藥四十餘貼　病屬輕減　十月間停藥　十二月初復腫　至刻下時發時退　面色淡白　舌尖紅　苔光淨　脈絃滑數　四肢瘦　胃尙强　腹不消　燧揣度病情　頭爲諸陽之首　純陽無陰之處　小兒又爲純陽之體　熱病較多　爲父母者　刻刻怕小兒受寒忍餓　每令不飢先食　未冷先綿　俗人之恒情也　爲母者尤甚　伊不知若欲小兒安　須帶三分飢與寒　陽明之脈迎於面　厥陰之脈行於頭　上腫曰風　下腫曰濕　由上至下腫者　熱也　風也　由下沿上腫者　濕也　寒也　然必究其現在之四診與既往之經過有無　而診斷之　按久久不解　邪鬱必化爲熱　血熱則妄行　陽絡傷則血外溢　致從眼鼻而出　全身皆腫　乃陽明胃熱　熱腫也　淸之卽已　燥之卽甚　經以諸腹脹大　皆屬於熱（亦有屬寒）熱則腑之降令失常　陰陽不潛藏　腸胃功用未能恢復　以致大便爲痢　痢無止法　以疏通爲是　腸胃以通爲補　通則腫消痢已　補則邪留難退　痢之爲症　內經名腸澼　又稱滯下　仲聖之書　詳載無多　而後人第取金匱傷寒　少陰下利之條與滯下頗似者　採入痢症一門而治　大抵有效有不效　推原其故　未曾講求病源菌也　夫腫有陽水陰水之分　外求者爲有餘　陽水是也　內發者爲不足　陰水是也　拙擬一方　先服二三劑　得效接服　候同社道長指政

內服　鹽强水　〇。五　杏仁水　一〇　〇　苦味酒　一。五　退熱冰　〇。二五　加斯加拉流動越　〇。五　蒸餾水　五〇。〇　爲三格　此一日之量　一天吃三次　每四句鐘吃一格　兌開水半茶盃　白糖五分　食後服用　時將瓶振盪

外用　薄荷油一小瓶　用水筆塗布少許在腹部當臍處　一日三次

內服又方　如大便醬色　用瀉藥四分煎水少許　一次服　服至糞色不醬而後已　否則作罷　忌食葱蒜生薑胡椒大葷碱麵等　倘舌苔白而無點者不忌

◎答陳祝三君問下利症治（見月刊百五十問）　前人

祝三先生　下問　有病下利　手冷過肘　足冷過膝　舌黃糙厚　邊尖紅　口渴溲長　面赤　並無腹痛後重懊憹之苦　以拙見論之　下利者係夏秋（冬令間有之）暑濕　或風淫火迫　寒侵滯阻　惟燥氣爲患較少。前賢論之精詳　不必再述　然分在氣在血　在臟在腑　若表之邪鬱

不兼肢冷　人參敗毒　及桂枝湯　葛根芩連湯　裡之積滯　寒熱交加　不兼肢厥　潔古芍藥湯　小承氣湯　木香檳榔湯　溫脾湯　氣分者用苦辛調氣　與辛甘益氣等　血分者用酸苦行血　或鹹柔養血　在臟以足三陰爲主　在腑以三焦見症爲憑　最難治者　休息痢　攻之不受　補之不可　最危險者　噤口痢　雖有合拍之對症療法　而竟如石投水　推原其故　邪之深藏　愈堅愈固　而臟腑之機能一旦失職　永遠不爲人用矣　手足冷者　厥也　厥有熱者　經謂熱深厥亦深也　耐庵曰　手之三陰　從腹走手　手之三陽　從手走頭　足之三陽　從頭走足　足之三陰　從足走腹　是三陰三陽　俱相接引於手足者也　以傷寒而比例之　邪在三陽　則手足熱　至太陰　則手足溫　至少陰　則四肢逆而不溫　至厥陰　則手足逆冷也　但審其小便不利　脈必有力

或伏而不見　必熱厥也　厥有寒者　此由三陰中寒　血脈凝澀　陽氣不能敷布於四肢也　但審其下痢清穀　小溲清長　惡寒身痛不渴　脈沉微細欲絕者　必寒厥也　良由體虛不足　脾元猶怯　脾主四肢　肢末因利失於榮養也　虛者　即是容邪之所　舌現黃糙且厚　邪阻可知　此陽氣素虧　腸胃不和　邪不肯化　攻邪則礙正　補正則留邪　勢在兩難　至舌邊尖紅　口渴面赤者　乃格陽於上　是下利與寒厥合併病也　但濕寒內蘊　溲應清長　氣虛也　經以　邪之所湊　其氣必虛　又云　中氣不足　溲便爲之變　邪蘊於內　亦爲之變也　仿經云　虛者補之　客者除之　補其不足　化其有餘　處方於左　服之倘腹痛後重並見者　爲在裡之邪　有蠲除之日　陽氣之虧　卽有恢復之機　如斯何下利肢厥之有哉　管見祝翁指政

先服　伽路米　〇。三　爲一包加白糖五分開水一酒盃食後㕥服服後再將碗脚之藥加開水服之淨盡

服後一點鐘服此　蓖蔴子油　五。〇　加開水一茶盃服之服後四五時諒有濁垢之物或黃或白或赤由大便下二三次此時用稀粥頻頻接力

前油服後二時服此　阿片末　〇。二　精製樟腦　〇。一　次肖酸蒼鉛　一。三　單那兒並　一。五　乳糖　三。〇　分三包每三時服一包開水一茶盃食後和服一日量可服二三日再擬中藥方一紙採擇用之

生甘草一錢　淡乾姜一錢　製竹節白附子三錢　大腹皮三錢　白扁豆子八錢(炒)　車前子三錢(包)　川通草一錢　光杏仁三錢　煨薑二錢　紅棗三枚

二劑服後肢和利減大便如有

赤曰湅者去姜附加香連六一散倘增腹痛後重等去甘草加香附米靑陳皮陳秫米雲茯苓等

燧按倘脈數或尺後有脈鼓指大便之色兼醬者未可以格陽論未可以寒厥論因問者未云脈象答者懸揣不易恐千里毫厘之差用者須審愼行之

◎答陳祝三問下利治法(見月刊問百五十問)　山東王肯舫

張祝三君所陳症狀　確係陰虛病至於手足涼過肘膝　乃屬氣分鬱滯滋養陰液　調其滯氣　必能見效萬無礙陽之理

◎答陳祝三君問下利治法(見月刊百五十問)　時逸人

陳祝三君鑒　尊問之症　逸意用四逆散方治之　然否候酌

附四逆散方藥

柴胡　芍藥　甘草　枳實

醫事閒話

◎答遊戲問題　囂囂子

日昨閱星期增刊內醫事閒話遊戲問題三則頗屬趣聞以鄙意揣測未知然否以博閱者一粲

(一)上海馬路上皆用車子　獨郎中先生終要坐轎者　蓋藉以標牌子招生意也　若不坐轎　卽與常人何所區別　人將不得而知　故不論時郎中　赫赫耀耀　轎夫呼聲　沿街而走　人皆知爲某郎中生意忙碌　請主極多　應酬不暇　固屬分內事　卽醫之不行時無請主者　亦必須自雇轎班沿街周流　假裝出診奔忙　以欺世人耳目　久之生意藉此興隆顧客日益增多　此非坐轎不可且更有一層　每聞上海時郎中抬轎者言　遇有危險之症　今日診過　明日該病家又來請診　心就虛怯　轎子到該病家門首　由一轎班先進　說先生來了　實則觀其動靜　倘有不妙　當卽回出將先生抬起就走　以免病家敲竹槓也　此又非坐轎不可

似是而非　果如所言　則醫者可以不學　病者亦不能辭造成醫者不必學之咎也(激評)酬醫士道一冊

(二)醫生方紙上之寫有復診照帶原方字樣者　蓋初診時作何病症服何方藥　已費許多心思摸索而來　復診效與不效　可爲標準如效者卽由原方加減而進　免得許多摸索　如不效者　再轉別方不然前診說外感　今說內傷則前後不對症　非特自相矛盾設遇一知半解者駁之　亦赧顏難對矣　復帶原方　其斯理歟

味

中三[illegible]者　不能言此(激評)酬家刻愼疾芻言一冊

(三)醫生有下鄉先付看資之規矩防人作弄故也　吾聞之　郎中高抬身價　招怨病家　必多方戲弄或者請他下鄉　山遙路遠　詢

之並無請看人家　而郎中只好自認晦氣　賠了工夫　拆耗船錢　至若城中　何以就可不要先付看資　蓋因城中路近　所費無幾　職是故也

是或一理　然原因恐不祇此（激評）酬清夜鐘一册　以上三書均請持印條來社領取

廣告

◎神效凍瘡膏　嘉善葉劲秋發明

諸君要曉得人體上最不快活的莫如病　病雖有輕重　然總是侵犯我們身體上的自由　凍瘃一症　乃最輕的病　每到冬天　常常有的　且人人忽視他　然而當痛癢難嗽的時候　竟有說不盡的痛苦　各種方藥　見效又少

現在有一種膏藥　專門醫治這個毛病　因爲效驗如神　所以就叫神效凍瘡膏　無論凍瘡已破未破　都可施治　屢試屢驗　百無一失　且不延時日　立刻見功　有凍瘡的人　就可試驗一下　到底有神效沒有！

（用法）用紙一方（不論何紙要照瘡口的大小）將膏藥薄薄糊上　蓋上瘡上　另用布包好　一二日一換　可以收疤脫痂

（注意）這藥不論凍瘡破與不破　都可用的　未破的　立可消腫　已破的　就可生肌　已結痂的　就可脫蓋　祇有瘡已熟　內已有膿還不破潰的　這藥不能用　因這藥沒有化膿的功

（兼治）這藥也可兼治皮膚燥裂　能使回復潤澤　只要搽擦患處就可　每盒小洋二角

紹興北海橋紹興醫藥學報社寄售

◎無敵牌牙粉與冬令之關係

喉痛！冬日燥火極重　胃火易旺　每致先發口臭　繼發牙痛　終則咽喉各病　亦隨之而發　若每早用無敵牌牙粉　擦牙漱口　可免此患　因此粉係鹽精製成　並有硼酸薄荷在內　故有清火之功　敷蜜！冬日敷蜜　每覺而上額際　發現一層油光　若於敷蜜之後　再撲以粉　則粉必浮起　殊不雅觀　宜於盥而之際　用無敵牌牙粉擦面　則油光盡去　然後敷蜜　可免上述之弊　其餘的功用狠多　刋在牙粉的袋面　此項牙粉之材料　完全本社自製　並不取材異地　故蒙社會信用歡迎　行銷已徧全國　眞可稱國貨牙粉的老前聾了　而且售價極廉　每袋祇售洋二分　愛用者請向就近各廣貨店及雜貨鋪購買可也

紹興教育館內家庭工業支社謹告電話第十一號

◎時益人醫士通信治療

通函問症者公鑒辱荷不棄俯詢病症治之法鄙人每逢星期日答復一次而數日間來函必積壓數十封之多其中叙明症候者固有而語句未明者亦復不少是以礙難懸擬殊抱耿耿今特籌備一折衷之辦法披露於左望即循行以便研究

（一）凡內科婦科產科兒科痘疹科外科皮膚科花柳科眼科喉科等鄙人皆識門徑如荷函詢自必竭誠報命也

（二）凡蒙函詢宜將患者病症情形（如肺病或胃病等類）略言一二則敝處自有本科正式之診斷書寄奉問者宜將診斷書內各條下一一說明郵寄江蘇十二圻交鄙人手收即有正當之療法適宜之衛生奉上（本科正式之診斷書函索卽得惟信內須附擬稿費郵票十分寄費三分空函不復）

（三）本規則自公布日實行凡函詢諸君如不照此辦法者概不發生效力原件檢還幸勿見怪謹此通告聲明祈各閱注意

益人醫社通告

▲中華郵政局特准掛號認爲新聞紙類▼

中華民國九年二月廿二日出版

紹興醫藥學報星期增刊

總發行所浙江紹興城中北海橋

第八號

今日計二張

本刊分發行 各省各大書坊

本刊價例

每星期一張或數張計大洋一分預定全年五十期計大洋四角如寄送加每期郵費大洋五厘十份以上另議郵滙不通之處郵票作洋九五計算凡公共機關報資均收半價

本刊廣告例

百字起碼每期大洋三角連登一月八折連登一年五折不上百字照百字遞算二號字及木刻鑄版地位以字數核算封面加倍刊資亦須先惠長登大幅得以另行訂立特約

本社啓事

◎向本社問病不費分文的

凡函向本社問病者請將詳細病狀寫明寄到「紹興城中醫藥學報社」收當即登入本刊徵求四方名家或由本社答告治法仍載本刊概不取資各處醫家自定個人收資規則與本社無涉 紹興醫藥學報社啓

◎敬告閱者

凡未曾函定本刊諸公本社恐諸公有未知本刊發行者故先寄上一期務請當即函訂俾可繼續郵上倘無函訂本社認作不願購閱決不續寄如空函相訂亦不照寄 本社敬啓

◎招請代派

本刊凡向來代派月報各處均一樣代派因倘須擴充以期普及所以再欲招添各地代派如有承認者請即函知以便奉訂 本社敬啓

◎招登廣告

本刊隨月報而發行月報銷行遍及全國又達南洋各島台灣日本等處爲閱者所知然不看月報之各地諸君預先訂閱本刊者已絡繹不絕本刊之銷行可自更倍於月報其廣告之效力較勝於本不待言矣況取價又廉至閱者對於本社之月報及本刊必人人欲彙訂成册可保存以備研究則廣告之效期不卜可知凡有關於醫藥事業欲謀發展者請函本社可也 本社敬啓

◎請先看過一條

本社因月報中限於篇幅凡病家問症徵方者日多特發行增刊俾不佔月報中他欄地位病家又能早日治療至同道研究學術質疑問難原亦在月報問答門發載今亦移於星期增刊此外如關於已病者之看護未病者之衛生及其他古今靈效之單方各地醫生之驗案可以灌輸一般社會之通俗醫藥常識者備載無遺醫家讀之不啻得臨證之指南病家讀之無異聚醫師爲顧問未病者尤得豫貯醫藥常識以講衛生所費不過每日一文錢其獲益較保壽險爲實是耳本社非敢自誇閱者自能賞鑑 本社敬啓

◎書報出版預告

十卷一號月報早已發行未訂者請速

益人堂醫學叢書第一集三月內出版

紓溪十五種之一外候答問二月出版

月報大增刊第六改價五角二月出版

國醫百家第六種幼科金鑒評即出版

紹興醫藥學報社啓

◎義務

各地閱報社圖書館學校醫會衛生社等公團如訂閱本刊均收半價郵費照算惟訂閱函中須蓋有圖章爲憑否則無效並各以一份爲限 本社敬啓

特等廣告

◎神效凍瘡膏　嘉善葉劉秋發明

諸君要曉得人體上最不快活的莫如病　病雖有輕重　然總是侵犯我們身體上的自由　凍瘃一症　乃最輕的病　每到冬天　常常有的　且人人忽視他　然而當痛癢難嗽的時候　竟有說不盡的痛苦　各種方藥　見效又少　現在有一種膏藥　專門醫治這個毛病　因為效驗如神　所以就叫神效凍瘡膏　無論凍瘡已破未破　都可施治　屢試屢驗　百無一失　且不延時日　立刻見功　有凍瘡的人就可試驗一下　到底有神效沒有！

（用法）用紙一方（不論何紙要照瘡口的大小）將膏藥薄薄糊上蓋上瘡上　另用布包好　一二日一換　可以收疤脫痂

（注意）這藥不論凍瘡破與不破都可用的　未破的立可消腫　已破的　就可生肌　已結痂的就可脫蓋　祇有瘡已熱　內已有膿還不破潰的　這藥不能用　因這藥沒有化膿的功

（秉治）這藥也可秉治皮膚燥裂能使回復潤澤　只要搽擦患處就可　每盒小洋二角

紹興北海橋紹興醫藥學報社寄售

上海商人稱揚韋廉士大醫生紅色補丸之奇功

樂君履和係裕田洋行買辦在上海仁記路一號去年夏間曾患疾病身體虧乏正在焦急幸蒙友人舉薦服藥調治俾得重享康樂茲將履君自述之辭錄左

余於去年春間三月曾患腹瀉轉爲紅痢便血之症每日夜十餘次如厠深以爲苦因而身體虧乏形容憔悴胃納甚稀延醫服藥毫無功效及至五六月間痢症加劇身甚瘦弱四肢無力不能行動惟有臥床屢延名醫試服各藥絕少功效兼患小腸疝氣疼痛甚厲自維難期就痊正在焦灼之際幸蒙友人李君竭力勸余試服韋廉士大醫生紅色補丸余從其勸按仿單服用不料服後旋即見效痢疾稍減胃口漸增於是耐心連服漸服漸愈即能起床胃口大開精力倍增而色紅潤身體康壯四肢有力一切耳鳴心跳頭痛神虛等患均皆全愈且痢疾便血不再復發大便有序身甚康健皆韋廉士大醫生紅色補丸之奇功也心甚感激特奉小照請登各報以彰大德並告世之患病者知所問津焉

韋廉士大醫生紅色補丸專治　血薄氣衰　諸虛百損　少年斵傷　胃不消化　瘋濕骨痛　臀尻酸楚　山嵐瘴癘　腳氣浮腫等患　對於婦科各症尤著神效凡經售西藥者均有出售或直向上海四川路九十六號韋廉士醫生藥局函購每一瓶英洋一元五角每六瓶英洋八元郵力在內

◎衛生小書奉送　閱報諸君欲講求飲食衛生之道請向敝局索閱精美小書一本即須寄一明信片至以上所列地址原班郵送不取分文

小言

◎消遣也要尋有益的事　紹興裘吉生

習俗不容易改　陽歷過年　沒有像過年的樣子　到了陰歷　不期然而然的　貼門神咧　分拜歲片咧　依舊赶着　然這種事情　於一個人的身體　還沒有什麽害處　還有在這新年時候　無論上中下三等人　都要尋着許多消遣　像這幾天裡頭　商店中敲大敲咧　台門裡又踫雀咧　街頭上打牌九咧　成天成夜　拚命的赶着　俗語話放魂十八日　收魂十八日　就是說這新年十八日裡頭　魂都放出去了　要再是十八日　收他回來　列位仔細想想　有什麽益處呢　我所以要勸列位　在這消遣當中　尋一有益的事纔好　有益的事　就是對着我們身體　可以得一種保障的醫藥常識　有了這種常識　身體保得健康　能夠萬事都成樂觀　且可以赶得事情　所謂一身無病小神仙　那就比見面空說許多恭喜的話好得多了

衛生談

◎家庭衛生　紹興沈慎齋輯

衛生之事項甚繁　其關於公衆衛生者　如建築公園　灑掃街道　疏通地溝　清潔飲水　監察販售之食物　防禦傳染之疾病等　須由地方公衆　合力舉行　方能收效　茲就家庭上切要之事　爲個人所能實行者　分述之

（一）飲食

吾人之身體中　有一種黏稠之物質　此物質稱爲蛋白質　又吾人身體之發生溫熱與動力　由糖脂肪等含炭之物質　與養氣化合而生　此等物質　稱爲炭水化合質　二者皆由食物中攝取之　攝取之後　隨時耗費　蛋白質變爲尿液　隨尿液汗液排出　含水炭質變爲炭酸氣體　隨呼吸氣排出　故必須時時攝取食物以彌補之　又吾人全體之重量　水居四分之三　此水既變爲尿液汗液而排出　又變爲水汽　隨呼氣而排出　故必須時時攝取飲料以彌補之　固盡人知之　然由飲食而致疾病者　亦復不少　欲飲食之有益無害　不可不注意飲食之衛生

（一）選擇品質　吾人食物　可分爲動物　植物　礦物之三種　礦物中以水與食鹽爲最要　動物爲鳥獸魚類之肉　及鳥卵獸乳等　植物則穀豆果蔬之類是也

水　水以清潔爲最要　流通之河水　及通源之泉水井水　雖尙清潔　但近村市之處　往往有穢水流入　以致不堪飲用　雖其水色味未變　然常有目不能見之微生物　及其胞子等混入　飲之每易致疾　防衛之法　最妙於過濾　可用瓦缸　鑿一孔於底　鋪以清潔之礫石　上層之石略細　石上覆以棕皮麻

布之類　鋪細沙一厚層於上　再覆以棕皮麻布等物　加細礫石一厚層以壓之　其上更鋪以粗礫石　水從沙中濾過　自然清潔　惟缸內之沙石　須時時取去　淘洗再鋪　其次則一切飲水　必須沸過　則水內微生物胞子均死滅矣　食鹽之販售者　往往含有雜質　若置有孔之器內　使漏出滷液於器底　則較爲純潔　至於肉類　多含蛋白質與脂肪　豬肉含脂肪尤多　雖爲滋養之食品　但肉類常含有寄生之虫卵　非煮之極熟　則虫卵不死　然過於煮熟　則肉質堅韌　不易消化　欲求適宜　則以熟煮細切爲佳　卵以鷄卵爲最　含蛋白甚富　惟過熟則難於消化　宜煑之半流動狀而食之　尤宜擇新鮮者　如藏貯日久　則微生物由卵殼侵入　雖色臭未變　而卵已壞　食之有害矣　乳如牛乳羊乳皆含蛋白質　且易於消化　惟飼養之地　取乳之器　若不清潔　則飲之有害　（未完）

家用便方

◎陳氏家驗良方（一）　守眞

頭痛

原因　本症大半由腦疾而來或由胃腸病梅毒耳病齒病尿毒症等而發者

症狀　有一種不快樂之感兼發惡心眩暈耳鳴等

治療　川芎一錢　茶葉二錢　以水煎服

偏頭痛

原因　本病多見於婦女因房事過度月經異常貧血便秘等而發生

症狀　發爲不快之眩暈

治療　蘿蔔汁加入冰片少許灌入鼻孔左痛則灌入左孔右痛則灌入右孔

腹痛

原因　由於飲食之不消化及男女生殖器病等

症狀　下腹膨脹及噯氣腹鳴等

治療　白胡椒一錢　麝香一分　研末入臍內以膏藥封之

學術研究

◎問治三則　嘉善葉劭秋

（一）四十餘歲之婦腹大而軟自汗盜汗頗多此症是否芪朮症常服芪朮能否可以斷根

（二）日間則精疲神乏夜間則神清氣爽與日間迥異每日如是夜間不論讀書作事均有耐性且記憶力亦强此症是否陽虛附桂八味可以常服否此人曾有泄精病服陰藥不能見效

（三）喉癬治療法

◎疑問二則　江蘇嘉定王紹聲

（一）紹興醫藥學報第九卷第九號常熟張汝偉君論常熟己未年之霍亂一

篇內云至寶衛生丹用者殊效方見慈恩玉歷及霍亂論中云惟慈恩玉歷鄙人未備而隨息居霍亂論中查過未見此方還是另有一種霍亂論耶前已專函張君問過未嘗答復不知何故不得已詢之貴社諸君將此方詳錄刊入星期報內以惠公衆而便試用

(二)囊秘喉書末頁馬培芝先生柳華散方內有碎金一物是否卽黃金之碎者尙未洞悉不敢試用因請明道諸君說明詳示

◎質疑四則　儀徵盧育和

一香蕉本草名甘蕉性甘寒日用本草云解酒毒肌熱煩渴李東璧謂除客熱時賢郭演康云此物柔膩能與胃汁和合故有止渴之功實清肺胃客熱現某報載西醫用蕉製成一種甘露專治喉患之屬火者觀是則香蕉之性甘寒無疑及閱寧報載有葛蔚堂君論香蕉產廣東該地異常溫煖得純陽之氣味濃甘美性極升提內含毒質多服常服有鼻衄口破等弊據是則此物又屬熱性矣斗火盤冰莫宗一是尙希博學家研究如果性質不熱而實係甘寒當此冬令久旱天氣乾燥非常多有患牙疼目痛及咽燥舌乾者足可使食之以解燥裂之氣亦預防時病之一策耳

一千金葦莖湯中甜瓜瓣金鑑云卽冬瓜仁今徐道生君聞趙氏門人又云顧名思義其瓜必甜試問冬瓜甜乎抑本草所載甜瓜形色性味卽夏令之香瓜也味甘寒無毒清肺除煩與方旨脗合則甜瓜瓣應屬香瓜子矣然乎否乎求敎有道又葦莖後世謂卽蘆根今張聿青先生云是靑蘆管並引說文云莖卽幹也其論確有見地然合觀二說當以何者爲是

一水腫忌鹹醫家類能言之論忌鹹之理則發明者甚鮮務祈高明指敎俾開茅塞

一西醫考驗人尿內有毒質而吾中醫之仲聖製有白通加人尿猪膽汁湯後世治虛勞吐血及產後諸症又每用童便謂能滋陰降火功效卓著視此則人尿究竟可有毒乎抑能用而治病足可奏效耶吾醫不乏經驗明家尙希詳示爲荷

◎答凍瘡治法　儀徵盧育和

凍瘡之患非比緊要外症然論其痛苦實不減於癰疽誠如康君云迎風則冷痛如割遇熱則癢若蟲行愚謂是患若生於足跟步履尤加不便護疼而行動則跡類跛仙此等狀況及其滋味育已備嘗而親歷之矣猶憶幼時兩足背及兩後跟一交冬令必生此患潰延數月始克完口嗣聞一單方立冬日用南瓜一個(一名金瓜卽中秋節敬月所用者)煑爛每早晚搽之可保不發育如法而行果驗次年又得一單方初冬採經霜之紅枸杞盛入盌內飯鍋上蒸熟每日搽之卽斷根育試用亦驗迄已三十餘年竟未一發不意今冬天冷秉之看書坐久血脈冰凝右足跟之舊患忽又復萌腫痛破皮現貼陽和解凝膏稍愈刻聞友人傳一驗方謂端午午時用冬日之醃菜滷煎熱浸之則永遠不發

又方夏日採芝麻花乘熱擦之亦效又聞泰縣某藥號有秘製凍瘡膏藥貼後腫者卽消潰者卽歛神效無匹其方係蘿蔔汁生桐油熬膏以油紙攤成者也又聞一友人談及一方謂用桐油生姜汁黃占熬成膏藥貼之無論已破未破皆效今康君亟詢治凍瘡之特效藥誠仁人之用心育特此聊以塞責并告世之罹是患者

治療顧問

◎答慈北裘卽森君問肝病治法 裘吉生

生理學曰 肝爲製造膽汁之臟 胃之消化作用 全賴膽汁之輸入 此卽酸能腐物之理 古學所謂木疏土是也 胃病之成 有二因焉 一爲酸汁過多 一爲酸汁不足 書載木乘土 酸汁過多也 屬實 宜泄肝以和胃 又載木不疏土 酸汁不足也 屬虛 宜滋腎以涵肝 此外尙有胃生潰瘍 而似肝胃病者 東醫曰胃癌 至一種消化不良症 多致於失儀過飽 初起無人注意 然足爲反胃噎膈諸症之基 尊函所述病狀 不甚詳盡 故將胃病之概略摭拾及之 以便印證 茲以泄肝和胃爲法 擬方如下

製香附三錢 甘松錢半 刺蝟皮錢半 淡吳萸三分拌炒小川連七分 焦鷄金一錢 白蔻壳錢半 甘蔗汁一盃和生薑汁一匙分冲

服五劑易方 忌食不易消化之竹筍油肉等類

◎問舌痛治法 嘉定王紹辯

家君現年古稀 舌痛之症 已患數年 往往甚於冬令 而輕於夏間 飲食之時 忍痛流汗 舌色光絳且碎 並不渴飲 或用甘寒滋陰 或用苦寒瀉火 均鮮效果 上年秋間下利之後 其痛曾愈 無奈至今冬發作益劇 並兼唇腫 有時吹藥舌上 其痛更烈 吹藥用(石膏青黛月石硃砂)之類 (本有冰片 因痛去之) 貴社不乏高明 敢請詳解冬夏重輕之理由 及虛火實火之斷語 賜以良方 倘獲奏效 定卽宣之報端

◎問不寐症治法 前人

僕子廷栩 現年二八 秉性和緩 與人無爭 精神呆木 猶如愚蒙 詎讀書講解 記憶力甚好 自今歲三月 始患夜不成寐之症 慣常至半夜 方能深入黑甜 偏愛晨眠 上午十點起身 精神尙見疲倦 喜坐籐椅仰臥 詢之胸腹滿悶 飲食少而消化遲 察其外象 面肥而無華色 且身體骨格 並不見肥 神呆畏勞 舌苔薄白 診脉緩弱 不知此症 究爲何因 乞諸明醫 詳示病原 及賜方治痊爲感

◎問遺精症治法 守一氏

鄙人自十六歲冬季 得遺精症 迄今已將六年 初起係無夢而遺 每月二三次 漸次增加 今則每月有二十餘次 或有夢 或無夢 醫者

初以濕熱治　服煎藥四十餘劑　未效　後服六味丸　金鎖固精丸　封髓丹等各斤餘　仍不稍效　嗣因食慾仍健　而容亦不瘦　以爲是病無關緊要　遂怠於治療者二年餘　此二年來　肌肉反較前稍肥　食慾亦强　抑若無病者　惟不能久立久坐　久則覺腰下空虛如折　有事走路里許　或稍用力操作　卽覺氣促微汗　兩腿痠重　照此以往　竟若廢人

近數日小腹作響微痛　肛門覺有氣脹亟　急欲登圊　至則連發數屁後出溏薄糞少許　小腹卽痛止寬暢　停二時許再發一次　每日夜計八九次　因不堪其累　杜撰服燕醫生補丸六粒　經三時許腹痛作響　如有物旋繞　下水糞頗多　繼以飲食消息之　糞遂乾結如故（大便素乾結每日行一次）　惟睡後仍覺有氣注入小腹　微痛作響　必起登圊　出乾糞少許始平　每夜三四發　所奇者坐起披衣時　小腹卽寬鬆痛止　苟常坐　卽不發　必睡後始發　故日中頗安　噫　此種病魔　祈高明賜方袪之

又讀針灸書　有病須灸者　註用艾灸六七壯　甚至有五六十壯者　夫壯者係指灸之次數而言歟　抑指艾之多少歟　統祈示及

醫事閒話

（○）箴車家弄之喉科　陳守眞投稿

吾紹患喉痧之病家　每求醫於車家弄之喉科　以謂該喉科　世世相傳　必日精其業　而獨擅其技者　殊不知該喉科墨守陳編　對於衛生一道　尙未明悉　故病家一入其門　每多爲其所誤　爰舉述其弊於後　以告病家愼之

（一）該喉科之診視室內　不備痰盂之屬　故病家之涎沫滿地　且亦不譜施行消毒方法　以減滅其病毒

（二）該喉科檢視病家之喉頭時　每用一旣粗且闊之竹籤　依次壓入病家之舌　此竹籤亦不屢易　亦不入藥或沸水中洗濯　以減殺其喉痧微生物

以上二端　惟舉其不講究衞生處而言　其他種種不道德之弊　亦何可勝計　無怪乎求治之病家　輕者轉瞬加劇　重者致殞其生焉

蓋喉痧亦爲傳染病之一種　一人患之　卽能傳染於他人　於是互相傳染　蔓延極速　余曩年在校肄業時　曾入試驗室中　用顯微鏡檢視已培養之喉痧微生物　審知此種微生物　雜於患喉痧者所吐之涎沫內　若傳入於氣體不健之人之喉中　卽放出一種毒劑（Toxin.）　能傷喉間之組織　致發生白點或僞膜　及後其毒質吸入血液中　傳佈於體之各部　則發生寒熱　或使體之一部分痲木　重則有致命之憂　故無病之人　萬不可與患喉痧者接近　患喉痧者　亦當自知禁止吐痰等事　以

免傳染於他人　則善矣　該喉科亦宜自省　速講究衛生　以免傳染病之攻擊　毋漠視生命　而惟以斂錢爲自計也

◎答游戲問題第二則（不受酬）　徐相宸

吾人在學醫之時　則當在古人書上用功　至行醫之時　則當在病人身上用功　在病人身上用功維何　初診之斷案方法合宜與否　全恃覆診時之證實　初診縱引證鑿鑿　動合規矩　至覆診時或欲其效者不必效不求其效者反見效　即不得謂之善治　其適相反者　無論矣　醫家進步　全在復診與前診　悉心比較以病之出入　爲方之進退　讀書多　臨證廣　又在其次也　嘗見近今同道　有用心復診者　其學問必日進　亦有出門不認貨　全不在意者　縱有虛名　毫不足恃　故愚以爲覆帶原方　非惟鄭重之道　亦是用功良治　故不佞方紙亦有此項字樣　爲自己考自己也　然病情有變有不變　其變者即盡舍前法　亦所不惜　其不變者　即不帶原方　亦未嘗有大出入　非欲以此六字　省心思　護前短　則可自信者也　總之診斷不厭謹愼　凡可以助此謹愼原則者　仍之　亦不爲害　不必以其趨時而少之也

世之因省心思護前短而用復診須帶原方六字者盍一讀徐君之答文（激評）

◎時益人醫工通信治療

通函問症者公鑒　辱荷不棄　俯詢病症治法　鄙日每逢星期日答復一次　而數日問來函必積壓數十封之多　其中叙明症候者固有　而語句未明者亦復不少　是以礙難懸擬　殊抱耿耿　今特籌備一折衷之辨法　披露於左　望卽循行　以便研究

（一）凡內科婦科產科兒科痘痧科外科皮膚科花柳科眼科喉科等科鄙人皆識門徑如荷函詢自必竭誠報命也

（二）凡蒙函詢宜將患者病症情形（一如肺病或胃病等類）略言一二則敝處自有本科正式之診斷書寄奉問者宜將診斷書內各條下一一說明郵寄江蘇十二圩交鄙人手收卽有正當之療法適宜之衛生奉上（本科正式之診斷書函索卽得惟信內須附擬稿費郵票十分寄費三分空函不復）

（三）本規則自公布日實行凡函詢諸君如不照此辦法者概不發生效力原件檢還幸勿見怪謹此通告聲明祈各觸注意

益人醫社通告

中華民國九年二月廿九日出版

紹興醫藥學報星期增刊

總發行所浙江紹興城中北海橋

第九號　今日計二張

本刊分發行　各省各大書坊

本刊價例

每星期一張或數張計大洋一分預定全年五十期計大洋四角如寄送加每期郵費大洋五厘十份以上另議郵滙不通之處郵票作洋九五計算凡公共機關報資均收半價

本刊廣告例

百字起碼每期大洋三角連登一月八折連登一年五折不上百字照百字遞算二號字及木刻鑄版地位以字數核算封面加倍刊資亦須先惠長登大幅得以另行訂立特約

本社啓事

◎向本社問病不費分文的

凡函向本社問病者請將詳細病狀寫明寄到「紹興城中醫藥學報社」收當即登入本刊徵求四方名家或由本社答告治法仍載本刊概不取資各處醫家自定個人收資規則與本社無涉

紹興醫藥學報社啓

特等廣告

◎紹興醫藥學報第十卷第二號目次

◎論文（一）評論（續一百〇五期）論各省州縣宜設醫學閱書社（鎮江袁桂生）論歷次各處醫報停版之原因（紹興裘吉生）（二）文苑（續百期紀念增刊）醫鐸序（一盛澤王鏡泉）讀曹炳章先生最新醫書有感而作（醒生）霅雅堂醫案序（無錫周小農）醫學課兒策溫熱條辨歌訣序（前人）增訂驗方別錄跋意（儀徵時逸人）秋燥論自序（李調之）◎學術（一）秋燥論（東門李迺羹調之輯錄）（紹興裘吉生校刊）◎雜著（一）雜纂（續一百〇五期）學生身體檢查暫行辦法（吉生錄）學校衛生應行注意事項（吉生錄）中杏仁毒之救急法（儀徵盧育和）己未年霍亂意見（福建古田余禮和）難產新療法（附按語）（時逸人）（儀徵盧育和）讀時瘖初起亦不能誤用風寒藥說書後（盛澤王鏡泉）京師警察廳取締醫生暫行規則（伯華錄）說雪與茶之功用（附雪肉）（無錫周小農）◎古籍選刊（一）增訂脚氣芻言（續一百〇五期）（南海曾超然心壺著）（無錫周小農增訂）（紹興裘吉生校刊）

每月一冊大洋一角每年十二冊預定大洋一元郵寄加費每冊五厘

◎幼科金鑑評已出版

醫宗金鑑爲和平中正不偏不倚之書其幼科一門尤稱妥善前清道光間雲間名醫費養莊先生以其尚有未盡精微之遺憾不加討論何足濟人遂詳加評註惜輾轉傳抄頻見亥豕咸豐間得雒皋名醫顧曉瀾先生重加編訂遂成完書社友徐石生君得之不自秘而錄寄付刊凡讀金鑑者固應急備以資印證書仍祇印一批售完決不再印現已出版用白連史紙印本裝一冊定價大洋二角郵寄加費二分

◎皮膚病唯一之靈藥

皮膚之病夥矣言不盡言舉不勝舉如疥癬等之種種疾患推其原因無一非皮膚缺乏成分微菌繁殖其間之所致其爲患也初則搔癢難忍皮膚燥裂繼則腐爛腫痛

膿水淋瀝不但作事不便行動為難且令人易於憎惡春夏之間傳染更易星星之火足致燎原本醫院之皮膚萬靈膏試用二十年成效卓著有收濕解毒之獨長殺蟲滅菌之專能凡皮膚諸病捺之即除誠保護皮膚之健將也願各醫生及患皮膚諸病者購備治之定價每盒實洋三角外埠函購郵票可以代洋另加寄費一成如各地醫生藥房商號批發代售者另有章程

總發行所浙江紹興北海橋裘氏醫院

分售處各省各地大藥房及各藥材店洋廣雜貨鋪紹興代售處大路教育館南洋藥房華英藥房各藥材店

◎周小農醫士通函論症規則

外埠欲詢內症雜病婦科經產等一切疑難奇症商治方者可檢齊舊方載明男女年歲職業貴賤禀賦肥瘦受病何因年月神情面色脈象舌苔飲食二便襟懷勞逸喜惡寒熱有無悲怒憂思所嗜何物或縱飲或房室戕伐保嗇附知更佳（略而不詳是自誤也）附每次答案代價連郵費掛號滙洋一元一角郵票九五計算當有適當之妥方奉上空函不復通訊處江蘇無錫西門外棉花巷壹百另式號　謝絕問病各項幼症喉癢毒傷諸病毋庸函詢又白

傷寒重症退熱之後

此君服用韋廉士大醫生紅色補丸補益其身體使其精神復原

甯波張夢周君

重病之後身體定必非常軟弱乃因濁血滯留之故也即如傷寒熱症猩紅熱症瘧疾肺胞膜炎或感冒重傷風症之後其身體肌肉消瘦腦筋乏力易受激刺少一動作便覺氣喘此等病狀甚屬危險足徵全體衰殘精神不濟甚至日久成為癆瘵救治之法必須有強健鮮紅之新血以補其週身使其週身各部速生新力也韋廉士大醫生紅色補丸乃是天下馳名補血健腦之聖品正合是用已曾救治千萬之患身體衰殘者而得精神復原矣即如浙江甯波鹽務稽核支所主任課員張夢周君者亦治愈中之一也其來書云余於一千九百十六年十月份曾患傷寒重症愈後身體虧乏神精困頓形容消瘦面色萎黃胃納少進飲食不化食後不舒且大便秘結夜難安睡因而精神恍惚腦筋不安屢延名醫服藥多方終鮮功效纏綿日久更形憔悴正在嘗服各藥莫可療治之時幸有友人贈余韋廉士大醫生紅色補丸一瓶囑為嘗試服後旋即見功余以服僅一瓶收效若此於是續為購服直至諸恙盡除身體十分強健而後已余以韋廉士大醫生紅色補丸有治疾之奇效特書數行以表厥功韋廉士大醫生紅色補丸專治　血薄氣衰　腦筋衰殘　少年斲傷　胃不消化　瘋濕骨痛　山嵐瘴癘等症對於婦科各症尤著神效凡因血氣軟弱不潔以致腦筋無力所起各症均可療治各處經售西藥者均有出售或直向上海四川路九十六號韋廉士醫生藥局函購每一瓶英洋一元五角每六瓶英洋八元郵力在內

奉送小書

茲有精美小書專論飲食之道及血之疾病如欲索閱即須寄一明信片至以上所列地址原班郵送

再誌謝

◎又是兩位提倡本刊的　本社拜啓

南昌蔡星山君來函　說本刊切於日用　特地滙洋三元　購本刊六份　專備送人　餘姚康維新君寄來洋四角　補購本刊一號至五號十份　也是分送友人　從漢陽王君　武昌陳劉女士兩位提倡後　今蔡康兩位見仁不讓　也是極力提倡　本社深爲感激　特再誌謝

小言

◎祝福的本意大錯了　紹興裘吉生

舊歷年頭　家家戶戶　供着神牌　點着香燭　排列茶酒水果及牲菜　一心皈命的樣子朝天拜着　這時候的心裡　就是求老天菩薩保佑　到開年四季平安　或發財　或不生病痛　這個本意　爲之祝福　大凡一個人生在世上　却不能無希望心　以上的祝福的意思　也可算得一種希望心　不能算有什麼錯　但是希望不在自己力所能及的地方着想　倒是大錯了　什麼爲自己力所能及　就是人人都向自己身上去講衛生　一定保得不生病痛　又能夠精神充足　一定可以做事順遂發得財來　這個法則　比向菩薩求着有靈呢

衛生談

◎家庭衛生(續八號)　紹興沈愼齋輯

穀類富於澱粉(小粉)質　經胃腸之消化作用　而變爲糖　屬於炭水化合質之類　雖亦含蛋白質　而爲量殊微　消化尙易　製爲饅首麵包　使其經發酵而疏鬆　則尤易消化　豆類含蛋白質頗多　幾與肉類無異　消化頗難　若製爲豆漿及豆腐　則易於消化　更有使之發酵　製成豆豉豆漿乳腐之類者　消化更易　果類之乾燥者　富於脂肪　多漿者　富於糖質　蔬類如薯芋類　多含澱粉　菘芥等多含水粉　果蔬之漿汁　概有清潔血液之效　擇其新鮮清潔者食之　可以免除許多疾病　據生理家之研究　常人每日約需蛋白質三兩餘　炭水化合物十二兩餘　加脂肪若干　其間因職業之情狀　時節之寒暑　略有加減　大抵勞力者需炭化合物較多　而勞心者需蛋白質較多　冬季可多用脂肪　夏季則宜減少　此外又以人之體量有輕重　體格有肥瘦等　各有相宜之食性與食量　不能一律規定　大約常人每日食物如下　則配置略宜　卵兩枚　肉二兩　米十兩　麥四兩　豆四兩　豆腐四兩　鮮菜鮮果等六兩　糖半兩(未完)

家用便方

◎實驗方(一)　山東王肖舫輯

癬瘡

有乾有濕名目甚繁今有一方可以統治之用核桃靑皮擦之數次卽愈(核桃一名合桃又名靑桃又名胡

桃）須於七八月間將熟時取其皮切開用之須知鮮用乾則無效

纏腰火丹瘡

起於兩脇有乾濕兩種癢痛難堪其症圍腰橫行過脊則悶死無論乾濕用鹹豆醬厚塗患處以桑柴火烤令微覺熱爲度極重者每日一次不過三次定然全愈

寒濕腿疼

用甘松山奈白芷各三錢牛膝五錢共爲細末分作三劑黃酒冲服覆杯卽愈

狗咬方

番木別（卽馬前子）切片焙炭存性研末撒於病處迅即收功即中狗牙毒潰爛成坑諸藥不效者撒數次卽愈蓋被狗咬成創者既受風毒又有瘀血而馬前子性能害狗祛風破瘀洵爲對症之藥卽被癲犬咬者用馬前子泡軟去皮毛香油炸透研爲細末每服九分黃酒冲服微汗百發百中茲於增刊第四號見張德馨君發明此方故特證明確實以供社會信用之此方載於王洪緒外科全生集

接骨丹

七八月間採小薊之因受傷而梗帶疙瘩者連根帶葉微焙研末每用五料研細末黃酒冲服微汗一次即愈

移痘秘方

凡痘瘡入眼發則傷目用鮮蒲公英之梗掐斷帶白汁點於眼珠之痘上向上眼皮擦之一二日間痘卽移於上眼皮欲移於下眼皮則向下擦之至穩至便萬試萬靈

治痘症爛去鼻者

用雄猪腦一塊（新殺之猪者）煅珍珠一錢研細冰片一分研細共搗勻做成鼻式塗於患處勿搖動六七日後鼻卽長全聽其自落且做何式樣卽生何樣之鼻靈異非常

學術研究

◎答虞育和君問食鹽注射治霍亂

鎭江楊燧熙

夫食鹽又名鹽化那篤僧謨又名格魯兒那篤僧謨 Chlor natrtumm 無色方形結晶體也能溶解二十八分之冷水不能溶解於酒精（即火酒）本屬藥品竄透動物膜之力强盛具有鹽類作用及解離作用局所作用醫治應用濃厚溶液者奪取組織之水分竄入組織內增加組織內之鹽分變組織營養狀況或使細胞爲枯死故霍亂注射用此爲皮膚刺戟劑現時用爲海水浴食鹽浴卽應用皮膚薄弱皮疹（卽風疹）慢性貧血（卽日久血虧）慢性僂麻質斯（卽日久筋骨疼）瘰病（卽瘰癧）神經性諸病婦人病等用之卽增加消化液之分泌亢進蠕動機剝離病的黏膜上皮發生新皮故又能應用慢性胃加答兒（卽嘔吐）胃弱咯血癲癇發作前每日用一回至二回每回二•〇 八•〇（卽八個格蘭姆每格蘭姆二分六厘八毫）又應用肺結核（卽肺癆）脂肪過多症（卽肥胖病）陳舊之滲出物脾臟肥大肝臟肥大痛風卵巢或子宮慢性

炎又食鹽之〇•五—二%水溶液供口腔鼻腔喉頭咽頭加答兒(喉症)之含漱料吸入料嗅入料洗滌料即所謂生理的食鹽水者可以輸血法注射霍亂或注射鼻眼球外聽道子宮病及胃液分泌不足等又食鹽七•〇至八•〇爲水溶液頓服之因胃黏膜刺戟之反射作用爲血管縮小血壓下降有止血之效吸收作用(卽內服)其鹽類由腎被排泄此際多量之水分隨拌之以此爲利尿劑又使新陳代謝爲旺盛吸收各種病原產物或爲毒素毒物爲原因交換排除之此藥硝剝醋剝醋剝液與灰鍅同類不僅施用注射惟注射之量較小於吸收倘用大量則現副作用矣(即發痙攣而死)故稀鹽酸又名鹽强水又名鹽强[illegible]爲解熱藥食鹽爲變質藥舊作改病劑一作改血劑但注射治法種類甚夥擇特效者容日再詳言之

◎答叶血用豆油鷄卵之理　前人

夫吐血一症大都孤陽上擾眞陰不制一水不能制五火火灼津傷則熱勢猖狂逼血上行卽爲陽絡傷則血外溢是也比之風行則水動氣行則血行樹欲寧而風不熄血本靜而氣火燎原氣有餘便是火壯火食氣故治病必求其本止血必先降氣氣爲血之帥也血不自行隨氣而至急救之法主乎沉靜主乎濡潤甘柔豆油鷄卵至沉靜至柔潤之物也服後胃先受氣臟亦因此和洽陽得潛藏陰即內守不偏不倚所謂陰平則陽秘血止則氣平矣鷄卵混若地球白補氣黃補血上下有二小孔上一孔通心下一孔通腎能使心腎交通爲血肉有情之品是天然補偏救弊之妙物功駕地冬參苓之上也

◎答盧育和君質疑十則內口唇生疔一則　山東王肖舫

葉勁秋君據治疔彙要而答覆紙上縱談法脉井然用於實際難免掣肘莫妙於見疔先刺血塗以旱烟油或插入降藥條以膏蓋之(兌以他藥不疼者)內服復生湯方載金鑑發無定處疔瘡門銀花焦梔地骨皮牛蒡子連翹木通煅牡蠣川軍皂刺花刺花粉沒藥乳香如神昏煩躁間服護心散菉荳粉乳香硃砂燈心炭溫水冲下認證法凡疔生於手足者腋間必生硬球如雞蛋大疔生於面唇者必然喉疼然須四五日毒發方見此徵初起時則僅如蚊蟲咬傷其瘡頂或黑或白不等以手試之高硬礙手如丁故名疔也斷然與他瘡不類一二日麻癢微疼寒熱四五日間即現喉疼腋球之徵間有煩躁者七八日卽神昏心中難受起居不寧十日後即走黃危險現限於篇幅略言大概欲知其詳俟閱拙著外科新知識自明

◎答康純恂君問治凍瘡法　湖州凌永言

凍瘃每年冬令必發甚至破爛不堪痛癢宜立夏日用櫻桃梅子核仁搗爛如泥漿擦舊患處或端午節用大蒜搗汁及煮粽子湯先擦之有效如先發癢可用外國白蘭地酒頻擦之如火熱用眞玉樹神油擦之亦效若潰爛流水未能斂口用活麻雀(不用洗毛生剝)之腦髓漿塗之甚效驗即復發亦必減輕矣

或用牆上丟在之柿子皮炙灰研末用陳菜油調塗生肌極速質諸詢方醫治者試行之

◎答巢縣湯雨霖君問雞蛋異狀（見月刊百五十七問）　育冷

湯君雨霖因近見鄰家雞蛋打碎而大蛋中發現一小鴨蛋謂異哉文明進化萬物變遷請登入醫報以供同人之研究育正閱之忽值楊藎侯君至謂伊前住北山時亦見鄰家一雞蛋打開有白無黃中含硬壳細視之又一蛋也育去年亦見近鄰有曹章二姓者合養雞一羣於五月九日（卽國恥紀念日）有母者二各生一卵一形如蛇蛋小而圓一形如龜蛋殼有花紋未久雞即死世界奇事甚多此小焉者也未足為怪而今日之怪見象則層出不窮殆有甚焉足供研究如中國當道尙入籍於外洋總長人員竟賣國於日本不亦大可異哉恐將來吾國土地人民猶有一大變局其不為外人之奴隸以受鞭笞者幾希鳴呼吾言至此吾不忍言試問執政諸公將何以對吾同胞

◎答餘姚康君問羚羊代用物（見月刊百四十三問）　山東王肯舫

羚羊角乃有情物力能上達頭目為眼科聖藥可代者甚少無已則重用生沙參可代之然終不及羚羊角力大耳

治療顧問

◎答張蔭樟君問妹病（見月刊一百三十九問）　山東王肯舫

令妹新產　忽得是病　究其病源　必是下元素虛　房事太多　歷服各藥　治標遺本　近日所視症狀　兩陰拘急　重墜而癢　乃下元氣弱　不能收攝　尾骨時燒　大便結燥　乃下元陰虧津少　至其疏利則胸膈刺痛　少食則面顴燒熱　乃係以前藥物雜投　傷中而津耗　觀其舌之燥黃刺焦　脈不應指　足為陰虧之明證　獨其溺白照常一語　又似下元相火不足　必是房事之多出於男者十之九也　惟天庭甚疼或塌陷一節　乃山鳴谷應之理　病在下而應於上　腎主骨　腦主髓　陰津一虧　互受影響耳　細繹病理　以滋養陰津　約束肝木　少益相火為治例　庶可見功　爰將方劑呈錄

寸麥冬二錢　五味子一錢　龜板三錢　東阿貢膠三錢　醋炒白芍三錢　當歸身二錢　炒玉竹錢半　砂仁一錢（研）　烏梅一個（搗）　淡蓯蓉錢半　烏藥錢半　雞子黃一枚（生用）藥煎成投入攪勻　水煎溫服　二三劑後　可見效果

又方　每日飲人乳二三茶碗　隔湯燉溫　作三次用　每日如是　不可間斷　與湯劑間服　最妙　萬勿輕視　兩月後　定見起色

◎答永秋梧君問母病（見月刊百四十一問）　俞八

令母親之病　乃下元虛而相火盛

藥物急難見功　令其每日服人乳三四碗　調白糖飲之　作三四次用　再用白果（本草名銀杏）一升　去壳焙焦研末　每次用白果末一兩　薏仁炒爲末半兩　溫水調爲粥用　每日早晚用二次　而人乳則不拘時頻用也　依法服用一月　定見卓效

◎答鄒昌齡君問兒病（見月刊一百四十二問）　前人

據披露病狀發腫　時發時消　以致腹不肯消云云　乃屬氣腫　而水飲助虐　今立一便方　庶可見效　用紫蘇子微炒　榨取其油　而服用之法　向火微溫　先少後多　頻飲不拘時　以愈爲度　大約服至二星期卽見腫消矣

附白　以上所答各則　雖從實驗上牽擬治法　然余北人也　地高風勁　飲山嶺水而腸胃硬　南中地低風弱　飲江河水而腸胃軟　分野懸殊　性質各異　斟酌施治　庶不致誤

◎答沈玄明君問婦人經停有乳汁（見月刊一百六十問）　無錫周小農

丁巳春　鄙人診一表戚　孫葆初婦　經停二年餘　少腹微滿　乳汁頻來　脈則弦而虛軟　病人有痰多氣厥　直斷爲病　謂氣滯則血不循常途　反有乳汁　前賢成案載之　按柳選環溪醫案有云　乳房屬胃　乳汁血之所化　無孩子而乳房膨脹　亦下乳汁　此非血之有餘　乃不循其道以下歸衝脈　而爲月水　反隨肝氣上入乳房　變爲乳汁　事出反常　非細故矣　夫血猶水也　氣猶風也　血隨氣行　如水爲風激　而作波瀾也　然則順其氣　清其火　熄其風　而使之下行　如風迴波轉可也（下畧）柳氏審定藥品　爲元精石　紫石英　寒水石　牡蠣　生地　白芍　歸身　茯神　烏藥　麥芽　丹參　丹皮　牛膝　摭述成案　並非杜撰　沈君以爲然否

◎答淨土生君靑盲治法　餘姚康煥章

令姪因患驚風　雙目光線頓失　此等盲證　年高者在所時有　因驚風而盲者　實所罕見　但驚風一症　有急性慢性之別　虛實寒熱之分　病因既殊　治法亦異　靑盲一症　有因七情之傷　有因精血之損　有因玄府閉塞　令姪年方三歲　亦無所謂七情　今倏病驚風　諒令姪先天不足　氣血孱弱　平素乳婢看護　所進飲食　未免不節　既病之後　所投藥物　或有利乎此而害乎彼　若服苦寒太過　眞元不能通達九竅　服辛熱過多　陰血不免耗損　諸如此類　均有失明之禍　先哲不塵子云　靑盲一症　診治迅速　或可復明　久則膏凝氣定　卽治亦無益矣　蒙想令姪之症　盲雖月餘　年華尚幼　如果風水氣三輪　一無所損　經治得法　或可重明　茲略貢拙方　冀圖僥倖　是否有當　悉聽尊裁

獨參湯　治服苦寒藥太過失明之

症
吉林人參三分　冰糖一錢　煎
汁溫飲　間日服一劑　三劑爲
度

雞肝片
母雞肝一個（用磁鋒或竹片割
下勿落水）夜明砂二錢　煅千
里光三錢
右雞肝和藥　用箬殼裹住　加
米泔水一湯碗　入瓦罐　文火
燉熟後　將雞肝切片　頻頻與
服　連泔湯飲下更好

珍珠粉　治服辛熱藥過多失明之
症
珍珠粉一厘　人乳一杯　每日
三次　每次服一厘

廣告

◎改變忱微求戒色著作

世風不古道德淪胥青年子弟因色而
殞其身不知凡幾鄙人有鑒於斯現擬
編輯專載戒色之著述名曰色門棒喝
刷印分送以作暮鼓晨鐘海內諸公
如有宏論巨著詩詞歌賦以及古聖今
賢之至語格言長篇短什凡足發一沉湎
漁色之猛省青年子弟之棒喝者一概
歡迎來稿一經刊入本書出版當即郵
贈寄稿時務乞詳註通訊處以便通訊
但不合之稿恕不檢還收稿日期至陰
歷二月底爲止稿寄浙江餘姚眼科醫
生康維恂收可也

◎神效凍瘡膏　嘉善葉勁秋發明

諸君要曉得人體上最不快活的莫如
病　病雖有輕重　然總是侵犯我們
身體上的自由　凍瘃一症　乃最輕
的病　每到冬天　常常有的　且人
人忽視他　然而當痛癢難嗽的時候
竟有說不盡的痛苦　各種方藥
見效又少
現在有一種膏藥　專門醫治這個毛
病　因爲效驗如神　所以就叫神效
凍瘡膏　無論凍瘡已破未破　都可
施治　屢試屢驗　百無一失　且不
延時日　立刻見功　有凍瘡的人
就可試驗一下　到底有神效沒有！
（用法）用紙一方（不論何紙要照
瘡口的大小）將膏藥薄薄糊上
一蓋上瘡上　另用布包好　一二日
一換　可以收疤脫痂
（注意）這藥不論凍瘡破與不破
都可用的　未破的　立可消腫
已破的　就可生肌　已結痂的
就可脫蓋　祇有瘡已熟　內已有
膿　還不破潰的　這藥不能用
因這藥沒有化膿的功
（兼治）這藥也可兼治皮膚燥裂
能使回復潤澤　只要搽擦患處就
可　每盒小洋二角
紹興北海橋紹興醫藥學報社寄售

◎時益人醫士通信治療

通函問症者公鑒辱荷不棄俯詢病症
治法鄙日每逢星期日答復一次而數
日間來函必積壓數十封之多其中敘
明症候者固有而語句未明者亦復不
少是以礙難懸擬殊抱耿耿今特籲備
一折衷之辦法披露於左望即循行以
便研究
（一）凡內科婦科產科兒科痘疹科外
科皮膚科花柳科眼科喉科等鄙
人皆識門徑如荷函詢自必竭誠
報命也
（二）凡蒙函詢宜將患者病症情形（
如肺病或胃病等類）略言一二
則敝處自有本科正式之診斷書
寄奉問者宜將診斷書內各條下
一一說明郵寄江蘇十二圩交鄙
人手收即有正當之療法適宜之
衛生奉上（本科正式之診斷書
函索即得惟信內須附擬稿費郵
票十分寄費三分空函不復）
（三）本規則自公布日實行凡函詢諸
君如不照此辦法者概不發生效
力原件檢還幸勿見怪謹此通告
聲明祈各觸注意
益人醫社通告

▲中華郵政局特准掛號認爲新聞紙類▼

中華民國九年三月七日出版

紹興醫藥學報星期增刊

發行所浙江紹興城中北海橋

第十號　今日計二張

本刊分發行各省各大書坊

本刊價例

每星期一張或數張計大洋一分預定全年五十期計大洋四角如寄迭加每期郵費大洋五厘十份以上另議郵滙不通之處郵票作洋九五計算凡公共機關報資均收半價

本刊廣告例

百字起碼每期大洋三角連登一月八折連登一年五折不上百字照百字遞算二號字及木刻鑄版地位以字數核算封面加倍刊資亦須先惠長登大幅得以另行訂立特約

啓事

◎向本社問病不費分文的

凡函向本社問病者請將詳細病狀寫明寄到「紹興城中醫藥學報社」收當即登入本刊徵求四方名家或由本社醫答告治法仍載本刊概不取資各處醫家自定個人收資規則與本社無涉

紹興醫藥學報社啓

◎幼科金鑑評已出版

醫宗金鑑爲和平中正不偏不倚之書其幼科一門尤稱妥善前清道光間雲間名醫費養莊先生以其尚有未盡精微之遺憾不加討論何足濟人遂詳加評註惜輾轉傳抄頻見亥豕咸豐間得雒皋名醫顧曉瀾先生重加編訂遂成完書社友徐石生君得之不自秘而錄寄付刊凡讀金鑑者固應急備以資印證書仍祇印一批售完決不再印現已出版用白連史紙印本裝一册定價大洋二角郵寄加費二分

◎皮膚百病唯一之靈藥

皮膚之病夥矣言不盡言舉不勝舉如疥癬等之種種疾患推其原因無一非皮膚缺乏成分微菌繁殖其間之所致其爲患也初則搔癢難忍皮膚燥裂繼則腐爛腫痛

◎招請代派

本刊凡向來代派月報各處均一樣代派因尚須擴充以期普及所以再欲招添各地代派如有承認者請即函知以便奉訂　本社敬啓

◎招登廣告

本刊隨月報而發行月報銷行遍及全國又達南洋各島台灣日本等處爲閱者所知然不看月報之各地諸君預先訂閱本刊者已絡繹不絕本刊之銷行自更倍於月報其廣告之效力較勝可不待言矣況取價又廉至閱者對於本社之月報及本刊必人人欲彙訂成册保存以備研究則廣告之效期不卜可知凡有關於醫藥事業欲謀發展者請函本社可也　本社敬啓

◎請先看這一條

本社因月報中限於篇幅凡病家問症徵方者日多特發行增刊俾不佔月報中他欄地位病家又能早日治療至同道研究學術質疑問難原亦在月報問答門登載今亦移於星期增刊此外如關於已病者之看護未病者之衛生及其他古今靈效之單方各地醫生之驗案可以灌輸一般社會之通俗醫藥常識者備載無遺醫家讀之不啻得臨證之指南病家讀之無異聚醫師爲顧問未病者尤得豫貯醫藥常識以講衛生所費不過每日一文錢其獲益較保壽險爲實是耳本社非敢自誇閱者自能賞鑑　本社敬啓

◎惠小農醫士通函論症規則

外埠欲詢內症雜病婦科經產等一切疑難奇症商治方者可檢齊舊方載明男女年歲職業貴賤稟賦肥瘦受病何因年月神情面色脈象舌苔飲食二便襟懷勞逸喜惡寒熱有無悲怒憂思所嗜何物或縱飲或房室戕伐保嗇附知更佳（略而不詳是自誤也）附每次答案代價連郵費掛號滙洋一元一角郵票九五計算當有適當之妥方奉上空函不復通訊處江蘇無錫西門外棉花巷壹百另式號謝絕問病各項幼症喉癢毒傷諸病毋庸函詢又白

小言

◎强國必須先强民　史介生

强國的要則　先須强國民的身體　欲强國民的身體　先須知衛生的方法　欲知衛生的方法　須先明疾病的預防　然後一國國民的身體　都得强健　爲父母的既然强健　所生的子女　亦必强健　國中老少的人　既然俱已强健　則國家自然亦强了　且醫書上所載的法　孱弱的身可以轉强　疾病的身　可以全愈　雖如勞瘵虛損　婦人不孕　莫不有治療的方　由此觀之　則醫藥學和衛生法　於國民有密切的關係　於國勢有强弱的影響　所以東西各國　最重醫學　人民狠健　國勢很强　中國不然　以致國勢日蹙　國民日弱了　然則欲國强民健　非研究醫藥學和衛生法不可　倘中國的人　能留心衛生法　注意醫藥學　則身體日漸强健　可以預卜　吾願國民　毋忽予言

衛生談

◎家庭衛生（續第九號）　沈愼齋

寒素之家　不能常食肉類　或持素食主義　不喜食肉者　可食豆類及脂麻以代之　豆類之蛋白質　較肉爲富　脂麻含脂肪最多　其滋養之功　與魚肝油同　皆有益之食品　惟不可過多　以礙消化耳

（二）遵守飲食方法　食物宜有定時　逕常每日三次　每次隔四小時至五小時爲率　除定時以外　不可雜食他食　進食之前　及方食之際　不可爲劇烈運動　心神務宜愉快不可過用腦力　及悲憤憂鬱等　食物宜細細咀嚼　不可求速　咀嚼爲消化之第一步　務須加意　進食前後　略飲湯茶　以稀釋食物　然不可多飲　致沖淡胃液　有礙消化　食後一小時內　不可用心用力　否則胃液發生不多　但凝坐偃眠使神經倦怠　爲害尤甚　此時以散步閒談爲宜　食物不可過飽　吾國習慣食物之量　常覺過多　宜減少之　晚食尤不宜多　否則妨害睡眠　引起疾病矣　（未完）

治療顧問

◎問夢遺證治法　錢塘沈耕莘敬詢

敬啓者　莘於去年忽患夢遺之證　至今已垂二載　起後他無所苦　惟記憶力異常不好　遺洩之期雖不近　遺後雖無所苦　但延久不治　恐亦非宜　故請海內名家及
貴社諸君　賜以良方　俾得霍然　則感德無既矣　竊莘於學業並不專心　現年十九　尚未納室　惟體素單弱　常嬰疾病　且自幼有遺尿之證　今遺尿甫愈　夢泄又起　二豎纏人　殊堪惱恨　尚祈
高明亟賜良法　脫離其苦則幸甚

◎問目疾治法　錢塘沈耕莘拜詢

敬啓者　莘素無目疾　今春忽然目

赤　紅腫羞明　流淚　眼眵尤多　服藥外治　垂旬餘之久始愈　此後於燈下多看書報　日即微紅　秋季左眼白上　忽蒙白翳　漸侵眼黑　現視雖如常　恐積久不治　延爲目眇　故耑明病因現證　伏乞海內外大雅　及　貴社諸公　裁答賜方是幸　竊莘體素單弱肝胃火素熾　齒齦紅腫之證時有

◎問父病痰症治法　金陵范琦頓首百拜

逕啓者　家嚴咳嗽　十有餘載　日間有痰尚好　晚間將臥　咳則劇　痰出咳已　已而復咳　必熟睡方休　欲咳之先　氣管支作膠黏聲　痰出聲已　聲已復咳　痰色並不全是稀白　亦兼纁黃痰　前者肺熱素盛　鼻之不聞香臭多年　今則通分一孔　脾元又弱　飲食稍減　大便或潤或乾　雖咳有多歲　幸無喘逆衝促之患　然多言則氣易促　而咳亦作　秋日咳甚　咳甚肛脫　服補中益氣湯始痊　而咳仍然　既不似痰飲　痰隨口出　又不似不納　臥則氣衝　痰又黃白相兼　身體雖弱　精神尚强　二陳湯　補中益氣湯　清氣化痰丸　枇杷膏　川貝母末　皆服之始效繼非　究屬不知是何種咳嗽　應用何種靈方　以期痰消咳減　體元日充敢祈海內諸大國手　憫念苦思　賜一靈方妙劑　以濟眉急　不勝感激五衷　百拜之至　倘有寸效　定當結草銜環　決不有忘再造之德也此請公安

◎問皮膚疾患　嵊竹餘祥

前年八月間　右足搔癢　以致皮膚微破　津水淫淫　遷延二十餘日　思求速愈　遂貼膏藥　以防黴菌　不料過二三小時　膏藥所貼之處起無數細瘰　搔癢難忍　頃刻成片　津水淋漓　以後愈醫愈延　愈延愈醫　殆至不可收拾　足之四週　團團延轉　始守不服藥爲中醫之戒　幸足部細胞　有自恢復之能力　越二月餘　始告痊矣　今年二月十一日　左項生疔　至廿二三　疔已治愈　詎知瘡之四週　又起細瘰　繼以津水　久之凝結如膿　微腫微痛　皮膚完好不潰　但現紫紅色　熱氣蒸騰　漸形蔓延　與足部所病無異　祥欲仍守舊章　望其自痊　然雖無切膚之痛　而起居動作　眞屬爲難　故特備函相問　望　貴社諸高明　必有調悉是症　能消滅於初起之時　或速愈於已延之後　則非特祥個人之幸　實同病者亦受其澤矣

◎答慈谿林華之君問伯病（見月刊百五十四問）　常熟張汝偉

令伯之症　以現狀言之　是一完全上關下格之危症　以原因病學言之　是一寒凉溫熱錯雜藥誤之症也　其再誤者　用洋藥丸止之　蓋寒熱之藥　枘鑿不入　一旦併留胸中　阻其氣血之流行　是以左肋疼痛　洋藥升提其精氣　强行其氣血　所

以暫止者　一時之力耳　不知苦香化燥　陰液更傷　今則胃氣將絕矣　宜急服金匱腎氣丸　乾咽三四粒一次　另用半夏甘草濃煎　調入煉蜜　頻頻服之　間以人乳雞子黃作點食之　平淡中或可奏奇功也　但須久久行之方有效耳

◎答古越王道良問遺精治法　山東王肖舫

嘗徧百藥　未能全愈　如能耐心靜養　定見卓功　先行因是子靜坐法（手續甚繁商務印書館出售）次行丹田充實法　即靜坐　雙目下垂　絕視外物　頭項正直　勿偏勿側　身體自腰以上　狀如泥塑　不得動搖　當閉目之初　即將氣息調至極細極靜　意達丹田（所謂意達者自己意思以爲所調之氣達到臍下也）每日運行三十分鐘　夜則身側眠　屈其左足　將右腿伸直　加於左足上　晝夜依法行之　不可間斷　一月之後　定見大效　平時飲食宜清淡　心氣要和平　忌動怒　絕色欲　行之既久必然全愈

答章壽芝問玉莖腫腐治法　前人

章君極口贊揚西藥　鄙意以爲中藥之效力　實駕上於西藥　特患用藥不當耳　如果玉莖腫腐　或成下疳　用苦參黃柏　煎水溫洗　用銀粉散搽之　或香油調塗　數次卽愈　方用煅石羔三錢　黃柏錢五分　煅官粉三錢　炒錫二錢（用廣錫二錢鐵勺溶化　投入水銀一錢　調勻傾出　冷定研細）共爲細末搽之　或用香油調塗　每日一換　百發百中　如尊意願用西藥　用加播匿酸水一鐘兌入清水二十鐘　調勻　洗後再用銀粉散搽之亦可　此藥有防腐消毒之力　與此症亦甚相宜　然鄙人非競尙西藥者

◎答陳祝三君問下痢治法（見月刊一百五十八　逸人

陳祝三君鑒　尊問之症　逸意用四逆散方治之　然否　候酌

附四逆散方藥

柴胡　芍藥　甘草　枳實

◎答淨君問青盲治法

予讀許宣治幼科治驗散記　程氏子七歲患痢　他醫用平胃散炮薑附子後　兒忽目不見物　許斷爲陰傷　用養陰藥而全　淨君令姪三歲　患驚風後失明　一則因痢傷陰　一則因驚傷陰　病狀雖殊　病因則一　夫肝木鴟張之時　即陰液被刦之候　病後失明　瞳人內含液少　不能反應外光也　擬方於左　請高明參服之

用六味地黃丸一錢　每日溶化隔水燉熱分二次與服

另用煎劑

炒生地八分　南北沙參各四分　鹽水炒川柏二分　當歸身八分　白茯苓一錢　苦參二分　大白芍八分　廣陳皮四分　煅石決明一錢　生炙甘草各二分

小兒之水藥宜少服　一劑可分兩日服　因其臟腑嬌嫩　藥汁入胃太多

恐其嘔吐兼傷正氣

◎答湘生君問靑盲治法　史介生

此症由驚風之後　肝陰腎液皆虛　致雙目視而不見　狀如靑盲　眼白黑珠　與好眼無異　瞳神亦晶瑩如常　茲以滋腎養肝法主治

枸杞子二錢　五味子四分　兎絲子三錢　天冬三錢　當歸身二錢　補骨脂二錢　澤瀉二錢　穀精草三錢　白菊花錢半

右藥服五劑後　再請詳示病狀以更方

◎答嘉定王紹聲君問不寐治法　前　人

據述症狀　此人必性靜心勞　勤學過度　否則塾師過嚴　致少於運動　則精神疲倦　喜於坐臥　脾胃失於健運　則胸腹滿悶　脈象緩弱　其讀書講解　記憶力甚好者　因人之靈機記性在腦故也　蓋心爲藏神之舍　腦爲運神之機　凡心有所感　皆印於腦　知覺思想　皆出於心　此人志在學問　則肝陽不降夜不成寐矣　治法宜宗酸棗仁湯意　并宜常步空曠之地　以吸新鮮空氣　則精神自然爽健　不宜常臥藤椅也

方法列左

酸棗仁四錢　茯神四錢　知母二錢　歸身二錢　炙草五分　柏子仁錢半　遠志肉八分　新會皮錢半　川芎八分　大棗二枚

枚　服八劑後　有版與否　再請詳示於報端　效

◎答陳綏濟君再問遺精治法　前　人

腎開竅於耳　心亦寄竅於耳　心腎兩虧　肝陽上逆　則耳鳴如雷　陽不內依　則陰精走洩　今貴恙先患耳鳴　越一載　即患遺洩之症　雜藥妄投　歷來二年有餘　俱未應效　現今耳鳴如故　無夢洩精　通宵達旦　尿濁淋漓　步履艱難　時時腹痛　是屬心腎兩虧　相火妄動　兼邪濕未淸之症　法宜益腎補心　以和中滲濕爲治

熟地二兩　麥冬兩五錢　龜版兩五錢　牡蠣兩五錢　生白芍一兩　五味子四錢　靈磁石兩五錢　茯神兩五錢　沉香二錢　砂仁二錢爲衣　丸如菉豆大　每日晨服三錢　每日午刻兼服史久鏞君所擬之分淸飲加減方一劑（見一月十八日第三號本報星期增刊）

醫事閒話

◎答游戲問題　乃靜正答

（一）勞心者治人　勞力者治於人　醫非勞心者乎　外診奔走　探訪門牌　（僑寓更屬難詢）鄉人則不體諒醫者　奔走風日　須略息否　病房穢器之撤否　即引醫臨床診病矣　此時善醫喘汗未定　入穢氣處　心緒必劣　相對斯須　便處湯藥　急欲離此再奔前程　不知醫必望聞問切四診　挾痰水食滯　兼須診胸腹臍間　重症宜診虛里及衝任脈　險症或有診太

衛太谿脈者　小孩則察指紋　診面部　辨神氣　按胸腹　宜詳毋略　走醫非不欲詳也　勢不能也例須奔走　饑渴不暇自顧　若走十餘家若干里　自且病矣　遑曰醫病　此事非閱歷三十年不知鄙人主張十家以外　必須代步則探訪病家　擂門招呼　令勞力人當之是矣　醫者爲鄭重診察計　尙有息心澄慮　遲回審顧之餘地　宜詳毋略　可告無罪　原問(終要坐轎)四字　淺之乎視滬醫矣　在滬以汽車爲上乘　轎車爲中駟　肩輿則下工耳　內地鄉醫則甚屬可憐　有請必應　長日草澤　疏方必不貼切　其不能詳細　可不深責　然待自身太輕善名輕病家擔負　惡業則草菅不免耳

以勞心勞力作解釋具實情實理之經驗惟以汽車轎車與肩輿分醫之上乘中駟與下工惑滋甚焉(激評)贈紹興之醫俗一册

(二)患病訪醫　令代設法　一病有久暫虛實　疏方有君臣佐使　證情繁賾　復診有效有不效　得原方詳察　可知其故　是有方仍有利於病者也　若無原方　初診時如何開予　覆診亦不難敷陳

全爲病者着想間屬仁人之言(激評)贈四時未病方一册

(三)下鄉先付看資　或紹地僅有此例　其實城人亦有不會鈔　講總謝　逢節以他人之禮物酬醫　尙須出酒資　不驗則未必皆送　試思醫爲虛業　須候節禮開門八件設使折扣　尙要反謝　故有隔日虛約　翌日走去而以另請受紿步回者　有醫到半途　而令人中止者　長途喋喋　空爭無益　診資預納　卽無此弊　尙有病家以貯米之器空示　一若必須醫貼藥資之外　再貼食米者　故醫如有裕必好行其德　若貧而無力　爲糊口計　自顧尙不暇也　故人欲習此　必先問其家計　非有數千家計　不能爲醫、因學醫人廢用欲辦書　及藥物開業　總計少至一千　卽使業成　尙不能必其大行　而先不明白　又不能如藥業可收　則自有之權　與權在人手　自知之耳

病家設心如是則醫者難乎其爲醫矣吾儕讀此當廢書一嘆(激評)贈清夜鐘一册

調查事件

◎溫州醫士一覽表　薛立夫

姓名	通訊處
池仲麟	浙江溫州員坊巷
林馨如	同上
白良玉	浙江溫州倉後掛彩里
包蘭如	浙江溫州城隍殿巷
馮席如	浙江溫州道前街井井藥房
梅冷生	浙江溫州道前街
王資生	浙江溫州大同巷

夏昌席　浙江溫州府前街衛民醫院內
王伯墀　同上
吳子周　同上
王詠谷　浙江溫州甜井巷
王子仁　同上
陳冕六　浙江溫州大南門外張家巷口
陳杏人　同上
吳性健　浙江溫州洗馬橋仁濟醫院內院長
吳竹卿　同上
林聯生　浙江溫州書堂巷
趙幼竹　浙江溫州鐵井欄
呂渭卿　浙江溫州縣前頭
薛文田　浙江溫州府前下岸（未完）

廣告

◎康維恂徵求戒色著作

世風不古道德淪胥青年子弟因色而殞其身不知凡幾鄙人有鑒於斯現擬編輯專載戒色之著述名曰色門棒喝刷印分送以作暮鼓晨鐘海內諸公如有宏論巨著詩詞歌賦以及古聖今賢之至語格言長篇短什凡足發沉涵漁色之猛省青年子弟之棒喝者一概歡迎來稿一經刊入本書出版當即郵贈寄稿時務乞詳註通訊處以便通訊但不合之稿恕不檢還收稿日期至陰歷二月底爲止稿寄浙江餘姚眼科醫生康維恂收可也

◎神效凍瘡膏　嘉善葉勁秋發明

諸君要曉得人體上最不快活的莫如病　病雖有輕重然總是侵犯我們身體上的自由的　凍瘃一症乃最輕的病　每到冬天常常有的　且人人忽視他　然而當痛癢難嗽的時候　竟有說不盡的痛苦　各種方藥見效又少　現在有一種膏藥　專門醫治這個毛病　因爲效驗如神　所以就叫神效凍瘡膏　無論凍瘡已破未破　都可施治　屢試屢驗　百無一失　且不延時日　立刻見功　有凍瘡的人就可試驗一下　到底有神效沒有！

（用法）用紙一方（不論何紙要照瘡口的大小）將膏藥薄薄糊上蓋上瘡上　另用布包好　一二日一換　可以收疤脫痂

（注意）這藥不論凍瘡破與不破都可用的　未破的　立可消腫　已破的就可生肌　已結痂的就可脫蓋　祇有瘡已熱　內已有膿還不破潰的這藥不能用

因這藥沒有化膿的功

（兼治）這藥也可兼治皮膚燥裂能使回復潤澤　只要搽擦患處就可

每盒小洋二角

紹興北海橋紹興醫藥學報社寄售

◎時益人醫士通信治療

通函問症者公鑒辱荷不棄俯詢病症治法鄙日每逢星期日答復一次而數日間來函必積壓數十封之多其中敘明症候者固有而語句未明者亦復不少是以礙難懸擬殊抱耿耿今特籌備一折衷之辦法披露於左望即循行以便研究

（一）凡內科婦科產科兒科痘疹科外科皮膚科花柳科眼科喉科等鄙人皆識門徑如荷函詢自必竭誠報命也

（二）凡蒙函詢宜將患者病症情形（如肺病或胃病等類）略言一二則倣處自有本科正式之診斷書寄奉問者宜將診斷書內各條下一一說明郵寄江蘇十二圩交鄙人手收即有正當之療法適宜之衛生奉上（本科正式之診斷書函索即得惟信內須附擬稿費郵票十分寄費三分空函不復）

（三）本規則自公布日實行凡函詢諸君如不照此辦法者概不發生效力原件檢還幸勿見怪謹此通告聲明祈各觸注意

益人醫社通告

▲中華郵政局特准掛號認爲新聞紙類▼

中華民國九年三月十四日出版

紹興醫藥學報星期增刊

總發行所浙江紹興城中北海橋

第十一號　今日計二張

本刊分發行　各省各大書坊

啓事

◎向本社問病不費分文的

凡函向本社問病者請將詳細病狀寫明寄到「紹興城中醫藥學報社」收當即登入本刊徵求四方名家或由本社答告治法仍載本刊概不取資各處醫家自定個人收資規則與本社無涉

紹興醫藥學報社啓

◎幼科金鑑評已出版

醫宗金鑑爲和平中正不偏不倚之書其幼科一門尤稱妥善前清道光間雲間名醫費養莊先生以其尚有未盡精微之遺憾不加討論何足濟人遂詳加評註惜輾轉傳抄頗見亥豕咸豐間得雉皋名醫顧曉瀾先生重加編訂遂成完書社友徐石生君得之不自秘而錄寄付刊凡讀金鑑者固應急備以資印證書仍祇印一批售完決不再印現已出版用白連史紙印本裝一冊定價大洋二角郵寄加費二分

特別廣告

◎請先看這一條

本社因月報中限於篇幅凡病家問症徵方者日多特發行增刊俾不佔月報中他欄地位病家又能早日治療至同道研究學術質疑問難原亦在月報問答門登載今亦移於星期增刊此外如關於已病者之看護未病者之衛生及其他古今靈效之單方各地醫生之驗案可以灌輸一般社會之通俗醫藥常識者備載無遺醫家讀之不啻得臨證之指南病家讀之無異聚醫師爲顧問未病者尤得豫貯醫藥常識以講衛生所費不過每日一文錢其獲益較保壽險爲賃是耳本社非敢自誇閱者自能資鑑

本社敬啓

就可脫蓋祇有瘡已熱內已有膿還不破潰的這藥不能用因這藥沒有化膿的功(兼治)這藥也可兼治皮膚燥裂能使回復潤澤只要搽擦患處就可每盒小洋二角
紹興北海橋紹興醫藥學報社寄售

◎皮膚百病唯一之靈藥

皮膚之病夥矣言不盡言舉不勝舉如疥癬等之種種疾患推其原因無一非皮膚缺乏成分微菌繁殖其間之所致其爲患也初則搔癢難忍皮膚燥裂繼則腐爛腫痛膿水淋瀝不但作事不便行動爲難且令人易於憎惡春夏之間傳染更易星星之火足致燎原本醫院之皮膚萬靈膏試用二十年成效卓著有收濕解毒之獨長殺蟲滅菌之專能凡皮膚諸病搽之即除誠保護皮膚之健將也願各醫生及患皮膚諸病者購備治之定價每盒寶洋三角外埠函購郵票可以代洋另加寄費一成如各地醫生藥房商號批發代售者另有章程

總發行所浙江紹興北海橋裘氏醫院

分售處各省各地大藥房及各藥材店洋廣雜貨舖紹興代售處大路教育館南洋藥房華英藥房各藥材店

彼雖勦匪獲勝

然而身受瘋濕之症因操勞過度所致及服用韋廉士大醫生紅色補丸始得全愈請觀張哨官確據

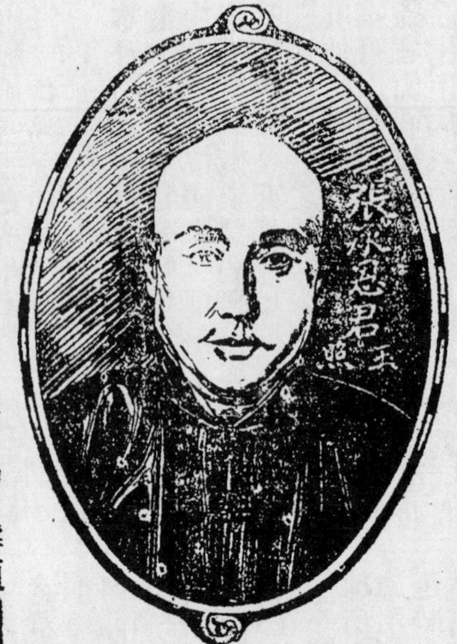

浙江蘭溪警備隊二營三哨哨官張承恩先生於民國三年在永金一帶勦匪職務浩繁操勞過度身受瘋濕骨痛之症其來書云遍請名醫診治未見功效雖有時轉機終不得治根近年以來病勢時輕時劇瘋濕侵骨兩肩手腳疼痛步履艱難胃口頓失睡臥不安心甚煩躁精神困疲幸承譜友葉君子卿力勸服用韋廉士紅色補丸購買半打未經服罄其病煥然冰釋所有週身四肢疼痛皆歸烏有且精神亦覺振作辦事亦不疲倦迄今年餘舊病未嘗復發足徵貴藥局之紅色補丸具實神功誠世界惟一無二之妙品也鄙人感恩罔極心抱不安特具證書并奉小照敢請登諸報端以證實驗俾同病者咸知購服以揚仁風而鳴謝悃中國

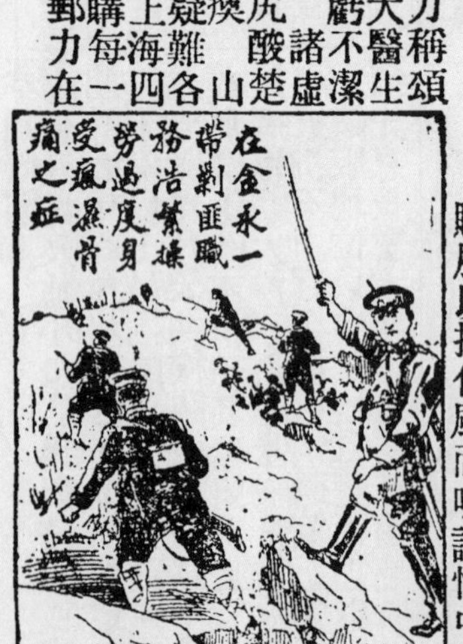

各省無分老幼以及天下各處皆竭力稱頌天下馳名補血健腦之聖藥韋廉士大醫生紅色補丸有療治瘋濕骨痛以及血虧不潔所致各症蓋是丸專治血薄氣衰諸虛百損少年斲傷胃不消化臂尻酸楚腰背疼痛血系疼痛半身癱瘓山嵐瘴瘧腳氣浮腫等症以及婦女疑難各症凡經售西藥者均有出售或直向上海四川路九十六號韋廉士醫生藥局函購每一瓶英洋一元五角每六瓶英洋八元郵力在內

小言

◎本刊投稿諸公也當提倡白話文　江都陳龍池

本刊從出版以來　有兩個月了　本欄中裘吉生先生也發過不少言語了　但他的發言　都用白話文　這是什麼緣故呢　推他的意思　不過要普中國的婦孺都懂得裡面的道理　實行那慈善衛生宗旨　且表明與月報不同的意思　但只本欄用白話體裁　別欄中仍是文言　究竟於實際上　還有關礙　果能每欄中都用白話　使那些稍識字的個個懂得　不識字的聽人一說便知　這效用不更來得快嗎　所以龍池很希望投稿諸公　在編稿時節　就把他編做白話文字　況且目下政府裡　也提倡這種文字　什麼國語教科書　國語日報　無非響應他的　本刊既在發言一部份　也當有這種義務　不過這種義務　不是個人所能全辦的　還要望着諸公幫幫忙呢

衛生談

◎家庭衛生（續第十號）　沈愼齋

（三）注意清潔　飲食物中　每含有微生物　此等微生物入腹　起霍亂傷寒痢疾等病　甚爲危險　故水用沙漏濾過煑沸　已如前述　其他食物　必須求其新鮮者　加意洗滌　煑熟而後食之　瓜蔬之類　有宜於生食者　宜以沸水浸之　經時取出　其味出與生者無異　而微生物可減除　鮮果之皮　未破損者　創去其皮　尙可生食　若皮已破損　或已用刀剖割者　切不可食　又一切盛置食物之器皿　割切食物之刀箸　亦常有微生物發生　宜勤加洗濯　遇疫癘流行之時　則此等器皿　均須置於沸水中若干時　方可應用　其他砧俎案櫃之屬　皆須時時洗濯　貯藏食物之處　宜防護周密　勿使蚊蠅及他小蟲　得以侵入　或潛藏其內　總之一切食物　及食物之器皿等　均不可使蚊蠅之類　吶吮於其上　不但恐其遺蛆卵於食內　且慮其吻上及足間沾有微生物也

（未完）

家用便方

◎陳氏家驗良方（二）　守　眞

小兒眼痛

原因　本症係風火上攻所致

症狀　眼痛紅腫

治療　用火硝一錢雄黄六分爲極細末吹入鼻中流淚卽效

耳痛

原因　本症係腎熱上沖

症狀　耳中或痛或出水流膿

治療　用五倍子燒存性爲末吹入耳孔如流膿者當先用綿紙刷盡膿水

瀉血

原因　本症多見之於小兒因食積脾胃以致不能攝血

症狀　泄血
治療　以沉香末子服之即效

下血昏暈

原因　本症必實熱在肺傳於大腸
症狀　右寸獨得洪數下血不止屢次昏暈
治療　用麥冬花粉桔梗元參黃芩山梔五味沙參服數劑即愈

學術研究

◎問時症治法　越鐸報社來函

查　貴報啓事第一欄內開向本社問病不費分文但將詳細病狀寫明即由貴社答告治法云云茲敝處一帶發生惡症而病者多係婦人病之初起僅爲頭痛不到一週夜病人即人事不醒其重者且不能言語手足亂牽身體不甚熱亦不甚冷每至一日夜即死查攷鄰近多有是症醫生束手其故莫明務請貴社諸公研究病原答告治法以利社會是所至盼

◎誤燐毒救治法　古彭王蘭遠

火柴一物爲社會人家所必需僻壤窮鄉靡不購用然有利必有害查火柴爲燐所製燐有黃赤之分黃最有毒含有强盛酸化力用其少量覺溫煖熱灼大量起滲性炎且胃膜腫脹潮紅出血僅能爲骨成形之催進藥而社會之中婦孺有一口角氣忿難忍竟以火燐爲自殺利器言之實堪痛心今讀蘇州報載有新聞染病服燐反見效一則內云住居北街之吳仁山者在申營業前月間因病返家久臥不愈屢請醫生診治並不見效其妻樊氏以其夫久病不愈竟置之不理(諺云常病無孝子)吳在床痛恨其妻不肯再爲醫治故吳鬱氣難伸遂有萌短見之意竟於前日夜間乘人不備之際吞服紅燐數匣不意非但不死反將原有之病一掃而除以故左右鄰居咸以爲奇遂將此事傳播通衢作爲談助云吳某服之不見其害反將痼疾掃除服燐數匣爲量亦非少許吳某不死究係關於何病燐之毒性能治何種疾患倘誤服圖盡者何藥可救請醫社　諸君研究揭登報端裨益社會是禱

◎疑問二則　陳守眞

表兄柳子豐宦遊直北在去冬十一月忽而陰莖微癢不甚注意繼而陰皮潰爛曾請保定警察廳官醫鍾孝山君醫治亦未見效後因病勢沉重辭職南旋歸有伊友陳顯章君介紹孫端鄉醫士何幼申君醫治而藥無數劑病即霍然惟柳君爲人端正未嘗涉足花叢且素來講究衛生對於一切傳染病防之頗謹故彼患該病以來不自知其眞相守眞不敏亦不能決其由來幸世之高明有以答之

守眞今年二十歲在十八歲時取妻迄今已三年矣家母因守眞單線傳宗故抱孫頗切今守眞欲順堂上知世上之賢伉儷有一產雙胎者不知有何種妙術望熟於此道之男女同胞萬勿秘而不宣祈各示知爲幸

◎答守一氏之第二問　盛育和

頃閱第八號顧問欄內載有足下謂讀

針灸書有病須灸者註用艾灸六七壯甚至有五六十者夫壯者係指灸之次數而言歟抑指灸之多少歟云云愚按浙湖淩志雲君言醫人用艾一灼謂之一壯埤雅壯者以壯人爲法其云若干壯者爲壯人當以此數爲準也其老弱羸病則量力減之

◎答葉勁秋君問喉癬治療法 朱貫三

是症病因及治法 紹興醫藥學報社刊行重訂囊秘喉書中 言之頗詳該書售洋三角 葉君曷不購而研究之

雜錄

◎奇案二則 嵊縣竹莊熙

尹氏婦年近四旬家小康夫婦甚相得事姑孝姑亦待之善生二子皆十餘歲家庭之樂莫是過也惟平素畏病稍有恙必延醫調治恐即死去年秋月忽洗手烹茗謹奉姑與夫之前曰媳不孝不能奉事以終二子不成人媳已矣二子不孝姑好爲媳養之其姑其夫驚且駭以爲若人也何出斯不吉之言其中必有異者警守之不敢懈一日夜膳後攜子入闥訓之曰爾幼不知爲人之道此後善事祖母維父之言是聽宜勤不可或怠其姑隔房聽之以爲訓子之道宜若是也未幾二子睡熟夫尙對客談是婦急敲姑房之門大言不好不好夫與客聞聲奔往伊姑亦出見婦手持刀已將喉間刺三刀喉將斷食物如將漏出血淋漓滿衣襟扶榻上延醫治之喉已完好問婦何若此婦曰余之思想生不如死非有害我也如是者月餘婦心略轉防亦稍疏至仲冬夜間鐘敲五下婦驟起夫問何事婦曰余髮蓬蓬不理將如鬼夫知其髮不理已數日亦信之婦走至他房衣服盡脫維剩寢衣將煤油遍燒身上而火之也是時天亦明鄰人起見伊家烟罩上下以爲火急呼救火撞門入其夫其姑始知有異共尋之而是婦遍身皆火烟霧充盈尙直立不倒共救之則已不及其所脫之衣存在別室

室女胡氏甚慧清潔異常從兄讀過目成誦父母鍾愛之年二八紅潮甫至女吃一驚潮遂止腹痛甚延醫治之經已行矣爲之擇偶上下不相宜越數月患頭痛咳嗽風邪傷衛服藥已除忽一日自言自語暗中對人詭笑每至夜半若吃湯飲母問之則曰服某醫生藥吾甚喜母曰某醫生人不至何爲服伊藥女默然母無如何延某醫至呼女診之女即曰先生恒在吾側吾屢服先生藥疾已痊今不必診也吾曾與先生言有美味之可悅吾者吾甚愛之昨夜之味尙不甚美先生爲我易之某醫知其異且應且診六脈浮部弦沉部兼澀乍大乍小近鬼脈其母曰昨日我女易裡衣衣中有羊毛無數不知何故察其病因必從腦力不足心神不安而來爲之立安心養神補腦之法服數十劑而自言自語如故夜則神清日則低頭喪氣不欲近人又越數月衣間之毛愈多於前形消骨立氣息奄奄與之藥則曰余已服某醫生藥此外不必服也至死之日已

讀之書尚能記憶沒後已殯柩內尚作羊鳴云

(問遺精五年一旦霍然　餘姚康維恂樊忱氏)

敝友舍我因患夢遺漏求良方樊與舍我交情契厚故去年向紹興醫藥學報徵求治法(載第九卷第五號問一百十五)辱荷周鎮君惠答丸方刊登報端又蒙張君汝偉婆心仁術函賜湯方詎敝友舍我素不喜滋補均未試服張周二君一番熱忱等諸泡影樊雖不敏殊深耿耿嗣得徐翁守愚來函並附下治夢遺方一紙其來函云頃聞令友舍我遺精甚劇余年壯時亦病此症日常服藥終歸罔效後應試過越城就請丁一山先生診治初服渠方不見動靜服至十餘劑漏卮頓塞刻照原方抄奉至望轉請令友照方煎服又云丁一山先生係前清越城儒醫經驗宏富頗負盛名此方余既親身歷驗且轉輾治愈者亦復不少務請叮嚀令友放心服之(下略)樊閱其方案詞鋒犀利出出過人迥異尋常醫案堪當一則醫箴其處方也雖寥寥數味洵左宜右有遂交敝友試服一二劑詎毫無效驗後間日服一劑藥味分兩略減錢許服到十劑夢遺遂無元氣漸復去秋至今未見一洩謂非丁先生之驗方曷克奏此奇效想越地山川秀麗明醫濟濟如丁一山先生者殆亦明醫之流歟樊忱才疏識稀不知丁氏此方可否立名專治夢遺茲將原方謹列於後叩請諸大名家評定俾不致膠柱鼓瑟鄙人幸甚社會幸甚

附丁一山先生治遺精方原案

遺精者必腰背作痛何也腰背腎之腑即督脈也而遺精一症有葉天士指南一書書具此門醫者效之千年雷同百不一生也要知遺精俗名脫陽夫陽而曰脫是陽之虛也而非陰之虧矣何世之醫者竟以生地阿膠牡蠣必需之藥故病輕者變重重者變危皆庸醫殺之也

別直參三錢　淡附子三錢　茯苓二錢　淡乾姜二錢　澤瀉三錢　服念帖　此方智者見之以爲智愚者見之以爲愚

治療顧問

(問孕婦足疾治法　劉煥章)

敬啓者　茲有敝同人丁學賢之妻　年在三十歲　身體不甚弱　惟每懷孕六七月後　其右大腿則現青筋　目下又有孕七個月之久　其右腿之黑筋　日多一日　漸漸至足下　有時右腿似乎麻木不得力　不知因受何種胎氣　以致如此耳　現黑色筋而且行走不得力也　是否因血所致　均不得良法調治　伏祈高明指示　應用何種良藥除根　以期臨產時　免出他症　所有費神　另行鳴謝可也

(問胸部跳動治法　梁溪吳踐忱)

逕敬者　鄙人年逾弱冠　身體素弱　於民國初年　覺胸部左側跳動有聲　日間如若無事　臥床則振動異常　嗣後記事善忘　自以爲心跳症無疑　詎意服藥數劑　鮮獲效果

後亦不加審治　迄今未嘗稍異　惟遇有大刺激之事　及患小恙　輒覺其聲稍大而急促　竊思纏綿日久　終非良計　故特具函奉懇　貴社登入星刊　并祈　諸大方家詳爲研究　酌賜良方　如獲奏效　則感戴靡涯矣

◎答越鐸報社問痙症治法　裘吉生

據函詢症候　係一種流行急性脊髓炎　吾國舊說所謂伏氣溫症　古書有冬不藏精　春必病溫的話　就是指這個病原　因一個人體質先虧　病氣伏於督系　春令再感氣候的不和　一觸即發　一發即內伏的病氣　如燄而爆　故一日間就有痙攣神昏不語等急候　現在這個症候　各處皆有　前年春季上海也發過一次

我們的治療上經驗　不拘初起或延半日一天　都用清解熱毒佐鎭痙熄風的方法　如犀角地黃湯加紫雪　均能獲效　即使延遲已危　能用前法重劑　亦得挽救一二　至婦女較多　因婦女本患肝熱的　同氣相求　自然容易受病　再近來且多夾食的　所以診治的時候　也要顧到

◎答沈耕莘君問目疾治法　紹興胡明齋

據云尊駕素患目疾　舊春復發又愈　多看書　目必紅　此乃肝腎爲病　陰精虧乏　每用眼力　而虛火上炎故也　迨後秋間　左眼白上忽蒙白翳　漸侵眼黑　蓋因血虛氣亦虛　營衛遞相爲病　合觀前問有遺精之疾　更足證明其先天不足　氣血虧損之故　夫有形之血　必生於無形之氣　無形之氣　更賴有形之血　輾轉相生　遞相爲用　今遺精既竭其肝腎之陰　安得復生其肺部之氣　是以眼病竟現前象　此即不塵子所謂垂簾障者　頗相似也　治法當大補其陰　佐以去翳之藥　俾水足自能制火　而陰陽相生　更兼內服外添　日久諒必有效　然否請酌之

服藥方

西洋參八分　大熟地六錢　敗龜板四錢　肥知母二錢鹽水炒　川黃柏一錢　黑芝蔴四錢　冬桑葉錢半　兎絲餅三錢　密蒙花錢半

添藥方

老港濂珠粉二分　琥珀粉二分　瑪瑙粉二分　製甘石四分　淡硇砂五厘　頭梅冰八厘

更正　前期沈君原問中素有目疾之有字係無字之誤

◎問潰瘍治法　楊燧熙

陳姓幼孩　患外瘍數處　年深日久　無力醫治　內中結有多骨　用亞砒酸少許(此毒質藥)和玉紅膏塗布　每日二次　雖得多骨外出　而頰車拘急　口張不大　未愈　加之左目小眥　時腫時消　腫則頻流黃水　苔薄白　脈沉數　徵求各道長賜特效良方　不勝盼望之至

調查事件

◎溫州醫士一覽表（續）　薛立夫

姓名	通訊處
陳惕夫	浙江溫州大洲橋下
鄭平州	浙江溫州道前街井井藥房內
張鴻昇	浙江溫州東門外陡門頭東成南貨店內
王俊卿	浙江溫州簀婦橋六屬圖書館內主任
王文彬	浙江溫州道前街中和醫院內
諸葛次石	浙江溫州五馬街
金耀庭	浙江溫州馬曹頭
吳賚生	浙江溫州百里（完）

廣告

◎楊燧熙徵求戒色著作

世風不古道德淪胥青年子弟因色而殞其身不知凡幾鄙人有鑒於斯現擬編輯專載戒色之著述名曰色門棒喝刷印分送以作暮鼓昏鐘　海內諸公如有宏論巨著詩詞歌賦以及古聖今賢之至語格言長篇短什凡足發沉湎漁色之猛省青年子弟之棒喝者一概

歡迎來稿一經刊入本書出版當即郵贈寄稿時務乞詳註通訊處以便通訊但不合之稿恕不檢還收稿日期至陰歷二月底爲止稿寄浙江餘姚眼科醫生康維恂收可也

◎楊燧熙應接通函治病規則

鄙人研究中西醫學三十餘年略有心得由裘吉生君於報端創設問答一欄而外埠遞函來問病者日多一日投方必效其不效者因來函未得將病由病狀一一述明故答復診斷上間有缺乏今特具規則照此來函方得良好完全之目的既往症有無現症何因或勞悴饑飽失常房幃過度嗜酒嗜烟口腹偏好心境勞逸身體安閒苦楚肥瘦及憂愁喜怒悲恐驚七情中傷於何情及六淫者病有幾日所服何藥是何分量現症種種苦色二便之色脈象︵前師云︶一一聲明信內附郵票一元一角卽有正確之療法奉上來信用單掛號爲妥並註明通信處空信問病概不答復倫苦學中人減收半價然必蓋有貴處敎育會圖記爲憑　通信處鎭江城內中西醫館楊燧熙收

◎中國診斷學實用出版預告

是書有四大特色（一）全書體例即通用之診斷式照此議病勝於喻西昌之舊式遠矣（二）凡內科外科婦科花柳病等閱此可得各科病症診斷之大要（三）按書實習立可應用雖非醫生亦可識症（四）以最新學說發明中國至理無糉糊影響之談無向壁虛造之語凡六易草稿至今歲方竣內容分五章五十四節共一萬餘言書已脫稿特此公佈　庚申春江左益人醫社披露

◎時益人醫士通信治療

通函問症者公鑒辱荷不棄俯詢病症治法鄙日每逢星期日答復一次而數日間來函必積壓數十封之多其中叙明症候者固有而語句未明者亦復不少是以礙難懸擬殊抱耿耿今特籌備一折衷之辦法披露於左望卽循行以便研究

（一）凡內科婦科產科兒科痘瘆科外科皮膚科花柳科眼科喉科等鄙人皆識門徑如荷函詢自必竭誠報命也

（二）凡蒙函詢宜將患者病症情形︵如肺病或胃病等類︶略言一二則敝處自有本科正式之診斷書寄奉問者宜將診斷書內各條下一一說明郵寄江蘇十二圩交鄙人手收即有正當之療法適宜之衛生奉上︵本科正式之診斷書函索即得惟信內須附擬稿費郵票十分寄費三分空函不復︶

（三）本規則自公布日實行凡函詢諸君如不照此辦法者概不發生效力原件檢還幸勿見怪謹此通告聲明祈各觸注意

益人醫社通告

▲中華郵政局特准掛號認爲新聞紙類▼

中華民國九年三月廿一日出版

紹興醫藥學報星期增刊

總發行所浙江紹興城中北海橋

第十二號

今日計二張

本刊分發行
各省各大書坊

本刊價例

每星期一張或數張計大洋一分預定全年五十期計大洋四角如寄送加每期郵費大洋五厘十份以上另議郵滙不通之處郵票作洋九五計算凡公共機關報資均收半價

本刊廣告例

百字起碼每期大洋三角連登一月八折連登一年五折不上百字照百字算二號字及木刻鑄版地位以字數核算封面加倍刊資亦須先惠長登大幅得以另行訂立特約

啓事

◎向本社問病不費分文的

凡函向本社問病者請將詳細病狀寫明寄到「紹興城中醫藥學報社」收當即登入本刊徵求四方名家或由本社答告治法仍載本刊概不取資各處醫家自定個人收資規則與本社無涉

紹興醫藥學報社啓

◎請先看這一條

本社因月報中限於篇幅凡病家問症徵方者日多特發行增刊俾不佔月報中他欄地位病家又能早日治療至同道研究學術質疑問難原亦在月報問答門登載今亦移於星期增刊此外如關於已病者之看護未病者之衛生及其他古今靈效之單方各地醫生之驗案可以灌輸一般社會之通俗醫藥常識者備載無遺醫家讀之不啻得臨證之指南病家讀之無異聚醫師爲顧問未病者尤得豫貯醫藥常識以講衛生所費不過每日一文錢其獲益較保壽險爲實是耳本社非敢自誇閱者自能賞鑑

本社敬啓

◎招請代派

本刊凡向來代派月報各處均一樣代派因尚須擴充以期普及所以再欲招添各地代派如有承認者請即函知以便奉訂

本社敬啓

特別廣告

◎神效凍瘡膏　嘉善葉勁秋發明

諸君要曉得人體上最不快活的莫如病　病雖有輕重　然總是侵犯我們身體上的自由　凍瘃一症　乃最輕的病　每到冬天　常常有的　且人人忽視他　然而當痛癢難熬的時候　竟有說不盡的痛苦　各種方藥見效又少　現在有一種膏藥　專門醫治這個毛病　因爲效驗如神　所以就叫神效凍瘡膏　無論凍瘡巳破未破　都可施治　屢試屢驗　百無一失　且不延時日　立刻見功　有凍瘡的人就可試驗一下　到底有神效沒有！

（用法）用紙一方（不論何紙要照瘡口的大小）將膏藥薄薄糊上　蓋上瘡上　另用布包好　一二日一換　可以收疤脫痂

（注意）這藥不論凍瘡破與不破都可用的　未破的　立可消腫　巳破的　就可生肌　巳結痂的就可脫蓋　祗有瘡巳熟內巳有膿　還不破潰的　這藥不能用　因這藥沒有化膿的功

（兼治）這藥也可兼治皮膚燥裂　能使回復潤澤　只要搽擦患處就可　每盒小洋二角

紹興北海橋紹興醫藥學報社寄售

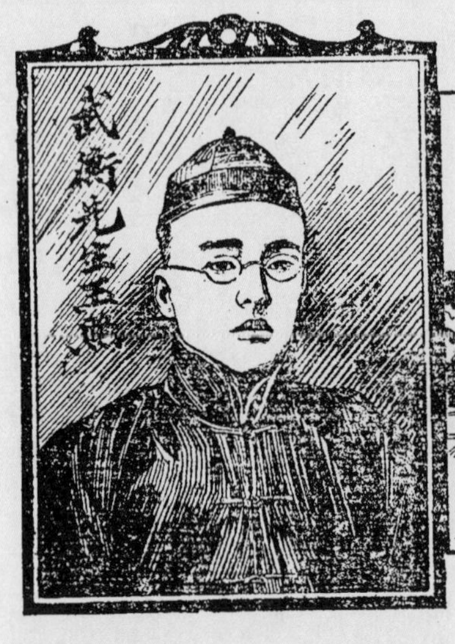

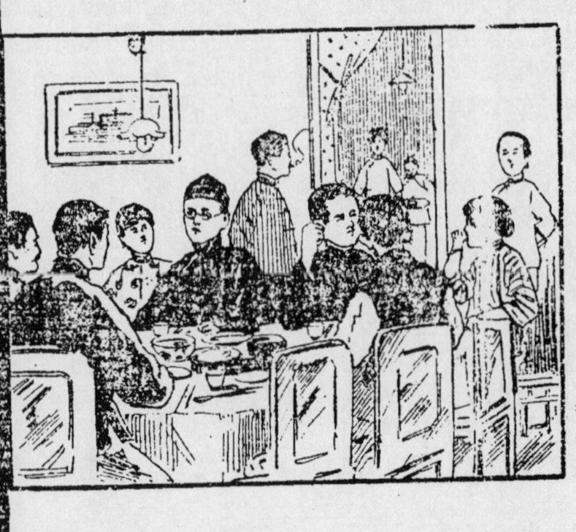

恩同再造

乃是由韋廉士大醫生紅色補丸之奇功請觀武衛先生自述云

少年無知往往應酬太多不知自愛深夜操勞以致身體衰殘即如武衛先生之經歷請觀以下證書所刊奉天省小北門福泉海燒鍋武衛先生來書云鄙人年三十三歲原籍山西省徐溝城內東門裏居住今在奉天開設福泉海燒鍋爲業鄙人由民國四年冬月之間因年幼無知屢被惡友引誘宿花眠柳無一不爲以致身體虛弱諸症承虛而入由此起見屢有咳嗽嘔吐白痰喉嚨作乾直至轉春自覺週身無力骨節發酸每日咳嗽痰中帶血色微紅非鮮紅也鄙人請醫調護據云係勞傷之症必須速治遲則恐變不救於是日日診治直至民國五年九月間日服之劑不計其數非但不見其效反而發生新症晝夜不能合目每有安睡之時其精自流成爲精門不閉之大患矣如是者一個月之久飲食難進而色發白身體枯瘦實不堪入目矣自起病至今共有一年之久總而言之命不該絕默默有救適遇敝友孔孟洲先生探視孔君自言伊之堂弟自幼亦患童子癆咳嗽吐血精門不閉之症曾由韋廉士大醫生紅色補丸得獲全愈鄙人聞之先買二瓶試服之下稍覺食量加增續服半打諸病均減十之四五矣耐心續服直至十分全愈因思一載沉疴一日盡除此非韋廉士大醫生紅色補丸恩同再造而何肅此寸楮以鳴謝忱　韋廉士生大醫生紅色補丸俱有補血健腦之奇効滋補臟腑各部故可療治千萬之患腦筋衰殘　少年斲傷　血薄氣衰　胃不消化　瘋濕骨痛臀尻酸楚　筋系疼痛　半身癱瘓以及皮膚諸恙且亦係天下馳名婦科各症之聖藥凡經售西藥者均有出售或直向上海四川路九十六號韋廉士醫生藥局函購每一瓶英洋一元五角每六瓶英洋八元郵力在內

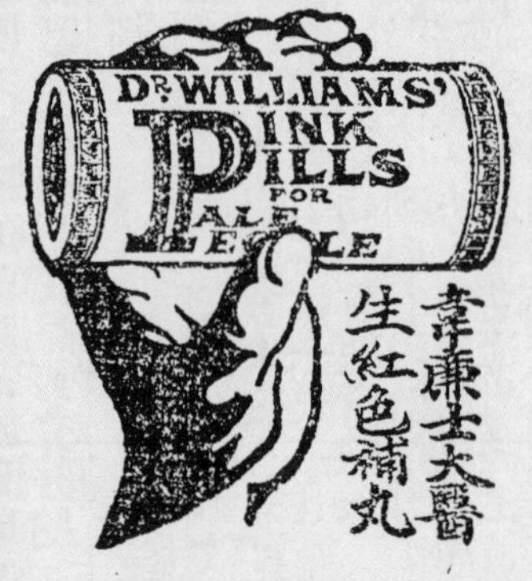

韋廉士大醫生紅色補丸

小言

有兒女種痘的看看

紹興　裘吉生

養兒女的　在兒女身上　一世裡祇有一次兩次的化用　其化用又不過二角三角的小費　其關係　大則眞有生死的分別　小則亦有一生健康同疾病的相差　這個費　我想不論大家小戶　都是一樣願意化的　且化得這筆費　購得的事件　自然可由我選擇了　照此講來　所以官廳對於勸種牛痘　不在廣設施種局　宜規定各地種牛痘的醫局或醫生　寧使薄收苗資　對於臨種的手續　如檢查小兒有無他病　施苗的一部分皮膚消毒　用過器械消毒　最要緊　選擇苗漿　不特人苗不能用的　卽使牛苗　也要新鮮　如已過若干日　與藏的地方若干溫度　就不能用　因現在各省各鄉借慈善爲名　施種牛痘的狠多　有兒女的不患沒處種痘　祇患沒有完善種痘的　我因爲聽得各處善堂　附設施種牛痘　做紳董的用多少洋錙　向種牛痘的醫生包定一年　來種的一百或一千不管　做醫生的祇要拿得這筆洋錙　猶如買賣家要防折本　所以用的苗只得賤貨　有時將往種過小孩的痘漿　刮破取用　傳染他病　都是這樣來的　至於種痘器械　這個用過　那個身上又去再用　若要消毒　他就不夠本了　又還有不開通的地方　仍就有種鼻苗的醫生　到處上門抖種　眞眞亂七糟八　兒戲人命

◎割股療親

史介生

從前孔夫子的弟子　叫做曾子　事親狠孝　且謂人的身體　受於父母　雖髮膚不可毀傷　以後寄有一種孝子　逢父母病重的時候　就將割股上的肉　煎在藥內　倘病人知道藥內有股肉的味　此病就不能全愈　不知道藥內有股肉的味　病症雖重　性命倘屬不妨　夫股肉的味　豈可試父母的性命　不果爲子女的人表其孝親的意思　倘病人服藥的時候　知其子女割股的事情　則心憂其子女的痛　且憂己病的重　又添一層憂悶　其病雖輕　也要變重　其病旣重　反防殞命　並非以股肉的味　試病的輕重　不果表其孝心而已　望世上事親狠孝的人　切勿用割股反增父母的憂　這種愚孝的惡劇

衛生談

◎沐浴

張德馨

清潔身體　是衛生最要的法子　沐浴是潔清身體最要的一種　因爲人的皮膚外面　常積有變老的鱗片(同樹皮脫落鱗片一樣)油質汗質　還有外來的灰塵　倘不洗凈　最易發臭　塞住汗管　不能發汗　裡面臟腑　就要受病　至於洗浴法子　熱天每日一次　冷天七日一次　必不可少　必在飯後過二點鐘的時候

否則胃中食物　難於消化至於用水的冷熱　雖然各從地方的習慣　然冷水浴　體弱的人　必不相宜　又用極熱的水　實容易傷風　因冷水有堅結皮膚抵禦風寒的功效　大約洗面用冷水　洗浴用溫水　洗後必用毛巾細細擦乾　這個法子　決然是妥當的

◎家庭衛生（續第十一號）　沈愼齋

至口腔及手指　亦宜清潔　每食後必須漱口　且以牙刷刷去牙垢　以免齲齒及牙痛之患　因牙垢叢積　能發育微生物　浸入胃內以致疾　且使齒外之琺瑯質被蝕　因而破損缺碎　釀成齒患　以致咀嚼不能如意　害胃內之消化　指甲之內易爲皮屑及食物之油垢等所積聚　亦能發育微生物　誤入口內　故須時時刷淨之

（二）衣服

衣服所以庇護身體　調節寒暑　其重要次於食物　故亦當注意也

（一）衣服之形式及品質　衣服過於寬博　不便於操作　近時乃尚狹窄　實爲矯枉過正之弊　因狹窄之衣服　緊包身體　妨血液之流通　礙肢體之運動　其害較過於寬博者尤甚也　他如衣領過小　則阻礙呼吸　鞋襪過緊　則擦傷皮膚　壓迫血管　皆於衛生不合　（未完）

學術研究

◎答湯雨霖君問大蒜輕粉治愈牙痛之理　宜春黃國材

牙痛病名甚多難於詳述此牙痛大抵係齒齦發炎其症狀必齒齦部及齒根周圍紅腫紅腫即是鬱血之結果齒既鬱血壓迫神經焉得不痛用此二藥敷於手脈之上即可止痛者蓋因大蒜輕粉善能吊炎卽所以引血歸手減輕齒部之鬱血也不特此二藥爲然凡敷以吊炎之藥皆有效果所謂左痛敷右右痛敷左者以腦部神經出發皆左右互相繞轉也但此法若齒部無腫脹等症者用之多無效

◎答湯雨霖君問怪蛋之理　前人

蛋內發見一小蛋者因蛋未成形之先蛋之種子爲他蛋種子所包入而後成此重蛋慣見變黃之蛋一蛋內容二黃以之伏雛其雛二首多難成長昔報載一女子檢查確實未與男合突懷妊娠當經醫學博士研究謂該女當其母受孕時除精虫卵子成胎外另有精虫雜入及該女成形黏着其子宮內未嘗發育迨該女笄時子宮富養育料而卵子遂發育而成孕此蛋內之蛋其理大抵相同質諸高明然耶否耶

◎問時症　嵊縣　竹止熙

歙縣近日時症大發迫不及待實爲危急此症初起微熱頭痛他無所苦自朝至暮頭痛漸加越數時痛不可當人遂發狂手足亂舞猛而有力神昏譫語又越數時口噤不能言六脈微數而弦四肢牽引並非角弓反張舌色或黃或微白尖紅隨人而異熙以爲風溫外受肝風內擾風與風同氣相感遂覺上逆不

息故頭痛之外無他症也有一小兒十餘歲頭痛已半日尙未神昏方用連翹象貝乾荷葉鈎藤細生地薄荷牛蒡子黑元參服二劑而愈幸此人近在本村頭痛即醫內風外風尙未合并愈亦甚易及至神昏發狂手足牽引用前藥不應繼用羚羊角鮮菖蒲鮮生地黑元參連翹鈎藤鬱金石膏有痰加竹瀝薑汁如此者數人有即死者有不死而似無效者犯此者皆十齡左右爲多壯年老人亦間有之請問此症急疫歟時疫歟熙所謂風溫歟抑西醫所謂腦膜炎歟熙思若不速防恐滋蔓難圖請明醫大家速指病名速定治法爲世活人社會受福諸君諸君切勿秘而不宣急登報端指示也則幸甚

再敝縣風俗病人初起之日不以爲意疾加劇必先求神問卜劇甚始求醫調治醫亦束手是症初時不過頭痛厥後愈痛愈甚醫者雖欲用犀角羚羊價太昂貴貧者生畏思欲求代別無良法請諸君其明以教我

治療顧問

◎再問骨槽風治法　劉焌章

展讀增刊內　登有李程九王肖舫二位老先生答復　鄙人治骨槽之良方兩段　頗合病理　令人莫名欽感　但鄙之症　於八月間已經完全收口全愈　惟瘡口略塌一坑　約三分深　究不知將來能以平長與左腮齊否　現下雖然全愈　猶恐愈急愈怒反復　目下嚴守獨宿　素食寡慾　以防此瘡反復耳　鄙人素日遇事心急　喜於勞累多動　迄今已經六七年來　外腎寒涼　屢服地黃丸并地黃膏　仍未除根　近三二月來　更覺發涼　伏思必因腎精虧損　并往往夜間睡不實在　必因心腎不交　其肝經亦必有病也敬祈分神　將鄙人之腎寒不痳　心經往往驚怯　脾胃不甚壯　而大便亦時常乾燥　常常飲川軍片　每一大便干燥兩腮則覺有火　其舊瘡處亦微酸疼　一一刊登伏乞諸位有道老先生　賞示良方　以便遵法調治　俾得早日全愈　敢不報答　高情乎

貴社刊登鄙人之右腮瘡症　辱蒙李君程九答復　刊入星期增刊內　所診斷之病理　頗屬相符　令人莫名欽佩　鄙人前忙申煩人代筆　致貴社一函　并洋一元五角　訂閱星期增刊兩份　該函內因忽忙之際　未得詳陳　鄙人之右腮　又於古曆十二月三十日夜間　又復犯腫　迄今三日　現已潰破出膿一小酒杯　後代流黃水及毒水　當即購陽和湯四劑　自製推車散一錢　今日正在內服陽和湯　外上推車散一二日　再配赤霜散一試　詳查此症　每一腫起脹疼難忍　而瘡稍現紅活　惟有腐肉塞於瘡口　毒根太深　其毒根不易出淨　至內中有無腐骨　均不得知　伏思此根必隱匿於頰車穴間　每一腫起牙關發緊　不能張口

而四肢發冷　勢若癱瘓　一經破後即可見汗　伏思此症必陰疸也　肅此仍請分心　將此情形轉達　李程九老先生　重爲一斷　并賞給良方　俾得早日愈全則感大德無涯矣　叩懇敬頌道安　　愚弟名正肅

◎答金陵范琦問父咳症　鎭江劉吉人

令尊之咳症　病根在秋燥化熱　見痰治痰　此庸手也　十餘不愈　皆有此弊　朝食咳甚　實熱當清　臨臥則甚者當潤　早晨可煑熟梨一枚食之　粥飯鍋內豆漿鍋內皆可乘熱緩緩食之　晚間用黑木耳十文同猪肉煨白鯗湯泡飯吃　勿食粥食　粥生痰最忌　猪腰子海參湯可常煨食湯可治脫肛病咳嗽症　咳甚則脫　肺移熱於大腸也　如有效總在半月之後　如不效　請將年齡職業舌脈示明　寄鎭江城內寶塔巷底　朝北大門內　劉吉人收　回信寄何處　以便直接通函　最爲捷徑

◎問專治暈船平安藥　紹興張仲禮

謹啓者　鄙人自幼患暈船之症　一至船中　嘔吐大作　頭暈眼花　不能自主　甚至乘吐蛔蟲　長途旅行　身體困倦　竟若病者　頗形不便　偶或乘轎及車亦然　雖經多方調治　終鮮效果　竊思海內不乏高明之士　故將病狀列左　尚乞　惠賜良方　俾可試服　則終身感戴於無涯矣

醫事閒話

◎車家弄喉科的內幕　天舟

前星期陳守眞君一翻話　說車家弄喉科的腐敗　眞眞是實情實理　沒有一句假話　我看這種文字　眞是醫家的棒喝　病家的警鐸　到動了心　就不怕獻醜　弄一弄筆墨　話話車家喉科所以發達的近因　使病家益加有所警悟了　別的不說　單聽那撐船的口頭　莫不講車家弄喉科的神妙　活靈活現　個個眉飛色舞　你思這是什麼原故　因爲車家弄的喉科　父傳到子　子傳到孫　到了如今　弄得半知不解　掛了招牌　就想吃飯　你要吃飯　我也要吃飯　於是想個極秘的法門　法門是什麼呢　就將醫喉病的看資　與撐船頭腦對半均分起來　病家的撐船因有錢可得　何樂不爲　就你也到車家弄　我也到車家弄　瞎七瞎八的人　一有喉病　都到車家弄去了　尋常家裡的人　平時到頗有主見　一到有病的時光　便如亂鑽的魚一般　你說你好　我說我好　一聽人家說好　就不顧什麼　便一心依從了　還有什麼心思想他呢　到了那時撐船的主權　還比坐船的病家更大　車家弄有了這秘訣所以到現在的生意　仍就勿衰　先前的時候　天舟住宅的傍邊　有位瞎先生　他算命排八字話是極準的　後來死過　到了六七年來　算命的人仍就不息　有一位蹩脚的瞎子　也

在這裡　掛了招牌來做瞎生意　大賺銅錢　不曉得的人　都企慕虛名　被他騙過　其實今昔的瞎子已不同了　算命是迷信的事　在病家可說是絕無關係的　可以不必多話　講到串家弄的一般喉科瞎先生　設了鬼策　賺了銅錢　再把人命來作兒戲　我到心裡有點難過呢

◎今日之扁鵲　守真

論衡有云　「微病恒醫皆巧　篤劇扁鵲乃良」　恒醫　則謂尋常之醫也　扁鵲　則春秋時之名醫　姓秦　名越人　少遇長桑君　傳之以禁方　因以醫名世　其技之神效　數見於史記　宜乎其名之爲後世所傳誦者焉　惜乎今日之世上　扁鵲無第二化身　而恒醫實比比然焉　雖有自號扁鵲之流　然其索資之昂　又爲貧民之所不敢問津　致篤劇者　亦皆恒醫治之　故欲其奏效也難矣　然彼自號今日之扁鵲者　究能治篤劇否耶　曰否　今日之扁鵲　治篤劇時　當看病家之命運何如耳

近聞

◎新創醫社

儀徵時逸人　熱心醫學　近日在鄉組織江左益人醫社　擬定簡章（載三月份本社本報月刊）　籌集經費基本金　發行書報

◎官廳對於勸種牛痘的辦法

日前浙江會稽道尹訓令各屬　查明有無施種牛痘局　如沒有　即責成地方官轉勸士紳　廣爲分設　如經費不敷　當由公益項下撥助（公文載四號月刊）云

◎紹興醫會預備大會

紹興醫藥會　前日在事務所　開職員會　向評議會中提出召集大會的預備　並請決定日期

專著

◎種痘淺說　江陰承夢琴

緒言

醫之爲術　人之生命繫之　稍一不愼　遂至弗起　不啻値人而剚刃其胸也　曰內科　曰外科　曰婦科　曰幼科　無非保救吾人生命之學　然一歲之中　人之死於病者十三四　而死於醫者十五六　何以故　蓋緣業醫者流　不視爲保命之重　率引爲餬口之資　朝懸壺　暮囊金　沽酒市脯　讙笑自得　一遇邀請　貿然施方　輒置國民生命於不顧　甚矣　醫術之可危　而戕生之可憫已　予家先世業醫　兼種苗痘　審愼周詳　以人生命爲至重　救護良多　僕深愧學淺　無以承先　特慨夫孩提之童　國脉之所寄　將來爲聖賢　爲豪傑　豐功偉烈　未可限量　不可不加意以維護之　而孩童之必經者　爲種痘則尤不可不謹愼　將事　出以學識　運以經驗　以祛其病毒　而植其康强　萬不可蠢然

若家揎臂而起操刀　以割注以敗漿索以敝布　遂靦然自號於人曰　我能是　我善是也　惟自知其不足　故不敢出　以輕心而勤加研求　茲略述所見　以與世之育兒者　共商榷之　積學之士　幸勿鄙其淺陋　進而教之　俾得免於戕生之危　此則僕之所厚望也（未完）

廣告

◎劉吉人問方答覆例

醫報增刊星期報原爲便利病人起見若定報定例過大恐無力者裹足不前爰特定廉價以廣招來而仰體吉生君增刊星期報之至意問病求方者但將舌象色脈症寫明前方抄錄數紙藥後變附敘述明白或三分郵花或六分郵花寄鎭江城內寶塔巷底朝北大門劉吉人醫士收回信寫寄交某處某人收限日以定緩急服後如何仍望來函示知以便研究進步如欲多通信只須郵花三分者四個足矣

◎康變忱徵求戒色著作

世風不古道德淪胥青年子弟因色而殞其身不知凡幾鄙人有鑒於斯現擬編輯專載戒色之著述名曰色門棒喝刷印分送以作暮鼓晨鐘海內諸公如有宏論巨著詩詞歌賦以及古聖今賢之至語格言長篇短什凡足發沉湎漁色之猛省青年子弟之棒喝者一概歡迎來稿一經刋入本書出版當即郵贈寄稿時務乞詳註通訊處以便通訊但不合之稿恕不檢還收稿日期至陰歷二月底爲止稿寄浙江餘姚眼科醫生康維恂收可也

◎楊燧熙應接通函治病規則

鄙人研究中西醫學三十餘年略有心得由裘吉生君於報端創設一問答欄而外埠逦函來問病者日多一日投方必效其不效者因來函未得將病由病狀一一述明故答復診斷上開有缺乏今特具規則照此來函方得良好完全之目的既往症有無現症何因或勞悴饑飽失常房幃過度嗜酒嗜烟口腹偏好心境勞逸身體安閒苦楚肥瘦及憂愁喜怒悲恐驚七情中傷於何情及六淫者病有幾日所服何藥是何分量現症種種苔色二便之色脈象︵前師云︶一一聲明信內附郵票一元一角卽有正確之療法奉上來信用單掛號爲妥並註明通信處空信問病概不答復倘苦學中人減收半價然必蓋有貴處教育會圖記爲憑　通信處鎭江城內中西醫館楊燧熙收

可識症（四）以最新學說發明中國至理無糉糊影響之談無向壁虛造之語凡六易草稿至今歲方竣內容分五章五十四節共一萬餘言書已脫稿特此公佈

庚申春江左益人醫社披露

◎無敵牌牙粉與冬令之關係

喉痛！冬日燥火極重　胃火易旺
每致先發口臭　繼發牙痛　終則咽
喉各病　亦隨之而發　若每早用無
敵牌牙粉　擦牙漱口　可免此患
因此粉係鹽精製成　並有硼酸薄荷
在內　故有清火之功　敷蜜！冬日
敷蜜　每覺面上額際　發現一層油
光　若於敷蜜之後　再撲以粉　則
粉必浮起　殊不雅觀　宜於鹽面之
際　用無敵牌牙粉擦面　則油光盡
去　然後數蜜　可免上述之弊　其
餘的功用狠多　刋在牙粉的袋面
此項牙粉之材料　完全本社自製
並不取材異地　故蒙社會信用歡迎
　行銷已偏全國　眞可稱國貨牙粉
的老前輩了　而且售價極廉　每袋
祇售洋二分　愛用者請向就近各廣
貨店及雜貨鋪購買可也
紹興教育舘內家庭工業支
社謹告　電話第十一號

◎書報出版預告

十卷一號月報早已發行未訂者請速
益人堂醫學叢書第一集三月內出版
紓溪十五種之一外候答問二月出版
月報大增刊第六改價五角二月出版
國醫百家第六種幼科金鑒評卽出版
紹興醫藥學報社啓

▲中華郵政局特准掛號認爲新聞紙類▼

中華民國九年三月廿八日出版

紹興醫藥學報星期增刊

總發行所浙江紹興城中北海橋

第十三號　今日計二張

本刊分發行　各省各大書坊

本刊價例

每星期一張或數張計大洋一分預定全年五十期計大洋四角如寄送加一每期郵費大洋五厘十份以上另議郵滙不通之處郵票作洋九五計算凡公共機關報資均收半價

本刊廣告例

百字起碼每期大洋三角連登一月八折連登一年五折不上百字照百字遞算二號字及木刻鑄版地位以字數核算封面加倍刊資亦須先惠長登大幅得以另行訂立特約

啓事

◎向本社問病不費分文的

凡函向本社問病者請將詳細病狀寫明寄到「紹興城中醫藥學報社」收當即登入本刊徵求四方名家或由本社答告治法仍載本刊概不取資各處醫家自定個人收資規則與本社無涉

紹興醫藥學報社啓

◎請先看這一條

本社因月報中限於篇幅凡病家問症徵方者日多特發行增刊俾不佔月報中他欄地位病家又能早日治療至同道研究學術質疑問難原亦在月報問答門登載今亦移於星期增刊此外如關於已病者之看護未病者之衛生及其他古今靈效之單方各地醫生之驗案可以灌輸一般社會之通俗醫藥常識者備載無遺醫家讀之不啻得臨證之指南病家讀之無異聚醫師爲顧問未病者尤得豫貯醫藥常識以講衛生所費不過每日一文錢其獲益較保壽險爲實是耳本社非敢自誇閱者自能賞鑑

本社敬啓

◎招請代派

本刊凡向來代派月報各處均一樣代派因尚須擴充以期普及所以再欲招添各地代派如有承認者請即函知以便奉訂

本社敬啓

特別廣告

◎神效凍瘡膏　嘉善葉勁秋發明

諸君要曉得人體上最不快活的莫如病　病雖有輕重　然總是侵犯我們身體上的自由　凍瘡一症　乃最輕的病　每到冬天　常常有的　且人人忽視他　然而當痛癢難嗽的時候竟有說不盡的痛苦　各種方藥見效又少　現在有一種膏藥　專門醫治這個毛病　因爲效驗如神　所以就叫神效凍瘡膏　無論凍瘡已破未破　都可施治　屢試屢驗　百無一失　且不延時日　立刻見功　有凍瘡的人就可試驗一下　到底有神效沒有！

（用法）用紙一方（不論何紙要照瘡口的大小）將膏藥薄薄糊上蓋上瘡上　另用布包好　一二日一換　可以收疤脫痂

（注意）這藥不論凍瘡破與不破都可用的　未破的　立可消腫已破的　就可生肌　已結痂的就可脫蓋　祇有瘡已熟　內已有膿　還不破潰的　這藥不能用因這藥沒有化膿的功

（兼治）這藥也可兼治皮膚燥裂能使回復潤澤　只要搽擦患處就可　每盒小洋二角

紹興北海橋紹興醫藥學報社寄售

◎招登廣告

本刊隨月報而發行月報銷行遍及全國又達南洋各島台灣日本等處爲閱者所知然不看月報之各地諸君預先訂閱本刊者已絡繹不絕本刊之銷行自更倍於月報其廣告之效力較勝可不待言矣況取價又廉至閱者對於本社之月報及本刊必人人欲彙訂成册保存以備研究則廣告之效期不卜可知凡有關於醫藥事業欲謀發展者請函本社可也　本社敬啓

◎義務

各地閱報社圖書館學校醫會衞生社等公團如訂閱本刊均收半價郵費照算惟訂閱函中須蓋有圖章爲憑否則無效並各以一份爲限　本社敬啓

◎周小農醫士通函論症規則

外埠欲詢內症雜病婦科經產等一切疑難奇症商治方者可檢齊舊方載明男女年歲職業貴賤禀賦肥瘦受病何因年月神情面色脈象舌苔飲食二便襟懷勞逸喜惡寒熱有無悲怒憂思所嗜何物或縱飲或房室戕伐保嗇附知更佳（略而不詳是自誤也）附每次答案代價連郵費掛號滙洋一元一角郵票九五計算當有適當之妥方奉上空函不復通訊處江蘇無錫西門外棉花巷壹百另式號　謝絕問病各項幼痘喉癢毒傷諸病毋庸函詢又白

曾經服用韋廉士大醫生紅色補丸得獲强健之歷史

秦立功夫人之玉照

此係秦夫人也

凡男子遇有妻室多病或女兒多疾或其母親年未老邁身弱無力即未老先衰是也請以秦立功夫人之證書爲模範誠爲有益於諸君何必袖手旁觀任憑最親愛者久困疾苦之中乎秦君之忠告如能彷傚治疾易如反掌也江西奉新縣司法科員秦立功先生來示云敝內因產後失調月經時早時遲且經來腹痛甚至二月一行而不見赤白帶時來以致飲食不思面無血色精神疲倦日見瘦弱請醫診治總不見效後經華英藥房主人告以韋廉士大醫生紅色補丸可以治之察閱仿單載有婦女各症聖藥當購二瓶早晚服之漸見精神強旺飲食見增復購半打服之面色紅光赤白帶亦愈經行有期且不腹痛此誠韋廉士紅色補丸治愈受益不淺未敢緘默爰肅寸啓附呈內子小影以感紅色補丸之功效似神也並非只能醫治婦科即男子服用功效亦相同也韋廉士大醫生紅色補丸曾經療治　血薄氣衰　諸虛百損　少年斵傷　胃不消化　瘋濕骨痛　臂尻酸楚　半身癱瘓　山嵐瘴瘧以及皮膚諸恙均可醫治凡經售西藥者均有出售或直向上海四川路九十六號韋廉士醫生藥局函購每一瓶英洋一元五角每六瓶大洋八元郵力在內

奉送小書

茲有忠告婦女小書一本內詳衞生要道如欲索取只須寄一明信片至以上所列地址原班郵送不取分文

DR. WILLIAMS' PINK PILLS FOR PALE PEOPLE

韋廉士大醫生紅色補丸

小言

◎闢神藥籤的謬妄　紹興史介生

療病的法　醫藥爲上　衛生次之　二者各得其宜　雖遇時症盛行的時候不能爲害　此就是人定足以勝天的意思　至於迷信神權　求藥方於土木偶像　希望危病轉安　此係佞佛者的行爲　不當奉爲愈病法　今無知識的病家　不知清潔於未病之先　醫治於已病之際　自知病勢危殆　猶乞靈於土木偶像　或許戲文　或許經懺　糜費金錢　以期邀福於冥漠無知之物　何期醉生夢死若是呢　且熱病而誤服熱藥　寒病而誤服涼藥　外感病而誤服溫補　虛勞病而誤服表散　就要輕病變重　重病致死的　書曰不作無益害有益　功乃成　吾願病家　也宜參究醫學　以盡人事　而聽天命　否則雖有靠人保佑的話　恐陰曹果有鬼神　不肯爲爾保命增壽的

◎吸紙捲烟的害　前人

從前的人　藉烟草以辟疫辟穢　行山者以辟瘴氣　不過偶一用之　非爲常吸之品　今世人吞雲吐霧　紙捲烟不釋於手　不知紙捲烟爲洋貨中之酖毒　輸入我國以來　貧民貧國　爲害非淺　因此物爲世人的消耗品　足以竭國民的資財　日費數十錢　或數百錢　日積月累　其所費亦不下於雅片烟的害　吸之則有損而無益　傷肺戕喉　百病叢生　大促青年的壽　我們青年切宜戒之

警告

◎紹興嘯唫鄉春瘟堪危

該鄉沽渚地方　塘內塘外　發生一種春瘟　自陰曆近月起　染是症而亡者不下十餘家　其病狀有如蟻向皮膚內蠕動　面色即油黃而黑　死亡之人　往往午前尚能勞動之事　午後即一命歸陰　早不保暮　傳染極速　甚爲可怖　願醫藥家　亟起而設法挽救之也

◎續瘟疫盛行

該鄉沽渚村發生春瘟　已誌月前本報　茲探得日昨(二十一號)　高車頭阮福桂家　連斃母女二人　亦染是症而亡　最足駭人聽聞者　離上阮里許地方(土名汪家溇)有阮七三者　體質素稱强健　早晨赴街購物　及回至家中　覺皮膚內有物蠕動　心知已染疫症　惟苦無急救良方　遂坐以待亡　頃刻間面色油黃而黑　即行斃命　願醫學家急研究之

◎紹興痲症盛行之危險

紹屬安昌一帶　近日發現痲症　死傷兒童無算　此症初起時　類似傷寒　惟咳嗽噴嚏　鼻流淡深　眼泡腫　其淚汪汪　面浮腮腫　若施治稍緩　必致不救　昨日該處鄉民秦某子　年甫三齡　染患是症　偏體紅班　即延義橋朱姓醫生診治　該醫投以瀉劑　即時斃命　目下該處居民　頗形恐慌云

◎時疫疫厥集方（附暴厥中邪）

無錫周小農

去臘（己未）亢旱　忽寒忽熱　冬雷甚震　翌日雨雪甚大　伏熱方張而驟遏之　識者知有疫也　年內所見有壯熱一夜　神迷不省　瞬已舌卷囊縮者　無錫西門外雷姓米肆之婿　昏睡兩日　猝斃　不及療救（並未與聞）病亟如此　聞之慘傷今春寒多雨　邪熱伏內　似宜溫宣（閱盧君記時行疫症）用盡溫散　瞬息變化　則徐君大開門之法　亦未知醫者可以察投　爲衞生家言　飲水務求潔淨　而城廂內外　冬令河水驟涸　雨後藏垢納污　必不潔淨　爲不知醫者言　從清血解毒一邊着想　較爲平妥　如已疫厥　禁止喧譁移動　照疫厥方急救　以盡天職　尚望高明教正　於時疫疫厥論列多方　以備社會急救之需

時疫驗方（無論已傳經　未傳經　陰證　陽證　清清血解毒　扼要之方　徐相宸君名黃土化疫湯　友丞君曾徵拙集衆說　較前稍廣）

黃土五錢（掘地三尺下淨土　治腹內熱毒　解毒　能引穢毒由腑而出）

白明礬二錢（生用　治寒熱　熱在骨髓　治風　去熱　消痰　化濁　解蠱毒）

銀花三錢（主治寒熱　散熱　解毒　尸注　鬼擊　稟春氣以生　性極中和）

黑大豆五錢（無則用小黑荳　除熱　去風　活血　解毒　并治卒風不語）

生甘草二錢（瀉邪熱　泄心火　解蠱毒　殺微生物　生用能行足厥陰陽明二經汚濁之血）

水二盌半　煎一盌服　得汗爲佳　如服後欲吐　令其暢吐　再服一劑　或服玉樞丹　研三五分　開水冲服　或吐或利　其毒亦解　如寒慄筋攣　加嫩浮萍四錢　晚蠶沙五錢　頭痛極者　加杭黃菊二錢　靑防風七分

附白　從春寒霖雨　宜溫勝於清　若從時令氣運　厥陰少陰　火淫宜清散透發　力避遏伏　故增入後加　亦表裡雙解之意　己未冬誌時疫驗方　古係丸服　并能通便云

疫厥方（松峯）（二月十九新聞　常州大甯鄉　發時疫　頭痛發熱　一晝夜即斃二十人　嘉興則小孩吐瀉而靑　半日猝斃云　庚申春附識）

凡人感疫　觀其證候尚不至殞命　而突然無氣　身直無脈　且不可驚慌　視爲告終此疫厥也　急用臘月雄狐膽　溫水研一分撬開牙　灌即活　稍遲不救　素龕君云　無雄狐膽用眞熊膽亦可　并針少商穴　大指甲上薄肉　擠出惡血　用上好猪牙皂角末吹鼻　按能膽　退熱　清心　平肝　治驚癇　時氣　熱盛變疸　野山羊血研服一分　亦治卒厥不省（附方）暴厥不省　脈伏　莫

辨陰陽　急用雞子三枚　煮熟　乘熱開荳大一孔　襯粗紙一張　亦開一孔　對當臍　令熱氣透達於內　連換三枚　如蘇　然後按證脉療治

暴厥又方　用兩手大拇指並排平正　以小帶縛定　於兩指縫中　離指甲角一分半之處（名鬼哭）用艾火放薑片上灸三七壯　又人中穴　及兩足大拇指　離甲一韭葉許　放薑片灸三五次

附中邪死　肘後方　雄雞冠血　塗面　并滴口鼻　令咽　仍破此雞掩心下　以石灰營死人一週　雞冷棄之　埋野外地中

述聞　己未臘杪　秦姪一嬰孩　熱昏驟甦　越日　一少子在門外奔入云見惡丐　大驚壯熱肢厥神糊口渴苔黃　推拿者云有食積　龔君進解肌泄熱　紫雪丹　大解一次稍省微言　瞬又不語　煩躁口渴脈之浮弦者　轉糊滯　紫雪三分服三四次　變舌卷囊縮　天柱骨倒矣

讀盧君記時疫　此症苔黃頻渴似不能大溫・而葉法開竅　似邪易入內竅　故不多列　景景醫話　神昏譫語條　并察病因　似此症肝虛而有伏熱夾積者　陸君治馬姓神昏譫語　責諸於肝　因有左脅痛　嘔吐環唇青　滿腹按痛拒按　用羚羊石決陳膽星枳實汁鮮竹瀝生瓜蔞元明粉等　則秦症清心不效　似屬肝邪　故所引疫厥方　多其不開而清鎮　如熊膽等以此　至外治諸方兼而列之　方以類聚　不必以不切而少之也

家用便方

◎陳氏家塾良方（三）　守真

牙痛　咽腫

原因　虛火上升

症狀　脈沉細足冷大便日二三下

治療　以金匱腎氣丸料作湯（如原因實火腹痛而瀉局部現充血狀者不宜）

原因　本症大半由於腸內沉積所致

症狀　脉二尺沉緊外患腹痛日瀉四五行

治療　用熟大黃三錢入本病藥景中煎服（如原因胃腸虛的以致消化不良亦現痛瀉者不宜）

胃脘痛

原因　本症在四十歲以上之人為多無男女之別有遺傳性為胃潰瘍之起因

症狀　胃部疼痛起特異之嘔吐其性如灼如刺如壓

治療　五靈脂一兩　母丁香研末三錢　巴霜三分　麝香二厘　研末和丸如米粒　每服三粒

肝氣

原因　本症之主要多起於胃病者如胃痛胃潰瘍等

症狀　患者在胃部起一種不快之感覺食後每覺胃部緊滿而重壓本症之經歷進退無定

治療　赤芍六錢　烏藥三錢　忌食

不易消化之物

學術研究

◎答盧吉和先生問座魯兒是何名詞　鎮江楊燧照

座魯兒Saicrum此爲誘導體解熱鎮痛變虫防腐消臭藥也無色結晶狀粉末若欲溶解必須酒精或依的兒不溶解於水又爲急性關節僂麻質斯藥兼能消散局部之腫脹但解熱之作用除發汗外無他副作用當熱度再上升時不發惡寒戰慄等狀其使下降之力四十度或三十七八度不等本品有制酵之作用故與決度保兒母同有消毒之效若久服之則尿呈橄欖黃色或綠黑色亦如伽波匿酸中毒(又名石炭酸)亦治偏正頭痛神經痛及如脊髓癆脊髓炎等之脊髓性疼痛及膀胱炎腎盂炎血斑病窒扶斯虎列拉腸加答兒等症具有防腐之作用故施以洗滌口內病含嗽齲齒疼若要消臭混沃度保兒母用之可也　用量一日六、〇製爲水劑散劑錠劑含漱劑洗滌劑等

◎問學醫入門法與瘧疾之戰慄因　杭縣沈仲圭

敬詢者吾國醫藥書藥書籍汗牛充棟初學入門不知以何種爲善又誦習之次第如何望　先輩詳細　指示俾有遵循不致惑於歧途則覆惠後學殊非淺鮮豈圭一人之感戴耶

再詢者瘧疾之戰慄吾國舊說略而不詳西說又與中醫大相逕庭　海內大家　貴社諸公於此不乏發明心得望詳細　指教以惠後學

◎答陳守眞疑問二則　鎮江劉吉人

柳子豐病非花柳毒而作毒治病必沉重何君幼申知其病本故易愈肝熱潰爛濕熱乘之皆似毒非毒者也昔吾友晝家竹銘君因淋症求治診脈時卽困頓無神睡着脈緩予曰君服敗毒致誤傷脾陽陽氣微矣卽以藿香正氣三錢與之次日稍好又以香砂六君子丸三錢與之次日全愈廚司楊某血淋求治予診之日爾非花柳毒乃氣鬱誤治者也愈治愈重矣楊泣下曰今日方不寃抑受前醫責罵多矣彼不自責而反責人不被醫死險被氣死矣吾以車前，升陽日淋止但小便時疼矣繼以猪脊髓湯補其溺竅之津液三日全愈醫生貴能辨症耳

多男之法莫若寡慾陽精陽氣充足自易雙生否則色多不育此鐵案也

針灸之法自予家傳今不敢言者以難治多人往往灸一極寒虛病由早至晚僅灸百壯者如灸氣海關元穴以補元陽眞火則用艾炷如半個蓮子大火向上舉火燃之聽其燃至底用我手指一按之謂之補法是爲此有爲灸隨年狀者如五十七歲人卽灸五十七個艾炷狀如前法也丹溪灸關元穴百壯以治滑精虛寒症灸後服黨參膏數斤而愈去百壯之灸需一日之功乃能畢事不若用卵針補法自按其穴緩緩補之自己力乏緩緩鬆卽是補法不傷皮不受疼不勞人息息有力再以卵針按之稍久力乏緩緩鬆之久久行之自然有效

◎答王君閬遠研究燐毒救治法　劉吉人

燐毒為扶陽要素造人骨磷養中含之甚富提出可造引火之藥若人因氣鬱有病誤服滋陰寒涼之劑太多則氣受遏陽虛需用扶陽陽藥則燐質有可用之理鹿茸則取其有燐質也如滋陰寒涼藥未多斷不可輕用純燐毒品但用血肉有情如鹿茸毛角羊肉全鹿丸等可也若陰藥太多無陽氣蒸化平和方用糖燐養唆劑用燐質紅燐較白燐毒輕能耗去滋潤藥水液而不傷胃陰故不見毒之為害也且善袪除痰涎水飲服之過量則胃脹大出血胸中火熱燒人急服雞子清數枚以籠罩之使養氣不入則腸胃不受炎燒之害矣未解再服生荳油生麻油生菜油亦可灌之但得淡輕二氣之物隔斷炭養之氣不與化合則不致燃燒化熱害人命矣燐質動物皆有骨中最富其毒之輕重有三等最毒最純者為白燐提取三次將血肉陰質去淨者故白燐置空中透養氣則自焚黃燐稍次置日中即燃燒即紅燐提取二次血肉陰氣尚未淨盡者紅燐即動物骨肉初次提取者猶含血色也遇磨擦震動即能發火也

治療顧問

◎問小兒病　鎮江楊燧熙

敝道友趙君筱春　鎮江名士也　久業岐黃　精於方脉　客歲陰曆十月添一令孫　於臘月初　左環跳腫甚　色微紅　捫之似覺灼手　小便則玉莖白腫　牽及左腿縫　解溲後腫消　移時復腫　仍在玉莖及左腿縫　口常囁嚅（即唇動）請互鎮張筱樓幼科診治　用柴胡薏米等服有數劑　未見進退　徵求海內　高明賜方　不勝感甚盼甚

◎答守一氏問遺精症治法　宜春黃國材

遺精一症　係色慾過度　精神衰弱而發　非注意衛生　終難斷根　至於小腹作痛　登圊排便即痛止寬暢　是大腸下部有變化　致糞便醱酵腐敗　刺戟神經而然　坐起即寬者　因睡則病腸受膀胱等之壓迫　起則諸臟懸垂　不受壓迫　即此理也　姑擬二方

（一）治遺精方　用（西藥）臭剝三分　開水一杯對服（長服始效）

（二）治小腹痛方　小茴香三錢　川朴三錢　枳殼二錢　青皮一錢　共煎服五劑

醫事閒話

◎嗚呼庸醫　紹興史介生

醫學為社會上最有益之事　其開導病家　啓牖愚民　實與學校教育相彷彿　記者所以數數提倡者也　夫醫術誠可貴矣　然為醫學家者非道德高尚　學問淵博　曷克肩此重任　不謂近來地方無賴社會不良之子弟　平日以游手好閒於鄉里者　今皆儼然自號為醫家　當其臨症問病時　種種謊謬之言　雜亂之方　無不見之欲嘔　若輩乃詡詡然曰　吾醫學家也　午刻之後　猶坐轎

子沿街走流　裝出診病忙促之狀者吾不料醫學聲譽　一落千丈　如是其甚也　嗚呼　此輩醫生　自不知其罪過　近日此輩醫生　懸壺問世已不少矣　使醫生必待考試之後　始准問世　安有如此之庸醫哉

廣告

◎劉吉人問方答覆例

醫報增刊星期報原爲便利病人起見若定例過大恐無力者裹足不前爰特定廉價以廣招來而仰體裘吉生君增刊星期報之至意問病求方者但將舌色脈症寫明前方抄錄數紙藥後變象叙述明白或三分郵花或六分郵花附寄鎭江城內寶塔巷底朝北大門劉吉人醫士收回信寫寄交某處某人收限日以定緩急服後如何仍望來函示知以便研究進步如欲多通信只須郵花三分者四個足矣

◎康變忱徵求戒色著作

世風不古道德淪胥青年子弟因色而殞其身不知凡幾鄙人有鑒於斯現擬編輯專載戒色之著述名曰色門棒喝刷印分送以作暮鼓晨鐘　海內諸公如有宏論巨著詩詞歌賦以及古聖今賢之至語格言長篇短什凡足發沉湎漁色之猛省青年子弟之棒喝者一概歡迎來稿一經刊入本書出版當即郵贈寄稿時務乞詳註通訊處以便通訊但不合之稿恕不檢還收稿日期至陰歷二月底爲止稿寄浙江餘姚眼科醫生康維恂收可也

◎楊燧熙應接通函治病規則

鄙人研究中西醫學三十餘年略有心得由裘吉生君於報端創設問答一欄而外埠逕函來問病者日多一日設方必效其不效者因來函未得將病由病狀一一述明故答復診斷上間有缺乏今特具規則照此來函方得良好完全之目的既往症有無現症何因或勞悴饑飽失常房幃過度嗜酒嗜烟口腹偏好心境勞逸身體安開苦楚肥瘦及憂愁喜怒悲恐驚七情中傷於何情及六淫者病有幾日所服何藥是何分量現症種種苦色二便之色脈象（前師云（一一聲明信內附郵票一元一角郎有正確之療法奉上來信用單掛號爲妥並註明通信處空信問病概不答復倫苦學中人減收半價然必蓋有貴處敎育會圖記爲憑　通信處鎭江城內中西醫館楊燧熙收可識症（四）以最新學說發明中國至理無糢糊影響之談無向壁虛造之語凡六易草稿至今歲方竣內容分五章五十四節共一萬餘言書已脫稿特此

公佈　庚申春江左益人醫社披露

◎無敵牌牙粉與冬令之關係

喉痛！冬日燥火極重　胃火易旺每致先發口臭　繼發牙痛　終則咽喉各病　亦隨之而發　若每早用無敵牌牙粉　擦牙漱口　可免此患因此粉係鹽精製成　並有硼酸薄荷在內　故有清火之功　敷蜜！冬日敷蜜　每覺面上額際　發現一層油光　若於數蜜之後　再撲以粉　則粉必浮起　殊不雅觀　宜於盥面之際　用無敵牌牙粉擦面　則油光盡去　然後數蜜　可免上述之弊　其餘的功用狠多　刋在牙粉的袋面此項牙粉之材料　完全本社自製並不取材異地　故蒙社會信用歡迎行銷已偏全國　眞可稱國貨牙粉的老前輩了　而且售價極廉　每袋祇售洋二分　愛用者請向就近各廣貨店及雜貨鋪購買可也

紹興敎育館內家庭工業支社謹告電話第十一號

◎書報出版預告

十卷三號月報早已發行未訂者請速
益人堂醫學叢書第一集三月內出版
紓溪十五種之一外候答問二月出版
月報大增刊第六改價五角二月出版
國醫百家第六種幼科金鑑評郎出版
紹興醫藥學報社啓

中華民國九年四月初四日出版

紹興醫藥學報星期增刊

總發行所浙江紹興城中北海橋

第十四號

今日計二張

本刊分發行

各省各大書坊

本刊價例

每星期一張或數張計大洋一分預定全年五十期計大洋四角如寄送加每期郵費大洋五厘期以上另議郵匯不通之處郵票作洋九五計算凡公共機關報資均收半價

本刊廣告例

百字起碼每期大洋三角連登一月八折連登一年五折不上百字照百字遞算二號字及木刻鑄版地位以字數核算封面加倍刊資亦須先惠長登大幅得以另行訂立特約

啓事

◎向本社問病不費分文的

凡函向本社問病者請將詳細病狀寫明寄到「紹興城中醫藥學報社」收當即登入本刊徵求四方名家或由本社答告治法仍載本刊概不取資各處醫家自定個人收資規則與本社無涉

紹興醫藥學報社啓

◎徵求時疫治驗方　周小農

（勸各公以研究時疫爲第一問題）

近世時疫至爲慘酷如鼠疫如紅皮瘟等西人惟知防疫並無治法而鼠疫粵中已有治驗如鼠疫彙編辨症求眞等是惟紅皮瘟治法尚少今且以腦脊髓膜炎見告矣如金山嘉興松江上海常州本邑均有類似之疫病狀不一金山之疫已斃數白人嘉興亦疫勢蔓延此衛生家醫家皆應留意研究者也然西

特別廣告

醫家以治病爲天職必以時疫爲第一探討之學問矧現今之疫急者二小時運亦一日許較之霍亂更暴我中醫必須各出所知相與商榷各邑同道遇危症挽回想必甚多務懇　錄寄本報登出以資研究想諸君勇於公益（以不忍人之心（痾癢在抱必能各舉所知披露無隱社會幸甚

附告治驗固可報告不效亦可聲明如盧育和君記時行疫症予敬其人惻隱之心人皆有之企望之至

◎無敵牌牙粉與時令之關係

喉痛！冬日燥火極重胃火易旺每致先發口臭繼發牙痛終則咽喉各病　亦隨之而發　若每早用無敵牌牙粉　擦牙漱口　可免此患

因此粉係鹽精製成　並有硼酸薄荷在內　故有清火之功

敷蜜！冬日敷蜜　每覺面上額際　發現一層油光　若於敷蜜之後　再撲以粉　則粉必浮起　殊不雅觀　宜於盥面之際　用無敵牌牙粉擦面　則油光盡去　然後敷蜜　可免上述之弊　其餘的功用狠多　刊在牙粉的袋面

此項牙粉之材料　完全本社自製並不取材異地　故蒙社會信用歡迎　行銷已偏全國　眞可稱國貨牙粉的老前輩了　而且售價極廉　每袋祇售洋二分　愛用者請向就近各廣貨店及雜貨鋪購買可也

紹興敎育舘內家庭工業支社謹告　電話第十一號

◎薛燮忱徵求戒色著作

世風不古道德淪胥青年子弟因色而殞其身不知凡幾鄙人有鑒於斯現擬編輯專載戒色之著述名曰色門棒喝

刷印分送以作暮鼓晨鐘如有宏論巨著詩詞歌賦以及古聖今賢之至語格言長篇短什凡足發沉湎漁色之猛省青年子弟之棒喝者一概歡迎來稿一經刊入本書出版當即郵贈寄稿時務乞詳註通訊處以便通訊但不合之稿恕不檢還收稿日期至陰歷二月底爲止稿寄浙江餘姚眼科醫生康維恂收可也

小言

◎最厲害沒有了　紹興裘吉生

樽俎折衝，全國付托的外交總長　不顧什麼魯案閩案　忽然提出辭職書　不過爲了病　赫赫威靈　一省干城的皖督軍　傳聞所得（上海各新聞所載）棄了一千數百萬的財產八個小星　情情願願瞑目而去　也不過爲了病　這病的一樣東西　可是最厲害沒有了　但則我們天天勸人家防病　爲什麼仍然都不大願意聽呢　這眞眞俗語說的死不怕

警告

◎滬南腦脊髓膜炎症之盛行

腦脊髓膜炎症　自嘉興傳染來滬後　滬南一帶　患此症者　日必數起　聞此症於二十四小時內卽斃　此症初患者　頭部能左右移動　惟不能向前　腑下云

◎學校中發現腦炎症

上海本埠南市民立中校　忽於前日晚　有正科一級與預科三級學生多名　先後傳染腦炎症　當由監學送至某醫院　請德醫江逢治君診視　旋卽病勢險惡　醫治無效。不及一夜　均已逝世　該校校長　因此症傳染甚速　卽於昨日（二十八號）起放假十日　以防危險云

◎中藥療治腦脊髓膜炎之特效

逕啓者　近二三月來　流行性腦脊髓膜炎大流行於我浙　以海甯　海鹽嘉興　敝邑爲最劇　經敝地同仁及鄙人臨床上經驗之所及　用紫金錠治該病（須一起驟服　遲則無效　灸法極佳　兼用尤妙）實較注射血清爲有效　望我同仁　萬勿過信西藥　輕視中方　亟起研究　共圖改良　廣爲傳布　以資提倡　務使天下同胞　共曉然於西藥之不能治之疾患　我中藥未必不能療之　而中西同仁　更除其門戶之見　取彼之長　補我之短　診病改用西法　治病則中藥所能治者　俱用中藥　中藥所不能治者　再補以西藥　則裨益於國人者　當不僅多救幾人生命已也

◎時症日發（錄九年三月廿三新聞報）

無錫自入春以來　陰晴不一　忽寒忽熱　以致時症流行　初起咳嗽頭暈　四肢無力　繼則不語　有用雙手在胸前亂摸者　有糊言亂語者　三四日卽死　大都爲十餘齡之男孩　其勢大有蔓延全邑之勢

◎江陰有駭人聽聞之傳染病（錄九年三月廿八新聞報）

江陰邑城各鄉鎭　傳染是症者　死亡相繼　日以百計　其症類似腦脊炎症　乍患時　頭痛異常　背脊奇冷　而熱勢則高至法倫表百五度以上　逾數時　頸項發硬　不省人事　越十二小時卽死　至多亦不過二十四小時　江陰有教會所設之福音醫院一所　可容納男女病人甚衆　據該院長華爾德語人云　惜專治腦

炎症之血清注射藥　適已用罄　上海亦告缺乏　新貨尙在運途中云（下略）

學術研究

◎答陳守眞君問孕雙胎　盧育和

下問世有一產雙胎者不知有何種妙術云云玩此語氣其篤於孝思已可想見育不揣學識淺陋爰將求嗣之道及孕雙胎之原因摭拾陳言繙答於後前哲有論曰地無不草木人無不生育女子要經調男子要精足蓋陽精溢瀉而不竭陰血時下而無愆陰陽交暢精血會凝胚胎結而生育滋矣然必須知時候袁了凡云大地生物必有絪縕之時萬物化生必有樂育之候猫犬至微將受妊也其雌必狂呼而奔跳絪縕樂育之氣觸之不能自止耳此天然之節候生化之眞機也凡婦人經行之後必有一日子宮內挺出蓮花蕊子氣蒸而熱昏而悶有欲交接不可忍之狀者此的候也斯時順而施之則成胎矣然人事雖盡又當聽其自然不可存望子之念蓋天地無心而成化非人之願欲所可得而求之也者前方望溪先生有弟子某年踰商瞿戚戚然以無子爲慮先生笑曰汝能學禽獸則有子矣其人愕然問故答曰男女搆精萬物化生此處有人欲而無天理今人當交媾之時多有爲祖宗綿血食之意將天理攙入人欲中不特欲心不熾難以成胎而且以人奪天遂爲造物所忌子不見夫牛羊犬豕乎其交也如養由基之射一發一中百發百中何以故蓋禽獸無生子之心但爲陰陽之所鼓盪行乎其所不得不行止乎其所不得不止遂生乎其所不得不生（下略）合上論觀之求子之道盡在是矣再論雙胎之理愚按丹溪有云精氣有餘岐而分之血因分而攝之故成雙胎人鏡經亦曰精氣盛則生二男觀是則世人欲望雙胎者非聚精養氣而外別無良法然近今西醫研究妊娠之原理又謂男子之精蟲與女子之卵種交合於子宮發育而成胎考精蟲生存於精液中每尾長約一寸四百分之一當房事後入於女陰之內爲數甚多至第二時已逐漸死滅至第十二時死者及半至第二．時存者甚少迨二十六時雖有存者不過一二尾此一二尾之精蟲與卵種相合遂成胚胎據此則精蟲旣爲人類之種子而一孕雙胎者又當以精蟲生活之數爲之準則歟臆度如斯尙候明教

◎醫學疑問三則　福州孫林芬

鄙人醫學一途未窺門徑務請　貴社諸同人有以教之爲幸（一）周逢儒君與時逸人君辨難書中藥性以本經爲宗互相詰難究竟習醫者宜以何種本草爲根據（古本神農者分上中下品動輒延年輕身所載性質混同難於記憶若李氏綱目博而不精所載藥方亦每寡效汪訒菴備要似尙可三家注議論紛雜）請

示指南俾有宗主（二）貴月報載（見九八期問答門）「每見人家小兒年數齡未斷乳不獨兒體不能發達」…

一家庭衛生一書篇中所論嬰兒未及週歲即宜斷乳」是嬰兒宜早吃穀食也而袁桂生君所稱許之幼幼集成（一兒第一百期兒科研究法）卷三載「凡小兒一週二歲止可飲乳切不宜哺以穀食」云云僅僅一小孩食乳食穀問題已覺論說龐雜究竟如何請折衷一是俾解迷惑(三)第百期問答劉吉人君謂「男子三八眞牙生」嘗見他書男子八月生齒八歲易乳齒今云三八眞牙生究竟三八指何歲月耶又謂「培補先天金水之精」想是補益肺腎到底宜用何種藥耶陳飛霞幼幼集成卷一看病訣載「生下有齒者大凶主傷父母不然必傷自身」到底此種論說有無價值可否徵信鄙人次兒舊歲出生之初下門牙二齒部分見齦肉微紫突出如齒狀翌日茶洗即露出二牙矣因齦肉有紅腫處是有胎熱延兒科服清涼解毒之劑且拔去左一牙因見血多止拔第二牙故下門牙尙存右之一厥後口中如常今已九個月矣初生兒齒何如此之早耶此上卽請

大安

◎問婦人經阻與孕一二月診斷最難辨別以何法確知其詳　杭縣沈仲圭

婦人經阻與受孕其初一二月診斷最難鑑別未知有何妙法俾可確知其實而施以適當之治法也

治療顧問

答張仲禮問治暈船良方　盧育和

竊謂暈船之症　與眩暈之病理　同一肝腎之虛　何則　考內經曰　諸風掉眩皆屬於肝　又曰腎虛高搖髓海不足　則腦轉耳鳴　蓋以腎爲肝母　乙癸同源　腎主藏精　精虛則髓海空　而頭重眩暈矣　今張君素有暈船之患　一至船中　嘔吐大作　頭暈眼花　不能自主　甚至兼吐蛔蟲者　正以肝腎素虛水不涵木風火侮胃　上繞巓頂之徵　然斯症原因　既由精氣不足而論　其治理則欲榮其上　必灌其根　平時可以磁石地黃丸日服數錢　早點宜食賁嫩之雞子黃兩三枚　間以猪脊筋煨如稀糊食之　幷宜食一切滋陰之品如淡菜猪腰子等物　至乘船之時預服磁硃丸錢許　天王補心丹二三錢　兼飲童便　或白糖開水亦妙又有簡便數法　於坐船時　先食蜜餞青梅數顆　另以一顆含在口內或閉一目　或兩目遠視　或戴紅色眼鏡　卽免是患　凡暈車轎而嘔吐者　治法亦與上同　所述諸方請試用之　如果有效　倘希登報證實爲盼

徵求千日瘡經驗良方　方肇元

千日瘡　俗名竪頭肉　生於髮際薙髮時　血肉淋漓　雖經薙去　不數日仍然復生　家庭常識　第八集所載　用一髮結扣束之　試亦無效竊思此症　不外濕熱蘊釀　與氣血凝滯二因　特具有根性質　世俗相傳　手拔一法　雖屬有效　惟拔時痛苦異常　血流如注　殊非正當療法　僕患此瘡　迄已數月　徧查

方書 未得良善治法 爲此登報徵求 伏乞 大醫學家 擲賜良方 如能治愈 不再復發者 僕當具薄酬 藉答高誼 賜教者 請由郵寄浙江蘭谿縣城方肇元收可也此啓

◎答韓成之君喉病　裘吉生

逕復者 據函詢病狀 當喉小舌右旁 三月前 發形如圓眼大小兩塊 胃口如常 患處亦無痛癢 惟心中怔忡 查是症名喉瘤 亦有呼之爲梅核氣者 因於七情鬱結 或因肺受灼熱 照素無生育一成論 大抵屬於七情鬱結 緣 尊信並不說明舌苔與脈象等 所以略有疑似 茲照七情鬱結立法用服方吹方如后

(服方) 當歸錢五 白芍二錢 根生地三錢 川芎五分 姜蠶二錢 柴胡三分 薄荷四分 生甘草五分

不拘劑

(吹方) 硼砂五分 牙硝錢五 姜蠶二分 大梅一厘 研細末 緩緩吹之 右方服後再 示此復卽請日綏

◎答青島王級哀問喉痛未善治法　鎭江楊燧熙

令親前患喉痛 愈後腰疼 胃呆延已四天 四肢酸疼 略有微腫 脈濡細 寸關弦細 曾經行色紫 燧度其病情 乃流行性喉頭加答兒 預後不良 由痰熱未清本質肝陽素重 夾雜上侮於胃 胃者 彙也 如市井之繁盛 以下行爲順 以通爲補 病在胃陰 則胃呆 苟係胃陽不利 斷無弦細之脈 一大鑑別也 倘用辛溫之劑 謹防復喉疼萌(若苔白無孔脈象沉遲不忌)下侮於脾 脾爲木侮 肝脾腎胃交病 致見腰疼 肢酸略腫胃呆也 脾主四肢 肝主脈絡 腎主腰脊 胃主十二經之令 無寸筋不屬於肝 無寸筋不屬於腎(女人以肝爲先天)腎乃胃之關 斯脉上胃燒咽 故與既往症 如如出一轍 倘脈遲腰痛卽以膀胱爲主治也 至經紫脈濡寸關弦細 是陰虛陽旺也 治宜育陰潛陽 蓋經爲坤道立命 生育之本 應月盈虧 色貴乎赤 反此者病也 故經以穀入於胃 中焦受氣 取汁變化而赤 是爲血 陽曲傅青主徵君云 夫紫經黑帶 皆大熱之極也 況女子善鬱 鬱則從火久久不解 五陰俱耗 此經黑脈弦細之所由來也 擬治法 候 王級哀先生裁奪 並希示悉效果若何 冀治療顧問 達到完全目的 亦研究之一得也(倘示復必將舌苔情形 一一言明 大便若何 以作後議)通信處鎭江五條街楊燧熙收

(鹽水炒)毛知母錢五 福澤瀉錢五 杭白菊二錢 燈心一分 (鹽水炒)眞川柏八分 雲茯苓錢五 霜桑葉二錢 霜桑枝六錢 靑菓一枚 干地黃二錢 絲瓜絡三錢 生甘草五分 (酒炒)丹皮錢五 懷山藥二錢 石決明八錢

如苔白　有硃砂紅點者　加夏枯草　生苡仁各二錢　去干地黃　如苔黃　不必加減　如苔白　無孔無點　加當歸　赤芍各二錢五分　懷牛膝　香附米各二錢　福橘絡五分　紅花八分　去知柏　丹地　石决明　青蒿

燧再按喉科一道　其症七十有二　其方旨有四二　內兼梅毒性　外傷性　及久病陰虧　咳嗽發熱吐血　纏綿不解　脈沉苔白薄　或厚有孔　現硃點　咽疼失音　狀類陽虛　忌投　辛溫之品　倘未列入　大概屬熱　屬痰　屬風火　屬氣鬱　屬內傷　居其多數　在人心領神會耳

燧前診老年陽虛喉疼　而施辛溫獲效　病原詳述　既往症　秋間患熱瘡　服辛涼苦寒獲效後　胃納不充　便瀉常見　其色淡白　偶因勞猝　忽咽痛　觀之其色不紅　外寒惡風　渴欲熱飲　舌苔中黑邊白　有津　無硃點　診脉沈遲　三至至四至　至溫處　則外寒惡風皆已　用附子理中湯一劑　稍好　再劑疼除　若以陰虛論　無益反害　在世人條分縷析　不難立辨也

◎答嘉定王紹磐問不寐症治法　前人

令郎二八　客歲三月始患夜不成寐　精神疲倦　胸腹滿悶　食少運遲　面肥乏華色　神呆畏勞　苔薄白　脈緩弱　燧揣度病情　胃不和則寐不安　陽入於陰則寤　陰入於陽則寐　夫人臥　則血歸於肝　然不寐之因甚多　有陰虛陽虛之分　有痰火食濕之別　更有心腎不交　胃寒胃熱　未可執一而定　至胸腹滿悶者　胸爲大氣流行之所　復屬厥少二陰之地　賴足太陰　足陽明乾健冲和　一升一降　若權衡也　不可有偏　偏則病　倘升多降少　治在陽明　主以苦寒　倘降多升少　治在太陰　主乎辛溫　倘病久傷至陰分　或燥藥失當　及不失當而過劑刦陰者　不妨苦寒　酸寒鹹寒之品　二八之年　七情較減於成人　且無房帷過度　勞心經營　不在心腎而在脾胃　是明徵也　脾失和　則精神疲倦　畏勞　脈濡弱　苔薄白　至神呆　是有痰滯　阻於清靈之府也　胃失冲和　肝木乘侮　侮其所不勝　則食少運遲　面乏華色　胸腹滿悶不寐之所由來也　治之之法　冀肝平不侮土　土健胃調　佐化痰滯　補偏救弊　則諸症若失矣

內服　綠養冰　Bjdratum　5·○
苦味酒　Camporita　4·○
乳　糖　Sipui　5·○
蒸餾水　Uana　destillatu　六格一○○·○

此藥性格和平　不寒不熱　乃純正安睡特效藥也　即常服　無副作用　能安大腦　爲睡眠劑　貧血劑

上列之方　分六日服　每晚上床時吃一格　兌開水一小茶杯　用時將瓶搖動　盛入暗色洋瓶內　收注

應用

再按綠養冰 又名告魯利 又名抱水格魯拉兒 亦治狂犬病 破傷風 鎮痛解熱等 成人用量一日極多者六〇(即六個格蘭姆每格蘭姆二分六厘八)須分三次服 亦能解斯篤利規尼涅中毒

又內服方 白葡萄酒 Tartaricwm 6。〇

金雞納酒Chininwm 一〇。〇

杏仁水 oaual rwnr

衣必格酒Ipecacmanhae〇。5

糖漿 SiruPi 5。〇

蒸餾 水Aanadestiuta 三格 5〇。〇

此一日之量 一天吃三次 每次一格 兌開水一小茶杯 日後服 即早中晚三餐後 服之 (完)

專著

◎種痘淺說(續十二期) 江陰承夢琴

說牛痘之由來及其效用

天花之爲害 於我國也已久 歐西諸國 本無是患 明季由東方流傳入境 自成人下迨幼童 咸被其禍 死者不可勝計 至今尙爲歷史上可懼之病疫 德國有海爾氏者 見業榨牛乳之女子 獨不染疫 又見牛身所患痘 毒勢甚輕 乃以其漿試種於人身 數日後 種處隆腫 生漿結痂 旬日而愈 是後遂免痘性 屢加試驗 確能免天花之感染 且法簡而易 無所痛苦 乃述其狀況 按法施種 嗣有英人曰琴那者繼起 竭二十餘年之力反復研求 方得種牛痘最完善之成績 確定其方法 廣行於世 是爲西國實行種牛痘之始 時在淸嘉慶之三年 卽西歷一七九八年也 後越七年 有敎士挾是術 自小呂宋來至澳門 南海邱熹君 見而喜之 身先試種 次及家族親友 以至各處漸多改種牛痘 此爲我國傳種牛痘之始 迄今百有餘年 鄉民猶有固守舊法 不肯改種 甘擲其生命而不惜者 每歲之間 殉者無數 誠可哀也 甚望今後育兒之家 亟行破除成見 早種牛痘 以保小兒之安全 强國民之軀體 增國家之隆盛 是則僕所馨香以祝者也

說牛痘之優於苗痘

天花最烈之疫病也 其遺禍之慘酷 人盡知之 自古迄今 已不知戕賊幾萬億生靈矣 然若不防之於先 何能避於當時 牛痘者 防天花者也 當牛痘之法 未傳入吾國時 吾國於天花咸用人工接種法 以促發其痘毒 是爲苗痘 苗痘之毒較之天花 輕已數倍 稍爲優勝 而其缺點仍復不少 盖以患者平均計之 二十人中 尙有失事者一人 且禁忌攝養 爲法甚爲繁難 一遇險症 舉家驚慌 延醫禱神 爲費不貲 朝夕守視 安危莫保 其輕者 亦須多方調護 曠日持久 稍一疏忽 禍仍不測 (未完)

△中華郵政局特准掛號認爲新聞紙類▽

中華民國九年四月十一日出版

紹興醫藥學報星期增刊

總發行所浙江紹興城中北海橋

第十五號
今日計二張

本刊分發行
各省各大書坊

本刊價例

每星期一張或數張計大洋一分預定全年五十期計大洋四角如寄迭加每期郵費大洋五厘十份以上另議郵滙不通之處郵票作洋九五計算凡公共機關報資均收半價

本刊廣告例

百字起碼每期大洋三角連登一月八折連登一年五折不上百字照百字遞算二號字及木刻鑄版地位以字數核算封面加倍刊資亦須先惠長登大幅得以另行訂立特約

啓事

◎向本社問病不費分文的

凡函向本社問病者請將詳細病狀寫明寄到「紹興城中醫藥學報社」收當即登入本刊徵求四方名家或由本社答告治法仍載本刊概不取資各處醫家自定個人收資規則與本社無涉

紹興醫藥學報社啓

◎義務

各地閱報社圖書館學校醫會衛生社等公團如訂閱本刊均收半價郵費照算惟訂閱函中須蓋有圖章爲憑否則無效並各以一份爲限

本社敬啓

特別廣告

◎中國診斷學實驗現將出版

特此廣告

是書內分六章曰普通診查法曰經過之診查曰現在症之診查曰自覺的症候曰斷病之定式曰結論共列子目凡六十有八學術精備取材嶄新著者爲供吾國醫家診斷上之實用故獨立經營成此巨作

全書精印一大厚册洋式裝訂定價大洋一元四角茲爲優待社友起見特價六折實售大洋八角四分外加寄費六分凡同時并購三部以上得郵力酌減購五部以上者得加贈一部但購書以現欵滙兊郵票不收廉價限期以夏曆三月初十日爲限滿限截止書已付印定額無多欲購閱者幸勿失此機位

江蘇儀徵十二圩江左益人醫社發行

◎盧育和通函擬病定例

鄙人資質椎魯而酷嗜醫學幼年曾肄業於江都任養田(考名桐軒)先生門下苦攻斯道五載有奇始出而問世藉以自考清光緒戊申歲江督端試醫忝蒙取錄內外科給予優等文憑現懸壺儀邑辱荷社會信用然自臨症以來垂三十年於診斷治療上皆稍有經驗今告各埠同胞倘不以葑非見棄願函詢症治者須書明舌苔脈象面色聲音已過病狀現在形證始服何方繼用何藥並男婦年齡事業境遇體質膏粱藜藿等詳細叙實函內並附郵票五十分(一學界及貧乏者減半郵票以一分至三分合用)爲擬方覆信等費即隨時研究答以相當療法今將所治各科之病謹列於後內外科喉科婦科兒科其他諸科概謝不敏恐輕率書方反致貽誤尚係病家諒爲荷

江蘇儀徵舊港鎮醫事研究室醒生主人啓

◎無敵牌牙粉與時令之關係

喉痛!冬日燥火極重　胃火易旺每致先發口臭　繼發牙痛　終則咽

喉各病　亦隨之而發　若每早用無
敵牌牙粉　擦牙漱口　可免此患
因此粉係鹽精製成　並有硼酸薄荷
在內　故有清火之功　數蜜一冬日
數蜜　每覺面上額際　發現！層油
光　若於數蜜之後　再撲以粉　則
粉必浮起　殊不雅觀　宜於盥面之
際　用無敵牌牙粉擦面　則油光盡
去　然後數蜜　可免上述之弊　其
餘的功用狠多　刋在牙粉的袋面
此項牙粉之材料　完全本社自製
並不取材巽地　故蒙社會信用歡迎
行銷已偏全國　眞可稱國貨牙粉
的老前輩了　而且售價極廉　每袋
祇售洋二分　愛用者請向就近各廣
貨店及雜貨鋪購買可也
紹興教育館內家庭工業支
社謹告　電話第十一號

◎康燮忱徵求戒色著作

世風不古道德淪胥青年子弟因色而殞其身不知凡幾鄙人有鑒於斯現擬編輯專載戒色之著述名曰色門棒喝刷印分送以作暮鼓昬鐘　海內諸公如有宏論巨著詩詞歌賦以及古聖今賢之至語格言長篇短什凡足發沉湎漁色之猛省青年子弟之棒喝者一概歡迎來稿一經刊入本書出版當即郵贈寄稿時務乞詳註通訊處以便通訊但不合之稿恕不檢還收稿日期至陰歷二月底爲止稿寄浙江餘姚眼科醫生康維恂收可也

析斷煙鎗

由韋廉士大醫生紅色補丸之功力使爾身體復原强健逾恒

何必成爲雅片之奴隸乎倘若閣下以當作藥餌既已犧牲於鴉片烟之中曷不速求良法以驅此烟癮耶即如已有多人曾經戒絕且得身壯力健喜樂無比矣請讀東三省奉天撫順縣水利分局理事佟鰲功先生之確據便可知矣其來示如左云

鄙人幼時久患腹痛之症時發時愈屢請名醫調治難以除根故吸食鴉片尚望有解腹痛之患自吸之後未滿百日腹痛漸除豈料烟霜由此而起直至民國三年亦難剪斷此數年中不但實被黑籍之誤且身體枯瘦軟弱不堪民國曾有恤民戒烟之命令俾國民身健力强以絕此大害也愚從此立志戒烟嘗試各種戒烟藥品均難奏效愚忽憶及昔閱報章常載韋廉士大醫生紅色補丸能轉弱爲强於是即爲購服一星期後腹痛下瀉均稍止接服三星期則腹痛下瀉之症渺渺若失鴉片烟癮亦斷決十之六七愚始知大醫生之補丸非但能健身補氣復元且有善除年久烟癖之神妙連服十餘瓶烟癮全消身體强壯諸症皆愈且身廣體胖較之昔日迥然不同矣無以爲報草修數行附呈小像聲名感謝

韋廉士大醫生紅色補丸並非戒烟丸也須知此丸之功力能補益身體能扶助戒烟軟弱之人以去除烟癮也由其補血健腦之奇功曾經救治無數之忠烟癖及戒烟之後身體虧乏者均能强壯也

凡經售西藥者均有出售或直向上海四川路九十六號韋廉士醫生藥局函購每一瓶英洋一元五角每六瓶英洋八元郵力在內

佟鰲功君之玉照

敌医腦衣炎簡易療法函索即寄

小言

◎紹興諸暨楓橋人看看　紹興史介生

凡不講衛生的人　溷濁之水　任意傾注　汚穢雜物　拋棄道上　因近日地氣上升　於是時疫盛行　且疫病的傳染很速　這種疫病傳染狠速的緣故　因有一種微生蟲　這種微生蟲　就是溷濁之水和汚穢雜物日夜所腐化的　若不小心而吸入腹內　就要生極危險的病症　且這種病狀　沿門合境　都是一式的　在不知醫學的人想想　還道有鬼神降災　於是有哄迎偶像的事情　豈不知這種偶像是泥塑的　或木雕的　原係冥漠無知的物　豈能夠爲你們驅時疫嗎　今你們不管正經的事業　反爲此勞力耗財無益於世的舉動　實則不値識者的一笑　然則防疫將用何法　必須潔飲食　常滌衣服　道上不積穢物　溷濁水不留溝渠　則微生蟲就不爲起來　時疫也不爲盛行了　但傳染時疫的物狠多　防疫的法　也不可枚舉　我們將極簡單的一句話　與你們說一聲　這句話就是叫做清潔

警告

余閱三月三十號的越鐸日報　載有三姓准備迎偶像一則　係說諸暨楓橋時疫盛行　一般鄉愚　以謂不敬鬼神之故　有陳駱樓三姓之人　哄迎偶像之事　故余隨著此篇　以闢其謬妄　著者識

◎時疫痧脹集方（續）　周小農

（參觀十三號本刊紹興嘯金鄉春瘟）

鏉按　是疫所稱　僅皮膚有物蠕動　面色油黃而黑　致命者當尙有別症　查瘟痧證治要略　有螞蟻翻者　其症手足痲木　心中難受　身若蟲行　舌下有紅青黑等泡　先令鍼科刺破（中脬切不可刺）其紅青黑等泡　刺出血宜往外吐　不可內咽　用鹽炒麩皮　擦抹周身　再泡麩皮水揩身　鐵痧者　頭面俱黑　血液凝滯　宜深刺膝灣委中穴　令惡血外洩

散痧湯　治痧因於風者

防風　荆芥　陳皮各錢半　金銀花三錢　紅花錢半　蟬衣一錢　殭蠶二錢　頭面俱黑　血瘀也　加桃仁三錢　茜草三錢

◎發明疫症救治法　山東諸城王肯舫

星期刊第一號　問疫症救治法　承蒙鎭江章壽芝先生答案　斷爲三陽合病　以余師愚清瘟敗毒散爲完善　理解詳明　可欽可法　但敝處地高氣寒　雖內蘊燥熱　而外束嚴寒　且此症中焦痞塞　清濁不能升降　故多喘悶而斃　細審病狀　頗如小兒風痲相類　適有求診者　卽破格施治　令其購服小兒萬應散　舍時從症　冀獲偶效　不料服藥之後　此日卽報成績　據云　購萬應散一服　以陳皮水送下　數鐘之後　而喘悶煩躁諸狀悉退　覺胸腹中甚

爽快　即令再服一次　霍然全愈　於是凡遇危險症喘悶將斃者　即令以此方治之　百發百中　數日之間　以此法全活二百四十餘人　厥後張貼此方於通衢　而四鄉得此方全活者　又若干人　伏思此症所以致命之要點　在中焦痞塞　清不升濁不降　故喘悶欲死　而萬應散之所以奏捷效者　因此藥內有巴霜立通痞塞耳　卒然悟得是方　救活若干生命者　亦若干人不應死耳　愚實初不知此藥之神效對症也　語云　醫者意也　神明變化　存乎其人　信然

◎時疫預防及療治　古黟王蘭遠

各處發炎腦脊髓膜炎急性症　中西醫如鯽之時　少精確應驗之療治　危孰甚焉　查中名春溫伏邪　西名腦脊髓膜炎症　此症觸接一種瘴氣　在人身內產生菌毒　病人滲出物　及穿刺脊髓液　發現雙球菌　或連鎖球菌　彼此傳染　爲此病之原

素　伏思今年節候未至而至　雷震春先　空氣倏冷倏溫　少陽之氣被冷抑遏　軀殼內血液所含濁炭宣洩凝滯　加以外吸瘴毒　由肺運入醞釀而產病素之雙球菌　或連鎖球菌　菌毒忽聚集脊髓・腦府・心房　加以肌腠被風寒縛束　故病發寒熱　頭痛如裂　口噤暈厥　四肢抽搐

夫霍亂邪中濁道　此時疫邪中清道　多半由病人本身空虛　含有內邪所召　內經云　冬傷於寒　春必病溫　爲外邪感觸所傷言也　冬不藏精　春必病溫　爲內少免疫質言也　這時疫傷人迅速　卽葉氏溫邪上受逆傳心包之謂

（預防）潔淨居室及飲料　保護體溫　而以甘菊桑葉銀花橄欖玟瑰花泡水當茶飲　清熱解毒　滑腸散火　而一切濁酒肥濃　房勞辛苦宜禁

（療治）如不幸有以上病狀發現　西醫對症療治　用冰囊治頭痛不宜　恐熱毒冰遏愈深　惟甘汞輕洩　臭素加里安知必林清熱　與病情尚合　中醫辛溫藥品不宜　如銀翹散　涼膈散　玳瑁鬱金湯　酌病情輕重出入　至重者犀羚三汁飲　萬氏牛黃丸　至寶丹　紫金片　承氣湯可用　初起如桑葉菊花鬱金銀花連翹宜重用　管見如斯　乞同社醫長發明而賜教焉　亦社會之幸也

又記今讀各報　如松江姚君用附子湯吞蘇合香丸　小孩患此飲雪水得愈　錫地鄉人謂之羊毛痧　用葱蘿菔生薑臼中搗汁　新杜布蘸汁磨擦胸背有紅瘰發現　病卽消減等云

◎腦衣炎簡易療法　桂馨書屋

本病一名痙瘟　亦名流行性腦脊髓膜炎

（症候）通例　以一回之戰慄　或數次之惡寒而起始　卽踵之以發熱　頭痛　眩暈　嘔吐　脊椎疼痛　項背諸筋疼痛　筋肉短縮及强直　就

中尤以項部強直爲本病之特徵（在急性症 第一日之末或第二日 項部卽強直）此本病之所以又有頸硬及頸痙之別稱也 又顏面發疱疹者頗多 發痙攣痲痺搐搦譫語卒倒昏眠者亦多

（療法）治痙古方俱無效 據余經驗之所及 以紫金錠爲最佳（須一起驟服 遲則無效）餘如竹瀝薑汁蒼朮藁本防風等 亦可試用 處方如下

紫金錠三錢（約三十塊）日服二三次 每服一錢至錢半（約十塊至十五塊 少服無效）十歲內小兒減半（約七八分 卽七八塊）五歲內小兒再減半（約三四分卽三四塊） 開水送 按紫金錠一名玉樞丹 亦名萬病解毒丹 須向信用素著之大藥鋪購之

淡竹瀝一茶盌 生薑汁二湯匙

右頓服 小兒減半 服右方越宿不愈 服左方

蒼朮五錢 藁本四錢 防風三錢 秦艽二錢 生草錢半 水二盌

煎一盌 再用水一盌 煎半盌 一日三次分服 連服數劑 有緩解頭痛發熱 及項背諸筋強直疼痛等之卓效

大便秘結者 加地勳草（卽瀉葉）三錢 便通卽止服

外治法

（一）亟灸神闕 天樞 陰交 氣海 章門 合谷 頰車極效 卽猝死 亦什九可甦（神闕）適在臍中者（天樞）在臍兩旁各二寸（陰交）自臍之中心度下 恰好一寸（氣海）在陰交下五分 卽臍下一寸五分 （章門）在下脘兩旁各六寸（下脘在臍上二寸）合谷（一名虎口）在食指與拇指基底部中間之陷凹處 （頰車）（一名牙曲亦名機關）在耳下八分 灸三至七壯 上俱同

附 灸用尺度法 （甲）自眼內眥角至外眥角爲一寸 用爲頭部之尺度 （乙）於手掌 則自中指之尖端至掌後橫紋（卽掌腕交界處）其間作爲八寸 用爲手及軀幹之尺度（專供女子用） （丙）兩乳間作爲八寸 用爲軀幹之尺度（專供男子用）

（二）芥菜子 三兩（微炒研末）以微溫湯調之 塗於布片 貼腓腸部 卽小腿肚 十分至十五分時去之

附 西法 迅卽穿刺腰椎 注入本病血清 再於皮下或靜脉 注射電解質膠樣銀 其他不過對症的療法而已

法極神效 幸勿輕視 轉印施送 功德無量

（注意）紫金錠竹瀝薑艾等 均爲本病救急必需品 望各地慈善家集資購送 或寄售 再本病頭項背三部 除頰車外俱禁灸

家用便方

◎實驗方（二） 紹星期刊第九號 山東諸城王肯舫投稿

疝氣方

鈎橘核三錢（鈎橘俗名臭臍果臭臍樹枝幹多刺夏開白花秋結果形如臍大如雞卵黃色靑經霜則黃熟歙縣徧地皆有農家恒種植牆邊以作籓籬）培黃研末黃酒冲服（黃酒卽米酒）數次卽全愈永不復發凡遇疝症百發百中蓋鈎橘核善開肝經結氣味苦而微辛佐以黃酒之散性故爲該症靈藥也

又方

柑一個用刀披破以黃酒煑數沸恣意飲之數次卽愈（柑形如橘而大比香櫞而尖）

痧疹方

葦筍三四支（葦筍卽葦芽）櫻核三錢（研碎）（櫻核卽櫻桃核）煎水頻飲不拘時凡痧疹發表不透而生險候者無不奏效

瀉痢方

柿餅一個烏梅一個（去核）均焙焦爲末用蜂蜜拌勻空腹食之無論紅白痢兼裡急後重者一二次卽愈

催生方

急性子三錢（卽白鳳仙花子）微焙研末冲服靈驗非常口眼喎斜方用草梗將病人之大指上節小指上節中指中節三處量準平均作三寸祇取用一寸如病人嘴向左斜者是風寒傷其右腮卽自右口角横量右腮一寸須取上下牙鋒對處（卽上下牙之縫）以墨點記之再取縫衣大針向燈火上燒紅照墨點平刺入肉分祇留腮之裡皮勿刺透爲度少停片時卽將針拔出用膏藥將針眼貼蓋勿令見風見水內服羌活一錢獨活一錢秦艽錢半當歸錢半川芎五分水煎溫服一二劑卽愈惟刺後忌笑語悲哭怒氣房事多語勞動百日宜靜養爲要

附白　登錄各方均是實驗有效屢奏成績者謂予不信試用自知勿以套方漠視爲盼

學術研究

◎答嵊縣竹芷熙問時症治法 王肯舫

閱所述病狀舌脈與歙境去年發現之病頗類斷爲時疫則可其發狂亂舞口噤諸狀純是邪滯其竅所定藥方以淸開爲治例極爲合法鄙擬先服萬應散以通其滯至其餘症以淸開疏達爲治例按症施治以蟬退殭蠶連台菊花菖蒲膽星玉金鈎籐竹瀝等因症加減庶可奏效至於犀角羚角雖是要藥昂貴難用遙思此症以萬應散治之必能見效是否有當尚希酌之（萬應散出售處北京同仁堂紹興城內大街縣西橋南首和濟藥局山東濟南商埠均有出售者）

◎答杭縣沈仲圭君二問 紹興史介生

吾國醫書雖有汗牛充棟之譽然亦不免瑕瑜互見在庸醫所讀之醫書無非如汪訒庵之湯頭歌訣本草備要李士材之醫宗必讀及雷公炮炙藥性賦等

書不果祇讀此種醫書以治病難免草菅人命貽誤蒼生之咎在鄙人之意見必須先讀神農本草經次讀黃帝內經又次讀越人難經仲景金匱玉函經等書庶幾學有根柢而無顢頇施治之弊
此答

瘧類甚夥有暑瘧濕瘧寒瘧瘴瘧食瘧痰瘧瘅瘧牝瘧溫瘧勞瘧之類其戰狀有先熱後寒者有先寒後熱者有單熱無寒者有單寒無熱者有熱少寒多者有寒少熱多者有隔一天而發者有隔二日而發者有隔三日而發者　尊函祇問瘧戰之狀鄙人未遑覼答

治療顧問

◎問近視眼治法　應昇

(一)年齡廿四歲(二)生平好讀書終日手不釋卷　雖在夜間　至十句鐘始睡(三)自幼年已然　惟年長一歲　則視線必再近數分(四)人形肥瘦長短適中(五)未嘗請醫診治(六)已架托力克眼鏡(七)不思全愈　惟思視線不可最近之法(八)想海內外不乏高明之士　請賜良法以禦再近則不勝感激之至

◎答楊燧熙君問小兒病　史八鏞

貴友孫兒　患左環跳紅腫而灼手玉莖白腫　牽及左腿縫　口常囁嚅鄙意為稟賦不足　陰陽失於運化致濕熱鬱蒸　營衰風動之象　聊擬內外二方　尚希　明政

內服方　甘菊花錢半　明天麻八分　丹皮一錢　銀花二錢　赤苓三錢　細生地三錢　通草一錢　車前子錢半　煎服三四劑

外熏洗方　防風三錢　夏枯草三錢　連翹二錢　杜赤小豆四錢　扁畜三錢　瞿麥三錢　木通二錢　赤芍三錢　川芎錢半　煎湯去渣　置小盆中　將兒擊抱於其上　使熱氣熏兒下身外用抱裙圍裹　俟湯溫再洗之切勿使兒受寒　間日一次

◎問症一則　鎮江章壽芝

有一室女　年經廿五　三年前生母亡故　抑鬱悲憤　致損肝脾　於是發生內燒頭暈　胸悶嘔吐　經來淋漓　心虛怔忡　腰酸白帶　食少味淡面黃形瘦等症　始以逍遙散加味內燒既減　胸悶嘔吐亦止　繼以歸脾加減　經亦按期而來　心虛怔忡亦瘥　惟白帶未減且多　面黃色滯仍然未轉　脈來濡數　兩尺無力陽曲傅氏　以肝鬱乘脾　脾精不守　不能生化榮血　以為經水　濕土之氣　反下陷而為帶耳　仿其固溢之中　佐以補脾化濕　如北沙參茯苓杜仲續斷白朮山藥芡實牡蠣烏賊骨生地車前子湘蓮等味　帶下稍減　總未盡止　面黃依舊　精神仍然疲憊　似此病根未除　下損之害仍屬堪憂　請　海內明哲　賜以良法　指示迷津　俾沉疴立起　不獨身受者　感激已也

◎答嘉定王紹傑問舌痛治法　鎮江章壽芝

令尊現年古稀　陰陽兩虧　舌痛之症　的是虛火　若是實火　何以頻

服甘寒滋陰　苦寒瀉火　均鮮效果　至於往往甚於冬令　而輕於夏間者　因冬日陽氣內藏　陰氣內泄　孤陽上炎　火乏水濟　自然加劇　夏日陰氣內守　陽氣外泄　虛火得陰液濡潤　不能上升　理宜減輕　惟虛火一症　最不宜偏於潛陽　殊不知愈遏愈熾　鄙意用龜鹿二仙　從陰引陽　從陽引陰　佐以肉桂黃蘗　引火歸源　或可收效萬一　先生道學淵源　不識以愚見爲然否

◎答不寐症治法　章蕎芝

令郎之恙　確係痰濕二字　良由後天不足　後天者脾　脾主輸運　胃主納穀　又爲中樞　升降陰陽交通於此　痰濕阻塞　即失常度　於是心火不能俯窟坎中　腎火不能上注離內　此坎離失濟　而成心腎不交夜不成寐之症也　見症雖然如此　不能照心腎不交治法　仍當於痰濕二字着想　先以溫膽湯　化其痰濕　繼以香砂六君子　扶其脾胃　祗要胸腹舒暢　飲食大香　精神自見日增　此症尙屬易治　決非癇疾不易爲也　管窺之見　仍請酌奪　以上二症　能可採及芻蕘　有效與否　尙請登入報端　研究進行爲盼

專著

◎種痘淺說（續十四期）江陰承夢琴

今如改種牛痘　則均無是患矣　小兒既免困苦　爲父母者　亦可大減憂勞　旬日之外　厥功告成　所得免疫之性　則與苗痘無異　法誠至美而至善者　且種牛痘　非特免疫而已　又能祛除小兒胎毒　植其康強　以爲後日大成之基　是誠有百利無一弊者也　我國人素喜守舊　怠於維新　膠執成規　拘泥不化　近年凡事稍能開通　而於種痘一項　生命所關　嗣續所繫　獨猶有沿用古法　明知其危而不顧者　豈父母於子女　竟敢於去平履險　避安而就危乎　殆亦不知苗痘之弊　牛痘之利故耳　謹告同胞　速法歐西　早種牛痘　求後嗣之安全　謀家庭之幸福　勿再固執不悟　後悔無及也

說種牛痘之時期

小兒種痘時期　不宜過遲　亦不宜過早　最佳者　於生後八九月至週歲時爲當　此時兒童之體質既健　可經勞苦　智識尙淺　不知苦楚　故爲最宜　既種之後　至七歲或十歲時　當再種之　蓋恐餘毒未盡　仍易染疫　亦謹愼之道也　西人崇尙衛生　每間七歲或十歲　必再復種　至三十歲而止　如是則血脈清寧　身體康健　可免各種病毒　是誠可爲法焉　至於施種時令　則四時俱可　（未完）

代郵

良月君鑒囑事敬悉　大作已登入第三號月報中矣本報編輯部頗歡迎足下投稿請　納洽爲幸　坎弟手白

中華郵政局特准掛號認爲新聞紙類

中華民國九年四月十八日出版

紹興醫藥學報星期增刊

總發行所浙江紹興城中北海橋

第十六號　今日計二張

本刊分發行　各省各大書坊

本刊價例

每星期一張或數張計大洋一分預定全年五十期計大洋四角如寄送加每期郵費大洋五厘十份以上另議郵滙不通之處郵票作洋九五計算凡公共機關報資均收半價

本刊廣告例

百字起碼每期大洋三角連登一月八折連登一年五折不上百字照百字遞算二號字及木刻鑄版地位以字數核算封面加倍刊資亦須先惠長登大幅得以另行訂立特約

啓事

◎向本社問病不發分文的

凡函向本社問病者請將詳細病狀寫明寄到「紹興城中醫藥學報社」收當即登入本刊徵求四方名家或由本社醫答告治法仍載本刊概不取資各處醫家自定個人收資規則與本社無涉

紹興醫藥學報社啓

◎優待

各地閱報社圖書館學校醫會衞生社等公團如訂閱本刊均收半價郵費照算惟訂閱函中須蓋有圖章爲憑否則無效並各以一份爲限

本社敬啓

特別廣告

◎中國診斷學實驗　現將出版

是書內分六章曰普通診查法曰經過之診查曰現在症之診查曰自覺的症候曰斷病之定式曰結論共列子目凡六十有八學術精備取材嶄新著者爲供吾國醫家診斷上之實用故獨立經營成此巨作

全書精印一大厚册洋式裝訂定價大洋一元四角茲爲優待社友起見特價六折實售大洋八角四分外加寄費六分凡同時并購三部以上得郵力酌減購五部以上者得加贈一部但購書以現欵滙兌郵票不收廉價限期以夏曆三月初十日爲限滿限繳止書已付印定額無多欲購閱者幸勿失此機位

江蘇儀徵十二圩汇左益人醫社發行

特此廣告

◎盧育和通函療病定例

鄙人資質椎魯而酷嗜醫學幼年曾肄業於江都任養田（考名桐軒）先生門下苦攻斯道五載有奇始出而問世藉以自考清光緒戊申歲江督端試醫忝蒙取錄內外科給予優等文憑懸壺儀邑辱荷社會信用然自臨症以來垂三十年於診斷治療上皆稍有經驗今告各埠同胞倘不以葑菲見棄願函詢症治者須書明舌苔脈象面色聲音已過病狀現在形證始服何方繼用何藥並男婦年齡事業境遇體質膏粱藜藿等詳細叙實函內並附郵票五十分（學界及貧乏者減半郵票以一分至三分合用）爲擬方覆信等費卽隨時研究答以相當療法今將所治各科之病謹列於後內外科喉科婦科兒科其他諸科概謝不敏恐輕率書方反致貽誤尙係病家鑒諒爲荷

江蘇儀徵舊港鎭醫事研究室醒生主人啓

◎無敵牌牙粉與時令之關係

喉痛！冬日燥火極重　胃火易旺　每致先發口臭繼發牙痛終則咽

紹興醫藥學報星期增刊　第十六號　第二頁

喉令病亦隨之而發若每早用無敵牌牙粉擦牙漱口可免此患因此粉係鹽精製成並有硼酸薄荷在[內]故有清火之功

數蜜！冬日數蜜每覺面上額際發現一層油光若於數蜜之後再撲以粉則粉必浮起殊不雅觀宜於盥面之際用無敵牌牙粉擦面則油光盡去然後數蜜可免上述之弊其餘的功用狠多刋在牙粉的袋面

此項牙粉之材料完全本社自製並不取材異地故蒙社會信用歡迎行銷已偏全國眞可稱國貨牙粉的老前輩了而且售價極廉每袋祇售洋二分愛用者請向就近各廣貨店及雜貨鋪購買可也

紹興教育館內家庭工業支社謹告電話第十一號

◎神效除痛散

夫人之疾苦惟疼痛最爲難受欲除此病必服此散無不藥到春回患者一試方知言之不謬並且無論何種疼痛皆可即時立止鄙人經驗多年未可自私今特公諸病者夫乳婦妊婦均忌服每袋一包開水一茶杯食後一次和服一日服二次每次一包每袋大洋一角五分

總發行所鎮江城內五條街楊燧熙醫內室

清導丸曾治愈孟少將
韋廉士紅色補丸使其公子身體强健

陸軍少將孟仲廉君之玉照

直隸朝陽鎮守使署參謀長二等文虎章四等嘉禾章陸軍少將孟仲廉君雖素體康壯有刀但亦有偶沾微疾之時固與他人無稍異也惟須服藥之時即如去年夏間曾患便秘目赤取用清導丸數粒旋即病退大便如常清健爽適矣其來示云鄙人年力富強向無疾病從軍蒙疆於茲七稔嚴寒酷暑彈雨槍烟視爲故常不知其勞苦也乃自去夏常覺便秘目赤頭沉服藥未見效偶閱神州日報載韋廉士紅色清導丸購服一瓶遂覺大便如常頭清目爽深信此丸非市上欺人之品兒子元吉常患牙痛家嚴函令覓藥命軍醫處方配藥寄家旋愈旋發復購清導丸二瓶寄湘旋奉家嚴手論元兒服之大效可再購數瓶並云醫生云須兼該藥舅紅色補丸可以除根遂由交通銀行滙洋購寄補丸情導丸各半打小兒服之牙痛已全愈身體強健給函證明並將鄙人及小兒相片郵寄小兒之照片鄙人自用攝影機拍照未知能用否韋廉士紅色清導丸乃是最和平之清涼藥品專療大便秘結故能醫治疾病頭痛肝火上升舌現厚苔口氣穢濁等患滋補肝經并可減少痔瘡痛苦也

韋廉士大醫生紅色補丸乃是天下馳名補血健腦之聖品專治　血薄氣衰　諸虛百損　少年斵傷　胃不消化　瘋濕骨痛　脊尻酸楚　山嵐瘴瘧　皮膚瘰癧以及婦科各症尤爲神效凡經售西藥者均有出售或直向上海四川路九十六號韋廉士醫生藥局函購紅色清導丸每一瓶英洋六角郵力在內韋廉士大醫生紅色補丸每一瓶英洋一元五角每六瓶英洋八元郵力在內

奉送衛生小書　閱報諸君如欲索取二種有益小書名曰何食可食何食之及衛生秘要即須寄一明信片至以上所列地址原班郵送不取分文

敬送腦衣炎簡易療法函索即寄

浙江富陽赤亭山桂馨書屋啟

小言

◎閱醫書與閱醫報的益處不同　史久鏞

有人說世間上古人所著的醫書極多　何煩又作出醫報來呢　我就與他說　閱醫書與閱醫報的益處不同　醫書每一部是個人的意見　其中有經驗的　也有不經驗的　臨時要醫這個毛病的良方　偏不可得　維有醫報要這個毛病痊愈　只用一信到醫報社　各良醫即登出療這個病症的方法來了　又有一種疫毒　初發生的時候　即郵傳到各處　做醫生的都曉得研究如何治法　常人也曉得如何防範呢　不然　常人盲然不知　醫士雖多讀古今的醫書　不見識這個新發生的暴疫　倘一時想不到這等新暴疫的對症個治法　就有庸醫殺人的罪辜呢　內中各樣的益處最多　不能盡說　請諸君想想看

警告

◎時疫痧厥集方(續)　周小農

松江　庚申三月廿一新聞云　近日流行之身熱頭痛時疫　往往不滿一週時　即行斃命　中西醫士　皆束手無策　大都稱爲寒毒　最奇者有一患頭痛　即時閉口　不足兩小時即斃者　較之寒霍亂　烈而且速　傳染亦易　攄精於醫理　而不出應診之姚君云　若以蘇合丸　用附子煎湯送服　或可挽救云云　不識果能有效否(下略)　鎭按　東垣曰　經云東風生於春　病在肝俞　在頸項　春氣者　病在頭　現在已屆春分　舊說氣運　主氣厥陰風木　客氣少陰君火　若春應溫而反寒　逼其伏溫內襲　從伏溫治法　星期增刊十一號　裘君答復越鐸報社之法可參　倘以外束之寒爲治　乘其寒而未熱　頭痛方起　略爲溫散　但五行之中　風火最速　邪陷延髓　襲肝經　所當預防者也

時疫急救靈丹(衛生鴻寶)　此方自浙中來藥品雖非奇異　然治不及週時之危症　最驗　初起寒顫　或唇內有塊如疔　或氣喘作嘔　筋骨疼痛　麻木或瀉　六脉微細　其象不一　乘其寒而未熱　頭痛方起治之

天竺黃人中黃各二錢　殭蠶一錢去嘴絲　全蝎一錢去尾勾　防風荆芥各一錢　麝香一分　研細水泛丸　梧子大　朱砂爲衣　藿香湯送十粒　幼孩三四粒　妊娠忌服

時疫針治宜忌　犯氣急者　肺氣之閉　宜淺刺手十指尖　出血　心經邪熱難言　針舌下縫中間　一分　出紫血　治舌項强硬　針風府　項後入髮際一寸　大筋內宛宛中　禁灸　治口噤　針頰車　耳下八分曲頰端　陷中　治口噤　並針人中　鼻柱下溝　中央陷中　針四分(承漿唇下宛宛中)　治喉關閉塞　針少商穴　手太指

內側　韭葉許　泄藏熱　治熱病心熱　針大陵　掌後骨下兩筋間陷中　針五分　治卒厥　及小孩客忤　針間使　掌後三寸兩筋間陷中　針三分　治嘔逆　小孩急驚　針行間　足大指縫中動脈陷中　治脊項強　偏風不仁　針陽陵泉　膝下一寸　䯒外廉陷中　惟胸腹切不可刺　恐引毒入臟　每見有針百會穴者　天柱忽倒　不可不愼　疫家聞薦即延　每有誤治　附錄備用　以資急救

腦脊髓膜炎　蘇州渡僧橋　四隅市民公社函云　故區內發現一種急症　初起寒熱　旋而肢麻　頭部頸項不能動移　繼則不能言語　一日畢命(下略)申報庚申三月

又錫報云　城鄉一帶　發現時疫　始則寒熱　繼則譫語　開化鄉尤甚　稔於醫理者　名腦脊髓炎云　鎭

按　龐安時云　春發溫病　名青筋牽　有頸背雙筋牽急及項背強直諸證　與腦髓脊膜炎　頭部頸項不能動移相似　良由各地飲料不潔　春令寒溫不時　引動伏溫　內襲神經　爆發甚烈(兼因)臟腑之脈　關係於腦者甚多　如足太陽經　上額交巔下項　督脈與太陽起於目內眥　上額交巔　上入絡腦　與是症波及之部位正多　初宜疏達之一說也　又如足陽明胃　悍氣上衝頭　循目系入絡腦　蔣示吉曰　邪熱傷神氣　則譫語狂亂　皆由胃中疫熱而然　亟清胃中之熱　或微下之　此一法也　又厥陰肝脈上出額　與督脈會於巔　內陷厥陰　肢痙而厥　毒入延髓　即不能呼吸　此清腦熱之不容緩者　擬列治法於後

憎寒壯熱　頭痛背強　疏達透邪　菊藁宣腦飲主之

杭黃菊三錢　藁本錢半　薄荷一錢　荷葉一張　鮮銀花藤七錢　晚蠶砂五錢　豆豉三錢　葱鬚七枚　葉氏藥學　薄荷甘菊　治頭腦風　發毒汗　藁本治百六種惡風　巔頂痛　督脉病脊強而厥　蠶砂荷葉忍冬　清血解毒達邪　蠶砂降濁通經　葱豉疏達　使外襲之邪　一齊達表

狂熱神迷　腹痛拒按　不時譫語　宜瀉腦熱　由腑而出　假用龔居中紅白散主之　口渴苔黃　胃熱甚者　宜清胃熱　青茹清陽湯主之

紅白散　專治大煩大熱　神昏口乾舌燥　瘟疫時症　玄明粉一錢　人中白一錢　辰砂五厘爲末　蘿蔔汁一盃　溫調服　微瀉爲佳

青茹清陽湯　大青三錢　竹茹五錢　蘆根一兩　茅根一兩去心　按　玄明粉治煩躁發狂　去胃中之實熱　蕩腸中之宿垢　人中白瀉三焦火肝火　從膀胱而出　辰砂解毒清神　蘿蔔下氣降濁　清血解毒　又按大青清陽明熱毒　竹茹兼清血清肝　蘆根清胃　茅根兼清血熱涼心

疫熱內傳厥陰　風動肢瘓而攣　傷及延髓　即不呼吸　亟以息風鎮痙　犀羚清腦散主之

羚羊角鎊屑細研四分　犀角尖鎊屑細研三分　上犀黃一分　熊胆一分　四味研沖服　甘菊三錢　丹皮三錢　珍珠母一兩　銀花三錢　鬱金三錢　鮮地八錢　葉氏藥學

犀羚清腦熱　西黃入肝治筋　引風外出　熊胆入少厥陰　清心平肝　疫厥宜之　丹皮甘菊珍珠母熄風　銀花生地鬱金清血活血解毒

附白　初起有嘔吐者　加玉樞丹研末三五分　或眞麝香一分或減用五厘另沖　末傳或呈火證　躁熱瞀亂　可用紫雪三五分　但開內竅有屢用而反陷厥者　大約體虛不任開泄　冰麝之用宜愼也　時疫甚急必數方同製備用爲宜　不能專恃一方　濡遲誤事

◎儀徵又發現疫症　儀徵盧育和

昔顧祖庚曰　病有奇奇怪怪　傳變遲速　不近情理　較諸傷寒風溫溫熱濕溫暑暍等門　迥乎大異者　即疫也　今年春分後　尚見雪霰寒暄不一　故各處又有時疫流行　其見證形狀　既光怪陸離　且死亡甚速　誠如裘君云　這病的一樣東西最厲害沒有了　愚再進一言曰　這疫病的一樣東西　尤加倍厲害呢。斯症敝處　近來亦漸發生　姑述數則如下　北山有農夫某　日前在塘邊挑水　擔甫上肩　忽腰痛如折　漸至口噤不語　三小時即死　十二圩鎮有一少年　前日午後偕兩友同往浴堂洗澡　適行至天一池（浴堂）門首　忽云心內攪亂　勢欲作痛　頭部微痛　隨即仆臥於地　氣絕而斃　又西鄉有一孫姓　約三十餘歲　其人素爲船夥　日前運米往錫　染受時症　頭疼體倦　周身無力　四肢俱軟如癱　當即回家　未經醫治　三日內即死　觀上述諸症　雖與浙滬所患之腦脊炎　稍有異同　而喪命之速　則如出一轍　育學識淺陋　未能明其原理　今見周小農先生　以研究時疫爲第一問題　故亟錄出　以供諸君討論　並有何特效良方　爲救生之寶筏云

學術研究

◎問川貝代用法　張汝偉

問川貝一藥化熱痰於無形淸肺胃而順氣用之者多世爲化熱痰之妙藥奈近日出貨少銷路廣價格日增贗鼎時有一方中用川貝母三錢者須小洋四角外貧窮者實無力服之　鄙擬籌一妥善之代品以省財力不廢實效或擬於一廣爲種植之法想海內高明之士必有以善其後也代品擬用雪羹湯一兩竹瀝五錢和水煎藥未知可能代得否

◎春溫時症質正　方肇元

盧育和先生所云之頭痛時症敝地亦有發生以鄞縣義烏等處最爲劇烈甚

至不及延醫旋即告變傷心慘目誠堪憫惻近有無名氏者刊印藥方張貼通衢以大蒜和白礬煎服初起即愈又有游埠友人述及該處間有傳染每囑患者服嗬囉顚藥水七八滴據稱親見多人特著奇效僕中醫一道深慚寡學何敢妄言西藥連其名稱亦屬茫然姑據友人所告而請正之伏乞諸有道君子普濟爲懷研究賜教以拯災黎是則鄙人馨香祝禱也

◎問特效退熱劑　楊燧熙

西藥中特效退熱劑服後無副作用是何名詞諒不吝珠玉祈同志發明盼甚

◎問退翳藥　前人

有一人患目翳遮睛在西醫院中點以藥水其翳即退不知是何藥配成祈指教爲盼

◎答盧育和君問唇疔經驗良方　宜春黃國材

口唇及面顏部發生疔毒爲禍最烈有朝發夕死有五日七日而死者其症初起一疹如粟微癢旋即浮腫蔓延甚速有一晝夜頭腫如斗者至腫勢甚大時瘡頭微黑往往有不及化膿而其人已死者鄙人研究斯療法有年發明一種新藥救治多人特詳述於後

蚤休(即七葉一枝花)一錢研末
白頸紅蚯蚓五條焙燥研末沙糖
五錢調和塗患處一日三次二三日可全愈塗此藥後口吐涎沫即毒散之徵也

又一方係鄙人發明人皆稱曰黃醫生草其功效較前方靈驗百倍自發明此草後敝邑地方無患疔毒而死者即病者頭腫如斗危象環生只要毒未入腦人事清醒用此草燉酒服二三劑即可告痊此草是生於江畔山溪形似莧菜二月發苗八九月開紅花欲求此草爲樣者請以郵票二角爲寄費投江西袁州路口西合和店黃國材收即將此草奉上

◎問治橫生倒產方的理　江都陳龍池

前讀胎產指南第三卷臨產須知中有治橫生倒產的兩個方子一個用伏龍肝研末酒調下其藥兒頭戴出　一個是催生兎腦丸用臘月兎腦髓丹丁香爲末乳香另研各一錢麝香一分即以兎腦髓搗丸如芡實大陰乾溫酒送一丸男左女右手握藥丸娩下都說是很靈效的按這個理實不可解大凡吃下去的東西都在胃裡胎兒是在子宮裏那有吃下去的藥能穀穿過胃奔到子宮裏去的呢眞是這樣這臟腑不傷了嗎若說不是這樣走這藥究竟由那條道路去的呢要是古人哄我又何必言之鑿鑿龍池學問淺得很對於這個理解實想不通諸公有曉得的不妨告訴告訴我

治療顧問

◎答方肇元君問千日瘡治法　盧育和

育曩閱時務課藝醫學門　載有千日瘡一方　其藥用苦參子一味　磨汁屢屢塗之　即層層腿皮而愈　然愚不敢深信　蓋此症頗頑固　中國雖

有化腐諸方　而施於是患　每多無效　不及用西藥之硝酸銀桿　溶爲濃液點之　考硝酸銀　在生理上作用　濃液具有腐蝕皮膚之特性　稀液則反致收斂　故治斯症　須用濃液爲宜　點後卽焦枯脫落　如稍覺疼痛　再用蜒蚰和生石膏末搗敷之　或以蔴油潤之亦可　鄙見如是　奉答方君　請試用之　獲效尚希登報

◎答竹餘祥君問皮膚疾患　史久鏞

人諸形體　雖現於外　實生於內　五臟六腑　各有所屬　維脾主肌肉　故脾胃强健　則肌肉堅緊　雖遇刀斧跌撲損傷　不腐而易愈　脾胃衰弱則肌肉柔脆　而常有腐爛等疾患　玆足下所述之症　顯係脾胃失於健運　濕熱彌蔓　一有瘡瘍　欲從瘡空排泄而出　故一貼膏藥　則蔓延靡際　因遏其出路所致也　宜內服　每早晨吞送健陽四君丸二錢（係參朮苓甘合者）　暮吞服清濕二妙丸二錢（係蒼朮黃柏合者）　外摻以滲濕生肌散

滲濕生肌散　製甘石三錢　輕粉錢半　枯礬一錢　川貝母一錢　白蠟一錢　白芷錢半　黃柏二錢　蒼朮二錢　一二料隨合共研細粉摻患處瘡燥者麻油調敷之

◎答吳錢忱君問胸部跳動治法　前　人

書云　胃之大絡　名曰虛里　動左乳下　有過不及　其動應衣　宗氣外泄　結促積聚　不至則死　今貴體素弱　症現胸部左側跳躍有聲　遇刺激性事及夜間更甚　顯然一氣血大虛　肝陽心神散越不安之象　故當進養氣血　安神和肝法　希其兼能鎭攝宗氣者

炙甘草八分　潞黨參三錢　炙黃芪三錢　浙茯神四錢　當歸身二錢　炒白芍三錢　柏子仁二錢　仙露半夏二錢　酸棗仁三錢　左牡蠣六錢　清煎久服自可見效有外感者忌服平時少理事宜閑遊曠野

◎問臌脹治法　朱振華

鄙人現治一婦　年三十二歲　於去冬氣食相凝　腹大脹滿　納食呆滯　脈弦細軟　服中醫三方　平肝理氣　用代代花薔薇花忍冬藤等　不見效　後請西醫用藥水攻下　腹脹得退　胃呆更甚　加以盜汗　面赤戴陽　腹鳴　腹脹又起　氣滿泛噁頻來　脈右弦浮帶數　左弦細濡數　舌黃　中見灰色　投芪附棗仁牡蠣五味　盜汗止而潮熱亦退　胃納不增　腹脹仍然　曾請他醫用靑皮枳殼砂仁扣仁　腹滿更甚　兩脇刺痛　現進金匱腎氣丸　每日三錢　分三次服　諸恙略平　未知日後如何　誠難預料　用特登諸報端　請不吝敎益　以良法賜答　俾患者得起沉疴　則同深感德無旣矣

◎問產後治法　竹餘芳

敬禀者　上虞有一女　年三十九歲

午年八月間生產　產後安然無恙　閱數月　天癸不轉　去年三月間　寒熱交作　少有腹痛　延醫診治（方內混亂）　卽用犀角一錢　腹內綿痛不停　轉請醫生　用不知其何藥　愈醫愈劇　去冬腹內漸脹　各醫生用辛散平肝之劑　如石投水　冬末　厥半日而復酥　據云現刻之症　寒少熱多　盜汗　舌紅　咳嗽無痰　咽喉燥烈　腹尙微脹　腹中甚痛　不喜按　面黃體瘦　胃不覺飢　大便少而堅　此症望　貴社高明　切勿秘而不宣　如何用法　速速告我

◎答藺谿方肇元君徵求千日瘧驗方　高德僧

鄙人中年時　曾患斯瘧日久　用諸法治療　不能除根　嗣以艾炷　如綠豆大三壯　盡祛根株　永不復發　請一試之（不受酬）

◎答劉君煥章再問骨槽風治法　方城李程九

查骨槽風得於鬱怒傷肝　致筋骨緊急　思慮傷脾　致肌肉腫潰　肝木傷則風邪生　脾土衰　則濕氣作　風濕相搏　留於經絡　無從宣洩　變成腫潰　上爲發頤　生於耳前　連及腮項　痛掣筋骨　寒熱如瘧　牙關緊閉　口咽黏膩　不能進食　夫肝鬱木橫　勢必侮土　脾土受制　失其運化之力　津液不生　濕熱乘之　再用寒凉傷脾之藥以激之　則火愈熾　而水愈涸　火不下降　逆而爲濁　故心常驚惕　丹田無火　故外腎寒凉　脾得煖而能安　脾不安則不能統血以散布四肢　所以堅硬難消　瘡口難合也　老膿堅結　久變成骨　非用推車散以破其堅不可　至於大便乾燥　常飲川軍片　殊屬非宜　胃有五門　各司其鍵　脾受困而血無所統　不能滋潤腸胃　故矢多燥　經所謂故病未已　新病復起者也　乃舉世知者蓋寡　動輒以潤燥通幽之劑　以逐其末　遇實結火結　尙屬相宜　若虛秘寒秘　不惟無益　而又害之　貴症已經七八年之久　而未告痊可者　正爲清熱敗毒等藥所誤也　此症純屬陰分所發　忌服寒凉之劑　擬用中和湯以治其本　外敷推車散以清其源　脾健熱清　腐消肌長　定卜諸症悉愈　兩頰齊豐矣　藥方列後

中和湯方　陽和湯服數劑　此方可常服之　永忌寒凉等物

人參一錢　炙箭芪四錢　於白朮三錢土炒　酒川芎錢半　當歸身三錢酒洗　炙甘草二錢　桔梗一錢　酒白芍二錢　寸麥冬一錢去心　肉桂八分　藿香一錢　共煎溫服　服數貼後　去川芎桔梗藿香換九製首烏五錢　雲神三錢　薑半夏二錢

◎問睾丸偏大治法　楊燧熙

一人年五十餘　患睾丸偏左墜大　經念年之久　堅硬異常　遇勞尤甚　舌苔薄白　脈象濡緩　雖服補中益氣橘核等　而效力甚少　同志高明極多　祈指示　盼切之至

▲中華郵政局特准掛號認爲新聞紙類▼

中華民國九年四月廿五日出版

紹興醫藥學報星期增刊

總發行所浙江紹興城中北海橋

第十七號　今日計二張

本刊分發行　各省各大書坊

本刊價例

每星期一張或數張計大洋一分預定全年五十期計大洋四角如寄送加每期郵費大洋五厘五十份以上另議郵匯不通之處郵票作洋九五計算凡公共機關報資均收半價

本刊廣告例

百字起碼每期大洋三角連登一月八折連登一年五折不上百字照百字遞算二號字及木刻鑄版地位以字數核算封面加倍刊資亦須先惠長登大幅得以另行訂立特約

啓事

◎向本社問病不費分文的

凡函向本社問病者請將詳細病狀寫明寄到「紹興城中醫藥學報社」收當即登入本刊徵求四方名家或由本社答告治法仍載本刊概不取資各處醫家自定個人收資規則與本社無涉

紹興醫藥學報社啓

特別廣告

◎義務

各地閱報社圖書館學校醫會衛生社等公團如訂閱本刊均收半價郵費照算惟訂閱函中須蓋有圖章爲憑否則無效並各以一份爲限

本社敬啓

◎中國診斷學實驗　現將出版

是書內分六章曰普通診查法曰經過之診查曰現在症之診查曰自覺的症候曰斷病之定式曰結論共列子目凡六十有八學術精備取材嶄新著者爲供吾國醫家診斷上之實用故獨立經營成此巨作

仝書精印一大厚冊洋式裝訂定價大洋一元四角茲爲優待社友起見特價六折實售大洋八角四分外加寄費六分凡同時幷購三部以上得郵力酌減購五部以上者得加贈一部但購書以現欵匯兌郵票不收廉價限期以夏曆三月初十日爲限滿限截止書已付印定額無多欲購閱者幸勿失此機位

江蘇儀徵十二圩江左益人醫社發行

特此廣告

◎盧育和通函療病定例

鄙人資質椎魯而酷嗜醫學幼年曾肄業於江都任養和（考名桐軒）先生門下苦攻斯道五載有奇始出而問世藉

以自考清光緒戊申歲江督端試醫忝蒙取錄內外科給予優等文憑現懸壺儀邑辱荷社會信用然自臨症以來垂三十年於診斷治療上皆稍有經驗今告各埠同胞倘不以葑非見棄願函詢症治者須書明舌苔脈象面色聲音已過病狀現在形證始服何方繼用何藥並男婦年齡事業境遇體質膏粱藜藿等詳細叙實函內並附郵票五十分一學界及貧乏者減半郵票以一分至三分合用一爲擬方覆信等費即隨時研究答以相當療法今將所治各科之病謹列於後內外科喉科婦科兒科其他諸科概謝不敏恐輕率書方反致貽誤倘係病家鑒諒爲荷

江蘇儀徵舊港鎮醫事研究室醒生主人啓

◎無敵牌牙粉與時令之關係

喉痛！冬日燥火極重　胃火易旺每致先發口臭　繼發牙痛　終則咽

治愈已經三年

彭夫人迄今仍獲康强也

面帶笑容爲人喜樂此常情也往往因有事故而憂容滿面者以言明爲要也即如彭先生適至其友李君處見其憂容李君訝而詰問之彭君實告之下得獲美滿效果即如以下所述者湖南長沙天元南貨號主人彭國棟先生來函云余室人陳氏自幼體氣素弱常患頭目暈眩之症自前年得產一子因產時失血過多以致時覺胸悶胃滯夜不安眠繼之經期不至飲食無味終日困苦不堪之狀當請名醫診治服藥毫無效果余此時正在華容縣權運局局長任內公務瑣繁不克返家接家書知室人病勢日重醫者束手使人手脚無措深爲不安適至友人李君過訪見余憂容滿面訝之一再詢問余以實情告之李君云余妻曾患經期腹痛一年有餘偏服醫藥百無一效後得韋廉士紅色補丸而得全愈此丸乃婦科之聖品觀其仿單所載則尊夫人之病狀亦甚相宜不妨購與試服云云余信以爲然遂函致家囑令省中就近購服旋接復信述及購買二瓶接服單試服確有效驗飲食逐漸增進夜克安枕身體自覺舒暢於心甚喜待余七月間返省觀其病容全消遂與續購半打服後不但各症全療經期準確且喜幼年所患頭痛病亦被治愈至今已將三年從無復發骨瘦如柴之軀一變而爲豐滿之體心爲感激飲水思源愧無以報爰具證書謹附小照藉伸謝悃並爲世之同病者告韋廉士大醫生紅色補丸有强健體力之奇能無分男女功效相等凡經售西藥者均有出售或直向上海四川路九十六號韋廉士醫生藥局函購每一瓶英洋一元五角每六瓶大洋八元郵力在內

閣下可得精美衞生小書不取分文名曰忠告婦女並男子以及小兒康强指南閱報諸君如欲索取一份即須寄一明信片至以上所列地址原班郵奉

敬送腦衣炎簡易療法函索即寄

浙江富陽赤亭山桂馨書屋啟

三誌謝

◎又是一位提倡本刊的　本社拜啓

本刊發行以來　荷各地熱心的諸公購買多份　照善書驗方的樣式分送親友　已兩誌謝忱於報端　茲承東關婁德泉君交來大洋一元　購去第十六號本刊一百五十份　到就近各地去分送　因婁君以本刊治療顧問一門　可爲病家之福星　惟鄉鎭或有未知　特爲傳布　同人感其熱忱謹誌數語

小言

◎我以做不白話文的意思　守眞

我上星期看到江都陳龍池君底一篇「本刊投稿諸公　也當提倡白話文的文字　我到也有這個意思　不過我曉得我們的親戚裘吉生君　他是旅行過塞外的　他的官話是講得極好　所以他做起白話文字來　也是極好的了　我自己覺得舊學沒有根底　沒有學過官話　做起白話文字來　恐怕有一種土話攙入　我所以不敢做　但是我不負龍池君的好意　就做這一首試試　以後就改做白話文了

◎勸有疫之埠市政官紳速速掩埋浮厝之棺爲弭疫好方法　周鎭

從來防疫　講小心吃物　淸潔住處　諸君已多有說明的了　今天我說出掩埋浮厝是刻不容緩的　古話說大兵之後　必有疫癘　因爲死亡多浮埋的　地氣一蒸　疫癘卽來　現在因爲疫死的　各處小孩居多　而且病死的　窮苦更多　浮厝義塚處處一樣　日曬雨淋　薄棺易破野狗啣嚙　慘不忍看　奉勸各有疫處的官紳　速速想法　掩埋義塚浮棺　免得重起時疫　是防疫的上上方法　而且陰功積德的　敝處已有一位官太太　看義塚小棺　夾氣惱暴亡的了　唉可怕可怕　想想盧育和先生說　這疫病一樣東西　尤加倍厲害　我敢說　義塚浮棺　地氣烈日一蒸　恐怕有加倍的疫呢　請諸君想想看　這話是不是

警告

◎說羅孟然母暴亡（看髑髏大氣惱不滿二日卒厥不回）　周鎭

羅孟然　上杭　祖官提督　其尊堂四十九歲　舊歷二月廿六下午　往義塚看露厝之棺　回至其弟吳恕之（緝私鹽捕營團長）公館　未覺病也　晚餐後叉手談　忽與其戚某甲齟齬　某甲欲掌頰　羅母迎上令毆　戚串解紛未了　廿七晨　雙方猶勃谿　向午起病　頭暈胸悶　嘔食肢麻冷　午刻邀某診之　脈沉不起　左更伏匿　苔白以其厥氣橫逆　恐閉厥之險也　用玉樞丹伽楠香研服　吐出未受　煎方　烏藥　香附　藿香　橘皮　鬱金　半夏　晚蠶沙　姜蠶　白夕藜　左金丸　絹包入煎　煎而未服　按摩針治　瞬已言

塞口噤　似乎中氣　遷回自寓　申刻卽痰湧而厥　羅復請鄧星伯君尙未到　某用巖製川貝　厥症返魂丹　化灌　其家人指掠其腮　出劑痰數寸　厥稍定　鄧君到　單獨診疏方．熄風化痰　姜蠶　天麻　夕藜　菊花　白金丸　人參再造丸等　受三分之一　痰湧稍減　人事仍混　廿八晨　延巫朝仙　尙開至寶丹　橘紅　麥芽　車前　通草　蟋蟀等　約俟翌晨復朝　方許凡醫先弃厥後狂叶痰湧溲閉　服巫方神稍清　其弟吳來能點首　溲一次　下午鄧君復診　開熄風化痰藥　因巫言未進　瞬轉體熱　人事又糊　廿九晨亡　面色與筋均靑　起病至亡　一日有半　是中氣挾穢邪　非眞中也

學術研究

◎答魯船治法　　折背叟

吾曾見隱遁術中言暈時用醋少許服之立效百發百中惜吾未曾親試今特節錄登報執事其試驗實用可也

◎問麻黃與根有何分別　　唐盛嗣

盛嗣不敏前曾見到友人章君家藏口口口所開一方係陽和湯如減內用麻黃根竊思陽和湯中用麻黃欲病症外達該方用麻黃根欲病症收斂既用麻黃根何必用陽和湯究竟麻黃與根性質同否望　高明賜敎俾無識庸醫有所知覺

◎問枸杞子性味　　覺成

枸杞子諸家本草所云性涼質潤補腎水有專能獨理虛元鑑謂性溫助陽陰虛火盛者忌服鄙人學驗兩疏無所適從祈賜敎爲幸

治療顧問

◎答千日瘡治法　　唐盛嗣

千日瘡(又名穿肉瘡)由血管之血感受臟腑積熱停滯所致　故發於四肢頭部者多　初起之時　形似粟粒　略須擦破　或針挑後　卽翻花篷鬆　如葱花相仿　其患雖無關緊要　然一時痛苦　不能速愈　動作亦不自由　約經千日　其患根蒂枯脫　始得全愈　故取名千日瘡　予前閱口口口臨症用藥錄中　有甲乙丙丁四種療法　特分錄如下　以供患者採用也

(甲)用二寸長　一寸闊　二分厚竹片一塊　照瘡之大小鑽一小孔　套入凸起瘡上　對孔用艾火(約白荳大)連灸至瘡形枯焦爲度(瘡上雖枯焦瘡沿皮膚不損)數日後瘡之根蒂自脫

(乙)察瘡之部位　在於何處屬何經　卽知此瘡從何經積熱　再診脈辨虛實　內服淸熱利便之劑　迨藥力達到患處　就覺搔癢　趁此時機　用針挑瘡之四週　能助根蒂速脫

(丙)用極濃碘酒　日搽三四次　其瘡必乾　硬起厚皮　用利

刃或剪刀徐徐割去厚皮　再搽碘酒　倘出血者　宜停搽　俟出血處口合　再搽再割　約一二月　根蒂可以挖脫

(丁)用鹽强可根水　裝入注射針內　向瘡之四週射二三針(勿可過多)使肌膚麻木不知　當用刺拑拑拔　能連根拔出(如無刺拑可用藥肆中梹榔拑代之)卽用安息香製酒棉花醮裹(或用化半濃鐵綠水亦可)至次日用硼酸水(化淡)洗過血汚　用鯉養油膏敷貼　日換一次　不越一星期　能生肌完口(此法非經醫生療治不可)

◎答守一氏問遺精症治法　鎭江楊燧熙

夫精之主宰在心　精之司泄在腎　推原其故　君火一動　則相火隨之　若欲秘藏　而精已離宮　故保生者　鍊精化氣　鍊氣化神　鍊神還虛　故精之爲物　神依之　如霧伏淵　氣依之　如魚得水　水能生萬物　火能尅萬物　精弱者火必上炎　精充則壽　精薄則夭　故藏於精者　春不病溫　先哲以益水之源　以鎭陽光　務使患者　淸心寡慾　心淸則君平相靜　虛陽歸竄　如斯則精關固矣　至小腹作痛　是痛則不通　排便痛止　是通則不痛　想係服止澀之品　無益反害也　錄呈數法　以便參考

(一)天然療然(室外者)擇空氣淸潔之所　行人工呼吸法　呼出濁氣數口　不得出聲　吸入新鮮空氣數口　一日一三次

(室內者)擇淸靜之地　將衣帶勿拘束(束則血氣壅滯成病)盤腿靜坐　須胸平腰直　心內除去一切塵絆　耳無聞　目無見　若存若亡(置之死地而後生)叩齒七通　漸次增加三十六爲止　舌抵腭(爲赤龍歸海)不宜用力　如此每日二次　每次時間由少至多　多則一二句鐘　不得勉强　從容行之　舌下廉泉玉英二竅之水上承(卽華池之水　人身之水皆鹹　惟華池之水甘淡)分數口嚥下　以意與目力似覺送至丹田　此水生火降之法也　久則嚥津嘓嘓有聲(一秤金曰　嚥下嘓嘓響　百脈自調勻)約嚥數口　多則十餘口　半月精固　愈久愈佳　然後將身徐徐下地　行走數百步　此爲小週天　却病延年　返本還童之大道也

(二)藥物療法(一西一中)

(甲)鹽水炒知母　一錢五分　鹽水炒眞川柏　八分　橘皮　八分　(炒)大生地　三錢酒炒丹皮　錢五分　福澤瀉　一錢　雲茯苓　二錢　懷山藥　三錢　龍胆草　四分　鹽水四製香附　三錢　夏枯草　三錢　童便人乳百花酒　拌染麥冬　錢五

分　硃染燈草　一錢　如舌苔白膩無孔者　加當歸二錢　川芎八分　去麥地知　如氣鬱加廣鬱金　一錢　如肝鬱加眞珠母　一兩　先煎　如舌苔黃有珠點　脉數或弦或澀　知柏地丹參等加重用量　參入元參地骨大連珠　以潛龍雷之火　忌葱蒜薑椒烟酒韭菜等　捲烟尤甚　衣被勿可過多　作事尤戒性急

（乙）鈥臭三●〇鹽強水一●3　苦味酒二●〇龍胆丁五●〇解火氷．●2阿片末〇●2　糖漿一〇●〇蒸餾水2〇〇●〇　此一日量　一日分三次吃　每次一格　兌開水一茶盃　食後和服（按鈥臭又名貌羅謨加儸謨）此藥之用量　每日須加〇●5　（一分三厘四）　切忌酒醋等

（丙）藥品嗅入法　淡輕三水　又名安摩堀亞水　用三〇●〇（卽三十個格蘭姆）注於暗色瓶內　一日嗅入二三回　專去炭氣而迎淡輕氣　實有推陳致新鎭靜腦筋之效　世人以爲發表而有刺激性　是未明瞭藥物學之底蘊也　勿可以氣味雄厚而棄却之

◎問遺精一症丁一山先生之方究可服否　覺成

遺精之症　大半由本身先天薄弱情竇早開　自己斲傷　陰虛火旺者居多　閱十一號增刊　載有丁一山先生方　用別直參三錢　淡附子三錢　茯苓二錢　淡乾薑二錢　澤瀉三錢　一派固氣扶陽等品　刻有敝友年二十三歲　亦如前云所傷　旬日之中　約有二次　精神甚疲　腰膝酸疼　頭目眩暈　診脉細澀無力　苔色微黃　後截朱點甚多　余用養陰固腎　寧神塡補之劑　如石投海　未識丁方可服否　海內不乏明豪　乞有以教我　幾同身受

◎問外症治法　郁濟煥

醫藥學報社社長大大台鑒　鄙人治奚姓室女　年十八歲　自去年正月起病　先則月事不通　時常微寒微熱　頭痛牙疼　前醫用羚羊角散與秦艽鼈甲湯等　共服數十帖　幸寒熱頭痛牙疼等恙均愈　愈後卽週身酸楚　漸漸高腫略痛　至十月間病家方知變生外症　延鄙人診治視之皮色不紅　遍體約共十餘處但右環跳　上及手骱　心窩　頭巔四處按之有膿　烘即用刀一一開之　膿水至今均不斷絕　右環跳上孔眼並不甚大　肉色紫黑　藥條可橫插三四寸深　週圍微腫　右手骱又用刀割開　新肉已見　膿水仍然頗多　心窩間腐爛雖大　膿水已乾頭巔孔眼雖小　藥條橫揷亦深其餘未潰者　如背俞及季脇兩處自起至今　約有半載　按之軟而應指　並不疼痛　皮色亦不紅　膿根

甚深　故未敢妄用刀針　卽用之恐其亦難收口也　再有略腫痛者有新起酸楚者　書不勝書　筆難盡述今形瘦肉削　面部略浮　有時顴紅苔黃濁　中心光亮　脈虛弦咳嗽痰多　胃納不佳　自去年㷔定一丸方　用加味逍遙散與八珍湯再加調氣行血化痰等藥　紅潮稍至未幾又斷　外症仍然如故耳　謹請貴社社長大人指教方針　鄙人不勝感激無涯矣　專此敬請　春安

◎問外症治法　吳經章

謹啓者　予之次兒　年甫五齡時秋間　因跌傷右腿　始則潰爛　繼而結管　終則毒水淋漓　如荳腐漿也　延綿七載　未能收功　現年十一歲矣　前在大方伯廣濟醫院坐醫一載　無效　後服陽和湯百餘劑　外貼陽和解凝膏　以及西藥白玉霜敷之　亦未效　諸醫云　此症名曰貼骨疽　現潰爛之口　已有六個　百般調治　皆勿護效　素仰貴社　羣賢萃聚　熱心濟世　遇症研究宏深　乞求　高明鑑核　俯賜療治方針　以起沉疴　則感德無涯矣　或有何處外科　善能醫此症者　務懇指敎　以便求治　肅此敬請

道安

◎問喉病　慈谿韓成之

茲爲一老婦年六十四歲　當喉小舌右邊　發出兩塊　一如半個圓眼大一如圓眼核大初則淡白而軟　延今三月餘日　色變粉紅　向小舌旁小一塊轉硬　大一塊仍軟胃口如常嚥物吐痰　時刻不便　惟日來心中怔忡　此外痛癢不知　論其性質愚鈍　家景溫飽　上年有瘋病纏身身體素弱　並無生育　且勿論也靜思斯症久延　禍必踵旋　敝處海隅　醫生見寡聞短　束手無策正在進退維谷久慕

貴會中高明醫士　動以百數　皆能立起沉疴　四方欽膺無巳　爲此具字備述根苗　務求指引迷津　卽賜方法　感德靡涯　再行圖報　臨書急切不勝待命之至　順此佈候

醫學會

諸翁先生德政

◎問腹痛症治法　江陰沈頤

敬啓者　舍妹之腹痛　起於戊午年大除夕　其夜舍妹獨身出行　至途中四顧無人　心中惕惕驚之　至家卽起此疴　視其面無華澤　常作鬱悶之容　飲食日漸減少　心中漾漾作惡　得噯與矢氣　則諸恙若失醫卽投以疏肝調氣之品　延至去年四月初旬　又起喉痺　吹以（綠袍散）數日卽瘥　腹痛依然不退　至六月間　遍身發出白㾦　其狀如水晶色並無寒熱等症　至九月兩目胞忽然腫起　鼻準則紅而光澤　咳嗽頭痛　未滿星期　即全身浮腫　小溲不通　四肢厥冷　脉來濡細　舌光無華　醫卽投以四苓散　佐以散風之品　左脇中有塊如鴨蛋隱於肌肉之中　視之無形　摩之有跡　巨

按而痛 腹痛於此時已自愈 飲食則一日稍食 卽數日不思 至十二月初一 其病益劇 診其脈 似有若無 至初四日夜間 常呼筋骨疼痛 不能安寐 至初五午前 卽閉目而逝 余於此症如在雲霧之中 故擬其前後病情 質諸海內國手 尙祈指明病名 以何法可以保全 倘能賜以明燈 頣當感謝無涯矣

◎小便不禁治法 紹興東關婁德泉

僕年逾而立 素來體肥性躁 前年秋患濕熱病 進肥甘稍早 餘邪留滯 延爲下濁 小溲黃短 腰脊酸痛 進疎解濕熱 分利小便 如越鞠丸 藿梗 蔻仁 杏仁 茯苓 茵陳 知柏 滑石 通草 車前 石葦草稍 萆薢牛膝猪肚丸 加減投服 迄無功效 胃口加强 過於平昔 症延載餘 以致濕熱傷陰 肝陽犯胃 胸脘悶塞不疎 或時胸背熱灼 肢面似覺浮而不實 面色黃而灰滯 肩臂有脈有時跳躍或痛 且有空嘔 痰色白而黏膩 夜間躁煩無寐 有時心煩 卽微汗津津 口雖燥而不喜飲 左脈濡細 右脈稍滑 舌苔白薄不鬆 舌尖微有紅意 現進柔熄肝陽 清理濕熱 如石決明 川斛 川楝子 焦梔等藥 殊無進退 轉輾愁思 亟亟可危 敬具病原 敢懇 海內高明 酌賜良方 倘得起我沉疴 僕舉家啣感 當圖後報

◎答錢塘沈耕莘君問夢遺精證治法 宜春王國材

夢遺之病 多發於神經衰弱之人 蓋因睡熟精神興奮 陽物舉起 感動陰精 故不禁自排洩 若一月二三次 猶不爲害 若一月至八次以上者 不加調治 必害康健 此病第一療法 在戒色慾 否則 往往不免復發 處方

熟地五錢 棗仁二錢 麥冬二錢 五味一錢 芡實一錢 蓮子二錢 淮山二錢 白芍二錢

共煎水服 二十餘劑方收效 臨臥服尤妙 衛生法 一早睡 二戒食助陽食物（胡椒肉桂等）三宜戒思慮 四宜以冷水浴小腹（睡時行之）

專著

◎種痘淺說（續十五期） 江陰承夢琴

惟於攝表八十五度以上 零度以下 不宜施種蓋過暑則痘疱易於發育 痘漿易於分解 而起危症 過寒則痘不能發 徒勞佈種 故最適宜者 爲春秋冬三季 春秋季天氣溫和 尤爲相合 冬日雖寒 攝氏零點下之度數 亦不多到 且有棉先保護 可無他慮 然當天花流行或時疫大作之時 則不論時月 不拘年歲 凡未經種過或已種過六七年者 悉宜種之 庶乎能免於疫也

說種人漿之害

僕種牛痘已數年矣 （未完）

▲中華郵政局特准掛號認爲新聞紙類▼

中華民國九年五月二日出版

紹興醫藥學報星期增刊

發行所浙江紹興城中北海橋

第十八號　今日計二張

本刊分發行　各省各大書坊

本刊價例

每星期一張或數張計大洋一分預定全年五十期計大洋四角如寄送加每期郵費大洋五厘十份以上另議郵滙不通之處郵票作洋九五計算凡公共機關報資均收半價

本刊廣告例

百字起碼每期大洋三角連登一月八折連登一年五折不上百字照百字遞算二號字及木刻鑄版地位以字數核算封面加倍刊資亦須先惠長登大幅得以另行訂立特約

啓事

◎向本社問病不費分文的

凡函向本社問病者請將詳細病狀寫明寄到「紹興城中醫藥學報社」收當即登入本刊徵求四方名家或由本社答告治法仍載本刊概不取資各處醫家自定個人收資規則與本社無涉

紹興醫藥學報社啓

◎義務

各地閱報社圖書館學校醫會衛生社等公團如訂閱本刊均收半價郵費照算惟訂閱函中須蓋有圖章爲憑否則無效並各以一份爲限

本社敬啓

特別廣告

◎中國診斷學實用　現將出版

是書內分六章曰普通診查法曰經過之診查曰現在症之診查曰自覺的症候曰斷病之定式曰結論共列子目凡六一有八學術精備取材嶄新著者爲供吾國醫家診斷上之實用故獨立經營成此巨作

全書精印一大厚冊洋式裝訂定價大洋一元四角茲爲優待社友起見特價六折實售大洋八角四分外加寄費六分凡同時幷購三部以上得郵力酌減購五部以上者得加贈一部但購書以現欵滙兌郵票不收廉價限期以夏曆三月初十日爲限滿限截止書已付印定額無多欲購閱者幸勿失此機位

江蘇儀徵十二圩江左谷人醫社發行

特此廣告

◎盧育和通函療病定例

鄙人資質椎魯而酷嗜醫學幼年曾肄業於江都任養和（考名桐軒）先生門下苦攻斯道五載有奇始出而問世藉以自考清光緒戊申歲江督端試醫忝蒙取錄內外科給予優等文憑現懸壺垂三十年於診斷治療上皆稍有經驗今告各埠同胞倘不以蒔菲見棄願函詢症治者須書明舌苔脈象面色聲音已過病狀現在形證始服何方繼用何藥並男婦年齡事業境遇體質膏粱藜藿等詳細叙實函內並附郵票五十分（學界及貧乏者減半郵票以一分至三分合用）爲擬方覆信等費即隨時研究答以相當療法今將所治各科之病謹列於後內外科喉科婦科兒科其他諸科概謝不敏恐輕率書方反致貽誤尙係病家鑒諒爲荷

江蘇儀徵舊港鎮醫事研究室醒生主人啓

◎無敵牌牙粉與時令之關係

喉痛！冬日燥火極重　胃火易旺　每致先發口臭　繼發牙痛　終則咽

喉各病　亦隨之而發　若每早用無敵牌牙粉　擦牙漱口　可免此患　因此粉係鹽精製成　並有硼酸薄荷在內　故有清火之功　敷蜜！冬日敷蜜　每覺面上額際　發現一層油光　若於敷蜜之後　再摸以粉　則粉必浮起　殊不雅觀　宜於盥面之際　用無敵牌牙粉擦面　則油光盡去　然後敷蜜　可免上述之弊　其餘的功用狠多　刋在牙粉的袋面　此項牙粉之材料　完全本社自製　並不取材異地　故蒙社會信用歡迎　行銷已偏全國　眞可稱國貨牙粉的老前輩了　而且售價極廉　每袋祇售洋二分　愛用者請向就近各廣貨店及雜貨鋪購買可也

紹興教育館內家庭業支工社謹告電話第十一號

◎神效除痛散

夫人之疾苦惟疼痛最爲難受欲除此病必服此散無不藥到春回患者一試方知言之不謬並且無論何種疼痛皆可卽時立止鄙人經驗多年未可自私今特公諸病者夫乳婦妊婦均忌服每袋一包開水一茶杯食後一次和服一日服二次每次一包每袋大洋一角五分

總發行所鎮江城內五條街楊燧熙醫內室

在厦門有患哮喘咳嗽治愈

現年七十有五　氣血強壯　身體康健

薛棠谷

深感韋廉士醫生紅色補丸之奇功

福建厦門薛棠谷先生乃是該處得忌利士洋行買辦也年雖老過體甚康健現年七十有五歲數年前偶沾疾病嘗試各藥均末見效精神萎頓幸而購服韋廉士大醫生紅色補丸旋即獲愈且氣血壯旺身體康健矣其來示云鄙人向來身體健康不嘗草木藥石之品惟近數年來辦事過久即覺精神困憊其原因亦由年屆古稀氣血不比少壯之時以致食不生血而生痰並有哮喘咳嗽之病發生雖乃旋發旋愈尚無大礙然歷服中西藥品亦不能杜其病根後有友人勸余購服貴大醫生之紅色補丸因就近向藥房先購半打尚未服罄業已痊愈以後亦無前病復發今已血氣強旺身體彌健是皆紅色補丸之功效有以致之感謝良深堪稱金丹[illegible]藥救世慈航謹貢數言以鳴謝忱幷望貴爲登報俾同病者知所問津而紅色補丸之可寶貴焉

韋廉士大醫生紅色補丸對於老年人尤爲[illegible]效因其有補血益氣之功能故也卽少年中年患血虧腦疲者莫不奏效如神曾經療治血薄氣衰諸虛百損少年新傷腰背疼痛瘋濕骨痛臂尻酸楚筋系疼痛胃不消化半身不遂皮腐諸恙以及婦科各種疑難雜症尤爲神效凡經售西藥者均有出售或直向上海四川路九十六號韋廉士醫生藥局函購每一瓶英洋一元五角每六瓶大洋八元郵力在內

◉衛生小書奉送幸勿失之交臂　敝局備有精美小書專論男女及小兒衛生要道如欲索取卽須寄一明信片至以上所列地址原班奉送

小言

◎心病　守眞

心病是一種最難醫底病　傳燈錄有云「莫教心病最難醫」　可見這個病是沒有藥醫的

讀元人底傳奇裡　有一句「心病還從心上醫」　就知道患了這個病　應當把心地放穩　抱一種「達觀主義」　把那個張子野詞中所話底「心中事」「眼中淚」「意中人」用色空空色底話　去打消了這些所期願底事　使心花放開　心病就從此沒有了

衛生談

◎嗜好飲食物之利害　守眞

第一　酒

酒類之名稱頗多　要皆具有醉性　世界上各族人民　伊古以來　皆嗜飲醉性質　莫不各有其酒　然常人飲之　並無裨益　反損害消化器與腦系　似以戒絕爲宜　但遇疾病或疲憊之時　則酒有提神之功　爲醫家所必需　蓋因其易與養氣混合　故當病人不能消化他種食物之際　酒入體內　能爲發力之原焉　蓋酒中有一種主要成分　名曰醇者　卽酒精是　譯名爲阿爾科爾（Alcohol）爲吾人身體上之興奮藥　宜如量而飲　則其益頗大　否則過飲不厭　則其偏成分入於體中　必生障害　孔子有曰　惟酒無量不及亂　誠哉斯言

警告

◎上海有傳染病出現（九年四月一日新聞報）

入春以來　內地盛行之腦衣炎熱傳染病Meningitis　近日上海亦遭波及　患者以小兒居多　成人亦不少　死亡甚速　聞昨日有寓居西門林蔭路三才里之某姓婦　晨間起頭痛　下午卽死云　據醫言此症因染腦衣炎雙點稚Meningocoecus所致　初起時往往發熱　或寒顫頭劇痛　次則脈慢嘔吐　若小兒則頻哭（其聲頗異）頻動　有時瘈瘲　或出疹Rash　或出瘭HerPes　倘與病者接觸　及飲食起居不善衛生　最易染患　且每致不救云

◎常州奇疫之危險（庚申四月十七日新聞報）

常州時疫　自去冬迄今　患者甚多　數日內稍見平靖　近聞又發現奇異時症　初起時　狂笑不語　手足漸冷　三四小時卽殞命　中西醫均莫辨其症　無從施救云

◎時疫厥集方（續）　周小農

嘉興小孩時疫　吐瀉肢厥　麻木筋顫　前集之方　以備商榷　茲查松峯說疫　有烏鴉挣者　頭痛　惡心眩暈　發搐　先肢甲靑　後遍體皆靑　上吐下瀉　少腹痛不能言　甚至身冷無脈　不急治　頃刻殞命　牙關如閉　速以箸撬開　病人舌根

下　如有青紅紫泡　急用針刺見血　用雄黃末點之　再以雄黃末　滾水和服七八分　蓋被取汗　卽愈　避風又　庚申三月十八日申報云

嘉興自入春以來小孩之疫死者已有百餘人不料北鄉一帶又有一種時疫起時手足麻木閉口昏倒旋卽謝世現近城有傳染者（下略）

鎭按　瘟痧證治要略云　麻脚瘟　淸道光二年發見　初起呼足麻木　舌卽強　不能言而倒　麻至心卽死　宜卽服紅靈丹　大人一分　小孩三五厘　雷擊散　大人一錢　小孩五分（藥店有備）

治痧全書　手足麻木　將病人指甲角　外一分　刺出惡血　十指俱刺　毒氣自洩　忌熱湯　三四日內勿進米食

楊振祖普濟方　骨麻瘟　從頂麻至心　及足膝而死　以野地乾人糞燒灰研　豆腐漿調飲　卽生（或以人中黃末　全汁調服一錢　外治以銀針刺病者手足四灣）（曲池及委中穴）　出黑血　委中穴夫筋不可刺　舌強者　刺舌下黑筋　血出卽能言　再服荊防敗毒散　其病如失（元參二錢　荊芥一錢　防風一錢　羌活五分　獨活一錢　川芎一錢　苦桔梗一錢　生甘草五分　茯苓三錢　只殼一錢　前胡錢半　柴胡五分　殭蠶三錢　又有手足麻瘟先少腹痛　作羊毛瘟　挑之無血　隨作疙瘩　手足麻至不知人而死　急令人以足踏病者手之三關脉上（男左女右）待病者四肢不麻　自覺心頭火發　放之自愈

金山時疫　頭痛猛熱　發狂昏譫　不過一二小時卽危　城鄉染疫而死者　已數百人　間有一二醫生　用猛攻劑　有用西法灌腸器者　皆效　致病之原　什九熱食相攻云　有人傳驗方　用生蘿蔔浸鹽滷七日　乘病初起　打汁溫服　可大瀉而愈

（庚申三月十號申報）

鎭按　蘿蔔袪風　除邪熱　散瘀血　下氣　化痰　消積　治咽喉　諸病　止痢　衄血　解酒毒　煤毒　烟熏卒死　入太陰陽明少明　紅者治症相同　大淸營分　靑者兼淸肝胆鬱熱　鹽性潤燥祛風　淸熱　殺虫　治腸胃結熱　傷寒喘逆　凉血　治邪注毒氣　中惡心腹急痛　鹵鹽　治大熱狂煩

時疫由伏熱挾積　樞機不通　悍氣上衝於頭（陽明頭痛　宜折其熱）　竄入腦系　卽致發狂　且狂亂譫語　本手陽明腑證　亟宜下奪以免熱陷厥陰　此驗方亦有研究之價値　如急用　以白鹽錢許　入蘿蔔二三兩　打汁亦可　倘繞臍腹痛　有燥屎的據　加元明粉錢許　同打更佳　元明粉　傷寒蘊要　亦治發狂也

嘉興時疫　小孩發生　多在十歲以內　其症吐利　手足冰冷　知覺麻木　旋卽肌肉蠕動　半日卽斃　死後體靑　口目不閉　醫名急驚云

（庚申三月中報）

鎭按　寒遏熱伏　邪氣擾亂則吐利　血脈瘀痺　故厥冷痲木　肌肉蠕動　似驚非驚　熱深厥深　故口目不閉　溫疫明辨云　小孩患疫　最易驚癇　擬王夢隱法　芳香辟穢　解毒活血宣氣通營　飛龍奪命丹　治溫暑瘴疫　穢惡陰晦諸邪　身熱痰瘧　瞀亂昏狂　小兒驚癇　角弓反張　瘟痧諸症

硃砂五分飛　明雄黃五分　燈心炭五分　人中白漂煅四分　明礬二分五厘　青黛二分五厘飛　梅冰二分　痲黃二分　眞珠一分五厘　牙皂一分五厘　麝香一分五厘　蓬砂一分五厘　西牛黃一分　杜蟾酥七厘　火硝七厘　飛眞金十五頁　十六味研極細瓷瓶貯小孩服五厘如吐再服　多汗勿服　解毒活血湯　治溫暑痧邪　深入營分　轉筋吐下　肢厥汗多　脈伏溺無　口渴腹痛　面黑目陷

連翹二錢　絲瓜絡三錢　淡紫菜錢半　石菖蒲一錢　川連八分　晚蠶沙五錢　地丁草三錢　益母草三錢　生薏仁二錢　銀花四錢　白茅根一兩　菉豆一兩　井河水各半煎童便一盃冲

學術研究

◎答盧育和君質疑四則　周小農

（一）香蕉　潤肺燥養胃陰利腸通便製露更佳北人習慣火炕南方炎熱多瘴北梨南蕉天生弭喉恙之神品不佞寓滬廿五載常飲香蕉未呈助熱之徵拙係火體尙無鼻衄口破之患（甘蔗多食怯有此弊）惟香蕉性質柔膩痰濕重者火或格拒在上耳

（二）葦莖湯　按瓜瓣清肺潤腸治腹內結聚破潰膿血葦莖湯所用甜瓜瓣爲正又按西瓜子化痰滌垢下氣清營治吐血久嗽綱目云與瓜子同功又按冬瓜子甘平潤肺化痰濁治內癰正不必以甜瓜瓣少備有欲用無從之感葦莖以張師聿青所定青蘆管爲正以莖挺生水面其性入肺治上焦熱金匱肺癰咳嗽方時珍列入莖葉之下其蘆根則治胃中熱反胃嘔逆寒熱時疾莖清肺根清胃猶之橘肉生痰橘皮化痰此正中藥辨析微妙處（惟蘆根寒能清火性能達下鄙人新發明多服蘆根令人遺精屢驗宜與人最畏此品附告修本草者當列其弊）

（三）鹽　水腫不忌鹽往往難痊本經逢原云以其走腎助邪水之逆滿也又按鹽氣味鹹腥人血亦鹽腥能令血脈凝泣水溢三焦則爲水腫既助邪水之逆滿又令血脈之凝泣水氣留聚鹽能助之忌鹽者以此矧不僅忌鹽尙忌魚腥肉食也

（四）童便　虛損失血陰虛火僭人往往有效其餘治證本草載明十二歲以下無病之孩令忌食五辛以糖湯令飲取用大人有欲火食毒病人之溺確有毒質萬密齋能窮汗溺之毒傳染疫病西醫云云尙欠明晰也

治療顧問

◎答慈北宓尊森問肝病治法　鎭江楊燧熙

貴恙二年　胸中之氣上則常由口出如噫狀　下則常由魄門而出　時覺體弱無力　時覺肝陽上升　體力亦加　胸脹胃嘈或見　燧以胸中之氣大氣也　肝氣也　其性善升（女人尤甚多憂思易惱怒）其臟最剛設乏條達之權　其氣卽由口出如噫狀何謂也　乃金失肅淸以降之　胃少冲和以平之　胆失灌輸以制之血失榮養以涵之　於是則生痰熱而阻其氣　若欲柔和可得乎　致如將軍之令　易發難收　故覺上由口出如噫　下由魄門而出也　時覺體弱無力　乃有形陰傷　無形氣逆陰不配陽　水泛木浮　臟腑機能失職使然　不足以供體力之用耳　至體力亦加　或見胸脹胃嘈　是陽有餘　而陰不足　夾痰熱爲患　良由肝升太過　肺胃降令不足　降少升多　諸逆上冲　皆屬於肝　諸氣憤鬱　皆屬於肺（肺與胃爲表裏）傳導之官　爲其使用　此症治法　忌用辛溫之品（倘脉遲苔白不忌）　經以治肝大法　雖有曰辛曰苦曰酸恐辛則肝傷陽動　動則血何以生血不生　肝何以平　且今年少陽相火司天　厥陰風木在泉　若以芳香辛溫等（不顧其陰）　取一時之效（一如代赭旋覆二陳逍遙滌痰三子養親等）是捨本而逐末　故治病貴在求本　肝之久病　忌剛宜柔　且喜濡潤條達　肝平則胃調脾暢　如斯則二年之疾　卽可瘥矣　妄擬一方候酌服之

羚羊片八分先煎　黑脂蔴五錢　知貝母各錢半　光杏仁三錢　九孔石决明一兩先煎　烏梅一錢去核　眞川柏八分　枇杷葉三錢包煎　鷄子油炒白蒺藜三錢　杭白菊錢半　西滑石五錢甘草末四分和入　靑菓二枚

先服二三劑　必有效　倘無效　必將舌苔脉象　二便何色所服何方　既往症有無　七情六慾四氣所傷於何　及口腹偏勝　或嗜好等　一一述明問中何未言及苔脈　倘來函附郵不拘數目（寄鎭江城内鄙人收）以附吉生先生推廣星刊之苦心　如以羚羊價昂　以三甲加雪羹湯（陳海蜇荸薺）甘草白芍等之　如脈不弦數　舌苔色白無硃點者　去羚羊石决知柏加蓮白瓜蔞香附木蝴蝶川鬱金歸芍等然須加意衛生爲要

◎答淝甘棠君問腰疼治法　前　人

時値夏歷七天　天暑地濕之候　坐騾馬車　路途四五之久　比回家自覺左腿骨偏左微疼　上至股部有礙屈伸坐臥　燧懸揣恙情　先由勞悴異常　飢飽不免失時　亦恐受其外侮　良由肝腎不足　脾胃因之交病　氣血失於流通　筋絡失於榮養　初痛在經　久則入絡（筋主氣絡主血）更有内因外因　不内外因

之別　龔商年云　腿膝足等痛有五　一曰少陰陽虛　二曰風痺風寒濕　三曰勞役　四曰墜墮損傷　五曰坐臥濕地　余覺陰虛　肝熱伏熱痰阻風寒濕化熱梅毒等　尙未列入　幸景岳於此症　有寒熱虛實表裏之論　尤爲精詳　玆不再筆　然肝主筋而藏血　腎主骨以司精　脾主四肢　胃主束筋骨以利機關者也　氣主煦之　血主濡之　筋絡全賴血養　故經以足得血而能行　夫腿膝骨乃下焦至遠之鄉　屬三陰也　西名慢性僂痳質斯　用內外療法　內服撒曹一•五　沙利先酸〇•五　鈫臭二•五　又名（貌羅謨加僧謨）鹽强水一•二　杏仁水四•〇　加斯加那流動越一•〇　薄荷油〇•五　苦味酒二•〇　蒸餾水二〇〇•〇　此一日之量（可配四五日）一日吃三次　每次一格　兌開水二茶杯　白糖八分　每次食後服　服時先須將瓶搖動　外用電氣療法　一日二次　每次十分鐘　或用巔痂膏數分在患後塗擦　或薄荷油　或鈾酒　或樟腦酒　在患處塗佈　一日均三次　每次分數許　或用四〇分之〇伽波匿酸水溫罨法　一日亦三次　每次二茶杯　蒸熱　即將此水吃入毛巾內　將毛巾罨在患處　一日四五次　每次一二十分鐘　有特效　然內外二法　相輔而行　如此旬日　可已矣　略舉數端　候馮甘棠先生選擇用之

◎答鎭江章壽芝先生問病一則　　嵊竹餘祥

下詢諸症（星刊第十五號第七頁）顯係精神病　藥物治療　恐難期良好之效果　唯催眠術必可斷此病根　蓋催眠術爲精神作用　能治藥物所治諸病　并治藥物所不能治諸病　如古之宗敎家僧侶　治療時　不用藥物　着手成春　僉用催眠法所致　以人體機能　莫不以精神爲之支配　故勞其形者疲其神　悅其神者忘其形　又晉時杯弓蛇影等說均心身相關之理由　是精神暢健則機能的疾病　亦自向愈矣　此催眠術之大略也　上海精神治療院甚多　曷不試之　詳研究斯術　有十餘月　於治療上確有特效　屢奏成績　如三日瘧　牙痛　胃脘痛　遺精等病　已治愈數處　故敢供諸左右　并願醫界諸君　羣起而研究此新奇學術　爲治療上增一偉大利器　則進益實非淺尠矣

◎答韓成之君問喉病治法　　史久鏞

夫人年逾耳順　氣血漸衰　心中怔忡　乃高年常有之候也　況久纏瘋病　蓋瘋病之原因　由風濕鬱痰阻遏氣血流行而致者居多　玆喉間復起兩圓塊　無痛癢　延已有三月餘　按此症名曰喉瘤　由肺經鬱熱夾痰而成　若犯盛怒　則甚而痛矣　忌刀針刺破　宜點以

消瘤碧玉散　硼砂三錢　大三梅冰片三分　膽礬三分

共研細粉常以筯蘸點

內服先宜消鬱痰兼理氣血法

昆布一錢　海藻一錢　川貝母一錢半　粉丹皮一錢　元參二錢　海浮石三錢　白芥子六分　辰茯苓四錢　新會皮一錢半　酒洗當歸一錢半　中生地三錢

每日煎服一劑平日戒多語動怒及厚味宜晏息歛神

◎答裘德泉君問小便不濟治法　前人

據述貴體素肥而性躁　前年曾患濕熱病　因進肥甘太早　以致下濁溲短而黃　腰脊痠痛　久進滲利復現種種肝陽犯胃　濕熱傷陰之象　蓋利濕太過　亦能傷陰　陰傷則肝木失養而妄動　鄙意先以養陰和肝爲要務　略佐祛濕法　未知果能中鵠否　以候高明政之

生左牡蠣一兩　浙茯苓四錢　冬瓜仁六錢　甘菊花三錢　鈎藤三錢　生白芍三錢　中生地三錢　仙露半夏二錢　廣皮一錢半　左金丸四分呑

以上煎服每日一劑

常食點品宜蓮子芡實

和飯宜烏鯉魚鷄子淡海蜇白肚

◎答朱振聲問臌脹　嵊東竹芷熙

腹中脹滿　治以理氣　亦甚有見究氣之所由生　乃從水中化出　凡人飲水入胃　從水管散出　歷網油過腎以入膀胱　又由心火與命門火相蒸　其清氣外走皮膚　爲衞外之陽　內著臟腑　則爲津液　以潤周身　所賴以運行者　則在脾臟　若脾不運行　氣遂停於油膜之間　或爲痰　或爲飲　或爲水腫　或爲氣脹　而腹臌從此作矣　婦人腹脹咸云肝氣　肝體半在膈上　半在膈下　能疏上下之氣者有之　若云肝鬱生氣　未必相宜　不過婦人　多居家內　不通世故　一或遇事　即腦怒抑鬱　氣遂阻滯　醫者咸云肝鬱　習以爲常　試問肝臟如何能鬱　不亦啞然笑哉　貴問是婦　氣食相凝　腹大脹滿　納食呆滯　脈絃細軟　服代代花薔薇花忍冬藤不效（此等藥品　作爲飲料則可　以之治病　實無可取）　服西醫藥愈劇　又加盜汗嘔惡　舌黃中灰　投芪附棗仁牡蠣五味　汗止熱退　腹脹仍然　他醫用青皮枳殼砂仁蔻仁腹脹更甚　查青皮枳殼砂仁蔻仁皆是耗氣之藥　夫氣既聚於油膜必不能化津化液　以滋潤臟腑　服此燥烈耗氣之物　津液愈枯　氣愈阻滯　非徒無益　而又害之明矣　現進金匱腎氣丸　此丸於大便溏小便短　腹中作脹固宜　若胃呆脈絃脇痛腹脹　亦不相合　爰擬一方　付諸報端　是否有當　請登報見覆爲幸

（擬方）　金鈴子四錢　小茴香一錢　炒橘核三錢　大腹皮二錢　當歸鬚三錢　炒丹皮二錢　炒香附三錢　薤白二錢　瓜蔞仁三錢　黑山梔三錢

如大便不潤　加生軍三錢　胃呆兼有痰飲　加薑半夏三錢　薏苡仁三錢

▲中華郵政局特准掛號認爲新聞紙類▼

中華民國九年五月九日出版

紹興醫藥學報星期增刊

發行所浙江紹興城中北海橋

第十九號

今日計二張

本刊分發行

各省各大書坊

本刊價例

每星期一張或數張計大洋一分預定全年五十期計大洋四角如寄送加每期郵費洋五厘十份以上另議郵滙不通之處郵票作洋九五計算凡公共機關報資均收半價

本刊廣告例

百字起碼每期大洋三角連登一月八折連登一年五折不上百字照百字遞算二號字及木刻鑄版地位以字數核算封面加倍刊資亦須先惠長登大幅得以另行訂立特約

啓事

◎名著出版　本社發行

紓溪陸氏醫述十五種之一「外候答問」現已出版計白連史紙精印國裝六册定價大洋八角郵寄中國境內加費五分外國各埠加費二角該書爲江蘇陸晉笙先生手輯凡中國數千年來諸家之經驗去其冗繁擷其精華設爲問答體說明外現之各種症候裨益醫家臨證實匪淺鮮一個月內廉價六折

特別廣告

◎啓事一　江左益人醫社特白

敝社出版之「中國診斷學實用」驗字爲誤排者其內容已迭次披露於前期報中計邀公鑒敝社以基本金缺乏之故所以售價似覺稍昂爲欲得此區區藉資捐助凡購閱者即不啻敝社之維持員也乃近承各埠熱心同志紛紛函囑減價者不一而足爰爲登報聲明特再廉價展期五十日以副惠顧諸君之雅誼謹此告聞祈各鑒諒

◎啓事二　江左益人醫社同白

各地醫學公團如預訂一「中國診斷學實用」者概收半價郵費照算惟各以一份爲限並須以該處圖記爲憑若代消批售者則另訂辦法函詢即答

◎◎各地名醫

諫壁王佩南夫子授楊燧熙先生精理內外婦幼喉內科兼精西學住鎮江城五條街

諫壁王佩南夫子授章壽芝先生專治內外科兼喉婦幼科住鎮江老商會街

諫壁王佩南夫子授滕濟民先生精治內外科暫寓鎮江竹竿巷梁寓第二進

揚州耿耀庭夫子傳諸潤庭先生精理花柳喉科寓鎮江山巷內中段

潘傳園右箴先生精理婦幼科住鎮江竹竿巷德潤里

◎無敵牌牙粉與時令之關係

喉痛！冬日燥火極重　胃火易旺　每致先發口臭　繼發牙痛　終則咽

喉各病　亦隨之而發　若每早用無敵牌牙粉擦牙漱口　可免此患因此粉係鹽精製成　並有硼酸薄荷在內　故有清火之功　敷蜜！冬日敷蜜　每覺面上額際　發現一層油光　若於數蜜之後　再撲以粉　則粉必浮起　殊不雅觀　宜於盥面之際　用無敵牌牙粉擦面　則油光盡去　然後敷蜜　可免上述之弊　其餘的功用狠多　刋在牙粉的袋面　此項牙粉之材料　完全本社自製　並不取材巽地　故蒙社會信用歡迎　行銷已偏全國　眞可稱國貨牙粉的老前輩了　而且售價極廉　每袋祇售洋二分　愛用者請向就近各廣貨店及雜貨鋪購買可也

紹興教育館內家庭業支工社謹告電話第十一號

神效除痛散

夫人之疾苦惟疼痛最爲難受欲除此病必服此散無不藥到春回患者一試方知言之不謬並且無論何種疼痛皆可即時立止鄙人經驗多年未可自私今特公諸病者夫乳婦妊婦均忌服每袋一包開水一茶杯食後一次和服一日服二次每次一包每袋大洋一角五分

總發行所鎭江城內五條街楊燧熙醫室

春令要藥

時居春令每有多人自覺困倦疲乏無力較之冬季數月精神健旺大不相同也邇際四肢軟弱胃納少進按醫理體學所究乃是此際身體虛損懶於操作耳此係眞實病狀並非虛想如此也此等病狀所需者調補是也如能於此際補血健腦俾得週身康健有力卽將來夏季暑熱數月不致沾染疾病矣所謂有備無患也切勿以春間困倦爲無關緊要竊恐疾病日深即如李善甫君之經歷彼若初病之時服用韋廉士大醫生紅色補丸不至纏綿日久如下文所載者是也然而其治愈各症實賴此天下馳名之聖藥也直隸張家口下堡義聚隆錢莊股東李善甫君來函云余於民國五年春季忽然身覺不爽四肢無力自以爲小恙無憂稍服成方幾劑自能治愈不料三個月之久病未少減反而加重又覺頭暈目花週身骨節疼痛大便下血胸前膨脹氣悶胃不消化氣息不均故而飲食少進矣延醫診治據云此症因操勞過度氣血兩虧積久成勞此係癆傷之初步也連服湯藥二十餘劑終未見效幸遇友人李少紀君竭力舉薦試服韋廉士大醫生紅色補丸服後卽覺食物有味連服數瓶飲食加增胸前脹悶全消胃不消化之症去矣耐心連服諸恙悉除余之一年痛苦全賴紅色補丸之奇功所賜也現今康强喜樂心甚感激閱報諸君有如李善甫君之患乎如若曾患血虧腦疲所致各症切勿遲延自卽日起速即購服韋廉士大醫生紅色補丸以試之凡經售西藥者均有出售或直向卜海四川路九十六號韋廉醫生藥局函購每一瓶英洋一元五角每六瓶英洋八元郵力在內

李君善甫曾患胃不消化大便下血等症由韋廉士醫生紅色補丸得獲全愈

衛生小書閣下欲索立卽奉送

書名曰延齡妙術內詳衛生要道如欲索取卽須寄一明信片至以上所列地址原班郵送可也

浙江富陽赤亭山桂馨書屋啟

小言

◎人參再造丸並不是補藥　周鎮

我有句要緊話　與諸公講講　在上海時　常有人問起人參再造丸　彷彿一樣大補藥　後來得馬培之評活人良方　方曉得本名回天再造丸　歹人把持原方不傳　加入人參等味　傳出欺騙世人　其實丸中蛇有兩樣　烏梢　蘄蛇　還有穿山甲　全蝎　地龍　附子　肉桂　麻黃　草蔻　威靈　羌活　防風　細辛　丁香　五十多味　攻竄溫通開發藥佔多數　治外風寒濕凝滯　血脉不通對症方可用　有錢人不知利害　有誤服出毛病的　癸丑有謝壽庭先生　服此丸拌吃人參等溫補藥　胸膈如火爐內燒　喉中熱痛　肉削音低　大實似虛　後來清熱解毒方好　舊年上海位中堂　董事錢月樵類中　有潘郎中　勸吃人參再造丸十五丸　可以不中　其實是內風　服六七丸已不得了　結果仍歸不治　因眞中風南邊不多　千年之木　往往自焚　年紀大陰虧陽亢的多得很　此丸萬萬不可瞎吃　有一位在漠河金鑛局辦事的　名叫程筱榮君　因高年行走龍鐘　有人勸服此丸　自己合了許多　且送給人　人家有好的　不明白是實症　他自己更加癱緩難走　仍舊不曾行走如飛　何苦何苦　費多大錢　買此憔悴　我若不說　總對良心不住　只得擬了忙講個明白　在下父親去年類中　東名腦貧血　半身不遂　家中有此數十丸　實在半粒不曾吃　現在各樣已好　行走數十步　尚無大力　左足有時注痛　還不敢請教此丸藥　世間誰無長輩親眷　留心勸勸　講明內容不是壞心腸　我敢說一句誇口話　看星期增刊的　只要曉得一事　有益處　四角報費　利益早已收回的了　其餘的係奉送　古人老話　金玉之言　人的性命關係　其實利益無窮的呢

（附白）二十餘年前　敝鄰錢姓　年近五十　亦服此丸　以致誤事　緣內多攻竄之藥　世人不知　往往誤為補品　可嘆可恨　有此佈告　或可挽救一二　吳國楨

警告

◎忠告防疫醫員　逸人

病症萬端　惟疫最烈　古今所同然　中外之公認也　疫而成爲痧瘟　經過不能逾二十四小時則卽死　其爲癘也亦已甚矣　迭檢醫報　見諸公發明症治方法　已告完善矣　吾何贅焉　然而病已甚而後治之　孰若預防之爲佳　預防之法　發明已有人矣　吾奚閒爲　然而今不能已於言者　爲欲貢一得之愚　籌疫症待期的療法耳　其法維何　卽嗃鼻取嚏是　蓋痧瘟之發生也　先徵於頭眩而胸悶　繼之以心煩而嘔吐　其爲清邪上受無疑　嗃鼻取嚏　以直接戟刺肺部神經之

中樞 而收興奮之效果 試觀涕淚痰涎並出 則胸悶自寬 氣機流通 則疫邪可解 故頭痛胸悶者 得此為對症神丹

實驗之餘 故特公佈 施治而引用

惟望 諸防疫之執事者

取嚏方 以原料臥龍丹 與風化硝研末 對用為妥 如先用臥龍丹 吹入鼻內 復用風化硝末少許 再以吹入 「風化硝不用亦可 直臨症時斟酌」 大約每天用三回 每回約吹入藥末二三次 以發嚏通暢為度

著者附記

學術研究

◎藥學質疑二則 逸人

斯丕爾明一名睾丸浸液用以培補榮養助養氣之酸作用大有殊效但此乃宰殺動物而取其睾丸精液製造而成與吾人情慾熾甚輸泄之精液斷不能比而並論究輸泄之精實含慾火何可服食若其盲目之理為寄生物之肆虐耶抑毒火之為害耶(一)

麝香之墮胎為有識為士所不齒久矣究麝香為興奮劑有刺戟性故嗅入鼻內能作嚏噴蓋戟刺肺神經之中樞故也由此可悟其傷胎之理且胎之繫也在於肺之呼吸嚏能亂其呼吸即以此而目其傷胎之用亦宜質諸同道以為如何(二)

◎醫藥學研究質疑四則 時逸人

(一)喉症禁食

吾聞諸鄉人云凡患喉症者宜嚴禁其食否則必致不救試問其理安在

(二)柴胡引邪入心包

吾聞諸儀徵老醫汪允功先生云用柴胡治感症多有能引邪入心包者吾昔日未能明其理由茲以最近所目覩之事實證之誠為的確特此聲明以供研究

(三)急痙

痙病之發起於倉卒其為熱邪犯腦歟抑為風痰內閉歟其病理及治法望我前輩說明

(四)傷寒論與今日之病症

吾嘗見今日之病症有與傷寒論中所列相同用其方竟無效力乃病症不相同者變通選用其方竟獲奇效吾醫界諸公能為一究其理否

◎答杭縣沈仲圭問學醫入法門 鎮江劉吉人稿

中國醫學書籍充棟汗牛極頂天資不能遍讀且多門外漢亦注書立說妄費筆墨紙章枉送學者腦力者不有選擇明師教授終於不切實用而已是入門法不可不講也如中醫先讀木草湯頭則萬萬不可者也未能辨症但先學醫病凡有害人之處皆師之過也瑞擇徒甚精凡志願稍有不合者皆不敢貪利收錄必其志願五年尚不能醫治一病者方可傳授入門即攻內難殊令學者生畏而不前進若讀湯頭歌括動輒誤人不得已調劑其間折中取之先讀瀕湖脈學二本後辭察舌辨症法令其稍知識病能識六淫七情然後再講醫法今之生理學剖解學化學亦不可廢然後再講藥學利害古書利弊則可以不致動輒誤人矣

◎答沈仲圭君問醫書　時逸人

前函諒邀靑覩為念規定醫書以作維一之宗旨俾學者有所遵循此舉詢非易易蓋吾國歷代醫書多半出於私家之著作意見各歧紛紜無定欲求統一之辦法非重加編訂不為功茲將不佞對於中醫改革編訂書籍之主張特略述於左（一）「全體學」凡解剖組織生理胎生等屬焉（二）「病理學」凡病原病機病變等屬焉（三）「診斷學」凡滙通比較實習實用處用等屬焉（四）「症治學」凡內科外科兒科婦科等各科之症治屬焉（五）「治療學」凡各種之療法屬焉以上五種乃中醫之大綱實習之基礎但于症治一項尤為醫者必須之智識請先詳之餘容另佈

「症治學沿革及流弊」國醫症治學發其端者以傷寒論及金匱二書為嚆矢千金外台繼其後而推廣之迨聖濟準繩金鑑等書出則症治上更為完備乃後世醫者心存私利為捷便計而不為學識計所以惟以方藥為重而不求症治之理如活法機要金匱鉤玄諸書雖出於名人之手而考其實際已漸趨於市醫之惡習若近世之醫方大成醫方捷徑醫方集解湯頭歌訣醫方一盤珠等類久已不脛而走凡學醫者莫不家置一編以讀此一編為衣食口腹計亦已足矣然其闕點甚多自知不足應用於是廣求驗案以資攷證乃一般醫以以為編集驗案既可以鼓吹虛名且消場甚大坐可獲利故肆其伎倆全力注重於此所以現今書肆中醫案之發售者大有不可嚮邇之勢醫案逾多學者之心逾亂故和人曰「潛心向學心慕名醫之奇術而卒之杳無所得終於俗醫者甚多」嗚呼安見其不為醫案之所誤耶國醫之所以不振者又安見非此之故耶余嘗謂症治學為學者初步則全體病理等書幾無人過問醫學一大壞矣醫方醫案等書為學者初步症治書籍幾無人過問醫學又一大壞矣其變無窮期其壞無底止抱整頓術者何能已於言乎此答

治療顧問

◎答方肇元君問千日瘡治法　鎮江楊燧熙

（原因）氣血不知　脈絡一時失利　局部汗腺　由血管間有壅滯　即少排泄之機能　則鬱熱與殘蓄物凝結而無新陳代謝使然也　為完全皮膚病（治法）用伽波醋酸 Caed olic acid 東名石炭酸5、○（即一錢三分四）以火酒一○、○（即二錢六分八）溶化得宜（化時勿觸指具有刺激性）普通開水三○、○（即八錢○四分）溶和極勻以綿花吃入本品常常點於患處可漸漸脫落矣

◎問婦人腹痛治法　馬家達

貴社諸公鈞鑒閱　貴報啓事欄內有人問病就可答告治法且不費分文的　僕妻沈氏前是狠健的　因去年二月（廿一歲）間出瘷之後　腹中時時要痛　忽痛忽愈　當時疑時痧氣　後來醫生有謂犯肝血病者　又有謂積食者　醫得半年　漸漸好起　去年

九月間肚腹懷孕　至本年正月腹中又痛起來了　又是時痛時愈　痛起來的時候　肚腹是冷的　而肚臍之上　心腔之下　又若有塊起來　而後漸漸覺得肚腹漲緊樣子　發生痛了　痛的時候在夜飯後居多　舌苔四沿紅而粗的　最中心亦紅的　惟中心左右略有白色　醫生又謂是肝病　服藥之後　毫無效果　敬將原委詳告　務請貴社諸公研究病根答告治法　是所至盼

◎問淋毒治法　寒江一鈞

吉生先生大鑒　敬啓者　鄙人年僅二十　久病已三年矣　初起時因與一紈袴子弟游　未能守身如玉　尋花問柳　隨意消遣　月餘即患白濁症　羞澀不敢向人言　因循失治　至十八歲冬間　色忽變紅　去歲愈劇　始百般醫治　紅色漸減　病若霍然　旋又偕友人到拱宸橋　不數日即歸　病亦未發　不料今春舊病雖痊　即變成一無名之症　每夜總須遺精三四次　暴躁不能成寐　遍身骨骼疼痛　四肢痲木　頭暈脣裂　近雖略差　而六七日必發一次　甚以爲苦　謹詳叙得病始末　務乞費神登入星期貴增刊中　望海內大醫家　不吝珠玉　賜以回春妙術　確定病名　不勝拜禱之至　此請道安

◎答陳守眞君問孕雙胎　嵊縣竹餘祥

求嗣之道　盧育和先生答解明析　已無遺蘊　雙胎原因　古賢有精氣盛則生二男之說　此乃理想所及　決非實驗　女子每月產一卵　初產時在卵巢　此卵巢附着尻骨盤兩旁兩髖骨之內　左右各一　與男子睾丸相埒　週身之精液結聚於此　如荷蓋之露珠　故曰卵珠於月經淨後約半月之內爲卵珠成熟時期　成熟後　離卵巢由叭喇管以入子宮　與男子精蟲凝合　始能成胎　倘有二卵同時產出　則同時受孕爲雙胎　三胎四胎　亦照此例　又有重胎者　先產之卵　受孕後　二三日或一二月　再產一卵　與男精合而受孕　至分娩時　兩兒產出　相隔半月或二三月　前後不齊　不若雙胎之一時產出也　此等孕法　往往有之　祥亦屢有所見　要之人之生育　實賴女卵男精　清心寡慾　則胞宮不損　精氣不傷　易於受孕者有諸　必欲一孕雙胎　則可聽之天然　決非人力可以造成　然將來文化日進　學術發達　另有妙法　能使二卵同時產出　而孕雙胎者　亦未可知也

◎問精不固治法　瀟湘郭貽安

僕少小多病　體質脆弱　年未弱冠　復爾早婚　朝夕侵伐　神元遂益覺虛弱矣　乃急避夢書齋　吟哦之餘　復習拳技　仙瀛胡痲　劉郎從未一餐　寂窗寒衾　文君新寡者凡階蓂一易　身體頗覺强而有力　雀躍之餘　難免兒女之情　武陵仙源　漁人重詣　滿意其樂　大有張生

西廂之慨也　顧巫夢方雲　蓬山卽雨（卽未交而瀉　卽交亦不久也）赤壁兵沈　祇得喪氣以休　古人有謂閨閫之樂　有勝畫眉　僕殊未領得今馬齒差長念年矣　及時未得行樂　而花開花落　鵑聲年年　瞬目又兩鬢絲霜　芳草夕陽矣　人生幻夢　此恨何如　用是敬懇當世名手

憐錫良方　倘得升陽之術　遂我敦倫之樂　會當買絲以繡平原也

此致　貴社諸君子道鑒

◎答方燮元先生問千日瘡治法　杭縣沈仲圭

圭閱凌曉五先生　六科良方集要內載　有治千日瘡驗方茲特錄後　請試用　如有效　乞登報證明　以廣流傳（不受酬）

千日瘡（又名瘊氣瘡　生在頭而除之又出至千日方脫故名）

用生菱蒂摩擦患處卽脫（按此簡易效速不傷皮膚方君何妨一試用之）

按千日瘡治法　答案已經不少　倘閱者照治得效　應請函示登報　究竟何法最好　俾後來者　有所選擇也記者附識

◎亞東病夫問遺精病治法　劉吉人

凡久遺不得全愈　誤治之過也　遺精之患　多由腎經血熱而起　若初起之時　用丹溪知柏地黃丸　淡鹽湯送下五錢　卽可愈矣　若用歛濕建脾培土之藥　則土愈實　腎水愈虧　土實尅水　終無已時　是愈求生　而死愈速也　腎虛切不可補脾

一夜二遺　卽固精夾實之反效

有夢而遺　或是心腎不交之故　無夢而遺　則在腎熱　一夜二遺　則腎水沸騰可知　陽萎人以爲陽虛無火　吾以爲燈草無油　故不亮也　切忌桂附杜仲等品　現在腰俞穴空痛　可用眞龜版膠一味　或五錢或一兩　鍋內隔水蒸化　攤貼腰兪穴　如攤膏藥式　用黑洋緞剪成寸半大攤貼之　皮膚有吸收之力　前關元氣海亦可貼　久久自愈　身體自强　猪脊髓煨食　猪腰子白煨食湯（淡鹽可放）海參亦白煨食湯　生雞子黃可食（每日可食四枚）切忌藥吻淡菜　淡菜扶陽　大有殊功恐非陽虛犯之反遺滑多耳　精不足者補之以味　有氣之藥　决不合用　龜版膠以綠色不臭者爲上　如腰脊酸痛　較好精神　飲食較充　再服知柏地黃丸　以收全功　肝藏魂熱則多夢紛紜　此夢盖非好合之夢　宜以杭白芍一味解之　每煎五錢一服　眞杭芍味甘酸而能生津液色白　其外淡灰綠色爲心　否則無味　而肉紅色　如嚼木片耳　服後請示知效力何如　未效　再將變象所苦者示知　欲回函　請附郵票三分足矣　鄙人力戒以報紙爲營業故特廉價　以廣招徠　以副裘吉生君增刊星期報之厚意　鄙人住鎭江城內寶塔巷底　門上有貼非業醫者君住何處　乞詳居里　以便直接通函　如已效　卽祈登報以供研究耳

取生雞子黃法　用熟過溫水　放入細中罌內　打生雞蛋兩枚於溫水內　以隔水則蛋不黏罌爲度　鍋內放冷水以平溫水罌外八分爲度　用火隔生冷水煑之　煑至水響　罌有戰動聲上下　急取起　用匙送食之　則蛋不老　稀黃如生而溫熱　不傷人矣

鄙人嘗有九隹韵　猪腰子古風一篇　尙記尾上收句幾韵　堪笑時珍無格致　綱目評論何違乖　絕無補性之一語　致使良藥功沉埋　我今發明補腎理　遂令猪腰値價重江淮

◎再問遺精症　杭縣沈莘

敬詢者　莘先天不足體質單弱於戊午二月受驚後　忽患遺泄　惟遺期甚遙　且有夢無夢不一　垂至客臘遺期較近（約十餘日一遺）且多有夢　服三才封髓丹　至今無效　且前日並出盜汗一次　本月初二四兩日　連遺二次（均無夢）現在腰酸身體疲倦　記憶力弱極　遺後即醒　且每不能復寐　脉象尺大　舌尖微紅　竊莘既未涉足花柳　又不用心過度　此症未知係何緣故　前已於十號報中奉詢　未蒙　海內名家惠答　今以症勢加劇　難再因循　用更具函敬詢　想　諸公普濟爲懷　必有以賜教也

◎問母病治法　慈谿葉安新

敬啓者　家母現年五十五歲　患胸胃病　業有十餘載矣　初起爲氣鬱所致　口吐酸水背部發冷　藥石難投　乍愈乍發　近來日甚一日　胃納減　骨瘦如柴　上吐下瀉　無時間斷　吐時腹脹如鼓　腰背酸痛　坐臥不甯　須用手脂挖入喉間　始克吐出　或食後即吐　或宿食不化　大便蕩薄　一日夜須數十次　目下奄息在牀　勢頻於危　素仰執事慈善爲懷故特錄始末質諸高明　倘得沉疴立起　則闔家蒙德匪淺矣　此致　醫學會諸執事先生慈鑒

附慈谿醫生藥方

胃脘脹悶已屬久病法宜疏降　茅朮錢五　茯苓三錢　枳壳炒婁皮三錢　川通草一錢　川朴錢五　澤瀉三錢　薑炒竹茹二錢　陳皮一錢　佩蘭錢五　製半夏二錢

◎徵求眩暈治法　王毓琛

家祖母於去年九月間　患心悸戰慄　頭重而冷　嘔惡耳鳴　腰痛如擣　左脉弦大而硬　右脈軟弱　而尺部劇細　苔白而薄　便溏而滯　足冷至脛　眩暈如風旋　或遇氣急胸悶　則便愈溏愈滯　頭益重益冷　曾服逍遙散　金匱腎氣湯並阿膠鷄蛋黃等藥　時效時反　服腎氣湯　則五六日一反　服逍遙散　則十餘日一發　目下晨服逍遙散　晚服八味丸　病象已除　胃納亦開　唯眩暈一症　仍反覆不能已　殆根本治療　非其法歟　爰詳述病狀　敬求海內大醫士　賜一良法　俾家祖母痼疾　藉以根本革除　則感恩靡既矣

▲中華郵政局特准掛號認爲新聞紙類▼

中華民國九年五月十六日出版

紹興醫藥學報星期增刊

總發行所浙江紹興城中北海橋

第二十號

今日計二張

本刊分發行

各省各大書坊

本刊價例

每星期一張或數張計大洋一分預定全年五十期計大洋四角如寄送加每期郵費大洋五厘十份以上另議郵滙不通之處郵票作洋九五計算凡公共機關報資均收半價

本刊廣告例

百字起碼每期大洋三角連登一月八折連登一年五折不上百字照百字遞算二號字及木刻鑄版地位以字數核算封面加倍刊資亦須先惠長登大幅得以另行訂立特約

啓事

◎名著出版　本社發行

紓溪陸氏醫述十五種之一「外候答問」現已出版計白連史紙精印國裝六册定價大洋八角郵寄中國境內加費五分外國各埠加費二角該書爲江蘇陸晉笙先生手輯凡中國數千年來諸家之經驗去其冗繁擷其精華設爲問答體說明外現之各種症候裨益醫家臨證實匪淺鮮一個月內廉價六折

特別廣告

◎啓事一　江左餘人醫社特白

敝社出版之「中國診斷學實用」驗字爲誤排者其內容已迭次披露於前期報中計邀公鑑敝社以基本金缺乏之故所以售價似覺稍昂爲欲得此區區藉資挹助凡購閱者卽不啻敝社之維持員也乃近承各埠熱心同志紛紛函囑減價者不一而足爰爲登報聲明特再廉價展期五十日以副惠顧諸君之雅誼謹此告聞祈各鑑諒

◎啓事二　江左〻人醫社同白

各地醫學公團如預訂一「中國診斷學實用」者概收半價郵費照算惟各以一份爲限並須以該處圖記爲憑若代消批售者則另訂辦法函詢即答

◎柯鎭外寺岙永濟施醫局

（擇於三月十九日開診）（每逢二五七十日停診）傳君欽堂慈善性成素見貧苦之罹則爲設法調濟因去秋時疫盛行之際患者死亡相踵一般無力醫藥者以致束手待斃傳君惻然憫之以當採辦藥品按病施送逢有遠道不彈心力親往施救仁心仁術有口皆碑今春天氣寒暄不濟疫病必多同人等力請傳君接續辦理今以慷慨季諸建設永濟醫局不惜重金延請名醫分爲內外兩科逐日在局施診兼送外科藥品裨益社會良非淺鮮恐未週知特此廣告內科主任徐劍槎君助理傳吉堂君外科主任李馥生君（兼理內科）助理葛柏堂君發起人沈贊臣王青雲朱澤仙朱渠堂季如鶴茅伯成葛柏堂孫仲豪茹書樵謹啓

◎楊燧熙應接通函治病規則

鄙人研究中西醫學三十餘年（內科外科婦科幼科喉科眼科皮膚科毒門等略有心得由裘吉生君於報端創設問答一欄而外埠通函來問病者日多一日投方必效其不效者因來函未得將病由病狀一一述明故答復診斷上間有缺乏今特具規則照此來函方得良好完全之目的既往症有無現症何因或勞悴饑飽失常房幃過度嗜酒嗜

烟口腹偏好心境勞逸身體安閒苦楚肥瘦及憂愁喜怒悲恐驚七情中傷於何情及六淫者病有幾日所服何藥是何分量現症種種苔色二便之色脈象（前師云）一一聲明信內附郵票五十分即有正確之療法奉上來信用單掛號爲妥並註明通信處空信問病概不答復倘苦學中人減收半價然必蓋有貴處教育會圖記爲憑　通信處鎭江城內中項醫館楊燧熙收

四誌謝

◎惠贈藥物　　社中同人拜手

鎮江楊燧熙社友　貫通中西醫底大醫士　前將新發明的「神效止痛散」「時疫奪命散」各二服寄贈社中　同人佩服楊社友的熱心研究　又承惠賜　更加感激了　特地載在報上　謝謝楊社友

小言

◎敬答投函責問的諸君　　裘吉生

近來各地來函　有署姓名的　有不署姓名用別號的　也有寫明地址的　也有不寫明地址的　函內的話「多半責備本社　既然用人道主義組織了這個社　允許病人寫信問治法　不要分文的　這種公心　實纔是人人拜敬你們這個社中的各位　因爲拜敬你們各位的緣故　又更留心各位的尊姓大名了　所以從報裡面留心出來　曉得有某地某醫士　後來你們報上　一個一個的登出告白來　說明寫信問病的價錢　登這告白的　不是別人　就是你們社中底某地某醫士　這眞眞是要錢的好手段　先出這個報　說不要錢　等到人人信服起來說要錢了　同走江湖底在露天賣香灰膏藥　先說送送的　後來買底人一多　藥本是要給我的　這個情形　試問與你們有什麼分別呢」也有幾封信　有誠心的忠告我們　教我們社中索性定一個公共一例的價錢　也有幾封信　罵我們各社友利用公共報紙　圖謀私利　竟「假公濟私」罵社中不應該這種投函「留中不發」以上各種來信　都是各有誤會　今天一一用簡明的答覆在下面　請投函的諸位細想一想　就明白了

(一)各醫士的廣告　係直接向個人問病的規例　與社中問病沒有關係的　本社恐怕看報的人　不明白時要生誤會　期期在啓事欄中聲明了

(二)本報的宗旨　是一方面醫生研究學問　一方面代病家設法救療　不是開醫局　發傳單　所以決不願定得問病的價錢

(三)報紙廣告欄　人人可登　報社中不負責任的「假公濟私」的話　也是誤會的

(四)至於罵我們的來信「留中不發」的　因爲來信自己沒有價值了　我們祇可置之不答　猶如兩人對話一個開口罵人　一個也罵　這有什麼意思　況且不署姓名　不署地址　更無價值可知

警告

◎預測去年夏時盛行的霍亂病桿菌還不能殺滅淨盡呢　　樵石投稿

諸君呀　我們生在通衢大邑的地方　沒有一時不接着惡濁的空氣　空氣既然惡濁了　微生物的原素　當然發育繁殖　要曉得微生物是什麼

名詞　是一種最不莠良的辭料　我們的視線所不能注射那極纖細的體質　常常混和在塵沙　飛揚在空中　稍稍一點不謹愼　便由口鼻竄入進去了　種種的病原　從此逐漸發生　欲戢除這惡魔萬刦的微生物　不得不由衛生上着想　雖則衛生有公共的衛生　個人的衛生　以個人能衛生　公共衛生沒有不能夠的　所以去年夏天時候霍亂病盛行（霍亂病一種桿菌）差不多各省各縣流行　要考求這番霍亂病的起因　泰半由於不注重公共衛生呢　就以鄙人住在城廂裡所目擊的數樁事講講　便知道了　第一項是警察不嚴行取締一切不衛生的事故（如溝渠不知通濬　食井任人洗滌　拉圾堆積等）第二項我國人民無教育衛生的常識　不曉得預防的方法　并且敬鬼敬神　一切無稽的事情　還有將患霍亂病的唾液溺矢　隨地排泄　那曉得受日光蒸騰　唾液溺矢所盛受的霍亂桿菌　便混着乾燥空氣旋舞在空中　乃是傳播霍亂病的良好種子　況且患霍亂病必定是上吐下瀉　我就將風俗和習慣言之　必將排泄的溺矢有一點染着在衣褥上　定然到河塘邊去洗滌　雖則衣褥洗清爽了　但是霍亂病的桿菌就潛伏在水中　倘或人家去汲取烹茶和煑飯　那問人家就繼續受了霍亂病

如說道照這樣遞傳過去　莫怪當時一縣一府同患起來了　我們中醫定名時疫霍亂　西醫便謂亞細亞虎列拉流行病　外國人能預防未然　我們中國人曉得什麼叫作預防方法

一經受病　纔肯請醫生去診斷　殆危急時候　舉止就失措　荒忙性急　好像火星冒在頭上了　禱鬼呪神的法子　投機家便可欺騙幾個錢

唉　實在眞眞可嘆

照上二樁事故　依實情講來　人的白血輪　固然能抵抗外界的霍亂桿菌　但是桿菌來如蜂湧　白血輪不勝抵抗　所說道寡不敵衆　那末霍亂病自然發育傳播了　爲什麼知道去年的霍亂桿菌還不能殺滅盡凈呢　鄙人乃有一番論調　同諸位社友來商榷罷　去年盛行霍亂　大半因爲春夏雨水太多　寒濕蟄伏　日光蒸騰　醞釀化虫　所以治去年霍亂病　多以附桂收功　當時醫生雖則曉音瘏口　苦心孤詣　謀求一個良善殺滅的方法　作了一綱打盡的計劃　但是以鄙人經驗上論之　一網打盡霍亂桿菌　竊恐還不能呢　就以淺近講講　第一項我們中醫的弊病　在議病立方之後　不曉得看護并衛生二門通告病家　就是病家必因循過去　如霍亂病的排泄物　看護人不曉得用消毒藥去殺滅那霍亂桿菌　這個是衛生上大缺點　這一項應當歸咎在我們醫生方面的　惟其如此　所以霍亂桿菌仍潛伏在地中　不能殺滅盡淨的　鄙人講到這樁事情　豈不是一個大疑問　爲什

麼去年冬令時候不發生呢　那曉得冬令閉藏　昆蟲蟄伏　霍亂捍菌斷斷不爲發育繁殖　但恐怕交今年夏秋升發的時候　這一批霍亂捍菌豈難道不繁殖傳播嗎

第二項公共衛生不講求　也足以發生霍亂捍菌　就是前面所說警察衛生不善　他如拉圾堆積　很能醞釀霍亂捍菌的地方　溝渠瘀蓄　亦能繁殖霍亂捍菌　在井邊洗菜淘米洗衣滌具　更足以營養霍亂捍菌的所以第二層　恐怕今年夏季時候霍亂捍菌還不能殺滅盡淨　仍舊發生流行性霍亂病

終三項今年値歲　不能殺滅捍菌淨盡的所以然　今年庚申　是少陽司天　厥陰在泉　少陽是屬木而內寄相火　并且是陰陽開闔的中樞部份　所以霍亂病沒有不累及少陽的　以我們病理上談來　霍亂病因爲濕濁蘊積　中宮失了斡旋輾轉的功能　古人所說揮霍掉亂陰陽易位的論調　但是陰陽易位這四個字　完全包括少陽中樞部份的意趣　少陽界陰陽中間　霍亂病既然是陰陽易位　當是少陽樞機先天職權　少陽一動　上湧則吐　少陽一疎　下趨則瀉　這種理由　顯而易見　所以霍亂病對於少陽實在衝要　鄙人就以今年値歲作個霍亂病不能撲滅淨盡的理由　仍復同去年一般呢

鄙人於去年冬季　在青年會見有一種西醫雜誌裡面登錄一篇霍亂論有一段說今年霍亂明年仍復如是一節　所論如列　於鄙人意趣相同但是他們西醫既然有警惕在前　難道我們中醫可落人後塵嗎　今天所以做一篇模稜的白話文　不過與諸位社友商磋而已

上列幾項是個消極的念頭　不過預測今年霍亂病捍菌不能殺滅淨盡的原因　但是積極方面如何底呢　第一樁事是我國人民　沒有衛生常識對於公共團體上衛生　毫不講求　欲消滅霍亂病傳染　先從市政衛生上着想　前次所說的數項便是能夠將這幾種改革起來　霍亂捍菌不殺滅而自殺滅淨盡了　對於個人衛生如何底呢　居的房屋　應當求他高燥開敞　吃的飲食　求他清潔　平常穿的衣服　求他時常洗滌照這幾項做去　我們人的白血輪自然充足　外界的霍亂捍菌　那裏還敢尅伐了　就是鄙人的這篇預測亦從此打消了

衛生談

◎家庭衛生（續十二號）　沈慎齋

總之肢軀之間　概不宜有所纏縛細帶鈕扣　均須寬鬆　故纏足束腰使全體患虛弱之病　務當切戒

至衣服之品質　有毛布綿布絲綢之別　棉布之練鬆者　能吸收皮膚所發之汗液　且能透達空氣　使水分發散　用爲裏衣衾褥　最爲相宜毛布之細軟者　功用亦同　惟價較

貴耳　棉布之緊密者　及手布之粗厚者　用爲外衣　可以禦寒　若絲綢爲美觀之品　僅可用爲外衣　若用爲裏衣　則不能吸收汗液透達空氣　甚不相宜　又顏色之深淺　亦須隨時斟酌　裡衣概用白色　外衣依時令而別　藍黑等深色　易收日光之溫熱　冬季用之　白灰等淺色能返射日光　不收溫熱　夏季用之

(二)洗濯及曝晒　裏衣吸收汗液發散水分　久則汗液中之廢料　積於衣內　雜以皮膚上之油垢　故易於污穢　宜時時更易而洗濯之　衾褥亦然　外衣清潔　於人之威儀品性有關　亦宜注意　其不宜洗滌者則曝於日光中　以驅逐濕氣　滅除微生物　被褥棕墊等　亦宜時出曝之　至衣被等處　若發見衣虱臭蟲等寄生蟲　則宜時時剿捕　且刷去眞卵子　偶一不愼　遺下一卵或小虫　則數日或數月之後　蔓延無數　至不勝剿捕矣

(三)調節寒暑　着衣之多寡　雖隨年齡氣體而異　但過多則太暖　偶受風寒　即因感冒而致疾　過少則太冷　使血液停滯　肢體易生凍瘃　或釀成他疾　大致精神健旺運動充足時　可以耐冷　熱則倦怠而不適　意氣安適肢體閑靜時　可以耐熱　冷則跼蹐而不安　故夜臥宜稍熱　以舒其血脈　早間宜冷　以磨練其皮膚　又頭部不可受熱　致起眩暈　腹部不可受寒　致患腹瀉　故晝時頭上常須加冠　夜臥時腹部必須覆物　(未完)

◎嗜好飲食物之利害(續十八號)　守眞

第二　茶●●●●●●咖啡

茶與咖啡(Coffee)並非飲料　不能養身　惟以有減腦力困乏之功用　故今各國人多習用之　其飲量當以何爲衡　亦無定論　惟隨人習性而異　然多飲則有害心臟之作用　且夜飲尤易失眠　故成人小子　俱以不飲爲要

第三　烟

雪茄烟香烟旱烟水烟等　爲近來最普通所吸之烟也　皆含有放辣味之尼古丁質　及放香味之油質　外此尙含有糖質枸櫞酸林檎酸等十餘種　含麻醉之性　能解疲勞　故識者亦不非之　然烟非食物　無裨養身　少年吸烟　能阻其發育　劣其氣質　有百害而無一利　此歐美各國之所以禁未成年人吸食也

治療顧問

◎答沈耕莘君問目疾治法　黃國材

尊目角膜炎　用生地骨皮一兩　煮精猪肉服　十餘次可收效

按目爲五官之一　其構造自有寶貴之原質　非研究生理學者莫明　然古醫稱目屬肝　均無憑之說　不足信也　吾見目瞽者　而肝依然無恙　肝病者　而目依然無

恙　可知日與肝全無關係　吾醫家豈可爲古說所蒙哉

◎答范琦君問父病痰症治法　宜春黃國材

令尊患咳嗽十餘載　日輕夜重　痰出咳已者　蓋因痰出減輕氣管刺戟故咳稍止　旋則痰又發生　而咳又來　鼻不聞香臭者　由鼻感覺神經失其功用也　此證曾見過多人　能恢復者鮮　此咳嗽病西醫名爲慢性氣管枝加答兒　最難治愈

處方　西藥吐根丁幾一瓦　阿母尼亞回香精一瓦　燐酸古垤一涅十分之三瓦　開水五十瓦

和勻一日三次分服　咳嗽甚時服之

平日長服次方　沃剝十分之六瓦

苦味丁幾一瓦　開水五十瓦

和勻一次服每日服二次

◎答鎮江楊燧熙君一則　拆背叟

患睪丸偏左墜大　經念年之久　舌苔薄白　脈象濡緩　愚擬用溫藥下之　如金匱大黃附子湯　及本事溫脾湯等方　祈裁奪施用可也

專著

◎種痘淺說（續十六期）江陰承夢琴

備受各界歡迎　自問不學　謬承獎許　心竊愧之　乃於去年　入上海中西醫校種痘科　細加研究　知前此種痘之缺點尚多　佈種人漿其一也　茲誌以自警　並告世之育兒家

昔者僕之種人漿也　以其漿鮮而事易　毋須出外選苗（耽延時日）且種者尤較牛苗歡迎　遂貿然行之

實則一大誤也　近年略事研求　方知以甲孩痘漿　移種乙孩　實爲至危最險之事　蓋設甲孩有先天毒（即肺勞花柳病等遺傳病）及後天毒（卽痲瘋疥癬丹毒等傳染病）等之慢性疫病者以其痘漿移於乙孩　則乙孩體中　卽受甲孩病毒　是種痘反種病也　夫人之病毒　皆存於血液中　痘漿乃血液所化　苟甲孩血液着濺於痘刀消毒未潔　而即接種乙孩　且能傳染病毒　況移種其漿乎

（未完）

醫事閒話

◎答游戲問題（二）　乃靜又發（廣益乩名）

醫小道也　居賤不可惡勞　居貧不可惡困　欲知處下之道　當卑　當遜　當忍恥　昔毛達可走醫數十年　是轎不可用之一證　鄙人送診十餘年　曩昔每走往善堂（南如意街　至北市鐵馬路　七八里）來回倍之　友爲積勞　中年必憊　不信也　同門蘭蓀氏　高軒過　同鄉人曰　已行時　是徇時者通也　業師未故時　勞乏停診　電局主任使僕請下走　問診資　家人答五角　問轎資　則云需車費角許　使僕默然不請去　微詰之曰　去回上再訂　聞所聞而來　見所見而去　諒非嫌診資多也　後應小花園醫會施診　仍以步往（天雨或車）余素弁則乘馬車　不同期　鄰嫗詢坐馬車的郎

中地址　察其故　有嗜好變易　減其交易之力　西儒云　人之價値由於自鑄　非耶　激聲君評前函以汽車轎車與肩與　分醫之上乘中駟下工　惑滋甚焉　今滬上西醫確以乘汽車爲上　某報畫圖　題曰

中西醫之比較　一乘篰　一汽車絕塵先馳　現下中醫有乘汽車矣　昔滬人每云　蓮舫不去病　恃其運耳　心理如此　得非計學家所謂非力生財　乃勢生財者與　滬俗喜邪氣　賤下走　心理望醫乘飛機又少出代價　文明必然之勢　可預卜也　鄙人吾行吾素　壬子尙刻送診廣告千張　四處貼之　而足力則竟憊矣　憶尙見施診諸人家　速遭造化所弄　爲之推敲數年　似另有覺悟　故人張瑤謂某君出診　必以步　東亭離城十餘里　一日自鄉回

入城矣　鄉人某甲路邀之曰　回何速　予家尙須請診　某君曰　渴甚且憊　姑就臨肆一茶　再行偕往何如　遷就而苦自己　人情乎　慈善耳　亞斯密丹曰　忘勞皆致疾　精神旣憊　尙然自勉　輕致疾　重危矣　鄙人閱歷人情　有步往卽請巡診　與往少坐敬茶者　因解激聲君之惑　贅言如右　數年積愫　攄寫爲快

徒步出診因爲醫者所難堪乃車輦通行之處醫者不願乘車而仍欲坐轎故問者所以有問也願答者再對題答之（激評）贈[illegible]時朱病方一冊

◎答激聲之游戲問題兩則　醒生育和氏

前清郞中　出門必坐轎者　以爲有此排場　纔可進宦家之門也　今日民國　事事改良　一般官僚派　在上海馬路　已多坐車子了　獨郞中先生　終要坐轎子　莫非習氣難改抑故意自高身價歟　或曰　郞中出門　若步行到人家看病　則奔馳勞動　難免不神疲力倦　或心粗氣浮　何能靜定切脈　而凝神開方因此務須坐轎　余曰　斯言誠是然設遇貧乏之家　沒有餘資以開轎力何　由此思之　莫如改用車子爲最方便耳

體恤人情破除習俗兼籌並顧可法可師（激評）贈存存齋醫話一部

鄉下之人　多愚蠢　且狡詐　往往延醫治病　於復診開方時　輒曰給了藥金　（卽看資）便無錢配藥　必向先生面商　稍停兩日　卽送藥金來　詎意事過竟忘　一毛不拔　此種惡習　儀地爲甚　無怪他處醫家　對於鄉戶　必先付看資　而城市中則又不在此例者　蓋以若輩請醫　斷無賒欠看資之理　偶或有之亦必成虀酬謝　然吾現聞各商埠之醫生　已多半定例　凡請出診　無論城鄉　均先付掛號金　並繳足診金洋若干元　然後出門　觀是　則又板做牌子　而硬拿價値　也噫

以病問醫性命之所付托也尙欲如是狡獪遑論他事耶（激評）贈淸夜鐘一冊

中華民國九年五月廿三日出版

紹興醫藥學報星期增刊

總發行所浙江紹興城中北海橋

第二十一號　今日計二張

本刊分發行　各省各大書坊

本刊價例

每星期一張或數張計大洋一分預定全年五十期計大洋四角如寄送加每期郵費大洋五厘十份以上另議郵滙不通之處郵票作洋九五計算凡公共機關報資均收半價

本刊廣告例

百字起碼每期大洋三角連登一月八折連登一年五折不上百字照百字遞算二號字及木刻鑄版地位以字數核算封面加倍刊資亦須先惠長登大幅得以另行訂立特約

啓事

（名著出版）　本社發行

鄞溪陸氏醫述十五種之一「外候答問」現已出版計白連史紙精印國裝六册定價大洋八角郵寄中國境內加費五分外國各埠加費二角該書爲江蘇陸晉笙先生手輯凡中國數千年來諸家之經驗去其冗繁擷其精華設爲問答體說明外現之各種症候裨益醫家臨證實匪淺鮮一個月內廉價六折

特別廣告

（啓事一）　江左餘人醫社特白

敝社出版之「中國診斷學實用」驗字爲誤排者其內容已迭次披露於前期報中計邀公鑑敝社以基本金缺乏之故所以售價似覺稍昂爲欲得此區區藉資挹助凡購閱者卽不啻敝社之維持員也乃近承各埠熱心同志紛紛函囑減價者不一而足爰爲登報聲明特再廉價展期五十日以副惠顧諸君之雅誼謹此告聞祈各鑑諒

（啓事二）　江左餘人醫社同白

各地醫學公團如預訂「中國診斷學實用」一書概收半價郵費照算惟各以一份爲限並須以該處圖記爲憑若代消批售者則另訂辦法函詢即答

（柯鎮外寺爺永濟施醫局）

（擇於三月十九日開診）（每逢二五七十日停診）傅君欽堂慈善性成素見貧苦之輩則爲設法調濟因去秋時疫盛行之際患者死亡相踵一般無力醫藥者以致束手待斃傅君惻然憫之以當採辦藥品按病施送逢有遠道不彈心力親往施救仁心仁術有口皆碑今春天氣寒暄不濟疫病必多同人等力請傅君接續辦理今以慷慨季諸建設永濟醫局不惜重金延請名醫分爲內外兩科逐日在局施診兼送外科藥品裨益社會良非淺鮮恐未週知特此廣告內科主任徐劍槎君助理傅吉堂君外科主任李馥生君（兼理內科）助理葛柏堂君　發起人沈贊臣王青雲朱澤仙朱渠堂季如鶴茅伯成葛柏堂孫仲豪茹書樵謹啓

◎楊燧熙應接通函治病規則

鄙人研究中西醫學三十餘年（內科外科婦科幼科喉科眼科皮膚科毒門等略有心得由裘吉生君於報端創設問答一欄而外埠通函來問病者日多一日投方必效其不效者因來函未得將病由病狀一一述明故答復診斷上間有缺乏今特具規則照此來函方得良好完全之目的既往症有無現症何因或勞怍饑飽失常房幃過度嗜酒嗜

烟口腹偏好心境勞逸身體安閒苦楚[illegible]瘦及憂愁喜怒悲恐驚七情中傷於何情及六淫者病有幾日所服何藥是何分量現症種種苔色二便之色脈象（醫師云）一一聲明信內附郵票五十分即有正確之療法奉上來信用單掛號爲妥並註明通信處空信問病概不答復倘苦學中人減收半價然必蓋有貴處教育會圖記爲憑　通信處鎭江城內中項醫館楊燧熙收

㈠無敵牌牙粉與時令之關係

喉痛！冬日燥火極重　胃火易旺
每致先發口臭　繼發牙痛　終則咽
喉合病　亦隨之而發　若每早用無
敵牌牙粉　擦牙漱口　可免此患
因此粉係鹽精製成　並有硼酸薄荷
在內　故有清火之功　數蜜！冬日
數蜜　每覺面上額際　發現一層油
光　若於數蜜之後　再撲以粉　則
粉必浮起　殊不雅觀　宜於盥而之
弼　用無敵牌牙粉擦面　則油光盡
去　然後數蜜　可免上述之弊　其
餘的功用狠多　刋在牙粉的袋面
此項牙粉之材料　完全本社自製
並不取材異地　故蒙社會信用歡迎
行銷已偏全國　眞可稱國貨牙粉
的老前輩了　而且售價極廉　每袋
祗售洋二分　愛用者請向就近各廣
貨店及雜貨鋪購買可也
紹興教育館內家庭業支工
社謹告電話第十一號

瘴瘧病源及其治法

欲治瘴瘧之患須知其致病之由則醫治非僅見功於病狀須除其病源務使[illegible]致病之[illegible]保全因中是以韋廉士大醫生紅色補丸有專治之功矣今日各國中之患瘴瘧者由紅色補丸補血清血之功而復獲痊愈强健復原者何啻以千百計耶敝局接待各處來信均聲稱是丸之奇功即如福建廈門總商會會長鄭渭同先生亦千萬治愈中之一份子也來示云鄙人體質素弱早歲隨宦臺陽屢受瘴癘致多疾病且氣血兩虧每交冬令輒服補品及藥酒之類皆不甚見功嗣經旅廈同鄉勸服韋廉士大醫生紅色補丸遂購數瓶試服之果著奇效現雖年屆花甲而飲食步履較前增健精氣亦覺漸强如韋廉士大醫紅色補丸洵足稱爲海外靈丹人間妙藥爰誌數語聊表微忱并告以同胞之有病者已未初冬香山鄭渭同誌於鷺門總商會

鄭渭同先生

韋廉士大醫生紅色補丸乃是天下馳名血虧腦疲所致各症之聖藥也曾經治愈血薄氣衰　腦筋衰殘　少年斲傷　胃不消化　瘋濕骨痛　山嵐瘴癘　脚氣浮腫等症對於婦科各症尤見神效凡經售西藥者均有出售或直向上海四川路九十六號韋廉士醫生藥局函購每一瓶英洋一元五角每六瓶大洋八元郵力在內

奉送衛生小書

書名曰延齡妙術以及各種衛生小書如欲索取卽須寄一明信片至以上所列地址原班郵送可也

敬送腦炎簡易療法函索卽寄

小言

◎中國人的三大病　陳守眞

列位呀！我們中華民國不强盛的緣故　沒有一個人　不說道中國的國民　因爲不講究衛生　所以不强壯　都是帶着病的　但是照在下的看來　中國的國民　除了不講究衛生的病外　還有三種病　似是很難醫的　比百斯篤更加利害　比百斯篤傳染更快　而且生這三種病的人　自己也不知道　要能知道了　就能改了　我們中華民國也就能强盛了　這三種大病　却都是從牛馬狗三個畜身上傳染來的　具一種特性　是一齊集合　未有單生一種的病家　這三種病　大可研究　從牛身上傳染來的有一種「誇大」的性質　從馬身上傳染來的有一種「附勢」的性質　從狗身上傳染來的有一種「營求」的性質　這三種病　是一種虛有其表的病　生該病的　喜吹牛皮　連自己的眼睛　吹到額頭上去　也不得知所以　這種病　要治療這個病　也是很容易的　只要請一位精明的外科醫生　把牛皮針破了就是　附勢病的症狀　是很像妓女鈎引嫖客的光景　具一種討好的心思　善拍馬屁　要治療他的病　當請一位專醫馬的獸醫　醫治天下的馬　不敢放屁　營求病是一種鑽狗洞的病　患病的　因爲想着富貴的熱度太高　所以顧不得許多　亂鑽進去　治療的法子　是應當利用各地方的無業游民　遍塞有勢力門首的狗洞　患以上三種病的病家　必先得誇大病　存一種目空一切的樣子　到牛皮吹足了　附勢病就起來　等到馬屁拍上　就生出一種營求病　百般的設法　頂力鑽狗洞去了　要是這三種病　能快快醫好　我們中國的國民　便能悉心的講究衛生　中華民國就能達到强盛的地步了

學術研究

◎問催眠術授法住所　白湖后坂林陰祥

偶爾閒居寄意岐黄春風和煦游目騁懷適閱友人處紹興醫藥報百期記念增刊有王君壽芝所錄催眠術書據云功用效驗與醫學有絕大關係翻閱之餘不覺豁然淸省恨不得飽討尊訓千里從師爲憾但不識傳習此學之住址及入學規則乞指名登入紹興星期報内是爲引領之至

◎問沙參治鼻淵之屬熱者有別藥否　周鎭

王肖舫君台鑒尊著說沙參之性及功用發明沙參其苗上行喜登高處故善淸腦熱尊治鼻淵之屬熱者每重用至一兩屢奏奇效未知係單行方抑尙有別藥否

◎答沙參治鼻淵之熱者另有他藥　王肖舫

鼻淵原是腦熱因飲酒過度者居多數

不因酒而患此者亦間有之大抵此病是腦部熱高肝經濕熱之氣上沖肺經陰虛而清肅之令不能下行清不升濁不降而生此病耳宜用生沙參五錢或八錢或一兩甘菊三錢或五錢爲君養陰清熱杭白芍（醋炒）三錢金石斛三錢爲臣收拾肝氣通絡去濕（如脈弦熱盛加膽草蘆薈如上焦痰盛加旋覆蔞皮）澤瀉茯苓爲伍以去溼炒梔仁錢半炒枳殼一錢製半夏三錢爲使導熱疏氣重用半夏以降衝任之氣照此出入加減庶可獲效率擬數語據實以報

◎詢十大功勞之正名　[illegible]人

尊著集驗方撮要內之十大功勞一藥究係俗名何藥祈詳細示知如蒙將此藥之種子賜下以便種認則更感矣

◎答十大功勞　周鎭

枸骨又名猫兒刺一名十大功勞樹如女貞肌理甚白葉長二三寸青翠而厚硬有五刺角五月開細白花結實如女貞本經逢原云味苦肝平有補中安五臟養精神除百病久服肥健輕身不老諸家本草皆誤列女貞條下其子正赤允爲活血散瘀堅強筋骨之專藥又爲塡補髓藏固斂精血之要品古方惟浸酒補腰脚令健今方士每用數斤熬膏密收治勞傷失血痿軟往往獲效云云今從藥肆取到葉子寄上恐多歷歲月不易種出其葉之刺已爲肆中揀去

◎答十六號盧方二君問時疫二則　周小農

附告厥症大忌喧譁移動

（一）盧君所述急性時疫卽延醫疏方亦屬不及外埠徵方猶鑒某君答王省舫君之方恐不貼切王君自籌之萬應保赤丹愈人甚多請盧君自酌地土氣候定一丸散或紫金錠或飛龍奪命散或徐相宸君大開門法以資急救加以時疫針治宜忌倩善針者按穴針之遇有疫厥宜盡衛生責任（俗語死馬當活馬醫）或有得生者公德無量拙編時疫疫厥集方可資參考惟厥症宜禁止喧嘩移動否則氣絕不返則死矣名醫類案厥方汪石山之案可鑒（十七號羅母暴亡欲厥之時亦移動擡回自寓大犯忌歟）厥症以開醒爲要緊關鍵茲據楊燧熙君函稱時疫奪命散打入鼻中半瓶并內灌半瓶可以清醒不語者能語頃已向楊君徵方研究乞試購用之

（二）方君所問義烏等處春瘟初染用大蒜白礬方亦時疫解毒方也按大蒜辛溫除風邪殺鬼毒去水惡解溫疫又治中暑霍亂邪祟鬼疰腹痛白礬除風去熱吐下痰涎大能解毒時疫初染中人未深服此或吐或利邪不入臟即得生耳重者速用玉樞丹一名萬病解毒丹神品也須大藥鋪備之爲佳又按生礬解毒知者已多大蒜解毒知者較鮮攝生妙用方治山嵐瘴氣方生熟大蒜各七瓣共飲之少腹雷鳴或吐惡血或大便泄卽愈孟詵食療方治鬼毒風氣獨蒜和雄黃杏仁丸空腹服三丸靜坐片時毛出卽安觀上二方治症即知大蒜生礬治疫初染得效之理由　至嚼囉顚十滴藥水雅片溫澀止利姜汁溫

前輩治驗之棉花巷周小農有贈品

通止吐去寒氣痰濁解毒樟治中惡鬼疰霍亂酒取溫經散寒此治霍亂溫經之專劑（伏熱霍症切不可用）時疫假用得效亦取其溫通惡濁邪去而正不傷所以安耳治者試方詭遇庸有雜藥亂投反以傷其生者單用方有效與否視乎與病之原理合否耳義烏富陽同屬浙省如有腦髓脊膜炎的據用朱君處方可也

◎問驗方中土名藥（欲求示以正名形狀性味）　周鑛

黃礎玫君丹方集異單方誤作丹方其中藥物有竟書土名者再四推敲不得其解乞浙省名賢詳示爲感　鼻流黃涕方黃實根水鼓方雷鼓俗名田小狗　三陰瘧疾方八棚條　黃疸方珍珠草　痢方金畚斗　大疔方馬芷荇足指疔方蚆豆皮　陰莖濕癢方白梁柏　急驚方紫花田內白花又烏鎭李愛羣君方瘧疾塞鼻移星草是否金錢草某君喉方過冬靑一名白老虎

◎問丸散膏丹不生霉黴之妥法　周源

中藥丸散放置不愼每起霉黴膏滋尤甚不能久置常見西藥牛肉汁牛乳麥精魚肝油等過黃霉大亦不黴未知何法家庭常識第三集赤霓君問藥丸避黴大旨謂東西洋輸入藥丸多不黴而中國之痧丸等日久必發黴花故中藥因此缺點而滯消爲此徵求方法後來未見答者未知　炳章先生近日已有發明否請諸君研究詳示俾中藥膏丸彌此缺憾爲幸

◎再問學醫門徑二則　沈仲圭

敬詢者學醫入門方法及研究次第已蒙　劉史時三先生指示矣惟中醫生理等學終不若西醫之從解剖而得者爲確鑿有據未知此項書籍以何氏所著者爲精當敢再請諸公賜教

再詢者內經傷寒金匱疏注者甚多未知以何氏所著者爲當又脉學藥學以何種爲善如　諸公不吝金玉亦祈示及一二以惠後學

◎答覺成問枸杞子性味　山東王肯舫

按枸杞子有二種一曰金枸杞（即甘州枸杞）仲秋成熟色黃多汁味甜性徵涼木本而硬可成樹本草所云性涼質潤補腎延年者此也一曰野枸杞秋末經霜成熟色赤汁少味徵甜性亦涼木本而歡臥地蔓生此二種以金枸杞爲上品理虛元鑑謂性溫助陽非也但野枸杞甚夥金枸杞最少如欲得此二種枸杞播種實驗俟陰歷九月間成熟之時函知定當採寄不誤

◎答唐劍盛麻黃與根之分別　前人

麻黃發表催汗因其中空又有利尿作用麻黃根止汗本草載有明言勿用多贅陽和湯中有麻黃借其發表疏利之性以疏熟地之滯膩且王洪緒全生集陽和湯後之方解明明可考胡爲而用其根也諺云行醫者後世不昌當由此類人造孽而作俑也懍哉戒哉煩駕特此以質以警將來

◎答方肇元君春溫時疫質正書　史久鏞

貴處時疫流行症皆現頭痛不及延醫旋即告變用大蒜白礬煎服初起卽愈又有傳說服啊囉顚特著奇效按大蒜

辛熱溫中白礬溫燥滌痰至於哥囉顚內合入亦辛溫利氣之品鄙於客秋寒疫霍亂盛行時用之屢有功效今貴處時疫用此等方而見效誠如盧育和君所謂春分後尙見霹霰天時當溫而反寒之寒疫耶茲錄萬應哥囉顚方於左以供研究此方鏞從友人抄錄而得乃西藥名而合用中藥尙未敢深信是否錯誤務請同志博學者登諸報端證明之誠吾儕之大幸也

萬應呵囉顚方（又名十滴水）

樟腦三兩 大茴香二兩 廣木香三兩（打粗末） 丁香三兩 廣陳皮二兩（切細絲） 上西小土一兩五錢（剪成小塊） 右藥六味用眞正原膏粱燒酒或眞正的紹燒酒拾斤浸上藥七天冬浸十天取出藥渣去稠汁將清者再過外國濾器用紙濾極清再投入廣東眞正荷薄油五錢老薑汁二兩和勻聽用

◎問痙瘟治法 張補章

紹興醫報轉

朱明初先生大鑒啓者 先生發明痙瘟治法以來浙地之患此病者皆得重生再造之恩閱讀之下欽佩奚似惟敝處亦因天時不和疾病紛興深恐此病乘機竊發不得不先事研究作預防之計以故將疑問呈上乞 先生不吝珠玉指教則感德無涯矣疑問列後

按醫書灸法有針灸隔蒜灸隔臟灸桑木灸豆豉灸等之別不知先生灸法究屬何種其灸法若何乞詳教之爲荷別不多贅專此順候 道安

◎問小兒大頭之理由 張汝偉

吾鄉董濱鎭某姓家去年育一兒至今已有一歲自育之後身體不能發育惟頭日以大現已大如大甌狀矣究竟是何理由祈高明指示以明底蘊

治療顧問

◎答竹餘芳君問產後病 史久庸

尊述一婦 年近四旬 產後經閉 氣血兩虧 月事不調 濕痰流注之復三四月 寒熱腹痛 因醫不察病原 雜藥亂投 致現舌紅咳逆 熱多咽燥 而黃體瘦 腹脹痛便堅之候 蓋旣前醫皆投辛散平肝 諒必此婦素性偏執 而醫不知病變用藥亦變之道 如寒熱初起時 投以加味逍遙散 或可見效 及今之時經血從性鬱結爲瘀 鬱瘀旣久 則化熱封津耗血矣 血氣久鬱 則所食之物 亦不輸化 欲其胃開便爽及腹不脹痛 安可得乎 據鄙妄擬 當與養陰清肺利肝經氣血法

當歸二錢 生地三錢 生白芍三錢 丹皮二錢 小靑皮錢五 製延胡索二錢 元明粉四分 肥知錦紋八分 川貝母錢半 肥知母錢半 玫瑰花五朵 以上淸煎送呑服鱉甲煎丸一錢

◎答芝郁君問帶下治法 稽東唐盛嗣

閱第十七號醫藥學報星期增刊中見有濟煐君問奚姓室女一症 照盛嗣愚識 該女諒必有下帶病症 致

故　宜用加味二陳湯　或陽和湯外貼陽和解凝膏治療　可以消散即內膿已成　服之亦可以預備開刀之先步　據所述之語　想必預先並不預備　而又外貼膏藥無力　手術不敏　故收口稽延時日　以致幾處污水敗膿　流而不禁　日久元氣耗損　則瘡勢愈陷　而收口愈難　任至未破幾處停滯不動　鄙意仍擬上述湯藥治療　最爲妥貼　是否之處請應濟㷻君裁酌

◎答濟㷻外症治法　山東諸城王肖舫

照依王洪緒全生集　大棗羊矢丸治法　服之日久　可以見效　更以陽和湯　保元湯　二陳湯加減與服最爲合拍

◎答張汝偉川貝代用法　前人

川貝之性清開而潤肺　有鬱熱蒸起燥痰者最宜　尊擬以雪羹湯竹瀝代用　未免過當　蓋以雪羹甚凉　竹瀝之開性狠大　與川貝之功用大不相侔耳　惟蔞皮之性　清開而潤微有降性　潤肺燥　清鬱熱　開痰利氣　與川貝相類　每遇貧家　宜用川貝者　以此代之　功效惟一專此答覆

◎答竹餘芳產後治法　前人

按此病原因複雜　頭緒甚多　宜用人乳治療法　每日頻服一茶鐘　不拘時　再用夏枯草一兩　切碎精猪肉四兩　川楝子(炒)三錢　杭白芍三錢　蘆薈三分　加水煮汁　每日早晚服二次　十日內庶可見效　依此法常服　勿間斷　不過百日　可以痊愈

◎答楊燧熙學友偏大治法　前人

按此病俗名偏墜　照依星刊第十五號　家用便方欄內之鈎橘核三錢治法　依法治療數次　當然有效

◎問左臂上忽起二小核症　杭縣沈鶴年

敬詢者　晚患病已半載餘　茲請述病情於後　幸　海內諸公　不吝珠玉　賜以良方　俾得霍然　則感德靡涯矣　又學習外科　初讀何書進習何書　亦乞叙及爲何

晚身體素强　於去歲九月間　左臂上忽覺起二小核　按之能動　至今漸大如桂圓肉　形圓二核相近　不痛不癢　無妨動作　飲食起居如常惟大便自正月間起　忽便後下血便色青　血不多　惟解時甚難曾服青甯丸計有兩餘　服後血略少而便澹　至今未愈

◎答劉煥章君問孕婦足疾治法　宜春黃國材

據稱貴同人丁學賢君之妻　年三十歲　每懷孕六七月後　其右大腿則現青筋云云　蓋依近今解剖實驗而人身之血　由動脈管發出　則由靜脈管回歸　所云青筋　即是靜脈管　因該婦胎兒偏繫於子宮之右至六七月　胎兒升至臍上二三寸　壓迫右走大腿之靜脈　以致血流緩慢炭氣鬱積　故發現青黑之色　前總督張之洞之夫人　每孕七月　胎即墜　百醫不效　經西醫查知子宮一肉瘤作礙爲割去　遂收全效　今

丁君之妻之足疾　欲完全告愈　盍向西醫一問津乎　姑擬二方

(一)吉林參二錢　上安桂一錢　漂白朮二錢　白茯神三錢共煎服

(二)西方　實斐答利斯丁几　二分　斯篤洛仿斯丁几　二分半　開水一兩　和勻分二次服　三日後減去前一味　僅服後一味　是爲至要

◎答吳鐵忱君問胸部跳動治法　前人

年少體弱　左胸部跳動　是病曾多見過　中醫名曰怔忡症　西醫稱爲神經性心悸亢進　蓋無論何人　以耳貼此部聽之　則聞心躍音　中醫稱爲宗動脈者是也　康健人不覺其振動者　因振動未踰常矩也　處方

甘松四錢　辰砂一錢　當歸五錢　茯神三錢　吉林參二錢

共煎服十餘劑

◎敬求治遺尿的良方　餘姚康維恂

同社列位先生如握　鄙人煢忱謹告　毗隣張幹臣兄的第二子　名叫家髒　呱呱墮地的時候　他的母親適有大不如意底事情　就把這個兒子寄乳農家　等了三歲領歸　不料他睡着的時候　必要遺尿　那時他的父母　以爲年方三歲底小兒　將來年紀稍大　自爲不遺的　亦竟不去着意　今不料年紀已到了十一歲　他每夜的遺尿　眞是同無知的小孩一樣　他的母親　在眠着的時候　叫其溺尿　每夜必喊醒了兩三回　但喊醒的辰光　終在半夜裡的前後　等到過了半夜　一刻不去喊醒　他就溺在被裏　一到天亮　揭開被來看看　不但被裡都是尿濕　連着他自己的襯褲　也都滲濕了　可憐他的母親　爲了這個兒子　連夜間也不得安睡　更且不能使他到學堂裡去寄宿　又不能使到商店裏去學生意　因爲這個毛病　卽親生的父母　也是極厭惡的　這樣看來　這個不痛不癢的毛病　到也是阻止人生進行的大障礙了　今據他的父母對我話　自從去年到了今年　什麼覆盃子　什麼西藥水　什麼各樣驗方所載的醫法　已經都用過了　種種不見效驗　又叫我懇懇列位先生的情　與他研究一個治遺尿的良方　我想凡社會上無論什麼毛病　都是供我同社研究的資料　只得不怕繁擾　將這個遺尿的情形　告告列位先生　求賜靈驗的方　想我同社先生　都有利濟的心腸　諒來必蒙是答應的

◎答沈君問濁症治法　陳儀臣

沈耕莘君　遺濁一症　雖自述不用心過度　其實大驚大恐　較用心爲尤甚　經云恐傷腎　卽謂此也　況脈見尺大　係腎虛　舌尖紅色　是心旺　心旺腎虛　則地天不交　自然不寐　宜服天王補心丸　並將受驚之事解釋得　非第不足驚　且可喜悅　則此症自可速愈矣　如可將受驚事宜　表示　儀願照醫理上之解釋解釋之

▲中華郵政局特准掛號認爲新聞紙類▼

中華民國九年五月三十日出版

紹興醫藥學報星期增刊

總發行所浙江紹興城中北海橋

第二十二號 今日計二張

本刊分發行 各省各大書坊

本刊價例

每星期一張或數張計大洋一分預定全年五十期計大洋四角如寄送加每期郵費大洋五厘十份以上另議郵滙不通之處郵票作洋九五計算凡公共機關報資均收半價

本刊廣告例

百字起碼每期大洋三角連登一月八折連登一年五折不上百字照百字遞算二號字及木刻鑄版地位以字數核算封面加倍刊資亦須先惠長登大幅得以另行訂立特約

啓事

◎名著出版 本社發行

舒溪陸氏醫述十五種之一「外候答問」現已出版計白連史紙精印國裝六册定價大洋八角郵寄中國境內加費五分外國各埠加費二角該書爲江蘇陸管笙先生手輯凡中國數千年來諸家之經驗去其冗繁擷其精華設爲問答體說明外現之各種症候裨益醫家臨證實匪淺鮮一個月內廉價六折

特別廣告

◎啓事一 江左金人醫社特白

敝社出版之「中國診斷學實用」驗字爲訣排者其內容已迭次披露於前期報中計邀公鑑敝社以基本金缺乏所以售價似覺稍昂爲欲得此區區藉資挹助凡購閱者即不啻敝社之維持員也乃近承各埠熱心同志紛紛函囑減價者不一而足爰爲登報聲明特再廉價展期五十日以副惠顧諸君之雅誼謹此告聞祈各鑑諒

◎啓事二 江左金人醫社同白

各地醫學公團如預訂「中國診斷學實用」一者概收半價郵費照算惟各以一份爲限並須以該處圖記爲憑若代消批售者則另訂辦法函詢即答

◎柯鎮外寺前永濟施醫局

（擇於三月十九日開診）（每逢二五七十日停診）傅君欽堂慈善性成素見貧苦之輩則爲設法調濟因去秋時疫盛行之際患者死亡相踵一般無力醫藥者以及束手待斃傅君惻然憫之以當採辦藥品按病施送逢有遠道不彈心力親往施救仁心仁術有口皆碑今春天氣寒暄不濟疫病必多同人等力請傅君接續辦理今以慷慨應諾建設永濟醫局不惜重金延請名醫分爲內外兩科逐日在局施診兼送外科藥品裨益社會良非淺鮮恐未週知特此廣告內科主任徐劍槎君助理傅吉堂君外科主任李馥生君（兼理內科）助理葛柏堂君發起人沈贊臣王靑雲朱澤仙朱渠堂季如鶴茅伯成葛柏堂孫仲豪茹書樵謹啓

◎楊燧熙醫接遞函治病規則

鄙人研究中西醫學三十餘年（內科外科婦科幼科喉科眼科皮膚科毒門等略有心得由裘吉生君於報端創設問答一欄而外埠通函來問病者日多一日投方必效其不效者因來函未得將病由病狀一一述明故答復診斷上間有缺乏今特具規則照此來函方得良好完全之目的既往症有無現症何因或勞悴饑飽失常房幃過度嗜酒嗜

烟口腹偏好心境勞逸身體安閒苦楚興[illegible]及憂愁喜怒悲恐驚七情中傷於何[illegible]及六淫者病有幾日所服何藥是何分量現症種種苦色二便之色脈象（育師云）一一聲明信內附郵票五十分即有正確之療法奉上來信用單掛號爲妥並註明通信處空信問病概不答復倘苦學中人減收半價然必蓋有貴處教育會圖記爲憑　通信處鎭江城內中項醫館楊燧熙收

◎無敵牌牙粉與時令之關係

喉痛！冬日燥火極重　胃火易旺　每致先發口臭　繼發牙痛　終則咽喉各病　亦隨之而發　若每早用無敵牌牙粉　擦牙漱口　可免此患　因此粉係鹽精製成　並有硼酸薄荷在內　故有清火之功　敷蜜！冬日敷蜜　每覺面上額際　發現一層油光　若於數蜜之後　再撲以粉　則粉必浮起　殊不雅觀　宜於盥面之際　用無敵牌牙粉擦面　則油光盡去　然後數蜜　可免上述之弊　其餘的功用狠多　刋在牙粉的袋面　此項牙粉之材料　完全本社自製　並不取材異地　故蒙社會信用歡迎　行銷已偏全國　眞可稱國貨牙粉的老前輩了　而且售價極廉　每袋祗售洋二分　愛用者請向就近各廣貨店及雜貨鋪購買可也

紹興教育館內家庭業支工社謹告　電話第十一號

較之戰場尤爲危險

礮隊司令官因感冒風雨將成癆症服用韋廉士紅色補丸得獲救治且令其柔弱之小兒亦得强壯容顏轉紅矣

周君華昌現充浙江督軍諮議官嚴州司令部數年前因從軍屢經寒暑感冒風雨致患疾病來書云披星戴月櫛風沐雨此我軍人平常事也然勞於奔命常受風寒余疾於是起焉初患咳嗽不以爲意殊不知日甚一日晝夜咳嗽不已時吐痰涎飲食滯鈍胃不思納大便閉結以致腎虧腰痛延醫服藥未見功效及覺肺部痛如箭刺夜間盜汗淋漓不得安臥形體日瘦神氣漸衰自覺是疾必成肺癆勿藥難矣一日偶讀報章得悉韋廉士紅色補丸能治咳嗽癆症試之果然靈驗遂耐心購服續服未罄諸恙盡却身體康健復原昔日所謂久嗽成癆之象霍然失矣其時小兒育養失調形容瘦弱爰以所餘者服之不覺異常强壯面容頓轉紅潤鄙人感此大德無以爲報特奉證書以告同病者知所倣法焉韋廉士大醫生紅色補丸乃是天下馳名補血健腦之聖藥凡經售西藥者均有出售或直向上海四川路九十六號韋廉士醫生藥局函購每一瓶英洋一元五角每六瓶英洋八元郵力在內

周華昌君及其公子均由韋廉士大醫生紅色補丸得獲强健

DR WILLIAMS' PINK PILLS FOR PALE PEOPLE

衛生小書奉送　此書名曰延齡妙術內詳衛生要道如欲索取即須寄一明信片至以上所列地址原班郵奉一本不取分文

四册定價六角郵寄中國境內加力二分半外洋一角此書不售廉價因前書虧及成本也　本社啓

警告

◎徽菌的厲害　陳守眞

徽菌爲徽生物的一種　身體極小　非用顯徽鏡察之　則不能見　入血液內　則人患傷寒症　入腸胃　則人患霍亂赤痢　若從鼠身上傳染而來　則患鼠疫　入肺則患肺癆　入喉則患喉痧　大凡由徽菌所生底病　多致於死　所以徽菌底禍患　應當極早防禦　不可忽視

防免徽菌底法子

(一)不居汚穢底地方　因爲汚穢底東西　爲徽菌的養料　所以不應當居的

(二)不吃腐敗底東西　徽菌寄生於腐敗底東西裡　若是人吃了　就傳寄於身體中了

(三)室中流通空氣　凡空氣流通的地方　日光必多　因爲徽菌最怕日光　所以也不能生了

(四)消毒

A沸水　徽菌亦怕沸水底熱度　若能將「衣服」「器物」在沸水中賁過則徽菌也盡殺了

B硫磺　徽菌又怕硫磺底臭氣　若能將硫磺時時薰着　徽菌也無從而生了

◎爲急性險疫敬告全國醫藥兩界書　中醫內科相臣通告

急性險疫　致命極速　有醫不及延　藥不及購　而一蹶不起者矣　報紙所載　無歲無之　每一念及　心痛如割　凡我同仁　想無不同深悲憫者　惟天災流行　尤賴有人事爲之挽救　請自今後　將急性險疫另行提出　我醫界每遇各種險疫　卽於案之後方之上　書明急性險疫字樣　或鈐以小印　凡藥界見有此等藥方來配者　暫置其他不急之方於後　先行赶配發給　其在家一時難得之藥　亦請由藥界酌妥常備　以應急需　如此辦法　縱不能如數得救　然必能多救數命　則可斷言　民命至重　不容不及早改良　謹爲未來無量同胞請命　倘蒙贊同　請自夏正五月朔日起　一律實行

衛生談

◎小學校學生之癩頭瘡　守眞

吾看見有許多在小學校裡讀書底小學生　患癩頭瘡底狠多　他底頭上都是極難看的　吾便細細底研究　覺得這個病　也是一種無形底傳染病　起初不過是一個人生起來　到後來漸漸底蔓延到別人頭上去了　他的病因　大半是小孩子不曉得清潔　家庭上不講究衛生　學校裡底教師　也無法去療治他　所以任他傳染開來　把活活潑潑的小孩子變做一般小癩子　豈不可惜呢　我所以要把一個預防的法子　以及治療底法子　宣布出來　給負責任底人　大家看看

一預防底法子

A做父母的　應該注意小孩子

底沐浴　在每晨洗面以後　尤當洗髮

B做教師的　應當注意不可使患癩頭瘡底學生與不患癩頭瘡底學生共同游戲　體操時的運動帽　又不可互相換易

二治療底法子

A用清潔底治療　每日用沸水沐浴一次　或二三次　以減滅其傳染微生物

B用藥物底治療　癩頭瘡的藥方狠多　就是俗語所話底「癩頭瘡　多藥方」然多不靈驗　不如用裘氏所製底「皮膚萬靈膏」爲最妙

（附說）這個病醫好了　頭髮必定禿下　極不美觀　若能在未生起來的以前　用預防底法子防着了　那不是更加好嗎

學術研究

◎答唐嗣盛痳黄與根之分別　王肖舫

痳黄發表催汗因其中空又有利尿作用痳黄根止汗本草載有明言勿庸多贅陽和湯中有痳黄借其發表疏利之性以疏熟地之滯膩且王洪緒全生集陽和湯後之方解明明可考胡爲而用其根也諺云行醫者後世不昌皆由此類人造孽而作俑也懍哉戒哉煩駕持此以質以警將來

答十一號王蘭湞君問燐毒救治法　守眞

蘇州報所載之新聞未詳服紅燐者之病狀服燐反起癎疾之一節無從研究如誤服火柴者則可飲以嘔劑令其毒嘔出否則毒入血液必不可救又愚按燐質分赤黄二種皆取之於骨灰中爲半透明黄色之固體其性甚毒發火點甚低易與空中養氣化合而成烟故常貯於水中以黄燐閉於器中熱之成赤燐則發火點甚高無毒性吳某所吞者爲紅燐因紅燐無毒故不致死惟能將原有之病服燐後反能一掃而除者誠奇事也惜乎不得知彼之症狀而不能使余明其究竟致爲憾耳

治療顧問

答竹君餘芳問產後治法　方坤　李瑞九

查產後數月　天癸不轉　寒熱腹疼等症　似非瘀血爲患　定係飲食內傷　誤用犀角　寒凉傷脾　血脈凝滯　新病叢生　所稱寒少熱多者因陰伏於內　陽迫於外也　宜用土炒當歸　酒炒元胡　和血止痛　乘用黑附片　大腹皮　回陽寬胸　加以健脾開胃化痰等劑　切忌山梔地黄寒膩之品　陽回陰轉　脾健熱清諸症胥瘳矣　東垣云　脾主五臟之氣　胃爲水穀之海　春升夏長土旺木榮　治婦科者當以心脾爲重不可拘泥於肝腎　以流誤也　一偏之見　高明幸垂教焉

◎答楊君燧熙問舉凡偏大治法　前人

此症係衝脈爲病　陰氣內阻　寒氣侵絡　眞氣不能歸海腎部不能容納腎子偏墜　堅硬如石　名曰㿗疝

肯割愛　請卽寄下　但須號數齊全　不拘若干份　皆所歡迎　本社啟

證　以舌苔脈象　應用廣東普太和所製倭礦黑錫丹　每服二十丸　半月後　左脇舒暢　小腹溫暖　卵核鬆活　自昜猱升矣　第以橘核川楝子等藥　治末而不治本　恐五十歲後　念年沉痼　不能斷絕根株　此所以堅硬如石　遇勞尤甚也　燧兄高明　以爲然否

◎答吳綬章外症治法　山東諸城王肯舫

按令郎之病　乃漏瘡壞症　治療非易　惟江蘇南通江遺孫先生　世傳外科　富有經驗　可有回春妙術　祈卽專函　開明病原寄上　定有相當之療法答覆（函寄江蘇省西十里坊江宅江遺孫先生收卽妥）

◎問母病治法　守一氏

家母患漆瘡後　頭皮（髮部）異常發癢　有如蟲行　按之微熱　祈海內名賢醫士　賜以療法　幸甚

◎答嘉定王紹礜君問不寐症治法（問題載第八號）　陳守眞

患不寐症者　必係體之某部分受病　觀令郎之症狀　必係腹部之臟器下墜　故胸腹滿悶　最喜仰臥籐椅　其能將記憶力　印於讀書之故　必專思慮於讀書　用腦力太甚　故夜間愈不能成寐矣　邇來醫報上所對答者頗多　恐君將大費研究　顧此失彼　究竟取法乎何人也　吾不才　用一最安全之西藥於下

醫不寐症之最安全藥品　莫如用臭素加里一種　取其一瓦溶解於水　在就眠以前飲之　極有功效

（附告）如荷令郎採服以後　能安眠否　請將詳細情形　卽日在醫報上通訊

◎問久病治法　觀海衞韓

二月廿一日　切脈象左尺需弱　按之無神　抑或歇止　關部略見絃數　左寸稍高　右三部似屬平常　出汗　總在右邊　自頭至腹皆然　舌苔絳　舌根或現浮白黃　胃口納穀不安　胸腕氣窒　咽中不時冷氣上升　腰背酸痛　週身筋掣腹疼　脫肛愈滯愈痛牽莖中　腎囊潮濕　便後卽燥　或有遺精　凡瀉或溏糞或膿血水併作　日行六七次　夜行六七次　瀉作上氣窒　背板腰墜腹痛脚酸　不能暫立　坐臥日夜不安　非疲倦不寐　時見坐則氣下臥則氣升　今年三十五歲　行業向在上海　溫台字號辦南北貨　被上兩年時運顚沛　耗蝕銀錢　志願不遂　身體或有敗壞　舊四月十五夕被跌　右手折傷　經醫調治　服傷藥十餘劑　到五月底全愈　素常天元不足　到今亦難追究　到六月中忽患便溏瀉症先紅後糞　日夜十餘次　彼時身力倘好　不見其意　請醫服藥　醫云濕熱內蘊　繼則云濕熱下利　或云休息論治　百藥無效　如斯遷延至八月　見糞門脫肛即見腰胯歷急無力　夜不得安　斯時諸醫或云濕熱未楚　或云肝腎兩虧　適値天旱　兼之家居海隅（呼

東山頭地方）醫藥維艱　靜守至冬
直到今年服方列後
元月十四陳萬生先生方（服五劑）
木香汁炒白芍　烏梅炭　煅牡
蠣　焦覆花　谷芽　九香虫
絲頭拌紅花　川楝　山藥　蕁
梅　歸尾　桔核　桔絡
初十日復診（服五劑）
木香汁炒白芍　絲頭八分拌紅
花六分　桔絡　黄草　米炒製
西洋參　黄菊炭　潼夕梨　烏
米飯　旋覆花　川連　烏梅
炙龜版　炙桑葉　九香虫
是服此十劑　亦無效驗　後說恐犯
絡　斯時卽至針灸家　初冷針　四
日一次　去四埭　後打文火針　七
日一次　去三埭　週身針灸　亦無
影響　維舌縮眼牽較瘥　據針灸先
生云　毋須服藥　此乃督虛腎衰
如此言行　一無見效　後復求診
二月十三日陳萬生先生方
米炒製西洋參　木香汁炒白芍
車前　桔絡　牡蠣　牛夕　覆
花　歸尾　九香虫　絲頭拌紅
花　山藥（絡石籐　夜交籐
路路通　鷄血籐）四味煎代水
開五劑吃兩劑不投
二月十六日高保珍方
夜交籐　竹茹　棗仁　茯神
辰砂麥冬　歸尾　龍齒　川柏
白芍　潼蒺藜　川楝　不拘
劑　吃到念一日亦無效驗

◎答杭縣沈耕辛君再問遺濁症　紹興　史介生

遺精之症　古人謂有夢屬心　無夢
屬腎　今足下體質單弱　先患有夢
遺精　繼患無夢遺精　腰酸體倦
脈象尺大　舌尖微紅　此屬腎臟精
氣已虧　相火易動無制　以致精不
能固　法宜塡補下焦　俾精充陽潛
可望全愈
茯神四錢　五味子五分　沙苑
子三錢　遠志八分　芡實三錢
桑螵蛸三錢　覆盆子三錢
龜版三錢　山藥二錢　湘蓮三
錢　水煎服　每日一劑

◎答馬家達問婦人腹痛治法　前人

出痲之後　腹中忽痛忽愈　痛起之
際　肚腹之上　心臍之下　又若有
塊　而後漸覺肚腹漲緊　腹痛之時
在晚餐以後居多　舌紅而粗　惟
中心略有白點　此是濁陰氣聚之症
宜服苦溫通降法
延胡二錢　川楝子三錢　茺蔚
子二錢　製香附二錢　廣鬱金
二錢　烏藥錢五　降香五分
靑皮錢五　砂仁二粒

◎答葉安甫君問母病治法　前人

始於氣鬱　以致肝失暢達　木必傳
土　胃氣受侮　今已腰背酸痛　骨
瘦如柴　胃納減少　坐臥不甯　上
吐下瀉　一日夜須數十次　是屬極
危之症　勉擬一方　以盡人事
乾薑一錢　官桂三分　當歸錢
五　吳茱萸五分拌炒川連四分
川楝子二錢　烏梅二枚

◎問頸核治法　張錦燦

吉生先生鈞鑒　久仰　先生以濟世爲念　救民爲心　撰著醫報　普惠四海　有生之儔沾仁恩而被慈德者當以億兆計也　今將鄙人嫂及姪女之疾　敬告左右　望祈登諸報端徵求　貴社諸位大醫生　俯賜治法若能早日回春　則感大德於無既矣吾嫂自去年五月間　因父喪傷於哭泣　左頸下起一瘡　不紅微腫　每因吃飯之際　咽內自覺不適而起嘔吐　至今將及一載　醫治無效　今春其女卽鄙人姪女　年十九歲　不知何故　亦於右頸下起一同似之症已月餘矣　除略腫乾嘔之外　無他症狀　不知是何病症　祈速賜良方　是荷此問　大安

◎答慈谿葉安祈問肝病　錢徵沅希文

據云病起抑鬱　嘔吐酸水　閱十餘載　令堂年屆五旬又半　病狀日甚　一日現增胃納減　上吐下瀉　腹腫脹　腰背疼痛　或有宿食不化鄙意斷爲胃少沖和之氣　肝失調達之權　腎眞失閉藏之職　膽少灌輸之制　病危亦無苔脈　喜飲等象更屬棘手　遂擬補陽平肝輔胃安中一法　急希瀉止吐減　俾得轉機再爲計議　敬候司命　請　斧削先服來復丹三錢　用竈心土一兩代水煎湯送下

鹿茸三錢（或用角）　茯苓三錢　製附片二錢　川連一分泡水　吳萸六分　米炒太子參四錢　醋炒川楝子皮錢五　製半夏三錢　生熟谷芽各五錢　炒白芍三錢　佩蘭梗二錢　炒黍黍米三錢　開口川椒十粒　晚米三錢（淘淨布包）　竈心土代水

◎問腋下手足有汗特效方法　程企明

紹興醫藥學報社大鑒　敬啓者　鄙人患腋下手足有汗　現已數載　朝夜無有　靜則亦無　稍有勞　即汗出津津　不能自止　必用粉藥撲之（如滑石粉菉豆粉等）　庶暫不出少頃復有　雖嚴寒之天　亦時出汗　蓋手足之汗猶可　腋下之汗甚爲討厭　曾用西藥亞鉛華　中藥龍骨牡蠣等收歛之藥撲之　內服肅清肺胃之熱（如桑皮地骨皮丹皮石羔等）藥　雖得功效　而終不能除因思汗爲心之液　汗出不止　則心營必耗　常此不治　終非道理　爲此錄呈　卽望海內有道先生教之

倘有回件請寄蘇州角直西柵殷醫室鄙人收可也

惠賜特效方法　曷勝感戴

◎問母患肝胃痛症治法　陶光瑞

醫藥學報社諸翁台鑑　昨見　貴增刊載可通函問病一則　鄙人不揣冒味　爰敢請教　竊念家慈自乙卯年冬間　忽患肝胃痛症五年以來　非特不能間斷　益且日益加劇　其症不時嘔吐黃水白痰　有時兼血　徧服多方　迄無效果　刻下賴治以稍緩須臾者　僅蘇打粉及杭州五洋藥房之胃脘氣痛散等　然服後亦不過

緩數十分鐘耳　痛時腹有塊起　擊之躍躍欲鳴　恍如其間貯水　幷牽連腰背筋絡　其苔宛如焦色　黃而微黑　乘之口渴非凡　茶水無時可缺　一遇勞動　其勢更增爲此專函奉告　望　貴社賜一方針　得能治愈　則銘感之心　當不已也　專此敬頌　道祺．

◎問友人脾泄症治法　張樹葯

敬啓者　敝友姚君壽菴。年五十餘　直隸滄縣人　自去年患脾瀉症　醫藥多不效　至今年餘　夏曆三月下旬　曾服生箭耆六錢　生知母歸身生乳香生沒藥丹參各三錢　生龍骨生牡蠣各五錢　桂枝尖升麻柴胡各錢半　連服二劑後　又增調眞血竭而五分　瀉減痛增　不見效茲開現在病形如下

脈象缺　苔微黃　喜食甜物　口微苦　每日能食乾麵一　大便溏瀉　日夜十餘次　黃色　或帶黃白色滯　虛恭狠多(卽失氣)　小便微黃　大便前先腹痛　便時不痛　中腕痛處喜按　臍下偏左痛處拒按　痛在肋盡處　痛時在申酉間　瀉在戌亥時　至子時瀉止痛亦漸止　頗能睡　惟天明怕起　坐起穿衣　痛即漸增　饑則痛甚　食則痛減　痛處皆是硬塊　日夜時時覺微痛　神氣面色氣體與素常無甚異　尚能勉强出入屋院　敬乞海內　大家　貴社諸公　特賜良方　不勝盼望之至

◎問雙目減明治法　倪燮堂

敬啓者　鄙人體質雅强　聲色烟酒一無染　早眠早起　未嘗敢違衛生之道　惟肝氣素旺　適於四十七歲時治愈　而雙目忽於是年春夜減明　毫無苦楚以燭燭之　不紅不腫　無星無翳　凡遇天氣淸朗　以及五十支光燈下尙能書字　惟目旁之物不能見，若黑雲四合　天光暗晦　則不能見一物如黑夜　各處醫治眼藥罔效　僕仰事俯蓄正在緊要　雙目失明　生計難謀　興念及此　憂慮實深　特此乞求海內大醫士　賜一方法　若得重明　感恩無涯矣

◎問船暈治法　章獻吾

世弟裘詩新　五六歲時　曾隨父親遠涉外方　經歷重洋　驚風駭浪　未嘗有船暈嘔惡之患　今年十一　衣帶小江　一葦可航　上船輒暈　暈後思睡　睡後漸愈　僕慮浙紹一帶　地勢卑低　江河縱貫　行必以船　光陰如箭　年齒日增　際此青年　正當問學　豈能長守閭巷一尺地乎　視江河爲畏途　趦趄而不敢進耶　特此敬求海內熱心人　賜良法以療是患　則感恩靡涯矣

◎問治癩瘡特效藥　何寅生

諺云　癩頭瘡　多藥方　然有特效者絕少　近來城鄉小孩　患此瘡者　十居五六　雖由於本身火毒　其實受剃頭刀之傳染者　亦屬多數　前幾年警所有禁止剃頭店薙癩子之布告　惜乎令出不行　以致傳染日多　此瘡雖無害於性命　殊有傷乎美觀　世有經驗良方　務請登入增刊　以嘉惠兒童　實非淺鮮

▲中華郵政局特准掛號認爲新聞紙類▼

中華民國九年六月六日出版

紹興醫藥學報星期增刊

發行所浙江紹興城中北海橋

第二十三號　今日計二張

本刊分發行各省各大書坊

本刊價例

每星期一張或數張計大洋一分預定全年五十期計大洋四角如寄往加每期郵費大洋五厘十份以上另議郵滙不通之處郵票作洋九五計算凡公共機關報資均收半價

本刊廣告例

百字起碼每期大洋三角連登一月八折連登一年五折不上百字照百字遞算二號字及木刻鑄版地位以字數核算封面加倍刊資亦須先惠長登大幅得以另行訂立特約

啓事

◎招登廣告

本刊隨月報而發行月報銷行遍及全國又達南洋各島台灣日本等處爲閱者所知然不看月報之各地諸君預先訂閱本刊者已絡繹不絕本刊之銷行自更信於月報其廣告之效力較勝可不待言矣况取價又廉至閱者對於本社之月報及本刊必人人欲彙訂成册保存以備研究則廣告之效不卜可期知凡有關於醫藥事業欲謀發展者請函本社可也

◎問病者

凡函向本社問病者請將詳細病狀寫明寄到「紹興城中醫藥學報社」收當即登入本刊徵求四方名家或由本社答告治法仍載本刊概不取資各處醫家自定個人收資規則與本社無涉

本社敬啓

特別廣告

紹興醫藥學報社啓

◎每日一文錢之壽險費

本社因月報中限於篇幅凡病家問症徵方者日多特發行增刊俾不佔月報中他欄地位病家又能早日治療至同道研究學術質問疑原亦在月報中問答門登載今亦移於星期增刊此外如關於已病者之看護未病者之衛生及其他古今屢效之單方各地醫生之驗案可以灌輸一般社會之通俗醫藥常識者備載無遺醫家讀之不啻得臨證之指南病家讀之無異聚醫師爲顧問未病者尤得預貯醫藥常識以講衛生所費不過每日一文錢其獲益效保險爲實是耳本社非敢自誇閱者自能賞鑑

本社敬啓

◎紹興醫藥學報第十卷第五號目次

病（嵊縣竹餘祥）鎮江醫俗（袁錄野）釋方（江都陳龍池）舌苔問答新解釋（黃國材）（二）「通訊」答盧育和先、論臍風症治意見書（蘭溪方肇元）致周小農君函（張樹筠）致張君汝偉函（王祖彪）

每月一册大洋一角全年十二册預定大洋一元每册加郵費中國境內五厘外洋二分

五誌謝

◎寄惠書籍　社中同人拜手

福州林蔭祥君惠贈福州防疫會徵信錄一册無錫周小農君惠贈三聖經四册治家格言繹義二册上海徐相宸君惠贈急性險疫治法十册彙誌鳴謝

小言

憫鄉間病家誤服藥傷身　紹興沈愼齋

療病的方法　醫藥爲第一　調攝爲第二　除二者外　沒有第三個方法　今社會狃於迷信　凡人患病　正當的方法到不講求　在土木偶像前誠求方藥以療病　寒症凉藥、熱症熱藥　雜亂吃下　弄到輕者變重　重者到危　致不可救　紹興城區範圍以內　自禁止刋賣後　求神藥的人逐滅　而鄉間則如故　余在鄉診病　目覩情形　不傷於病而誤傷在神藥者　竟有大半　卽有醫生告以神藥誤病　他反將這醫生的言語都不聽了（他意中爲菩薩的方藥沒有錯的道理）現值時疫迭起的時候　這種流毒　無形殺人　余心雖憫之　實沒有良法可挽救

警告

◎迫不及待之急性險疫　上海徐相宸

夏正四月七日　有廣東霍姓女　一起病　卽壯熱　神昏譫語　咬手唇焦　氣急嘔吐　洞泄又不暢而卽止　主以急性悶疫方　隨服隨吐　欲改方再服　已不及矣　自始至終不過一週時耳　此刻吾輩華醫無病院居住病者　不能隨時診察　遂至有此遺憾　因思此後凡遇有此種吐不受藥之疫　當立時多備一服　加酒炒川連三分　上川朴一錢五分　枇杷葉兩張　炒絹包　前吐後繼　或庶幾乎　聞西醫治腦脊炎疫　用美國血淸注射　每一針須銀六兩　有用至六針者　然爲救命計　但求有效　貴可勿論　時疫醫院主任柯師（卽主用多量鹽水　注射霍亂吐瀉者　亦能治喉痧、初用純粹西法無效．乃仿華醫治法　用西藥成績頗優美云）因美藥缺貨　以己意別製血清一種　亦頗有效　但未知其價耳　西醫對於時疫　注重如此　吾華醫其可不通力合作　急起直追耶

衛生談

衛生談（續二十號）　沈愼齋

（三）起居　起居所包至廣　凡吾人周圍之器具房屋　又日常之動作休息　均屬此範圍以內　其關係於衛生者　甚爲瑣屑　茲摘要列舉如下

（一）房屋之建築　房屋以乾燥通風通光三者爲最要　而乾燥尤宜注意　否則壞房屋　損器具

此尙小事　疾病之生　亦多由於此　故地基必須塡高地面之下　開五六尺　作一溝道內藏瓦筒　使地面之水　濾入筒中　瀉出於低處　無瓦筒者　以粗礫小石斷磚破瓦埋溝內而覆之　房屋周圍之牆　如受雨者　則其雨水能滲入牆內便牆內潮濕　故近此牆之處不可作臥室置衣服食物　房屋之瓦　窻戸之隙　如有滲漏必卽時修補　新建之房屋泥水沾潤　須經過數月　待眞十分乾燥　方可遷入　通風者所以使室內空氣淸潔　而寒燥得宜也　冬季空氣寒冷之時又烈風狂雨之時　與夫夜間睡眠之時　窗戸旣不能洞開不可不別設窗牖　使空氣流通而風勢不致過猛　至氣候炎熱　或空氣潮濕之時宜於向風之處　設窗戸　或風筒　以多收空氣　使室內涼爽　通光者使日光易於射入室內也　西人有言曰　日光不到　則醫師來　蓋不見日光之室　易於發育微生物而至疾病　故通光至爲緊要　以房屋高敞　天井高大　向南多開窗牖爲主　惟讀書縫裁之室　日光直射　有損目力　又夏季日光强烈　不宜久曝　可置窻簾涼棚以掩護之若於居宅之四圍　多留隙地設置庭園　栽樹植物　則於通風通光　自無不宜矣

學術研究

◎問中國肺癆方

直言

敬啓者肺癆一症西醫對於初期之患者除令其嚴守攝生厲行日光空氣營養等療法外並持長爲之注射資備爾苦林敷閱月更輔以種種內服藥如魚肝油炭酸哥阿古兒格魯兒加爾曳謨沃度加爾曳謨舍利別等每得全治而攷諸我國載籍除仲聖集中載有數方間有效驗外餘則卽稍有微效者亦殊罕見洵可嘆也直言等慨救濟之乏術憫斯人之多夭年前曾藉某報徵方數次辱荷不棄所得殊多惜施諸實地具無效驗（內有西方數則不特陳舊可嗤而且甚不合法必係一知半解自以爲是向習中醫近閱一二本陳舊西醫書而卽自鳴爲中西醫者所杜造再此種行爲輓近甚多各地各報俱有所見殊足爲醫學進步之累還祈天下同道有則改之無則加勉也）而一考諸施方者之來書則不曰萬騐必曰屢試再四思維莫明其妙豈試用者之不得其法抑施方者之全屬耳食耶此種弊病以鄙人個人的意見而推測之則以爲不待智者而卽知其以後者爲居多也蓋世風日下好名者夥滿擬藉報紙以釣譽者恐亦在所不免而不慮其日久假顯而適得其反也此種可憐可笑可憎可憾之行爲對報紙足以障礙其銷

及成本也

本社啓

路之發達對個人足以促進其死亡之加速萬望同道諸君子有則改之無則加勉如荷採納則不特鄙人之榮幸亦社會之幸福也再肺癆驗方亦祈本諸實驗迅賜詳示以利社會是所至禱

◎答章黼章君（原函見二十一號）　富陽朱明例

紹興醫藥學報轉張黼章先生鑒辱書敬悉謬蒙過獎愧不敢當瘰癧灸法祇須按患者之年齡作艾團之大小視症勢之輕重定壯數之多寡按穴點灸自有神效毋庸隔蒜亦毋庸隔蠟艾團中亦毋庸羼入他藥至隔蒜隔薑等灸法惟較輕之症可通用耳此請　台安

◎問虎疫注射法　福州林蔭祥

吾閩舊歲虎疫盛行頃刻斃命中醫多束手每延西醫療治治法甚見簡便內服藥水外以注射社會甚稱效驗尙推鹽水注射爲第一功效同時薩君鎮冰創衛生防疫會於閩中多以注射先事預防以防不測亦見甚行我社諸君不乏高明祈爲發明幸甚幸甚

◎答張汝偉先生問小兒大頭之理由　杭縣沈仲圭

敬答者晚嘗閱顧鳴盛先生之世界奇病談內載大頭孩一則着者謂係水腫病名水頭證其頭內所蓄皆水最大者較面部大二倍又半

治療顧問

◎再問遺精治法　杭縣沈耕莘

儀臣先生蒙　惠賜方案并　垂詢受驚事宜　感激之至茲敬述於左乞即　台察

晚於丁巳季冬　棄學習醫　宿於師處　師處屋大有狐　前同學王君曾經被祟　晚於翌年二月　亦蹈前轍　然所謂祟者　非化人相惑也　不過被上覺重耳　晚膽素小　受此大驚　少陽暗傷　遂致膽怯善恐　頓易常態　嗣經藥石治療　更於舍間設立神位　始漸安復　現在此疾雖除　遺症（前期問案中遺濁之濁字係精字之訛）　加驟　且今春治療以來　較客臘遺期更近　想係治不得法之故　用將所服之方錄左　希垂察是幸

第一方　因兼出盜汗　乙次而服　然服後遺症反驟

炒棗仁　大生地（縮砂仁末拌搗）　抱木茯神　宋半夏　黃秫米（炒香）　龍骨　左牡蠣　炙粉草　龍眼肉　炙鼈甲　炙坎版　此方服三劑

第二方　因前方無效而服

知柏八味丸加減　此方服一劑無效

第三方

參麥八味丸加減　此方服一劑亦無效

第四方　因閱存存齋醫話云遺症係腎水虧　不合而開　肝木失養　生火而泄所致　故服此滋潤之方

淡蓯蓉　淡天冬　大熟地　廿杞子　粉丹皮　芡實　此方服半劑

刻服知柏八味丸（初服錢半　繼服五錢　已服七兩）並以知母代茶（一約服十二天　今已止服）然亦不能見效　且反較去臘加甚　又晚更有腎縮　足腫　肢冷（三症發於冬日）時發口臭　左眼生翳（請參閱十號顧問欄第二則）右牙蛀蝕而必油質　小便甚少　夜臥有時口張　有時醒覺　口乾及牙宣出血（血極少）夜出盜汗（自前次出後今於前月廿七　本月初一又出　惟出後均無影響）等症　敬此奉詢　伏乞先生暨　海內名家　亟賜良方俾早霍然　臨穎曷勝感盼之至專肅敬頌台安惟祈　鼎照

◎再問久病治法　東關東升　木行婁德泉

鄙人前次登報濕熱病後　進肥甘稍早　延成下濁　屢進疎利　致陰分受傷　所以肝陽上僭　胸次不爽　今春三月　混跡仙境悉心調養　諸恙稍安　肝陽亦得潛伏　深知靜養之功　勝於藥力　然今病狀　胸次寬則下瀉此　溺管或時癢　或時連肛門作痛　有時陰莖挺硬　然下部安和　則胸次熱悶　有時命門腰穴燒痛　有時背熱灼　照此現象　良有肝陽未能靜攝　濕熱助而爲虛　然靜養雖屬有益　而除根總須醫藥　爲此具情登報　再請高明研究　復賜良方　得以掃除沉痾是當重報於後

◎答應昇君問近視眼　朱振華

貴患係先天不足　心肝腎三者均虧　即有心腎不交之患　憶前賢云　心中一點眞陰　下行一寸六分　腎中一點眞陽　上行一寸六分　互相交狃　謂之心腎交統　觀夫近視　皆由腎水枯涸　加以燈下觀書　心腎不交　則腎中之眞陽衰微　腎水不濟　肝木二火弱　則視線近矣　爲目乃肝竅也鄙意內治法　須服補火丸（大藥店有售　每日十粒　淡鹽湯下　外治法須除却眼鏡（因愈戴愈近也）燈下不觀細字書　燈光不足不觀書　若是雖一時不能見效　而視線不再加近矣　是否尚希指政

雜錄

◎勸人吃仙方犯極大的罪過應當警戒的　周鎮

病急亂投藥　則無靈驗　每見人勸求藥籤　最易壞事　各處佛店放一藥籤筒　欺騙世人　實在可惡　以藥試病　尚不及驗方的比較冷熱可以選擇　仙方說是神付的　好歹不敢說　未達不敢嘗　我不信　神佛本性亦要造惡的　其實是廟祝扯謊罷了　我在上海時　南頭水仙宮藥籤　人人說是靈驗的　有一姬姓．癆瘵病當日將死　還求到仙方有大黃等味　如果說靈　應該求不

閱報諸君　如存有八卷九卷兩年本報　本社當以今年新報加倍掉換　倘

着藥　如果仙佛可憐人將死　還想搭救　不應付大黃了　有一年夏天外郎家橋有一閨女　乾血勞　急來抱佛脚　看其音低汗頻脈脫　一二日內要脫　水仙宮尙付仙方五帖與其家人說已來不及　病家大不爲然　那知到二帖已煎竟死了　尙餘仙方三帖　一自回錫後　又閱歷得許多　謝蕙翁胸熱咽痛　生過臂瘡　火氣尙不淸　求仙方　初起還有些意思　那知後首　求得西河柳遂即斷了念頭　後來吃到犀羚解毒淸火　臨好還發頸上熱瘡　倉濱張培的兒子　己未三月　生熱病熱昏時求華祖仙方　龍眼百粒　炮薑若干　煎好分三次吃　熱重不得了　郎中大開冷藥淸心　人事省了熱至兩月外　遍身肉削　腿上大肉也脫　宛如竹筒　兩頭一樣大論理照內經的話　不必看了　因爲曉得熱毒　且是童男　用甘露飲加減熱一退了　肌肉漸生　後來有些咳　應該調理　又吃單方　不上緊看了　唉　愚夫愚婦　尙不醒悟哩　本原病咧　乾血勞咧　何曾吃仙方治好　傷寒熱病　熱昏時　吃炮薑桂元　火上澆油　豈不是大大害人的麼　還有神廟內仙方　稟官禁止　或用茶葉　就算仙藥　似乎迷信一時除不掉　只有此一法了　但有一說　茶葉也騙騙人　實在有病也要吃藥的　昔時袁經齋伏暑後痢　俗語癉瘧變痢疾　兩脚筆立直（死也）那知痢竟好了　初起其祖母許愿　如看好送一只匾　隔數日因親眷送食物　又吃壞不來請了其母去蘇州上方山　求到仙藥　茶葉一包　煎吃慢慢好了　就算仙靈　隨後變成軟癱　論理要吃藥　竟吃仙茶　帶吃單方　全靠胃口好慢騰騰過了十數月　好走了　有些兒氣喘額汗　尙不知是虛　一只匾　愿心旣不還　也不調補　勉强成婚後　不上多時　犯勞病死了　上方山邪氣　本是前淸湯撫臺除掉的　尙且死灰復燃　混沌世界　仙方鬼話　眞正害人不淺　世界上熱心求福保佑　看此可醒悟麼

（附告）肺勞一症　中西均稱難治　規矩正醫　倘若不好　孟夫子說　盡其道而死者　正命也　無奈有不規則之仙方夾雜服之　恐離生愈遠　鮑鉦堂君令郎　去年夏防時症　吃燒酒皮蛋甚多　病吐血　轉咳嗽夜甚　反復數次　今夏翕熱盜汗　簡直是人身少血　則火氣逆上　某開瓊玉膏　六味丸　煎方淸肺外胃藥爲主　並令用因是子靜坐法　一服後　約就溫明遠先生診　開肅肺攝納衝氣法　萬應枇杷葉膏　主家又往某處求仙方　良薑一錢　荳蔻一錢　查炭若干等　病者服之甚辣　咳減汗少　竟說

仙方亦靈　外修裡補是應當的　等二次再求　是大蒜頭不敢吃了　某既說以上瞎吃受害的故事　作爲忠告　與其後悔　請借鑒罷

◎錫地女巫極盛信巫停藥期危險哩　周　鎭

激聲君徵求醫俗　各處均有報告　我獨不調查　但講親眼目見的　誤信巫言　有人財兩空的　也有空費二三十元　如石投水　病反加重的　洪憲紀元夏天　下俞巷榮泰生請我看他兒子　病因熱天淋雨　又染死羊惡臭　寒熱脉伏神糊　應當解穢開達的　看了第二日　時混時清　尚未蘇醒　那父同我說　明朝師娘看　謝天地　我不曉得（巫看即不吃藥）未及阻擋　停數日　該處人來　方曉得　榮姓謝天地禳星　當夜送過佛　人亦斷氣了　光復後三年　河埒口王阿順妻　七月病伏暑　上城看病　還帶脚爐　彷彿冷極　那知熱極像寒　一日重一日　人亦熱昏　信巫的話　佛事一天　病人熱極要湯水　忙極沒得喝　送過佛　病人也厥去了　王順請我醫救　用貴藥　三日後方蘇省　病好了頭髮盡落　民國七年春正月　慧山陳阿根媳　八月身孕　半夜寒戰小產　神糊湧涎　請巫禳神費三十多元　厥去三回　衣衾棺木已辦　秦冬泉薦來去看　死馬當活馬　曉得寒邪直中　吃藥吐痰下瘀血　竟得醒轉　棺材白買不用了　今年外間疫氣重　一病即厥　外吊橋有一婦人　身熱即厥　不吃藥　請巫看　大用銅鈿　佛事一天　二日歸西　我說病急相信巫　好人亦是熱昏　迷信風俗了不得　唉　世人聽我白話　不曉得會改去信巫的念頭麼

◎時疫奪命散神效除痛散之治療　餘姚康維恂

科學昌明　術尚競爭　優勝劣敗　天演定例　鎭江楊君燧熙　學貫中西　精究藥物　近特發明時疫奪命散　神效除痛散　以濟呻吟病痛之衆生　不佞命鄒向楊君購得奪命散除痛散各二包　意圖親身試驗　詎得到之際　適有姚西朗霞鄉楊婦牙疼甚劇　就余施針　余遂試以除痛散三分　開水化服　奪命散少許化水塗頰車地倉等穴　未達片時　疼痛若失　誠哉　神效除痛散　洵非虛語也　又周行杜醫寶田夫人病太陽脹疼　勢甚困苦余以奪命散少許　置太乙膏　貼太陽穴　兼服除痛散二分　痛勢漸緩而漸熄　不佞凡遇痛症　必塗服兼施　今試用此散　屢試屢驗　僉謂楊氏靈丹　洵有藥到病除之功　不佞嘆華藥化製之式微　感楊君所製之神靈　不得不略布治療　以告當世療痛症者之採擇　并希同社君子　竭力提倡　潛心利用　庶楊君一片婆心　不致湮沒不彰　同社幸甚　衆生幸甚

▲中華郵政局特准掛號認爲新聞紙類▼

中華民國九年六月十三日出版

紹興醫藥學報星期增刊

總發行所浙江紹興城中北海橋

第二十四號　今日計二張

本刊分發行　各省各大書坊

本刊價例

每星期一張或數張計大洋一分預定全年五十期計大洋四角如寄送加每期郵費大洋五厘十份以上另議郵滙不通之處郵票作洋九五計算凡公共機關報資均收半價

本刊廣告例

每百字起碼每期大洋三角連登一月八折連登一年五折不上百字照百字遞算二號字及木刻鑄版地位以字數核算封面加倍刊資亦須先惠長登大幅得以另行訂立特約

啓事

◎招登廣告

本刊隨月報而發行月報銷行遍及全國又達南洋各島台灣日本等處爲閱者所知然不看月報之各地諸君預先訂閱本刊者已絡繹不絕本刊之銷行自更信於月報其廣告之效力較勝可不待言矣況取價又廉至閱者對於本社之月報及本刊必人人欲彙訂成册保存以備研究則廣告之效不卜可期知凡有關於醫藥事業欲謀發展者請函本社可也　本社敬啓

◎問病者鑒

凡函向本社問病者請將詳細病狀寫明寄到「紹興城中醫藥學報社」收當即登入本刊徵求四方名家或由本社答告治法仍載本刊概不取資各處醫家自定個人收資規則與本社無涉

紹興醫藥學報社啓

特別廣告

◎每日一文錢之壽險設

本社因月報中限於篇幅凡病家問症徵方者日多特發行增刊俾不佔月報中他欄地位病家又能早日治療至同道研究學術質問疑原亦在月報中問答門登載今亦移於星期增刊此外如關於已病者之看護未病者之衛生及其他古今驗效之單方各地醫生之驗案可以灌輸一般社會之適俗醫藥常識者備載無遺醫家讀之不啻得臨證之指南病家讀之無異聚醫師爲顧問未病者尤得預貯醫藥常識以講衛生所費不過每日一文錢其獲益效保險爲實是耳本社非敢自誇閱者自能賞鑑　本社敬啓

◎紹興醫藥學報第十卷第五號目次

病（嵊縣竹餘祥）鎮江醫俗（袁錄野）釋方（江都陳龍池）舌苔問答新解釋（黃國材）

（二）通訊」答盧育和先生論臍風症治意見書（蘭溪方肇亨）致周小農君函（張樹筠）致張君汝偉函（一王祖彪）

每月一冊大洋一角全年十二冊預定大洋一元每冊加郵費中國境內五厘外洋二分

驗方

◎救急良方　紹興史介生輯

中砒霜毒

急用瓦炭一錢六分明雄黃一錢六分錫灰四分共爲細末每服八厘或一分和雞子清十枚灌入口中盡吐即愈

或用夏枯草取汁或煎濃湯灌下

或用生萊菔搗爛和水攪勻服之

或用雞子五六枚打碎和勻灌下毒卽隨雞子吐出

或用白礬三錢新汲水化下吐出即愈

或用白蠟三錢研末調雞子清三枚入口卽愈

或用冬青樹苗取汁與水相半灌下以吐盡爲度如無苗卽用老葉帶水搗取汁亦效

或用新宰生鴨血灌之吐出卽解

或用毛竹成竿而未有葉者截筒留兩頭節去竹青置厠中經月不取遇中信毒卽取一筒洗凈破取筒內汁服之卽解

或用鹽半鐘鍋底臍灰少許研細以雞蛋清四五枚調灌之立甦

或用梁上燕子窩幷井水三四大碗放水桶內將手攪調之用夏布手巾如榨腐法濾泥葉取水連灌二三碗自吐不吐再灌吐盡卽醒

或用萊菔粉四兩黃泥四兩（篩淨）雞子清九枚共一處以浸豆水和服即解若有黑羊血再呑更妙

凡服砒毒人不可仰臥恐毒流四肢卽難治治愈之後如烟酒薑椒煎炒等物須忌百日。

中斷腸草毒

急取饒窠雞子二三枚打碎調麻油灌下或灌熱羊血韭菜汁均可總以吐盡爲度

中巴豆毒

凡中此毒必面赤口渴五心煩熱泄瀉不止黃連煎湯服之可解

中附子川烏毒

煑大小黑豆汁飲之

中鉛粉毒

婦人服此打胎不惟不救每至欲死不能求生不得且生子多癡呆身體發瘡毒有誤服者即搗蘿蔔汁飲之

中銀銷毒

服黃泥水二茶鐘即愈

或用飴糖四兩撚成小丸不時以眞芝麻油香服

或用帶皮綠柿連吃十數枚冬日吃柿餅

中蠱毒

試蠱毒無論年遠年近但煑雞卵插銀釵於內併啣之過一餐之時覩釵卵俱黑卽中毒也入閩廣之人不可不知

又法用白礬一塊嚼之覺甜而不濇次嚼黑豆不腥者是毒也即用木梳齒上垢膩水調服之吐出惡物卽愈其垢或撚丸呑服之

（未完）

學術研究

◎質疑四則　杭縣沈仲圭

晚性鈍學淺於醫書中頗多疑惑茲特條列於左敬乞　高明指示

(1)中醫云脾主運化胃主納穀然閱脾臟圖形不與他臟相通所謂運化者豈推動胃府耶

(2)膀胱有上口而無下口尿液豈化氣而入復變尿而出歟

(3)聾者善視聵者善聽其五臟之精氣併注於一處所致乎

(4)人於胸間必有深陷名曰心窩今晚不特無此深陷且稍上有骨突出豈人之構造亦有異耶

◎問醋糊法　曹伯衡

丸藥之法極多有水泛有蜜丸等有一種用醋糊爲丸者不知其糊法若何祈海內醫藥大家有以賜敎爲禱

治療顧問

◎答守一氏問母病治法　鎭江楊燧熙

令堂患漆瘡後　頭皮髮部異常發癢　有如虫行　按之微熱　夫漆有變質性　刺戟腦氣筋　由口鼻吸入　腦强氣盛之人　不受刺戟　腦弱氣虛之體　感觸卽病　從皮毛排泄者居多數(肺主皮毛)　今從頭部發生在漆瘡後(肝熱上炎)　頭爲諸陽之首　純陽無陰之處　惟肝陽可以上擾　發癢者　心火上炎　(經以諸瘡痛癢皆屬心火)　如虫行者　肝陽化風(治風先治血)　旋擾淸靈使然　夾以心胃陽升　由陰虛不斂胃爲十二經之長　長熱淸　則諸經之熱皆淸矣　用桑葉杭菊夏枯草頭各三錢石决明蘆根各一兩川連四分燈心一分白蒺藜生地元參荷葉薄荷澤瀉丹梔知貝硝黃草等各二三錢惟生地雙倍薄荷八分服三四劑如發癢虫行漸好者去連硝黃　加藕汁甘蔗汁各二酒杯服十劑如仍癢甚虫行者不必過於加減

外搽皮膚百病唯一之靈藥「皮膚萬靈膏」　一日二三次　有淸熱解毒之效　殺虫滅菌之能　皮膚諸病搽之卽除　誠保護皮膚之健將也　每盒洋三角　總發行紹興北海橋裘氏醫院

◎答覓成君問遺精症究可服茸附否　鎭江楊燧熙

夫遺精一症　常見服金鎖固精　五子衍中　左歸右歸　加味腎氣等而未究有夢無夢　無夢屬虛治腎有夢屬火治心　心淸則君平相靜腎强則氣固精承　然肝之陽旺　則氣不固　心之念生　則精內搖　外雖不泄　而精已離宮　至陰虛補水陽虛補火　此千古定論　竟翁下問丁一山翁之方　陽虛者服之病已倘若陰虛　當另施他法　今將陰虛陽虛　各申其意　一便開門見山陰虛者　脈不七至　兩尺較大且過於本位(尺後二三指診之鼓指(腎陰不足)　舌苔必黃　或乾白有孔　且現硃點　或中溝　或舌質光紅(胃陰大傷)　口苦而渴　渴不多飮　或不渴(血熱則不渴)　唇齒不潤　頭昏耳鳴　目覺乾燥　寐後或用目力後焮赤　神疲力乏　飮食如常　或減少(胃陰缺乏)　或量增(

四册定價六角郵寄中國境內加力二分半外洋一角此書不售廉價因前書虧及成本也　本社啓

胃陽有餘）　面赤不怕風　腰腿或膝酸疼　大便乾燥　或溏瀉　其色必醬　溲黃或淸　至陽虛者　脈必數　必濡緩　兩尺尤甚　按之無力　舌苔必白　無硃點　口甜黏不思食（胃陽虛）　唇齒潤　頭昏重　便必溏　色不醬　溲必混　定有脚（陽虛生濕）　面不赤　骨節痛　腰酸楚　腿亦然　常畏風　食慾減　或䐜脹（三陰陽虛衛陽亦弱）　如斯者　何愁薑附之溫熱哉　前哲云　益火之源　以消陰翳　丹溪曰　陰常不足　陽常有餘　景岳云　陰常有餘　陽常不足　二公之說　難免無偏　惟在天之南北　地之東西　人之盛衰　習慣上　嗜好上　與四診　心領神會　斷無毫厘千里之差

燧於十七號星刊　妄答守一氏遺精症治法　（一）天然療法　（二）藥物療去　分甲乙丙三種　竟翁採擇用之

◎答竹餘芳問產後証治法　鎭江楊燧熙

讀十六號星刊云　上虞一婦　午年八月產後　閱數月　天癸不轉　去年三月　寒熱交作　稍有腹痛　愈醫則愈劇　至去冬　腹內漸脹　冬末厥有半日　迴來寒少熱多　盜汗舌紅　喉燥咳逆　腹痛甚不喜按　不知饑　大便硬　鞠通云　產後三大症　一曰病痙（與厥同）　二曰病鬱冒　三曰大便難　良由血虛陽旺所致（卽水不濟火）　產後數月　天癸不轉　血虛可知　寒熱交作者　陽維爲病　苦寒熱　營衛失序亦寒熱　外侮爲病亦寒熱　然日久舌紅　未可以外侮論　腹之痛脹者　肝脾失和也　肝病善痛　脾病善脹　始痛繼脹　木乘土也　厥有半日　厥分陰虛陽虛　陽虛則寒厥　陰虛則熱厥　未有寒厥而現舌紅喉燥寒少熱多　陰虛生內熱　勿執產後宜溫爲主　逐瘀爲先　然見熱即施凉　遇虛必當補　故丹溪云　產後當大補氣血　雖有他症　從末治之　因新產血虛未可發表（溫病濕溫亦然）仲景有亡血禁汗之文　汗之則　也　沈目南云　仲景又有發明　產後氣血雖虛　倘有實症　必當治實　不可顧慮其虛　反致病劇　景岳云　產後有表不得不解　有火不得不淸　產後虛在八脉　孫眞人創論於前　葉天士發明於後　蓋八脈隸於肝腎（女人以肝爲先天）　如樹木之根也　見症情形　有形陰傷而熱　無形氣虛且弱　心肝陽旺　脾肺胃陰虧　虧而不復謂之損。蓐損日著　防液涸舌乾　風生之變　拙擬一方　候酌　有道

川雅連四分　女貞子三錢　元參心二錢　淸阿膠二錢先煎　中生地三錢　天麥冬各二錢　耳環石斛各二錢先煎　製香附二錢　毛知母　二錢　柏子霜二錢　杭白芍三錢　川丹皮二錢　眞珠母一兩先煎　左牡蠣八錢先煎　地骨皮二錢　鮮藕二兩先煎　燈心一分

此方連服十劑　梨肉過口　如舌紅漸退而生白苔者　乃佳兆也　如腹痛甚者　服鄙製神效除痛散　每日食後和服一包　即定痛（見紹興醫報）　如厥甚者　加羚羊片一錢先多煎　如效　價昂　以夏枯蒺藜元武版海蛇蒲薺珍珠代之　如盜汗多者　加雞子黃一枚　懸煎　如脹甚者　加靑皮橘皮去左牡蠣中生地　飲食中宜餌富於淡氣之品　忌一切熱性物及辛辣品煎炒等

◎答沈耕莘君遺精及目翳牙宣等症　陳儀臣

前答大驚大恐傷腎云者　謂因恐慌而得病　遺是病狀　恐慌是病因也　茲據足下詳述病發之初　由於畏祟胆怯　睡時被上覺重　是病因在恐慌　而病原在於胆怯二字　按人身之液體不足　則膽爲之怯　膽怯畏祟　必厚被蒙首　蒙首則吸入之炭氣盛　厚被則汗出多　炭盛汗多則臟燥　久之則血痺　臟燥則魄不安其位　常於寐中透出人身而化爲孤鬼及鼠類之屬（魄濁屬陰故現象如此凡人夢魘多由於此）以壓其身　血痺則氣血乏力流走　至睡熟時恒脈管一似停止　而身覺愈重（凡人夢魘半由於此）　當其時能依病醫治　則諸恙均可不作　不知出此　反誤信鬼邪　雖不病而已爲眞病　況又發現遺精目翳牙宣等症乎　查臟燥血痺之症　婦女爲多　男子中不甚恒見　今足下病源既在於是　盍仿其法而治之　鄙意以爲此症當先治本　若單治其標　其如本實先撥何　竊恐欲固其精而精愈不固　欲瀉其火而火或益熾　欲滲其濕而津液更涸　病日加重矣　茲將治法列後　以冀足下之採擇焉

治本方用浮小麥三錢　西洋參五分　炙甘草一錢　炒棗仁錢半　煨遠志錢半　辰茯神三錢　炒白芍一錢　北五味七粒　大棗四枚去核　以淮小麥一兩　煎湯代水　服二三十劑　並宜少食米飯　多食麥食　以收歛心氣　治標宜勉用外功更妙「每晚臨睡時　以手指摩擦左右足掌心各三百次　睡熟時須左足略爲盤屈　以右足小腿肚加於左足小腿肚下踝骨以前之上　或右足盤屈左足加上亦可　衿襠務須寬大　久久行之　不及一年　其病自愈矣」

◎答馬家達君問婦人腹痛治法　紹興屯久鏞

出廝後　無故腹痛　諒因出廝時內熱外炎　口燥食冷可知　胃既受冷食抑遏　氣血亦因之流行不暢　故腹脹痛冷而有塊　未受孕前醫投藥略效者　緣可攻剗其積食　流通其氣血耳　及受胎後　藥當進平穩有益無損者　然長此以往　胎防難留　茲借箸得一法　常服利氣和血安胎劑於痛未發之先　俟其氣血和暢　中宮輸化無滯　則諸疾自漸釋矣

蘇梗三錢　陳皮八分　佛手花四分　陽春砂仁三粒　炒白芍二錢　川芎五分　佩蘭二錢　大腹皮二錢　製香附一錢

肯割愛 請即寄下 但須號數齊全 不拘若干份 皆所歡迎 本社啟

◎答郭怡安君問精不固治法　前人

人之酒色二事　無病宜節　有病宜絕　況　貴體素弱　腎眞精髓早泄　且日剗伐　蓋人非鐵石　安能久戰不敗哉　既明人慧心　已覺前受節慾之益　何復羨閨閫之樂耶　至雲未興而雨即瀉　此俗謂之雄鷄性（因如鷄之交接時短也）　係禀賦元氣未充　眞陽不固所致　患此者少子息　敝社保衛人之生命爲主義　非敢獻媚房術以騁慾　然君年日長　尙少兒女　自應不可不急講也　奈鄙不學無術　何敢云答　勉擬一補元益陽法　以俟採擇

潞黨參五錢　砂仁八分　拌熟地四錢　仙靈脂三錢　鎖陽一錢　炙龜版一兩　兎絲子三錢

清煎送呑服靑囊斑龍丸三錢

◎答葉安祈君問肝病治法　前人

夫氣鬱之爲害　變幻無窮　故攝生者　當留心醫藥　注意衛生　保護於未病之先　如　令堂貴恙　皆緣性偏執拗　常抑鬱而不條達　未能改情易性　入歡心消意之佳境　纏綿十餘載之久　以致口吐酸水　腰背酸痛發冷　上吐下瀉　吐出宿食不化　有時腹脹如鼓　此乃東方偏横　中華殆敗　水陰泛濫　胃陽無容留之地矣　然高年久病　垂危若此　恐難人力挽回　聊擬平肝暖中　恢復胃陽於萬一　以盡君之孝道而已

吳茱萸三分（黃連三分拌炒去黃連）　淡附片四分　良薑五分　烏梅炭　三分　炒白芍錢半　江西朮錢半　茯苓三錢

薑半夏錢半

方中分兩未敢註重者因症非親見維據來函之理以處方可請貴處良醫斟酌之

◎答何寅生君問治癩頭特效藥　曹伯衛

癩頭方極多　特效者未見　鄙人治癩頭方　用生菉豆一斤　炒至焦透研細末　再加硫黃四兩同研　用時以麻油調敷　歷試有效　近日秘製一種皮膚萬靈膏　凡濕毒疥癬旋耳瘡等用之頗效　癩頭瘡亦見奇效　凡蒙諸公函索　立當奉試

◎答康維恂君問遺尿病治法　竹餘祥

貴問治遺尿良方　以藥醫病　總以腎氣不攝　用固腎補氣的藥品　那知藥可治病　不能矯癖　所以用過種種驗方　不見效力　鄙人學催眠術年餘了　此術治病　眞眞奇怪　有不可思議的行爲呢　百般難症　都能夠好醫　自不必說了　更預先曉得病之可治不可治　或深或淺　或病在那臟那腑　幾時幾日可好　又如酒癖烟癖茶癖　嫖賭口吃　記憶力薄弱　夜尿胆小氣急等惡癖　都幾有好醫的方法　貴問的病　此術一定能夠矯正的　若不信我的言　可請催眠術家試試看　始曉得我不說誑呢　再紹興柯橋項里村范廣珍君催眠術高手　可請一試

◎答張汝偉君（原問見二十一號）　富陽朱明初

貴鄉董濱鎭某姓兒之疾患　係慢性腦水腫　預後頗不良　內服沃度劑　沃（如沃度加里　沃度鐵舍利別　沃度加爾叟謨舍利別等）　外貼發泡膠（宜久用　可常易貼患處　如甲處發泡後　則刺去其水液　另易新膏貼乙處　乙處發泡後　則貼丙處　餘類推　再貼過處　亦可再貼　惟須俟新皮生成後耳）　間有效者　然甚罕也　再是病古名解顱　舊譯作腦積水　又作腦胞膜積水　俗名腫頭癰　亦名水頭症　至該兒致此病之原因　緣未目覩　殊難作答　卽以上所述　是否合於實際　千里懸揣　亦未敢自以爲是也

◎答張樹筠先生問友人脾泄症治法　江寧項幼渠

按此症情形　係脾腎正氣　均已大虧　下元不固　以致泄瀉年餘　兼之肝經鬱結　氣機不調　蓋其每日能食麵一碗　足徵胃氣尙强　甚爲欣慰　尊年防易滋變　妄擬一方

冬朮三錢　生扁豆皮三錢　小青皮一錢半　雲苓三錢　生芪三錢　炙升麻一錢　金橘葉七片　炒苡仁三錢　枳殼一錢　四神丸三錢帛包　生石決明三錢　引金橘餅一個洗去糖

先服三劑觀病情若何乞在本醫報告知

◎答倪燮堂先生問變目減明治法　前人

按閣下之恙　係中氣不足　清陽不升使然　內經云　氣脫者目不明　宜用補瀉　常常服之　緩緩圖痊　未能驟愈　妄擬一方　宗益氣聰明湯加減

生黃芪三錢　蔓荆子一錢半　粉葛根五分　潞黨參三錢　廣皮一錢二分　杭白芍三錢　冬白朮三錢　炙升麻五分　枳殼一錢

多服數劑是否有效乞在本醫報告知

◎問母病治法　嶺東蔡錦球

家母現年四十八歲　患心疾經十載　至去歲而益甚　以午酉亥數時爲最　每當痛時　則嘔涎沫　三月間大便常帶血　歷延中醫診治　皆無效　及至本年　便血止　心疾失　而腹內有如猪肝片之物二三　大如掌　作旋繞狀　以臍爲中樞　自左而右而降　則失所在　頃又由左臍邊繞上矣　有時仆睡壓其腹　此則物强力旋過　儼如生物　自丑至卯　旋繞稍緩　常覺腹內作水響聲　當繞梗至心前時　則腹中漸脹而嘔　味甚酸　必枵腹而後已　嘔後喉乾　必得湯而解之　飯則僅盡一小盌　而不能藏化　大便三五日一次　或結或否　初作赤黑色　近來不燥結　而色黃　脈緩而浮沉參半　舌淡紅　或云腎水虧　而肝木旺　或云中焦停水　胃燥而脾虛　或云心腎不交　核由肝鬱而成　皆立方常服　未見效驗　敬請海內外高明醫士　賜方登報　俾得依方調服　使家母沉疴得起　則再造之恩　感戴無涯矣

▲中華郵政局特准掛號認爲新聞紙類▼

中華民國九年六月二十日出版

紹興醫藥學報星期增刊

總發行所浙江紹興城中北海橋

第二十五號　今日計二張

本刊分發行　各省各大書坊

本刊價例　每星期一張或數張計大洋一分預定全年五十期計大洋四角如寄送加每期郵費大洋五厘五十份以上另議郵滙不通之處郵票作洋九五計算凡公共機關報資均收半價

本刊廣告例　百字起碼每期大洋三角連登一月八折連登一年五折不上百字照百字遞算二號字及木刻鑄版地位以字數核算封面加倍刊資亦須先惠長登大幅得以另行訂立特約

啓事

◎招登廣告

本刊隨月報而發行月報銷行遍及全國又達南洋各島台灣日本等處爲閱者所知然不看月報之各地諸君預先訂閱本刊者已絡繹不絕本刊之銷行自更信於月報其廣告之效力較勝可不待言矣況取價又廉至閱者對於本社之月報及本刊必人人欲彙訂成冊保存之以備研究則廣告之效不卜可期知凡有關於醫藥事業欲謀發展者請函本社可也　本社敬啓

◎義務

各地醫報社圖書館學校醫會衛生社等公團如訂閱本刊均收半價郵費照算惟訂閱函中須蓋有圖章爲憑否則無效並各以一份爲限　本社敬啓

◎問病者鑒

凡函向本社問病者請將詳細病狀寫明寄到「紹興城中醫藥學報社」收當即登入本刊徵求四方名家或由本社答告治法仍載本刊概不取資各處醫家自定個人收資規則與本社無涉　紹興醫藥學報社啓

◎每日一文錢之壽險費

本社因月報中限於篇幅凡病家問症徵方者日多特發行增刊俾不佔月報中他欄地位病家又能早日治療至同道研究學術質問疑原亦在月報中問答門登載今亦移於星期增刊此外如關於已病者之看護未病者之衛生及其他古今靈效之單方各地醫生之驗案可以灌輸一般社會之通俗醫藥常識者備載無遺醫家讀之不啻得臨證之指南病家讀之無異聚醫師爲顧問未病者尤得預貯醫藥常識以講衛生所費不過每日一文錢其獲益效保險

爲實是耳本社非敢自誇閱者自能賞鑑　本社敬啓

特別廣告

◎濟南大濟十四號陸晉笙啓

僕備有診斷書爲說病討藥之用病家取此書圖明寄來索方立即開方寄還僅取零星郵票數角爲補助紙張刷印郵遞等費由人酌寄不另受謝但治愈請將原書原方寄登此報以徵治驗

◎時女傳命散

近來天時涼暖不一世人稍一不愼不拘老幼及婦女每發時疫見症咳嗽嘔吐頭疼骨痛惡寒發熱有汗(或無汗)甚則神糊譫語氣急鼻煽肢冷脈伏腹痛絞腸刺胸吊腳縮筋霍亂吐瀉不省人事以及山嵐瘴毒皆陰陽乖戾之氣(見紹興醫藥學報及星期增刊滬報等)須將此散分二次吹入鼻中小兒

分四次其性平和寒熱均宜邪從口鼻吸入居其多數仍由此出內服外嗅俱有效力每瓶大人內服分二次小兒分四次孕婦不忌此方劉吉人先生經驗多年不敢自秘特此以濟時疫之急需亦治腦寒腦熱腦漏鼻淵鼻塞鼻疱鼻茸時流穢涕等每瓶大洋二角

總發行所鎮江城內五條街楊燧熙醫室

（人類可怕的事要來了—快預防）

每年到了夏秋季時疫總不能免的甚至蔓延城鄉　染者死亡相接　這可算是人類最可怕的公敵了　時疫果然是很危險的事　多數由自己不注意衛生的緣故　一經到了生病的時候　就要請醫生診治　想起性命有點値錢了　既然曉得生病是可怕的　不如未病的時候　赶緊研究預防的方法　預防的法子　就是注重衛生　清潔飲食　消減病菌　所以本館每年到了春末夏初的時節　就想法辦到大批避疫藥水一種　若將此藥水一分和清水二十分　滴入厠所臥室痰盂陰溝等處　這種可怕的傳染病菌　碰着了這種藥水就是病菌遇着了公敵　而且賣價極便宜　每小瓶售洋二角二分　每軋輪售洋一元八角五分　到藥不多　購祈要快

紹興大路教育館謹告

電話第十一號

在夏令應如何扶助閣下之精力

天時炎暑之際如何得康強以及腹瀉療治方法

夏令衛生之法首重扶助強健欲求強健即注意血液清潔強健有力是爲至要因暑天血液稀薄如水故也如是則身體軟弱之門開矣易於發熱腹瀉痢疾以及一切暑季疾病叢生也況血薄氣衰者腦筋定必衰殘無力胃不消化或腦精剃痛頭暈頭痛等狀是也或因以上諸恙週身乏力全體虧損矣能使氣血強壯血液鮮紅之藥莫妙乎服用韋廉士大醫生紅色補丸以此丸爲熱帶中家用之良藥矣即如南洋新加坡爪哇暹邏蘇門得臘錫蘭緬甸以及南美洲中部均週年四季天氣炎暑也居住以上各處之人服用韋廉士大醫生紅色補丸無論男女均能得是丸之扶助能令精力強健且曾救治千萬之患夏令疾病者均獲治愈強壯有力矣即如江西南昌府戴濟清號鵬元先生之證據便可知矣戴君係前任安福縣知事辦理古縣渡統稅其來函云僕患泄瀉之症時發時愈發時服歸肝湯十數劑始止而終未能痊可後有友人勸服韋廉士大醫生紅色補丸購服數瓶立即全愈今已年餘竟不復發感喜交集無以爲報茲特專函鳴謝並附照片一紙即乞察收此外韋廉士大醫生紅色補丸曾經治愈無數之患以下各症者即如胃不消化血虧氣衰瘋濕骨痛臂尻酸楚腦筋痠痛疾病頭痛山嵐瘴瘧以及婦料各種疑難病症凡經售西藥者均有出售或直向上海四川路九十六號韋廉士醫生藥局函購每瓶英洋一元五角每六瓶英洋八元郵力在內

DR. WILLIAMS' PINK PILLS FOR PALE PEOPLE

縣知事戴濟清玉照

小言

（◎蚊蟲吮血也能傳染時疫的　紹興史介生）

近日天氣漸漸的熱起來　時疫也漸漸的多起來　世人俱曉得因汚水及穢濁雜物所致　豈知蚊蟲吮血　也能傳染時疫嗎　因蚊蟲原係汚水中孑孑所變的　日間俱躲在青草蓬裏和潮濕的地方　一到太陽落山　就嗡嗡的飛出來吮人的血　這種蚊蟲既然是汚濁的水所結成　又去叮患疫病的人　吸了病人的血　那疫病的原蟲　就在他的胃臟裏發育生出胞子　在唾液內　若去叮第二個人　這第一人的病　就傳染到第二個人裏去了　不果蚊蟲成千成萬是無數的　所以患傳染病的人也就很多哩　然則防蚊蟲多起來的法則若何　必須天井和陰溝內的汚物　時常冲掃　缸罎瓶缽和一切器皿　勿儲積汚水　蚊蟲就不會多起來了

驗方

（◎救急良方（續廿四號）　史介生

或取東引石榴根皮煎濃汁飲之卽吐出活虫卽愈此方若治金蠶蠱最驗

防中蠱毒法　炙甘草一錢嚼汁嚥之然後飲食

中煤毒

一時暈倒急移在風凉處用鹹菜水灌之卽愈

或用新汲清水灌之

中燒酒毒

火燒悶絕用白蘿蔔汁或熱尿灌之俱效

中魚毒

或用鍋蓋上水汽半盞灌下卽醒

中河豚魚毒

冬瓜擣汁飲之或橄欖擣汁飲之亦佳

倉卒無藥急以清油灌之吐出毒物卽愈

或用橄欖汁蘆根汁糞水皆效或白茅根擣汁冷飲亦愈

中鱔魚毒

食鱔犯荊芥能害人服地漿解之

中鼈毒

飲藍根汁數碗或靛青水亦可

中蟹毒

藕汁蒜汁冬瓜汁黑豆汁及紫蘇汁俱可解

中閉口椒毒

吐白沫身冷欲絕者地漿水飲之卽解

或用金銀花啖之卽愈

中野蕈蘑菰及諸草藥毒

金銀花啖之卽愈或服地漿水三四碗亦可

中菌子毒

服金汁卽解飲地漿水一二碗亦解若得紫金錠服之更妙並解河豚毒

取地漿水法　黃土地面掘深三尺許注水攪渾飲之能解百毒

中白果毒

麝香一分煎湯服

中豆腐毒

蘿蔔湯飲之卽解

中自死六畜毒

黃柏搗末一錢水調服或壁上黃土二錢水調服或飲人乳一碗

中牛肉毒

烏柏樹根皮酒煎同熱酒服或菊花連根搗汁以酒冲服或用苦瓜核搗爛和水飲之

中飲食毒

誤食一切毒物喉中忽生一泡塞喉立死所謂急喉風是也速取燈草數十根挪至極實如龍眼大燒灰存性撬開牙關以竹管吹入喉中此泡立破

學術研究

◎答林蔭祥催眠傳授法住所　王肖舫

閱星刊二十二號林君下問催眠術一節此術確能治藥物不能療之病弟自上歲入上海精神學養成所函授科三個月爲畢業期詎料寄下講義之後迄今半年竟無成效函詢許多條件概未答覆噫借端詐財情同匪徒恨不食其肉寢其皮耳惟有上海小東門中華路東姚家弄口升和里第一號中國精神學會之實習者成效卓著此術與醫學確有絕大關係然閣下如願習此術必親到該學會實地親驗方可成功一切函授科均是撞騙局萬勿爲伊所誑墮其術中此覆

◎問製乳香等善法　餘姚康維新

乳香沒藥不論配入何種丹丸均載乳香滾去油沒藥熨去油不佞素業眼科凡配合諸藥對於煆製飛泡等術莫不悉心研求惟乳香沒藥雖再四製度其黏膩之油性終未盡淨叩請吾醫界諸公之精於藥學者不吝秘訣即將去油良法詳賜指示又硼砂性沉澀質鬆脆見水即化爲水見火即變爲粉配入丸散皆用飛過惜飛製此藥未見方書詳載不佞每逢飛時先杵碎如榴子大次入銅鍋內置炭火上待溶化如粉遂收貯聽用此等飛法係藥夥所口傳愚意以鬆脆之品經此一番火化未免失其效力不佞寡聞淺見未知別有法度以飛之乎務祈明哲辱教俾便擇善而從

治療顧問

◎答東關夏德泉君再問久病治法　紹城史介生

(病因)濕熱病後　進肥甘稍早　屢進疏利　延成下濁

(病狀)胸次寬則下濁甚　溺管或時癢　或時肛門作痛　有時陰莖挺硬　然下部安和　則胸次熱悶　有時命門腰穴燒痛　有時背脊熱灼

(斷語)腎中眞陽寄於命門　爲生氣之根　眞陽如不歸根　卽發生龍雷之火　命門爲精室之門　前通外腎後通督脉　與肝腎衝任各有關係　今因過服滲利之藥　以致陰液虛耗　熱入膀胱則溺管作癢　陰莖挺硬　督脈虛則下瀉　或肛門作痛　故腎經陰虛　則陽無所附而上越　胸背熱灼　腰穴燒痛矣

(治療)宜服滋陰潛陽法

龜板四錢　茯苓三錢　覆盆子三錢　五味子四分　歸身二錢　柏子仁二錢　生地四錢　金櫻子三錢　炒杜仲三錢　清煎

◎答觀海衛韓問久病治法與張君樹筠代

及成本也

本社啓

友人問脾泄治法并擬贈藥粒　方城李程九

參考二症　雖屬不同　要皆因肝胃不和　脾有陳積　以致纏綿弗瘳　偏補偏攻　均非所宜　徐靈胎云　凡有陳積　縱屬虛弱　忌投補劑　恐於正氣無補　反令疫邪固結　余家製有滌痰萬應丸　施送數年　强弱服之　均有效驗　此藥瀉中兼補　毫無損傷　能使陳積消化於無形　且有舒肝活胃之功　與上熱下寒　胸脇𧀨脹等症　尤屬相宜　祈高明鑒核　轉致二君裁奪　如可服用　請開明住址　來函直接索取　只附郵票三分　當即奉上　聊盡同仁之義　服後有效與否　函示爲幸　鄙人祖居方城縣西南沈營寨　來函寄至河南賒旗鎭永慶街謙祥益收轉不誤

◎答康君代問治遺尿的方法　朱實三

小兒在睡着的時候遺尿　這個毛病是狠討厭的　鄙人到有個簡易的治法　但是自己沒有試驗過　不曉得功效　究屬怎樣　就是囑這個遺尿的人　每晚在臨睡時候　吃頂好的桂圓三四個　常吃幾月　勿要間斷　能夠除這個毛病的根　今託康君轉達張家　請他試試看　倘然眞個有效驗　望卽登報徵明　是禱

◎答慈谿韓成之問喉病　鎭江楊燧熙

閱十七號星刊　有一老婦　年六十四歲　喉右邊發二塊　淡白而軟　一如櫻桃大　一如圓眼核大　夫喉者一身之要道　百節之關頭　氣機呼吸在乎此　瞬息存亡亦在此　喉之於人　關係不爲不重矣　病之生也　大率不守衛生　每因熱毒　多嗜煎炒　嗜酒嗜烟（膏粱捲烟其性更烈）勞苦過度　饑飽失時　貪啖炙煿　洋碱常嘗（市井之麵食概以洋碱奸商喜用因洋碱價廉用量少其性劣口碱價優用量多其性平奸商懶用（吾儕急須提倡）此易罹喉症之一大原因也燧於百期紀念略爲披露不再筆矣）加之內蓄痰熱　與浮陽升騰　越人云　痰卽有形之火　火卽無形之痰　肺胃降令失常　火性炎上　侵犯於喉　其症七十有二　名目雖繁　不外七情六淫四氣之別　紅腫者陽也　勿進辛溫之劑　淡白者陰也　切忌苦寒之方　倘作熱治　寒涼尅伐　必致阻塞　生痰涎　作假爆　此爲以陰尅陰　其變幻入於膏肓　尤速於風馳雷電　此司命者　診斷上之大略也　延經三月　小舌旁一塊轉硬　一塊仍軟　色變粉紅　嚥物吐痰　不便　心中怔忡　既往症瘋患　身體素弱　乃始由金不肅降　胃失冲和　氣鬱痰凝　繼則肝木之氣上侮　侮其所不勝（木火刑金）咽喉屬於肺胃　然肝脈循喉　腎脈繞咽　咽喉者　出入之門戶　生死之關鍵　初病治肺胃　久病治腎肝　亦云浮脈治肺胃　沉脈治腎肝　成翁未云脈象及舌苔　懸擬數方　候酌　有道

外用方

（一）高告精　一名古加咽　又

名古加乙涅〇•五　蒸溜水一〇•〇　此方爲麻醉劑　凡眼科喉科外科施手術之時　爲必備之藥　使知覺麻痺　將喉部二瘤刺破　約三分深　勿礙小舌（卽蒂丁）　惡血立去　毫不知痛苦　卽無嚥物吐痰不便之憂

此法屢試屢驗　勿再因循　惟須連用二三日　因喉內之皮易開易閉耳

又方

（二）鹽剝四•〇　阿片酒一〇•〇　薄荷油〇•四　用火酒溶之　汽水一〇〇•〇　此含漱劑　爲喉科特效藥　卽市上所售之喉症救命藥水者是也　用時將瓶搖動　一日含漱五六次　勿咽下　每次一小茶盃　兌開水二酒盃　含漱　漱後再點第三方

又方

（三）伽波匿酸珠　〇•一　薄荷油〇•一五　均火酒化之　甘油一〇•〇　和勻　用新筆將此水常塗布腫處

內服方

（四）衣必格酒·〇•八　老里兒水·四•〇　苦味酒一•〇　亞西炭尼利〇•三　汽水二〇〇•〇　爲三格　一日之量　每天吃三次　每次一格　兌開水一茶杯　白糖六分　食後服　成翁苦脈未詳　燧於診斷上恐有缺乏耳　凡遇喉症盛行之際　以此方獲效　至加減法　因人因症而變更之

◎答葉玄祈君問母病治法　前人

氣鬱則化火　久久不解　五液俱耗　木火上炎　順侮於胃則吐　肝不和則腰背酸疼　血失養也　形瘦納穀少．胃陰傷也　坐臥不寧　吐瀉週時數十次　乃心胃失和　肝陽沖犯所致　經以胃不和則寐不安　中虛亦能吐瀉．不儘陽虛有濕（中氣不足溲便爲之變亦云濕多感五泄）想係陰失濟陽　血失涵肝　當滋水以平（水生木）　補土防劇（土尅水）　妄擬一法　如苔黄有點　或苔白而乾有孔者　脈弦數或沉數　或尺大餘小　吐瀉之色黄稠　或黑或醬或綠色者　此方可服　否則止服　必將苔脈來函標明　於診斷上　方有把握　或答之於函　或答之於紹報星刊　皆可應問

川黄連四分　左牡蠣二兩先煎　大生地四錢　杜阿膠二錢先煎　雞毛知母二錢　川丹皮二錢　子黄一枚懸煎　川石斛四錢先煎　柏子仁三錢　杭白芍三錢

可服四五劑　如腰背再疼　卽服神效除痛散（見紹報）每天開水和服一包在食後

◎答竹餘芳問產後症治法　前人

讀十六號星刊云　上虞一婦　午年八月產後　閱數月天癸不轉　去年三月　寒熱交作　稍有腹痛　愈醫愈劇　至去冬腹內漸脹　冬末厥有

閱報諸君　如存有八卷九卷兩年本報　本社當以今年新報加倍掉換　倘

肯割愛者請卽寄下　但須號數齊全　不拘若干份　皆所歡迎　本社啓

半日　邇來寒少熱多　舌紅喉燥咳逆　腹部痛甚　不喜按　不知飢　大便硬　鞠通云　產後三大症　一曰病痙（與厥同）　二曰病鬱冒　三曰大便難　良由血虛陽旺所致（卽水不濟火）　產後數月　天癸不轉　血虛不知　寒熱交作　陽維爲病苦寒熱　營衛失序亦寒熱　外侮爲病亦寒熱　然日久舌紅　未可以外侮論　腹之痛脹者　肝脾失和也　肝病善痛　脾病善脹　始痛繼脹　木乘土也　厥有半日　厥分陰虛陽虛　陽虛則寒厥　陰虛則熱厥　未有寒厥而現舌紅喉燥　寒少熱多者　陰虛生內熱也　勿執產後宜溫爲主　遂瘀爲先、然見熱即施凉　遇虛必當補　故丹溪云　產後當大補氣血　雖有他症　從末治之　因新產血虛　未可發表（溫病濕溫亦然）　仲景有亡血禁汗之文　汗之則痙也　沈目南云　仲景又有發明產後氣血雖虛　倘有實症　必當治實　不可顧慮其虛　反致病劇　景岳云　產後　有表不得不解　有火不得不清　產後虛在八脈　孫眞人創論於前　葉天士發明於後　蓋八脉隷於肝腎（女人以肝爲先天）　如樹木之根也　見症情形　液傷而熱　無形氣虛且滯　心肝陽旺　脾肺胃陰虧　虧而不復謂之損　尋損日著　防液涸舌乾風生之變　拙擬一方　候酌　有道

川雅連四分　女貞子三錢　元參心二錢　清阿膠二錢先煎　中生地三錢　天麥冬各三錢　耳環石斛二錢　製香附二錢　毛知母二錢　柏子霜二錢　杭白芍三錢　川丹皮二錢　石决明一兩先煎　左牡蠣八錢先煎　地骨皮二錢　鮮藕二兩　燈心一分

此方連服十劑　梨肉過口　如舌紅漸退而生苔者　乃佳兆也　如腹痛甚者　服鄙製神效除痛散　每日食後和服一包　卽定痛（見紹報）　厥甚者　加羚羊片一錢　先多煎　如嫌價昂　以夏枯蒺藜元武版海蛇蒲薺眞珠代之　如盜汗多者　加雞子黃一枚懸煎　如脹甚者　加青皮金橘皮　去左牡蠣中生地　飲食中宜餌富於淡氣之品　忌一切熱性物及辛辣品煎炒等

©答方擧元千日瘡實驗治法　山東王肖舫

近閱星期刊十四號載有徵求千日瘡治法原文云　試用家庭常識第八集以髮結束之法無效　乃是治法甚善　手續欠通耳　余幼時曾患此症於手　纍疊殆徧　點穿拔割　均無效　後用以髮結束之法　旬日全愈　法以頭髮雙纏瘡根　令緊結死扣　覺微痛爲度　越二三日　瘡根縮細　而髮扣覺鬆　再換新法纏緊　結死扣如前　越數日　瘡根又縮　髮扣又鬆　再換再緊　五六次後　瘡根縮如線　而自落矣　毫無痛楚　且無疤痕　請試用之　凡余所登

出各稿　均從實驗得來　絕無虛妄之談　以災筆墨也

◎答張相臣代友人問脾泄症治法　鹽山張錫純

方用生懷山藥一兩　整條未經水泡者　軋細過羅　熟鷄子黃三個　生雞內金揀黃色者　軋細過羅　再焙熟者一錢　用水一大碗多　將山藥末調入小鍋內　置爐上　不住以箸攪之　煮一開　將熟雞子黃捻碎調入再煮一二開　作粥服之　服時將雞內金末用粥送下　此方可日進兩劑　連服數日自愈　若但欲止其泄瀉　不用雞內金更效

◎答海甯韓君問久病治法　江甯項幼璟

肝脾腎氣血大虧　以致泄瀉脫肛汗出　右邊舌苔絳　或大便帶膿血水起臥不安　蓋坐則氣下　臥則氣上者　乃正氣大虧　非肝氣爲患　妄擬一方　以固本調理　緩緩圖痊

方候　酌用

夜交屯三錢　六味地黃丸三錢包　土炒當歸二錢　升麻五分

土炒白朮三錢　生綿芪三錢

四神丸三錢包　枳殼錢半

生扁豆皮三錢　潞黨參三錢

廣皮二錢　生石決明三錢

先服三付　情形何如　可在本醫報告知可也

◎答張錦燦先生問頸核治法　前人

按令嫂之恙　係思慮過度　肝經鬱結　致頸下生核　嘔吐者　係肝氣犯胃也　此類病症　屬於七情　切宜開懷怡悅　爲天然却病第一妙法　如憂思煩勞　性情剛強　全恃醫者主治無益也　妄擬一方

水法逍遙丸四兩　每日二錢　常常服之　切勿間斷

外治法　即醫學心悟書中之香附餅

生香附末一兩　麝香二分

以上二味研極細　以金橘葉三十片煎水調敷

注意　令嫂之恙　服之是否有當　乞在本醫報上告知

◎問舌症一則　山西王行佑

台氏女十一歲　身體瘦弱　近患一病　舌根深處　生紅點起　高如菉豆大　色紅形圓　數十相連　大小不等　漸次外延於舌體　不疼不癢　毫無所苦　舌亦無胎　作心熱濕熱治　均無效　六脈弱小　稍用涼藥　即腹疼　作虛熱用滋清藥　亦無效　究不知爲何病　祈海內名家詳細示我爲盼

◎問禿頭生髮法　逸前

吾見世人之患癩瘡而致年長髮禿　終身如牛山之濯濯　貽無窮之憾者多矣　每欲思一良法　製一靈藥　以挽救之　乃年幼者　尚有可治　而年壯者　實無法以救之也　伏思海內醫家　不乏精明之術　希診務有暇　籌一善策　惠登報端　俾世之抱此病者　有所療治　往日紅燭金光之輝　今日一變而爲青絲烏雲之景　亦吾儕之功歟

▲中華郵政局特准掛號認爲新聞紙類▼

中華民國九年六月廿七日出版

紹興醫藥學報星期增刊

總發行所浙江紹興城中北海橋

第二十六號　今日計二張

本刊分發行　各省各大書坊

本刊價例

每星期一張或數張計大洋一分預定全年五十期計大洋四角如寄送加每期郵費大洋五厘十份以上另議郵滙不通之處郵票作洋九五計算凡公共機關報資均收半價

本刊廣告例

百字起碼每期大洋三角連登一月八折連登一年五折不上百字照百字遞算二號字及木刻鑄版地位以字數核算封面加倍刊資亦須先惠長登大幅得以另行訂立特約

啓事

◎招登廣告

本刊隨月報而發行月報銷行遍及全國又達南洋各島台灣日本等處爲閱者所知然不看月報之各地諸君預先訂閱本刊者已絡繹不絕本刊之銷行自更信於月報其廣告之效力較勝可不待言矣況取價又廉至閱者對於本社之月報及本刊必人人欲彙訂成冊保存以備研究則廣告之效不卜可期知凡有關於醫藥事業欲謀發展者請函本社可也

本社敬啓

◎問病者鑒

凡函向本社問病者請將詳細病狀寫明寄到「紹興城中醫藥學報社」收當即登入本刊徵求四方名家或由本社答告治法仍載本刊概不取資各處醫家自定個人收資規則與本社無涉

紹興醫藥學報社啓

特別廣告

◎每日一文錢之壽險費

本社因月報中限於篇幅凡病家問症徵方者日多特發行增刊俾不佔月報中他欄地位病家又能早日治療至同道研究學術質問疑原亦在月報中問答門登載今亦移於星期增刊此外如關於已病者之看護未病者之衛生及其他古今靈效之單方各地醫生之驗案可以灌輸一般社會之通俗醫藥常識者備載無遺醫家讀之不啻得臨證之指南病家讀之無異聚醫師爲顧問未病者尤得預貯醫藥常識以講衛生所費不過每日一文錢其獲益效保險爲實是耳本社非敢自誇閱者自能賞鑑

本社敬啓

◎送書廣告

臨產須知丙午年石印早已贈罄茲經同人照印欲閱者附郵票二分半開明地址寄無錫西門外棉花巷一百另二號周謙吉堂隨即寄贈　另有治家格言繹義函郵可贈空函不復

◎濟南大灣十四號陸晉笙啓

僕備有診斷書爲說病討藥之方病家取此書圖明寄來索方立卽開方寄還僅取零星郵票數角爲補助紙張刷印郵遞等費由人酌寄不另受謝但治愈請將原書原方寄登此報以徵治驗

◎時疫奪命散

近來天時凉暖不一世人稍一不愼不拘老幼及婦女每發時疫見症咳嗽嘔吐頭疼骨痛惡寒發熱有汗（或無汗）甚則神糊譫語氣急鼻煽肢冷脈伏腹痛絞腸刺胸吊脚縮筋霍亂吐瀉不省人事以及山嵐瘴毒皆陰陽乖戾之氣（見紹興醫藥學報及星期增刊滬報

等）須將此散分二次吹入鼻中小兒分四次其性和平寒熱均宜邪從口鼻吸入居其多數仍由此出内服外嗅俱有效力每瓶大人内服分兩次小兒分四次孕婦不忌此方劉吉人先生經驗多年不敢自秘特此以濟時疫之急需亦治腦寒腦熱腦漏鼻淵鼻塞鼻瘜鼻茸時流穢涕等每瓶大洋二角

發行所鎮江城内五條街楊燧熙醫室

◎人類可怕的事要來了！快預防

每年到了夏秋季時疫總不能免的　甚至蔓延城鄉　染者死亡相接　這可算是人類最可怕的公敵了　時疫果然是很危險的事　多數由自己不注意衛生的緣故　一經到了生病的時候　就要請醫生診治　想起性命有點値錢了　既然曉得生病是可怕的　不如未病的時候　赶緊研究預防的方法　預防的法子　就是注重衛生　清潔飲食　消減病菌　所以本館每年到了春末夏初的時節　就想法辦到大批避疫藥水一種　若將此藥水一分和清水二十分　滴入厠所臥室痰盂陰溝等處　這種可怕的避染病菌　碰着了這種藥水　就是病菌遇着了公敵　而且賣價極便宜　每小瓶售洋二角二分　每軋輪售洋一元八角五分　到藥不多　購祈要快

紹興大路教育館謹告　電話第十一號

因公積勞成疾

縣知事周瓊釗曾因操勞過度腦筋衰殘服用韋廉士大醫生紅色補丸身體復元精力強健矣

周瓊釗君

周君劭白官印瓊釗現任福州城内四川會舘歷任福建延平順昌縣知事泉州南安縣知事其來函云僕去夏承乏南安値匪氛遍境籌防籌欵寢饋難安自夏徂冬積勞成疾遂得頭眩失眠之症每一舉發汗出如雨人事不知延醫療治不能見效因辭職回省就醫友人余伯甫君謂僕操勞過度以及腦筋衰殘虧血大心以韋廉士大醫生紅色補丸補養精神消除百病勸僕購服甫服一瓶頓見昏眩略減再服則神氣清寧三服前症爽然若失連服數星期非特體質漸次復元即步屢亦覺輕便始信此藥功效之大足以壽世壽人也爰登報端聊誌謝忱並以告世之同病者大抵人民之患腦疲血薄者往往各季尚可免支惟夏令則難以支持矣雖然如此惟服用韋廉士大醫生紅色補丸無春夏秋冬四季之分別長年均可取服也曾經療治　血薄氣衰　腦筋衰殘　少年斲傷　胃不消化　瘋濕骨痛　臂尻酸楚　筋系疼痛　山嵐瘴癘以及婦科各種疾病尤見神效凡經售西藥者均有出售或直向上海四川路九十六號韋廉士醫生藥局函購每一瓶英洋一元五角　每六瓶大洋八元　郵力在内

六誌謝

◎惠書贈藥　本社同人拜手

儀徵益人醫社　寄惠中國診斷學實用十册　無錫謙吉堂周　寄惠臨產須知五册　富陽朱明初醫士　寄贈萬應解疫痧四粒　松江朱振華醫士　寄贈濕癩散二盒　拜領之下　合誌謝悃

衛生談

◎寄巢拉雜衛生談　守眞

（一）食物

「乳」「雞蛋」「麥子」是完全含着「小粉」「蛋白」「油」「鑛物」質四種　所以算是狠相宜底食品了

鰯魚多營養料　富有脂肪　其味在鯛魚之上　法蘭西視他爲貴重底食品

白米只含小粉質　所以吃米飯的時候　另外應加添含蛋白質的東西

各種豆子含有「小粉」「蛋白」「油」質　可算是吃米飯極合用的一種食品　因爲「小粉」「油質」　能使人身上生熱生力的

青菜有增加人身上血液底力量　因爲血液中多含鐵分　必從各種食物中採取　植物中以青菜含鐵分爲最多　但青菜以不用人糞作肥料者爲佳　因人糞中含有寄生蟲之卵　不能洗滌淸淨　所以人有多食青菜而終不見血色鮮紅的

新鮮底菓子　他底汁漿　含有糖和小粉質的　人吃了　能夠幫助人身的强健　又能夠幫助腸子上消化食物底功用　市上所售的菓子　如「桃子」「李子」「梅子」「香焦」等　切不可生吃　必定先要用開水燙過　削了皮纔可以吃　因爲這種菓子在水菓店裡　蒼蠅很多　菓子上已沾染了有毒底微生物呢

「花生」「核桃」都是一種極好底食品　滋養料比「猪肉」「牛肉」更多

食物若常常單吃有小粉質的米食　不吃含蛋白質底「雞蛋」「豆腐」「蔬豆」「菉豆」等　和含有鑛物質底鹽類　就不能好好底消化

吃各種食物的時候　都要細細底咀嚼　切不可囫圇吞下　因爲嚼到稀爛了　吃下去　纔容易消化　食物若沒有一定的　時候　使消化器常常作工　受了虧損　又或吃了粗糙底食物　使胃澎漲起來　不能盡他消化的功用　身體上必難收食物「滋養」和「培補」底效果了

吃飯要有一定時候　切不可在飯前飯後　吃別的東西

學術研究

◎答沈仲圭君疑問二則　寶山趙倚江

（一）脾之所以能運化者據西醫云近胃處有甜肉一條甜肉汁入胃下口能助其飲食變化予閱脾臟圖形固有橫膈一條恐卽此甜肉乎經云甘生脾甜

肉汁恐即脾所助胃之消化之汁乎飲食入胃即由脾擺動胃府受盛於小腸之中小腸通體皆是油膜相連其油膜中有微絲血管此血管自小腸出與各臟腑相連膽之苦汁亦從此微絲血管注入於腸中以化食物脾之甜肉汁亦由下口注入小腸助其化物所化之精汁即從膜中出小腸而達於脾脾由微絲血管上奉於心化而爲血此微絲血管者即中焦是也故脾之所以能運化者全賴乎中焦江實年幼學淺未知是否尙祈正之

(二)沈君之言膀胱有上口而無下口恐有舛誤因膀胱有上口不能蒸化如鍋之貯水然鍋而無蓋雖火熾於下而欲其水熱化氣上升難矣若無下口則不能成溺況膀胱之下並無微絲血管則更不能成溺矣不見猪羊之膀胱乎亦但有下口直達小便無上口但有油膜微絲血管內達周身此微絲血管者即下焦是也湯水入胃後即由微絲血管散走膈膜達於連綱油膜之中而下入於膀胱膀胱得肺氣吸入之天陽與人身之心火並入於臍下男子氣海女子胞宮蒸動其水水化爲氣旣化成氣則仍出膀胱入於氣海胞宮由其微絲血管入各臟各腑及其他皮膚口鼻等或發汗或潤燥此即所化之氣也推其所以能氣化者亦全賴乎三焦即經所謂三焦者決瀆之官水道出焉又溺者即膀胱下之濁質不能化汁者也老年溺多而壯年溺少即火衰與否及氣化與否故也

◎問安摩尼亞水之損益　蘊章

閱十七號星期增刊楊燧熙先生答守一氏遺精治法(丙)藥品嗅入法用淡輕三水一名安摩尼亞水此水嗅之於遺精何有裨益性質若何按此水氣味雄厚必含有猛烈性嗅之雖得其益未知有損否祈研究西藥者望明以教我無任銘感

治療顧問

◎問外症治法　悉健生

敬啓者豚兒現年二十九歲　向在彭澤習商　體質素弱　今年四月初二日　忽患左足大拇指根骨內痛　入夜更劇　足須架起　不能貼床　初敷玉樹神油等無效　後用薑艾灸法兩次　即痛止　次晨痛處起兩泡　用針挑破　二眼出清水甚多　四圍微腫　內微熱　皮膚不變色　接敷如意金黃散　拔毒収口藥　及貼生筋玉紅膏　鯽魚膏等未效　據信報皮膚繼現白暗色　不佞囑以蝦人中白　加冰片同研細搽之　外貼鯽魚膏　近日用甘草銀花水洗淨　浮皮全脫去　週圍白沿高起中有一孔紅肉　如黃荳大　不深不腐　早起換膏藥仍有濁水　帶膠黏性　下邊有小孔　行步立久　仍覺微痛　不佞因其起於骨痛　慮肝腎內虧　氣虛不能化濃　故兩旬未歛口　延久恐成漏症　查外科金鑑　未載及此　他種單方書　亦無驗方之可考

究不識爲何症　乞　貴社諸先生指示方針　不吝鑾秘　幷內服外敷之法　應如何而始能收口　則感激實無涯涘也　如蒙賜函　請逕寄武昌中新河　裕華紗廠不佞收　或送登貴報星期增刊爲禱　臨楮曷勝盼切之至　專此祇頌　貴社諸先生　道祺諸惟　垂鑒不備

◎問鑽頤法核致成潰破日久未愈　劉煥章

茲將得症原尾已過來之情形詳左

一此瘡患在右腮頤頰之間　卽上下大牙開合處

二因冬月中旬染冬瘟　胃中溫熱上攻兩腮腫起　約有十日之久　始行漸消　(治未得法)　淨用涼藥所消　(大生地連翹川連大條芩石膏苦杭蒲英銀花等藥)　未得發透汗　以致內中結核也

三自從結核　時常犯腫　忽於前年　又犯腫起在腮穴　潰破　出稠膿不少　似乎流注　由破後　直延至一年有餘　未曾收口　淨流白稀水黃水　(毒核未出隱匿深處之故)　以後淨上玉紅膏漸漸收口仍如好人　但每遇大便不通　胃口不暢　着急上火　卽犯腫　其口又便崩破　又上推車散　提毒散　仍不收口　復上玉紅膏　幷貼獨角蓮膏　卽封口又如好人　惟腮處塌一小坑　二三分深　在下牙根上

四每一飲酒上火　大便不暢　飲食不甘　則又犯腫破　總因毒核太深　一時不易提出之故也　迄今已經三年有半　時常犯腫

五按瘍腮如法調治　並不見效　又按骨槽調治　亦未見效　伏思必因冬瘟熱毒攻於右腮　治不得法　用涼寒藥太多　以致結核日久成患也(又非漏症)

六此人年在三十七歲　瘦形　脾胃不甚健壯　舌苔薄白　小便清長　大便現下調順　應用何法將核取出　或化消　如用消核膏藥久貼如何　(此藥內有甘遂大戟白芥子等開痰之藥　素不諳醫理故不敢用)

七設如此症　若就美國西醫院　按解剖法　開治成否　開後將核取出　再行善後調養元氣　健脾補腎　究不知將來亦能見效與否耶

以上係鄙人得症已過來之情狀　敬祈　貴社登入星期增刊內　望求海內大醫家　不吝珠玉　確證病名　賞賜良法　俾得早日根除全愈　鄙人定當竭力重謝　決不忘惠德也　幷祈指示　如就西醫剖治　有無傷礙　更求教我爲感　順頌　貴社　諸位有道先生慈安

◎問小兒啞病治法　儀徵李鳳祺

逕啓者　小兒今庚四歲　去年季春時　感受風邪　熱甚發驚　服崔氏無憂散方　轉機後　嘔吐不止　飲食皆吐　月餘無效　神氣已萎　勢將不治　連飲大半夏湯　日必數次　始漸痊愈　愈後每狂叫半時方定

兩三月始平 現年餘來 飲食頗笑如常 氣體亦健 惟口不能言 耳似無聞(此時回想當初 疑係半夏未經製過) 請問 貴醫藥學社諸先生當以何法治之 不勝感激之至

◎答觀海衛韓久病治法 儀徵洪希文

貴體肝腎素虧 氣陰羸弱 嗣加清陽不升 濁陰不降 經以濕勝成泄 日夜瀉十餘次之多 氣陰既虛 豈有不下陷之理 是以腰背酸痛 脫肛墜痛 種種形狀 所由來也 復加情志蹉跎 又經跌仆 服傷科藥十餘劑 氣血同屬大傷 體質尤難強健 迨延至長夏 濕邪司令挾熱下注 溏泄近血 諸狀復張 惟今脉症參詳 已入虛損之境 若能善為調治方可 帶病延年 妄議一法先從標治 是否有當 海內 諸同志先生指政 并希陳高二先生斧削

土炒太子參三錢 醋炒升麻五分 酒炒赤芍錢五 煨廣木香錢五 焦白朮二錢 醋炒柴胡六分 茯苓三錢 製半夏三錢 土炒當歸二錢 廣陳皮錢五 焦苡仁三錢 建麯三錢 焦鍋粑五錢

外用罌粟殼 元參 五倍子煎湯 每日薰洗數次 肛以升為度 再用韭菜根杵絨炒溫 常常熨之

◎答陶光瑞問母肝胃痛病治法 前人

令堂肝胃氣痛 延經五載 現增苦黃黴黑 宛如焦形 且渴飲非常 此的係人參白虎調胃承氣五汁飲之症也 惟報紙無脈便溲可憑 豈眞寒假熱之象耶 今病已有年 書云暴病匪熱 久病匪寒 此症亦或有之也 痛時腹有塊起 嘔吐黃水白痰 乃肝鬱積深不強 亢侮陽明中虛 蓄飲上泛 沖無抵柱 木橫尤于 再四思維 幸有嘔黃水為證 勉擬一方敬覘海內 諸同志先生斧削

淡乾薑四分 (梨汁浸炒)製半夏三錢 金鈴子二錢 鮮釵石斛五錢(先煎) (吳萸水炒)川連六分 生牡蠣八錢 (于切)茯苓三錢 水炙粉草六分 炒白芍八錢 黑山梔二錢 桑汁炒枇杷葉錢五(一絹包) 生落鐵一兩(代水) 香晚米五錢(淘淨絹包)

◎問胃弱及骨節疼痛治法 福建仙游西門二保謝守拙

醫藥學報諸先生鈞鑒 敬啓者 僕有慢性疾病 纏綿已及十年 中西醫藥 均無功效 近承友人胡君益三示及 貴報社諸先生研精醫理 並在報上設有問答一門 應國人之問病 仁者用心 無任欽佩 茲謹將賤恙遠近症狀 及曆來療治形情呈請 鑒核伏祈惠賜良方 不勝感德

(一)遠症 十年前曾患關節痛風及遺精 不腫不癢 惟在上臂膊及腳膝頭時覺疼痛 而以足趾骨為最甚 稍行遠 則腳愈疼

肯割愛　請即寄下　但須號數齊全　不拘若干份　皆所歡迎　本社啟

兼不時遺精　頭目眩暈　怔忡心跳　此十年前僕廿一二歲時事也（本年三十一二歲）後服砒磺（變質解毒藥　略似我之土茯苓）及鐵質（補血藥略似我之歸地）又屏除百務　居家靜養　幸得漸愈　猶體仍甚衰也（不時怔忡）因服多損胃之藥（如砒磺鐵質等）遂起胃病　食物漸少　大便多秘　（未嘗溏泄）三年前重渡日本　因船行過久（僅十七歲　曾留學日本　三年返國）鬱格殊甚　胃病大發　腹脹滿少食　大便秘結　愈益加甚　在東遍請名醫　診治服藥　雖間有輕減　然終無大效　不得已歸國　在家調養　食易消之物　尚無大礙　一出門　則諸病叢起矣

（二）近症　一昨年夏　因患熱病頗重　一自纔愈　體衰益甚　至昨年六月　胃病忽然加重　食量二盌　減至一盌　稍過則胸腹脹滿　腰部悶疼　大便秘結　至今年胃愈弱　體愈衰　每頓不能多食　不得已每日分四五頓　早飲牛乳少量　其餘食粥一小盌　均極易消化之物　而猶不能消化　脹滿疼悶秘結　種種難堪　玆列舉要症如左

（一）食後及空腹之時　腹中脹滿痞悶（惟未嘔吐）

（二）呼吸困難不靈　食後過三四點鐘　腹中猶有水聲漉漉

（三）有時腹腰部堅硬如盤　早朝未起床前猶甚

（四）大便秘結　非服瀉藥不下（服牛乳及每早飲冷沸小杯　猶不能下　故不得已間日服輕瀉藥　少許　尚無過瀉）

（五）體衰色黃血枯　四肢無力

（三）療治情形

（甲）十年前關節痛及遺精病　服砒磺愈　似有淋毒未消無疑

（乙）服熱藥如「鹿茸」「桂附」酌健胃等溫藥　則腹中較寬　然每服三四日　則手掌骨足趾骨及小腹（約當膀胱尿道之部）則覺熱痛　似乎胃須服溫　而餘毒受溫則活動　故起疼痛　兩病相尅　不知如何而可

（丙）最近體弱血枯　胃呆已極　非服溫補（服鹿茸最好　六月可常服否）以稍延元氣　則有江河日下之勢　而服溫藥　則骨節覺痛　且便結　須常服輕下之藥　屢屢尅攻　實非長久之計　病深非速治　殆不及矣

以上係遠症近症及歷來療治之情形也　諸先生飽學多驗　對於胃衰不化食　腹腰悶痛　堅硬疼悶　大便秘結　體弱血衰　及服溫藥　則骨節疼痛　係淋毒未消之症　必有兩全之良方（胃爲重稍兼解毒　俾服

溫補　骨節不痛則善矣）救僕垂危之沉疾不勝迫切待命之至（脈衰弱細小）如蒙直接函示　往復垂詢俾病狀大明　對症發藥　賤體得有復元之望　誓當重報　决不食言此上頤頌　著安

每劑茯苓一味　愚意擬換土茯苓利水即兼解毒　未知於胃有礙否　幷乞　指示爲盼又及

◎問腹內動氣症治法　諸暨章韶

僕患病現已三年　初起不能用心讀書　多讀口嘴異常煩渴　旋即夢遺遺後次日左足臀際　必作痛楚是以較左足稍瘦　六七次後　陡有氣自臍上沖至胸脘　集於左部乳下跳動不休　坐立不甚知覺．臥寢則築築跳動　天亮稍平　若遇驚險及煩惱爲尤甚　本地醫生皆云動氣曾服玉女煎十餘劑　亦不甚見效繼服天王補心六味丸　歸脾湯等亦爲無效　去年冬受室後　夢遺已愈　左足亦不痛楚　讀書（如深慮論）可讀六七遍　惟跳動仍然如故現脈細軟　苔薄白　胃口稍强每餐三四湯盌　體質熱體　竊思此病不除　恐有日甚一日　不得不懇求海內大醫士　萬望不惜金玉　惠賜良方　倘能立起沉疴　則感德無旣矣

◎問咳嗽痰喘治法　龔玉輝

逕啓者　鄙人內子自客冬產後　食麵並醃酸菜而後　漸生咳嗽　痰飲甚多　但日間惟咳嗽唾飲　至戌亥時　則痰喘曳鋸難臥　至天明始退脈象沉緩帶滑　舌苔不厚　飲食二便如昔　但數月以來　所服二陳六君　四七蘇子　降氣生化小青龍薑桂附　出入加減　不下百十劑概無效驗　然服陽藥頗安　若服陰藥　其病更劇　反增嘔吐痰飲晨下惟服戈夏　內陳二味　夜間痰喘十減六七　若停服此藥　其病又作　敝處醫生寡聞短見　束手無策正在進退維谷　久慕　貴會中高明醫士　動以百數　皆能立起沉疴四方欽膺無巳　爲此備述巓末務求指引迷途　即賜方法　則感德無涯矣　並請籌安

◎答陶君光瑞問母患肝胃痛症治法　方城李程九

尊慈所患之症　據徐洄溪　蘭臺軌範云　係痰飲留於心下　久成飲囊治法以滌飲降痰爲主　病源由飲水多停聚兩脇之間　遇寒氣相搏則結聚成塊　按之作水聲　金匱云飲凡有四　胸中有留飲　其人短氣而渴　四肢歷節痛　治屬飲家海上仙方　一個烏梅（去核）兩個棗（去皮核）七個杏仁（去皮尖）一處搗　男酒女醋　呑下去　永不腹痛直到老千金翼赤石脂散　方用赤石脂一味爲散　每服方寸七酒飲並可下　漸加至三七盡三斤　終身不吐　亦不下痢　補五臟　令人肥健　服此二方　早晚進服　以資頤養　定有特效也

▲中華郵政局特准掛號認爲新聞紙類▼

中華民國九年七月四日出版

紹興醫藥學報星期增刊

發行所浙江紹興城中北海橋

第二十七號　今日計二張

本刊分發行　各省各大書坊

本刊價例

每星期一張或數張計大洋一分預定全年五十期計大洋四角如寄送加每期郵費大洋五厘十份以上另議郵滙不通之處郵票作洋九五計算凡公共機關報資均收半價

本刊廣告例

百字起碼每期大洋三角連登一月八折連登一年五折不上百字照百字遞算二號字及木刻鑄版地位以字數核算封而加倍刊資亦須先惠長登大幅得以另行訂立特約

家自定個人收資規則與本社無涉

紹興醫藥學報社啓

啓事

◎招登廣告

本刊隨月報而發行月報銷行遍及全國又達南洋各島台灣日本等處爲閱者所知然不看月報之各地諸君預先訂閱本刊者已絡繹不絕本刊之銷行自更信於月報其廣告之效力較勝可不待言矣況取價又廉至閱者對於本社之月報及本刊必人人欲彙計成册保存以備研究則廣告之效不卜可期知凡有關於醫藥事業欲謀發展者請函本社可也

本社敬啓

◎問病者鑒

凡函向本社問病者請將詳細病狀寫明寄到「紹興城中醫藥學報社」收當即登入本刊徵求四方名家或由本社答告治法仍載本刊概不取資各處醫

特別廣告

◎每日一文錢之壽險費

本社因月報中限於篇幅凡病家問症徵方者日多特發行增刊俾不佔月報中他欄地位病家又能早日治療至同道研究學術質問疑原亦在月報中問答門登載今亦移於星期增刊此外如關於已病者之看護未病者之衛生及其他古今靈效之單方各地醫生之驗案可以灌輸一般社會之適俗醫藥常識者備載無遺醫家讀之不啻得臨證之指南病家讀之無異聚醫師爲顧問未病者尤得預貯醫藥常識以講衛生所費不過每日一文錢其獲益效保險爲實是耳本社非敢自誇閱者自能賞鑑

本社敬啓

◎江左益人將社啓事

本社售「診斷學實用」乃屬一種集資之意見查他人集資有以五元爲一股者有以三元爲一股者本社則僅收數角已較從廉原擬對於惠購諸君概贈以一年醫報之優待劵繼以來購者尚寥寥無幾是以未能舉行雖然本社之銘感終必達酬報諸君之目的也乃外人不諒以定價稍昂爲集矢之的函囑減價日有所聞甚或加之毀詬以逞意氣鳴呼西諺以失名譽而得利益猶損失也況本社名譽利益雙失者乎請從此始作非實品登報佈聞伏維公鑒

◎時疫奪命散

近來天時涼暖不一世人稍一不慎不拘老幼及婦女每發時疫見症咳嗽嘔吐頭疼骨痛惡寒發熱有汗（或無汗）甚則神糊譫語氣急鼻煽肢冷脈伏腹痛絞腸刺胸吊腳縮筋霍亂吐瀉不省人事以及山嵐瘴毒皆陰陽乖戾之氣（見紹興醫藥學報及星期增刊滬報

等一須將此散分二次吹入鼻中小兒分四次其性和平寒熱均宜邪從口鼻吸入居其多數仍由此出內服外嗅俱有效力每瓶大人內服分兩次小兒分四次孕婦不忌此方劉吉人先生經驗多年不敢自秘特此以濟時疫之急需亦治腦寒腦熱腦漏鼻淵鼻塞鼻瘜鼻茸時流穢滯等每瓶大洋二角

發行所鎭江城內五條街楊燧熙醫室

◎人類可怕的事要來了！快預防

每年到了夏秋季時疫總不能免的甚至蔓延城鄉　染者死亡相接　這可算是人類最可怕的公敵了　時疫果然是很危險的事　多數由自己不注意衛生的緣故　一經到了生病的時候　就要請醫生診治　想起性命有點値錢了　既然曉得生病是可怕的　不如未病的時候　赶緊研究預防的方法　預防的法子　就是注重衛生　清潔飲食　消減病菌　所以本館每年到了春末夏初的時節　就想法辦到大批避疫藥水一種　若將此藥水一分和清水二十分　滴入厠所臥室痰盂陰溝等處　這種可怕的逢染病菌　碰着了這種藥水　就是病菌遇着了公敵　而且賣價極便宜　每小瓶售洋二角二分　每軋輪售洋一元八角五分　到藥不多　購祈要快

紹興大路敎育館謹告

電話第十一號

因公積勞成疾

縣知事周瓊釗曾因操勞過度腦筋衰弱服用韋廉士大醫生紅色補丸身體復元精力强健矣

周瓊釗君

周君劭白官印瓊釗現任福州城內四川會館歷任福建延平順昌縣知事泉州南安縣知事其來函云僕去夏承乏南安値匪氛遍境籌防籌欵寢饋難安自夏徂冬積勞成疾遂得頭眩失眠之症每一舉發汗出如雨人事不知延醫療治不能見效因辭職回省就醫友人余伯甫君謂僕操勞過度以及腦筋衰殘心血大虧以韋廉士大醫生紅色補丸補養精神消除百病勸僕購服甫服一瓶頓見昏眩略減再服則神氣清寧三服前症爽然若失連服數星期非特體質漸次復元即步履亦覺輕便始信此藥功效之大足以壽世壽人也爰登報端聊誌謝忱並以告世之同病者大抵人民之患腦疲血薄者往往各季尚可免支惟夏令則難以支持矣雖然如此惟服用韋廉士大醫生紅色補丸無春夏秋冬四季之分別長年均可取服也曾經療治　血薄氣衰　腦筋衰殘　少年斲傷　胃不消化瘋濕骨痛臀尻酸楚　筋系疼痛　山嵐瘴癧以及婦科各種疾病尤見神效凡經售西藥者均有出售或直向上海四川路九十六號韋廉士醫生藥局函購每一瓶英洋一元五角每六瓶英洋八元郵力在內

小言

◎亂投方是吃不得的　紹興史介生

世間無知的病家　一經有病　不曉得請醫診治　只曉得往藥鋪購服亂投方　如身熱頭痛　就服五虎湯　瘧毒則購敗毒散　產後就買生化湯　咳嗆則買麥冬胖大海等　不知同一病狀　有寒熱虛實異　藥性有溫涼寒熱不同　味有酸苦甘辛鹹分別　藥店夥旣不曉得病症　藥料也不配君臣佐使　豈可如此的冒昧亂服　以致小病化大　輕病變重咧　凡病家向本社來問治療病的信札　不寫明人形的肥瘦　生平的勞逸　年齡及病狀　脈象和舌苔　前服何藥　今服何藥的數端　我們尙不敢冒昧擬方　病家何故如此的膽大呢　我勸病家若有急症　要省錢可向施醫處問津去

文告

◎縣知事注意公共衛生

紹興縣公署布告文云爲出示布告事照得細菌之害最易成病常有已斃之動物及腐敗植物抛棄河內曠野受天氣之感觸致生種種細菌或由病人排洩之痰且糞尿蚊蠅聚啄穢質黏於嘴足之間凡人觸之卽成疾疫爲此出示布告仰全邑人民一體知悉爾等須知防疫首重衛生飲料食物尤宜清潔嗣後不准將已斃牛狗蛇貓各物抛入河內露棄曠野如有病人務將排洩諸物滅盡以免傳染其各遵照毋違切切特此布告中華民國九年六月日知事余大鈞

衛生談

◎寄巽拉雜衛生談　守眞

(一)吃葷……吃素

盛夏的飲食　最應該清淡　不應該濃厚　外國人不論什麼時候　都有吃素食的　因爲魚肉類底食物　雖富於滋養料　然而脂肪極多　不容易消化　多吃了　自己身體上的脂肪也多　筋肉弛懈了　頂容易生病　況且魚肉又容易腐敗　往往有黴菌寄生他的面上　若蔬菜底養料也不減於魚肉　消化又容易　又沒有黴菌　吃了可以清血液　含鐵質底東西　又能夠補血的　肉的價錢　同蔬菜和豆腐等比較起來　就貴得多了　況且肉類又不能十分保養身體　念佛的老太婆　一生不吃肉食　只吃素食　他底身體到是狠康健　有錢的人　沒一日不吃肉　差不多無葷不吃飯的　但是考究起來　他的疾病　反是很多　吃葷底人　常常患頭痛症　因爲肉類　大半是蛋白質　這蛋白質不是身體上能用爲生熱生力合宜底材料

學術研究

◎答楊遂熙君問西藥　宜春黃國材

凡傳染病之發熱非藥物所可退然有

時可解退者惟熱度過高用藥物以降下之而救一時之急若其病原未除熱必復昇西藥之解熱有效者厥惟安知設貌林阿斯必林別臘蜜童厤來精等退翳膜之方以阿片丁和生汞水點之欲知其詳請閱日本東京新藥方

◎答直言君問肺癆方　折背叟

此病在初期時宜隨其病症而施治若至末期舍營養的療法無可如何矣空氣的療法不可概施精神的療法在所重要

◎問西丁　前人

「西丁」在銀海指南卷三第十七頁用「西丁」和麝香爲觀音靈方但未卜「西丁」是何種藥之別名性質若何功用若何如荷指示薄具贈品此致

◎答張汝偉君問小兒頭大之理　宜春黃國材

辱承下問所述症狀卽古書所謂解顱病是也西醫名爲腦水腫蓋因先天不足(中醫謂是腎虛髓海不足)或父母嗜酒黴毒爲害致小兒生理妨礙頭腦中漸次積水日見腫大顱而狹小身軀瘦弱顳顬部靑筋暴露精神癡呆患此病之小兒多難長壽中醫治法不一有主張參茸補腎者有主張附桂助陽者有主張塡髓健骨者在西醫多用沃剝吸收水液然十中難救二三

◎疑問四則　杭縣沈仲圭

(一)羊癲病一症其病源病理治法如何乞　高明詳以敎之

(二)巴戟天一物吳氏從新云陰虛而相火熾者忌服究竟益腎水乎抑補命火乎

(三)螟蟲一物古書未載曾見報載謂可治病未知可治何病及其氣味功能若何

(四)中醫所云之營衛在人身何處

(更正)念四期學術研究欄拙問第二則上下二字係倒置

治療顧問

◎答觀海衛韓問久病治法　紹興史介生

大便溏瀉　先紅後糞　日夜十餘次　如斯遷延八月　日久陰陽兩傷　由臟腑傷絡已及奇經　致糞門脫肛　腰胯脛急無力　夜不得安　議與升陽益腎法主治　但此方服四劑後　稍有效驗　請再登病狀　鄙人當再擬丸藥方　以備常服　因此症非二三劑湯藥所能全愈也

太子參八分　小茴香五分　(拌炒)　當歸二錢　炒杜仲三錢　鹿角片三錢　兎絲子三錢　五味子四分　茯苓三錢

◎答張樹筠君問友人脾泄症治法　前人

年逾五旬　大便溏瀉　日夜十餘次　色黃　或帶黃白色滯　虛恭很多　小便微黃　大便前先腹痛　便時不痛　苔微黃　此因生平不愼食物　兼之脾弱而受濕熱之侮所致　宜先與利濕理氣法主治

藿香二錢　川朴一錢　赤苓三錢　延胡錢五　生苡仁三錢　冬瓜仁四錢　佩蘭錢五　澤瀉二錢　車前子二錢　路路通四枚

三劑

◎答王肖舫先生問舌症一則

南京王府園項幼洪

（症狀）舌根生紅點　如黍豆大　色紅　數十相連　大小不一　不痛不癢　毫無所苦

（妄斷言）顯係肝經鬱熱夾心熱　阻滯絡間　由於七情不和而得　蓋不知痛苦者　因此熱乃鬱熱　鬱則故不痛　攷其童年　陰陽均屬不足　六脈弱小者　氣之衰也　舌無苦者　陰之耗也　稍投涼品即腹痛　則中陽不旺　後天不強可知　凡童年總屬嬉戲時代　如萬卉之萌動　如旭日之初放　精神活潑　是所宜也　如此子雖屬童年　必時有逆事紛來　卽牢刻胸中　不能散鬱於外　致精神氣分　暗耗於無形　肝經鬱結　陰分故而亦耗　鬱久則化熱　夾心熱上升　以致如斯

（非虛火濕熱之明證）如濕熱上升者　必腫而痛　施以清熱淡化之品　莫不應手而愈　如虛火上升者　必乾痛　至夜尤甚　其病因必係陰分大虧　則虛火始得上炎　若此子陰分雖虧　尙未達於此境　故敢斷之曰此非濕熱非虛火　乃七情不遂之鬱火夾心火上干耳

（主治）主以養血舒肝四字　宗逍遙散加味　是否有當　方候王肖翁先生法家指疵

春柴胡一錢　白茯苓三錢　小川貝三錢　杭白芍三錢　土炒白朮三錢　生左牡蠣三錢　炙甘草一錢　全當歸（酒炒）三錢　元參三錢　（引）蓮子心十四粒

注意　服之是否有效　乞在本報告知可也

◎答杭垣江干陳源生君問痛脹叶治法

鎭江楊燧熙

將近不惑之年　無嗜好惟七情中易於鬱怒　鬱則從火　久久不解　五液漸耗　怒則氣上　血亦因之沸騰　夫肝爲將軍之官　鬱怒出焉　賴血以養之　氣以和之　心脾之氣以肅之　則升者卽降　脾腎之氣以培之　則弱者卽強　此自然之理也　然肝無補法　先賢每隔一二三之治　尤在患者　愼起居節飲食　制七情　避六淫　除四氣　加意於藥餌之先　此卽疼脹之根治也　至氣痛時發時止　乃木之失於條達也　嘔吐酸水　完穀不化者　是陽明之逆　實由足厥陰沖犯所致　緣侮胃使然　自侮卽痛　順侮卽脹（木尅土也）前年既往症腹脹如鼓　覺有痞氣攻觸　漉漉有聲　經以諸腹脹大皆屬於熱（亦有屬寒）諸病有聲　諸嘔吐酸　亦屬於熱（李士材曰有屬寒者）云服前方　反增遺精不寐　腰背酸墜　想係肝陽氣火偏勝之故　脈弦苔微白　肌削神疲　尤爲可據　且瘦人多火　擬乙癸同源法　候酌有道　如舌有紅點者卽服　否則再議

貝川連三分　中生地三錢　天花粉三錢　大貝母三錢　眞杭芍二錢　川丹皮二錢　懷山藥二錢　黄玉金一錢　九孔石決明八錢（先煎）　蚌靑皮一錢　陳海蟄頭一兩（泡極淡）　福澤瀉錢五　金橘皮一錢　女貞子三錢　靑菓二枚　製香附二錢　如現在不腹脹　去製香附　蚌靑皮　如小便黄者加燈心一分　如頭昏者加夏枯草三錢　如吐酸水顏色黑者　或老黄者　加毛知母三錢

貝川連雙培

◎問痰飲症治法　隨遇而安室主人

鄙人身體極瘦　然不甚弱　食量亦不過壞　惟平日多痰　每於公共衛生之所　及宴會之際　恒苦不便　其痰色質爲稠白　時覺喉至肺管間如有膠糊黏其中　用舌向腭抵之　即有白稠痰須吐出方快　偶或作咳　必至痰出乃已　呼吸機能　覺欠順利　每屆冬令　四肢常作冷　而身體並不覺戰慄　前有友人謂脾陽虛弱　用棗姜冰糖蒸食之　並服六君子丸　均不效　不卜是寒濕痰乎　抑腎虧水泛爲痰乎　與肢冷有無連帶關係　敢求諸大方家詳細示知

◎問神經症治法　松陽蔡燕桐

敝地有農家子年十二　去歲嘗染大病　愈後體質已復　飲食如常　惟至夜不安　日涔涔無睡像　弄成種種戲謔　達日後無異狀　隨父工作如故　如是者四月餘茲矣　其四月內不知經幾多醫士　診治其藥皆若投諸江河　絕無效驗　於日前叩門請診　細按左脈軟弦　右脉弦大而硬　舌苔白薄　尖邊深紅　而帶紅色　二便均好　方用養陰和肝　佐以安神定志　已服十餘劑不能奏效　鄙人學淺才疏　經驗很少　當以何法爲要　始克奏效　請　貴社長暨高明之士　賜以金針　俾病者克痊　而僕亦得遵以爲法　諒不薄待　敬候指南

雜錄

◎謹告患肝胃氣疼迭服效神除痛散有起死回生之功

敬啓者　內人陸氏　現年三十八歲　患肝胃氣痛　纏綿三載　百藥無效　幸閱星期增刊　有除痛散之靈驗　卽飭郵局購服四袋　分二日服完　氣痛卽止　諸恙如失　數載病魔　一日消除　誠濟世之仙丹也　久仰　貴社熱心濟世　故敢泐其始末緣由　務懇刊入貴報　以救世人　功德無量　杭州江干陳源生謹告

（附告）神效除痛散　係中西名醫楊燧熙先生秘製　在鎭江城內五條街楊氏醫室發行　每袋計大洋一角五分

◎謀傳要方之函件

贈社友周小農君藥託代銷楊書培

敬贈時疫奪命散　每瓶大洋二角

閱報諸君　如存有八卷九卷兩年本報　本社當以今年新報加倍掉換　倘

肯割愛　請卽寄下　但須號數齊全　不拘若干份　皆所歡迎　本社啟

治證均詳仿單（倘時疫內陷　用自來風瓶打入神糊者鼻內　約半瓶立可神清　不語者能語　寒熱症皆宜（內服約一瓶）惟燥症不合耳（鎭按似非薄荷精一味）又贈神效除痛散　價見本刊　此散治喉痛牙痛　口含少許　立卽止痛　如溲痛　此散分二次化水　每次開水半茶盃　藥半瓶和勻　將痛處浸之如肛痛　用半瓶化水　塗布痛處如筋骨痛　用少許　以紙膏藥貼之如頭痛　用半瓶化水　塗布兩太陽　如耳痛　用此吹入卽定　如癰疽　發背　對口　疔瘡　可用紙膏上此散少許貼之　已破者勿上諸痛內服皆可定　七歲至十四歲用二分之一　三歲至四歲　用四分之一（指每包言）　體弱者　用大半包　祈　推廣銷路　不在專利志在濟人也

謝楊書培君贈藥徵求原方研究

周小農

承惠藥散兩種　委屬之事　敢不拜嘉　惟鄙意時疫奪命散　疫厥可以立醒　擬刊布原方　使有疫之區均可急救　功德無量　想蒙勿却郵上治家格言繹義集驗方撮要等劉君吉人處　係轉致代懇

致社友周小農函說明時疫奪命散方已寄社

劉吉人

來書照收　謝謝　古方臥龍丹　有水安息　今甚難得　瑞以太倉薄荷精代之　氣味雄　但難乳細　卽細亦善冰凝　故須稍加燈心炭同乳研或竟加臥龍丹同乳　其分量各等分可也　平安散　觀音救急丹　紅靈丹　皆可以薄荷精代冰麝　以便孕婦可用　而薄荷精亦結晶體　有似元明粉之細末　其無薄荷精處則用薄荷油　同元明粉化合　亦結晶　但不及薄荷精氣味雄耳　但乳細必注入胡慶餘痧藥銅瓶內　吹入鼻孔　方可救人　否則遇不知人　無法吹入矣　重症須多吹方能挽回勿懼傷元氣　原方於星期初刊時已早寄紹　希轉告裘君速登　免致重增罪戾爲幸（下略）

催時疫奪命散方速行公布

周小農

紹興醫藥學報社主任公鑒　據劉君吉人函稱時疫奪命散方早寄上希速刊以利世人（下略）

答劉君吉人時疫奪命散並未寄紹

本社

（上略）至時疫奪命散方　社中並無收到　據劉君來書　一若單用薄荷精一味　無他藥也　不識是否

推闡薄荷精功用幷告同社周小農

鄙人徵求時疫奪命散方　劉君所稱一若與臥龍丹等分　而不入冰麝　但臥龍丹原方　尚有牛黃　硃砂金箔　荆芥　羊躑躅　皂角　燈心炭等　該散色白　似未用原方等分　劉君本諳西藥　恐尚有加味　擬請諸君善化藥者　化分之　再行登報　以治疫厥險症　救人一命　其功匪細　謹按　薄荷　辛涼清散　治雜風傷寒　高巓頭腦風　發毒

汗　治皮膚癮疹（中略）王好古以謂　手足厥陰經氣藥　能搜肝氣　又主肺盛　其性升浮　結晶更易入腦　鄙人前擬腦脊髓膜炎首方　亦爲薄荷　但神識已糊　用此吹鼻更捷　餘詳劉君後函

說時疫奪命散效驗　劉吉人

徵方郵花已收　用方之意　戊午鎭江城南　茶社胡姓夫婦　皆因頭痛　不到三小時死　即擬就此方　今年相火更旺　即勸楊燧翁刊成仿單　備賣　復向萬春堂購辦此藥數瓶　近日又治好脊髓炎重症一人　治任叟已殆之症　用吹喉器吹入鼻孔　四次方甦　開口止家人勿哭　此近日事也　腦脊髓炎症　但頭痛如裂　腦痛如折　熱如火灼　目赤惡寒　喘急呼喊　慘不忍聞　弟費兩瓶　吹鼻並吞服　方有效　不便次日大解一次　又次日痊　出外生意矣　薄荷精　較之冰麝　和平萬倍　孕婦不忌　請大膽用之　平人稍嗅入鼻　可以防疫　解暑熱　清頭目　功效不可勝紀　薄荷精　是結晶如針芒形　瓶上是汪錫壽製　有巴拿馬會獎牌者　先止一元二角　近長至二元　重量不過兩許　或止九錢　此對待相火疫救命仙丹　現在勸伊店略備少許　聽人購買　價洋二角　重一分　瓷痧藥瓶裝該店在西門內堰頭街　當典西首　聽便與汪店或萬春交易

專著

◎種痘淺說（續二十期）　江陰承夢琴

然則吾人何以不知其害也　因是等慢性傳染病　移種後不即發病症　必經年累月原菌成熟　始現病狀　吾人以其時遠而遂不疑　嘗閱醫學雜誌　載英國有一醫士　得一遺傳梅毒之痘童　以其痘漿　移種己身　用作實驗　未幾　果能種處成黴毒性潰爛　雖急行割去　數月後竟佈全身　嗚呼　慘哉　種人漿之害也　故凡欲保子女康强者　必種牛痘　切勿移種人漿　以蹈險境也

說選苗宜愼

甚矣　牛苗之不可不選也　廛中市儈　不顧人道　私營冒射　惟利是圖　購者稍不覺察　即被欺誤　施用之後　被種者　即受其荼毒　遺禍之烈　有不可勝言者　蓋牛苗不良每含有雜質細菌　種後發各種病症　甚爲危險　即本佳者　時期既久　亦質變而能馴致危症　或痘不發育　即發育矣　漿力既不充足　譬諸栽植　種良則果良　種劣則果亦劣　其理至顯而易明者　故苟無學識經驗之醫　不易選苗　僕於二者　固無可言　然於選苗一事　不憚艱勞　必親自選擇　審其牌號之眞僞　察其時期之遠近　驗其漿液之厚薄　及有無因寒暑而損其實力　各種檢察　不嫌其煩。蓋將爲嬰兒將來健康計　非特爲一身名譽已也

（未完）

▲中華郵政局特准掛號認爲新聞紙類▼

中華民國九年七月十一日出版

紹興醫藥學報星期增刊

總發行所浙江紹興城中北海橋

第二十八號　今日計二張

本刊分發行　各省各大書坊

本刊價例

每星期一張或數張計大洋一分預定全年五十期計大洋四角如寄送加每期郵費大洋五厘十份以上另議郵匯不通之處郵票作九五計算凡公共機關報資均收半價

本刊廣告例

百字起碼每期大洋三角連登一月八折連登一年五折不上百字照百字遞算二號字及木刻鑄版地位以字數核算封面加倍刊資亦須先惠長登大幅得以另行訂立特約

啓事

◎招登廣告

本刊隨月報而發行月報銷行遍及全國又達南洋各島台灣日本等處爲閱者所知然不看月報之各地諸君預先訂閱本刊者已絡繹不絕本刊之銷行自更信於月報其廣告之效力較勝可不待言矣況取價又廉至閱者對於本社之月報及本刊必人人欲棄訂成冊保存以備研究則廣告之效不卜可期知凡有關於醫藥事業欲謀發展者請函本社可也　本社敬啓

◎問病者鑒

凡函向本社問病者請將詳細病狀寫明寄到「紹興城中醫藥學報社」收當即登入本刊徵求四方名家或由本社答告治法仍載本刊概不取資各處醫家自定個人收資規則與本社無涉　紹興醫藥學報社啓

特別廣告

◎每日一文錢之壽險費

本社因月報中限於篇幅凡病家問症徵方者日多特發行增刊俾不佔月報中他欄地位病家又能早日治療全同道研究學術質問疑原亦在月報中問答門登叙今亦移於星期增刊此外如關於已病者之看護未病者之衛生及其他古今鑑效之單方各地醫生之驗案可以灌輸一般社會之通俗醫藥常識者備叙無遺醫家讀之不啻得臨證之指南病家讀之無異聚醫師爲顧問未病者尤得預貯醫藥常識以講衛生所費不過每日一文錢其獲益效保險爲實是耳本社非敢自誇閱者自能實鑑　本社敬啓

◎送書廣告

臨產須知丙午年石印早已贈罄茲經同人照印欲閱者附郵票二分半開明地址寄無錫西門外棉花巷一百另二號周謙吉堂隨即寄贈　另有治家格言繹義函郵可贈空函不復

◎時門大街十四號陸晉笙啓

僕備有診斷書爲說病討樂方之病家取此書圖明寄來索方立即開方寄還僅取零星郵票數角爲補助紙張刷印郵遞等費由人酌寄不另受謝但治愈請將原書原方寄登此報以徵治驗

◎時疫奪命散

近來天時涼暖不一世人稍一不慎不拘老幼及婦女每發時疫見症咳嗽嘔吐頭疼骨痛惡寒發熱有汗（或無汗）甚則神糊譫語氣急鼻煽肢冷脈伏腹痛絞腸刺胸吊脚縮筋霍亂吐瀉不省人事以及山嵐瘴毒皆陰陽乖戾之氣（見紹興醫藥學報及星期增刊滬報

等）須將此散分二次吹入鼻中小兒分四次其性和平寒熱均宜邪從口鼻吸入居其多數仍由此出內服外嗅俱有效力每瓶大人內服分兩次小兒分四次孕婦不忌此方劉吉人先生經驗多年不敢自秘特此以濟時疫之急需亦治腦寒腦熱腦漏鼻淵鼻塞鼻痔鼻茸時流穢涕等每瓶大洋二角

發行所鎮江城內五條街楊燧熙醫室

◎人類可怕的事要來了—快預防

每年到了夏秋季時疫總不能免的甚至蔓延城鄉　染者死亡相接　這可算是人類最可怕的公敵了　時疫果然是很危險的事　多數由自己不注意衛生的緣故　一經到了生病的時候　就要請醫生診治　想起性命有點值錢了　既然曉得生病是可怕的　不如未病的時候　赶緊研究預防的方法　預防的法子　就是注重衛生　清潔飲食　消減病菌　所以本館每年到了春末夏初的時節　就想法辦到大批避疫藥水一種　若將此藥水一分和清水二十分　滴入廁所臥室痰盂陰溝等處　這種可怕的遊染病菌　礁着了這種藥水就是病菌遇着了公敵　而且賣價極便宜　每小瓶售洋二角二分　每軋輪售洋一元八角五分　到藥不多　購祈要快

紹興大路教育館謹告　電話第十一號

因此丸治愈彼之令郎

且亦治愈多數病人

阮純蓀先生漢皋名醫也前在蘇贛滬湘行醫二十餘年信從者衆足徵其術之精妙無匹也然而阮醫生之卓見亦與其他諸名醫相同端力信用韋廉士大醫生紅色補丸以治疾病因其公子曾賴是丸之功力得獲強健茲特將其原函列左云　鄙人駐漢以來診治各界諸君每將　尊製紅色補丸加入診治凡遇血枯身衰腦筋不充以及婦科雜症經水不調等疾無不應手見效且小兒彼純前患腦筋衰弱頭暈目眩腰部酸痛大便閉結等症亦服紅色補丸及清導丸而愈感激之至

阮君彼純係阮純蓀先生之公子現充湖北武昌軍政執法處錄事

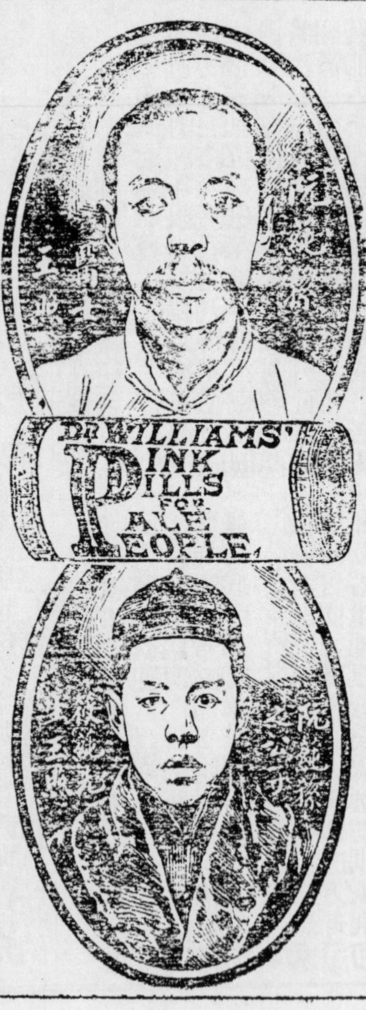

員茲特自述之辭錄左

啓者鄙人前肄業湖北勾庭中學校因功課繁冗操勞過度以致頭目暈眩腰部酸疼大便秘結曾於丙辰歲由府後街二十二號函達貴藥房索清導丸藥樣此承惠下依次服去又就近購買補丸半打逐漸對服大奏奇效百病盡失身體強健矣血薄無力且不潔淨乃是百病之根源故清血補血每服能使血液鮮紅強健有力者非但治其病狀且亦能去其病根矣韋廉士大醫生紅色補丸正是補血聖藥已曾名馳天下專治　血薄氣衰　諸虛百損　腦筋衰殘　胃不消化　瘋濕背痛　臂尻酸楚　筋系疼痛　山嵐瘴瘧以及婦科各種疑難雜症凡經售西藥者均有出售或直向上海四川路九十六號韋廉士醫生藥局函購每一瓶英洋一元五角每六瓶英洋八元郵力在內

警告

◎霍亂病的預防和急救法　關中下工

日來氣候漸熱　黃霉天氣已將及半　市上的毒質品已出售了　霍亂的病症　已漸發現了　我在醫院中診察　也就忽忙得很　言至此　不覺我濟世活人的手段　體天憫人的心腸　一發難收了　故月來就數年中所診察的霍亂病　要想出一個預防和急救的良法　以防患於無形　亦古人不治已病治未病之意也　是以動靜眠食　俱將此意放在我的心房裏頭　昨天我出診後　訪我最相知的朋友　浩然哥哥　他向我問霍亂病　預防和急救法的要道　我就詳詳細細的對他言道　這個霍亂病起病的原由雖多　總不外乎起居不愼所致　故昔人言　霍亂災難　不越飲食不潔　汗出當風　醉以入房四條　若人能早起早眠　習勞習勤　身體必然强壯　血脉必定通暢　食宜素淨　飲宜清潔　不可惡熱貪涼　飲食宜有一定的時候　一定的分量　倘身上既已出汗　不可當風坐着　免使邪風由毛孔襲入血管　致發熱惡寒起來　若酒醉的時候　千萬不可入房行樂　因天氣旣熱　酒能亂性　又能助虐　若勉强作樂　必致精泄神疲　陰血奮作　霍亂病必由此導線而發生　到了發生起來　那還了得麼　及至延醫調治　輕者或可治　重者多不救　輕者即俗所稱的吐瀉交作霍亂是也　重者即絞腸痧癟螺痧是也　所以研究醫理的人　與那講究衛生的人　必先事預防　遵上列之四條　時加攷察　消患於未形　即偶遇霍亂最烈的時候　不過千百中一二人病之　故預防之法　不可不細加研究焉　其治法亦很多　今就最簡便最易辦到者言之　即市間所售的十滴藥水是也　忽忙之時　病輕者可購買照做單服下　必能轉危爲安　重者亦可用之以救一時之急　俟後仍非請醫生診治不可　下工不敢妄立方法　以人命爲粒粟也　浩然首肯　予故走筆及之以告世

衛生談

◎寄巢拉雜衛生談　守眞

(三)牙齒

牙齒是咀嚼食物底東西　若吃食物底時候　用牙齒咀嚼得稀爛　就消化得快　所以牙齒是研究衛生　頂要注意底一件東西

牙齒若以極細底鹽擦洗　則齒肉可以堅實　並可以去口裡底穢氣

牙齒朽壞底人　常患胃滯　並別底病症　這個緣故　却有二種　(一)食物不能細細底咀嚼　(二)牙齒窩窿內　有無數底微生物　吃食物底時候　連微生物也吞下去了　所以人在早晚底時候　應當用牙刷擦洗

牙齒

治療顧問

◎答紹興東關李詠春問遺精治法　鎮江楊燧熙

鐸體瘦小 年二十三歲 遺洩十年 一月中有數次 無夢時多 春秋較甚 兩腿軟弱 不耐久行 行則脚疼 發熱 久立亦然 神疲喜臥 經云 久立傷骨 久臥傷氣 久行傷筋 久視傷血 由情竇早開 先天之傷折 不卜可知矣 發育未充先泄 夫腎爲生命之根 精爲益壽之源 先哲云 精傷難治 病傷易療 所服六味地黄 萸肉嫌濇 歸脾祇合補土 土能尅水 水不上承 故有健忘洩短 洩短者 腎熱也 勞心多想 少運多言 傷氣傷陰 陰虛者 火必上炎 上實則下虛 久延非宜 有時食量頗增者 乃火殺穀也 良由水不濟火 有形之精傷而未復 無形之熱炎而不平 致臨臥渴甚 眼生紅絲 形瘦更衣一二日方行 既往症 有氣痛 耳聾 黄厚痰 是木之氣火不平 洩黄時清 總總情形 及前服之方 代爲研究 擬仿乙癸同源 補其偏而救其弊 以使平也 經以平則爲恩 亢則爲害 此自然之理 佐以靜養清心 心平則龍雷自靜 何遺泄之有哉 然必戒思想 多運動 少勞心 加意於藥餌之先 再購紹興醫報 星期增刊 十七號 燧安答守一氏遺精治法 天然療法 二種 室內者 室外者 採擇用之

大生地六兩 懷山藥三兩 杭白芍四兩 甘菊花一兩 硃染雲茯神一兩五錢 蓮子心一兩 川丹皮二兩 沙苑子三兩 潤元參三兩 霜桑葉二兩 眞川柏一兩五錢 黑山枝三兩 福澤瀉一兩二錢 白知母二兩 天麥冬各三兩 夏枯草三兩 黑脂麻五兩 敗龜板八兩 酒炒生錦紋三兩 干竹葉八錢 旱蓮草三兩 車前子二兩 川石斛三兩

右藥揀選上品 凡有滋膏者熬汁三次 去渣收膏 無滋膏者 生晒爲末 以膏和入末內 爲丸 丸如梧子大 每早開水送服三錢 每晚臨臥時 淡鹽湯送服亦三錢 必須注意攝生 尤當戒食一切辛熱食品

◎答福建謝守拙君問胃弱及骨痛治法　儀徵洪希文

十年前曾患關節痛 又現種種陰虛之症 及腎關不固 精液暗損 服西藥砒碘 及鐵質藥 無非苦寒傷胃 呆補泥膈（希確不諳西藥）致有飲食減少 大便多秘 俗云頭痛顧頭 脚痛顧脚 利彼礙此 良用撫然 所以延至客夏 復患熱病 正陰固屬大傷 客感諸狀雖弭 而飲食竟未如舊 飯量減半 稍多則胸腹脹滿 腰部悶疼 此胃失疏瀹

想復　浙江富陽赤亭山桂馨書屋啟

之機　脾失乾健之職　始則脾陽傷
　胃陽亦傷　久之大便秘結　脾陰
亦傷　夫脾胃之論　最詳東垣　陰
陽之理　無過內經　蓋脾屬己土
戊屬未土　戊陽己陰　陰陽之性有
別也　臟宜藏　腑宜通　臟腑之體
用各殊也　納食主胃　運化主脾
至呼吸困難不靈　乃脾胃失升降之
常　太陰失土　得陽始運　陽明陽
土　得陰自安　以脾喜剛燥　胃喜
柔潤　仲景急下存津　其治在胃
東垣大升陽氣　其治在脾　至體衰
色黃　四肢無力　夫脾爲萬物之母
　生物之源　脾强　土生萬物　大
地皆春矣　擬方先以資生健脾枳朮
等　出入爲法　俾飲食如常　再用
鹿茸桂附治本　未爲晚也（亦補火
生土法　奈不能速效　必加脾胃藥
　庶可奏捷）急則治標　緩則治本
　此千古不刋之論也　症延數載
非服藥十餘劑後　不能稍獲進化
拙見數陳　敬候海內　諸大君子指
政
　米炒太子參三錢　赤冬朮二錢
　炒枳殼八分　廣木香錢五
白蔻仁八分（後下）焦苡仁三
錢　炙雞內金二錢　建麯三錢
　製半夏三錢　廣陳皮錢五
白扁豆衣二錢　焙山藥二錢
大腹皮錢五（酒洗）澤瀉錢五
　蓮子三錢　生熟穀芽各三錢
閱近症　幷無色毒形狀　至於手掌
骨　足趾骨　尿道等處熱痛　似乎
毒襲於骨髓　再擬一方　望就近酌
之明眼　有無色毒　是否尙祈主裁
　惟過服淡滲之藥　腎水益虧　方
用桂枝八分（先煎）六一散三錢
土茯苓三錢　再每日早晚可用半炒
半生陳晚米　譬如半升　用焦苡米
五錢　炒蓮子五錢　和煮淡之（菜）
可用豬腦牛肉烏魚等品　牛乳亦是
要物　總之必須少吃多餐爲妙　便
閉用濟川丸　如無痛苦　可不服
然脾陰復　大便自調　再每日用（
炒黃色米一升　分半俟溫　用布袋
包好　輪熨腹上　此亦外用消化之
助也

◎答翁君玉麟問咳嗽痰喘治法　洪希文

竊聞產後　咳嗽痰飲　所服之方
富於尅削溫陽　少用補氣健脾之品
服陰藥又增嘔吐　服戈夏內陳二
味　痰喘已減十分之六七　視此清
形　顯係虛象　今擬金水六君出入
爲法　候酌明眼
孩兒參三錢　干切雲茯苓三錢
叭呾杏仁泥二錢　炒香玉竹二
錢　於朮二錢　戈製夏五分（
研和服）蛤粉炒阿膠三錢
海浮石三錢（先煎）鹽水炒當
歸二錢　參貝陳皮錢五（研和
服）　北五味子七分　水炙粉
草四分　冬瓜子三錢
再用趙海仙滌飲散六分　用蜜
炙麻黃四分　炒射干錢五煎湯
（多煮）送下
紹興醫學報社諸先生鑒　學承不

稟 將劣稿登於 貴報星期刊二十六號 讀悉之下 且感且愧 惟刊中錯字有七 揆之 貴報諸執事先生 未必不代爲扼腕 是以骨鯁在喉 難安緘默 茲特將正誤表登上 可否請加入下期 以明眞僞可否 倘祈 尊裁在下峯者 不勝盼望之至 專此手肅祇頌 夏安 後學洪希文鰕腰

◎二十六號答觀海衛轉及陶光瑞正誤表 前人

(正)迨延至長夏維今脈症 未强亢 侮中無砥柱 干切茯苓 薑汁 炒枇杷葉

(誤)(廷)(惟)(不)(冲抵)(于)(桑)

◎問足瘡治法 胡劍峰

醫藥報社鈞鑒 閱 貴報有設顧問一門 足見 貴社諸公抱救世之宏願 良堪欽佩 今有同族某君所患一症 百治無效 茲將其症狀詳細奉告 務乞登於星期增刊 錫我良方 若能脫離苦海 感德靡涯 此人現年二十五歲 當其拾四歲時 學賈景鎭 是年五月 鎭地漲水 童子無知 戲立濁水之中 藉以爲樂 後水退去匝月 無乾燥之地 自是以後 均未有病發生 迨十八歲成婚 漸解閨閫之樂 年壯恃强 難免疆場劇戰 傍人觀之 謂其步履已呈不健之象 此人自尙不覺 逾年往湖州經商 該地汲飲 原取小河之水 濁穢異常 彼在是處 多生疾病 足漸無力 至二十一歲春間 足軟尤甚 行步困難 立如風柳 因是回家就醫 據醫生云 先天不足 肝腎雙虛 所服二仙膠 鹿茸 鹿筋 熟地 杜仲 當歸 桑枝 木瓜 虎骨 等品 輒無效驗 屢易醫論症 則百口一詞 用藥則大率類是 隔靴搔癢 絲毫無驗 近來非扶杖難行 非倚牆難立 脈搏飲食 都如常狀 每逢天晦 雙足骨內稍有微痛 目光不强 有患色盲 紅紙上之墨字 殊難辨認 兩耳之內 常作蟬鳴 或遇天暖 則步履稍穩 渠有胞弟亦患是症 較此人尤甚 僕亦曾代處方 臭梧番木鱉丁幾 亦無效力 刻已計窮 想 貴社多明哲之士 請將此症根源 示復及賜良方 是所拜禱 即頌 道安

◎答綠竹餘祥君問皮膚疾患 福州林陔祥

餘祥君下問 始則左項生疔 疔愈瘡之四週起細瘰 流津水 凝結如膿 微腫微疼 熱氣蒸蒸 漸形蔓延 若搔癢有水 若蟲行 名曰濕癬 係風熱客於肺胃 隨陽氣升發於外 宜禁烟酒葷腥 刺戟性物 外以蘆薈二分 甘草粉一分 研末調茶清食後 先以米泔水洗患處搽上 乾則再搽 此藥有殺菌消濕之能 諒可奇效

◎答方聚元君千日瘡治法 前人

千日瘡治法 諸君答案 已云多矣 鄙人治此 已驗數人 亦當告焉

法用浮海石煅存性研末　靈便調勻　放碗內　用艾絨燒烟熏透　須臾面帶黃色爲止　候冷用麻油敷患處　以治癩頭瘡亦效

◎問中風治法　張汝偉

去冬鄙人曾治一海門人黃翰臣者　在余邑爲稅務所卡員　耳鳴頭暈遺精　十日三次　服開肺熄風之劑　鳴止暈愈　繼投潛滋堰攝膏方一料　胃口大開　納食倍常　遺精亦愈　不料三月初回里　未免動慾搖精　左手先見麻木　口緊齒齘　狀似類中　先請趙某診過　用羌防羚羊全蝎角刺　一派辛烈散風之劑　而麻木益甚　後延鄙人診治　見其面色晦黃　舌苔膩白　大便又濇　小溲甚多　口渴引飲　手麻肢抖　知爲外風引動內風　氣血俱虧之症　先用養血熄風化痰之品　如生地首烏蒺藜膽星　參入寄生獨活法　治之無效　又投濳降化痰　用眞珠母丸　合龍牡等服之　又無效　鄙思前賢論治麻木不仁　指爲氣血並虛　若言外風　趙某之方　何以服之反劇　若以張山雷所說之氣血上冲入腦症　潛降宜乎有效矣　今欲投膩補　胃呆苔白　欲進溫補　口渴引飲　桂枝之辛　服後更甚　況其他乎　鄙思去冬之方　效如桴鼓　今開之劑　如水投石　抑惑焉　敢請海內高明　有以教我　曷勝幸甚・

◎答康君代問遺尿　福州林蔭祥

康君代問遺尿治法　此藥請張家須日日連服　切勿間斷　斷可小效　用雞內金連腸不見水五個　炙炭　男用雌　桑螵蛸炒三枚　甘草炙三分　黃者五錢、煅牡蠣五錢爲粗末　用汞水二盞　煎去渣服　重者三料必愈

雜錄

◎警戒殺生　志覺老人

明蓮池大師竹窗隨筆云　陶隱君取生物爲藥　遂淹滯其上昇　夫殺生以滋口腹　誠爲不可　捐物命而全人命　宜若無罪焉　不知貴人賤畜常情則然　而謝諸佛菩薩平等之心也　殺一命活一命　仁者不爲　而況死生分定　未必其能活乎　則徒增冤報耳　抱病者熟思之　業醫者熟思之

專著

◎種痘淺說（續二十七期）　江陰承梁夢

說施術時之注意

佈種牛痘　雖極簡單　然亦不可等閒視之　輕易出之　倘手術不精　消毒不潔　種法不完　即能傳染梅毒　丹毒　癩病　肺癆等症　故小兒臂膊之洗拭　醫師手腕之潔滌　痘刀痘盤之消毒　及夫察日光之强弱　以定施術之位置　檢兒體之强弱　以酌藥量之多寡　一切至繁至瑣之序　不可一缺者也、蓋汚垢之中　有微生物密佈其間　此可以顯微鏡察視而得者　小兒手膊及醫師

手腕　倘有汚垢　微蟲卽生其中　若不消除　施術時混入體中　卽生危害　而痘刀痘盤　尤爲至要　蓋痘盤者　貯漿之所也　若不淸潔　則痘漿亦因之不潔　不潔之害　入於人體　能無害乎　痘刀則點穴運漿之物也　苟有宿汚　亦能引毒入體　使漿不潔　且點穴時　設有血液沾着其上　若不消除　恐接種他人時　更混入其人血中　凡吾人之病原　悉存於血中　前既言之矣　如以有病者之血　混入他人血中　則人必受其傳染　此不待智者而知　不可不愼也　審辨日光者　光强則漿力易收入　需時少　弱則反是　檢查兒體者體弱毒重則藥量須多　歸則減之　皆欲輕重高下劑其平　以期得有良果也

說保護及禁忌

種痘之後　宜善保護　保護不周　易致他患　如寒暑之不調　飲食之不潔　及食不鮮潔之肉食　此在常人之稍講衛生者　亦知忌之　而種痘者爲尤甚　且宜勿食易於引病之蔬菰　故凡種痘諸家　切宜謹愼於此　玆述數端於左　以便遵考

一施種時小兒須預着棉背心一領以防受寒

一種後宜着大袖軟衣以免擦破痘皮

一夜眠勿脫裡衣兩袖宜輕縛以免綴折

一宜食易消化及多滋養之物如滾過牛乳　半熟雞卵　荳腐　精猪肉　鮮雞　牛肉之類然忌過量

一忌食隔宿與變味及不鮮潔之物更忌油膩及生冷等物

一忌食易於引病之物如　河豚　鯉魚　甲魚　螃蟹　菠菜　柹子之類　（完）

代郵

錫純先生大鑒敬啓者讀本報六號所載　尊箸三篇欽佩之至所云本草以本經爲主生理以內經爲主殊屬至當。惟晚以爲內經一書文詞古奧精粕並存雖有內經知要醫經原旨靈素類纂等書去華存實但譯意之籍仍付缺如學者不免有探苦之苦用將此意上陳以爲未來後學請命也　大箸醫學衷中參西錄內容若何何處出版書價幾何如有暇乞詳　示知爲感草此敬頌

台安　　晚沈仲圭謹上

通信處杭州運司河下九十五號

史久鏞先生道鑒前蒙賜覆並賜以良方謝感無旣惟頃託人撿此方至北京同仁堂購藥據云此中有相反之藥非本人畫押本堂不敢妄發等語云云竊查此中並無相反藥性或者其卽青囊斑龍丸中含有何種反性藥乎望卽詳示以釋下懷

幷抄錄前方如左（見二十四號）

潞黨參錢五分　砂仁八分拌熟地四錢　仙靈脂三錢　鎖陽一錢　炙龜版一兩　兎絲子三錢

清煎送吞青囊斑龍丸三錢

郭怡安鞠躬

▲中華郵政局特准掛號認爲新聞紙類▼

中華民國九年七月十八日出版

紹興醫藥學報星期增刊

總發行所浙江紹興城中北海橋

第二十九號　今日計二張

本刊分發行　各省各大書坊

本刊價例　每星期一張或數張計大洋一分預定全年五十期計大洋四角如寄送加每期郵費大洋五厘十份以上另議郵滙不通之處郵票作洋九五計算凡公共機關報資均收半價

本刊廣告例　百字起碼每期大洋三角連登一月八折連登一年五折不上百字照百字遞算二號字及木刻鑄版地位以字數核算封面加倍刊資亦須先惠長登大幅得以另行訂立特約

啓事

◎招登廣告

本刊隨月報而發行月報銷行遍及全國又達南洋各島台灣日本等處爲閱者所知然不看月報之各地諸君預先訂閱本刊者已絡繹不絕本刊之銷行自更信於月報其廣告之效力較勝可不待言矣況取價又廉至閱者對於本社之月報及本刊必人人欲彙訂成册保存以備研究則廣告之效不卜可期知凡有關於醫藥事業欲謀發展者請函本社可也　本社敬啓

◎問病者鑒

凡函向本社問病者請將詳細病狀寫明寄到「紹興城中醫藥學報社」收當即登入本刊徵求四方名家或由本社答告治法仍載本刊概不取資各處醫家自定個人收資規則與本社無涉　紹興醫藥學報社啓

◎每日一文錢之壽險費

本社因月報中限於篇幅凡病家問症徵方者日多特發行增刊俾不佔月報中他欄地位病家又能早日治療至同道研究學術質問疑原亦在月報中問答門登載今亦移於星期增刊此外如關於已病者之看護未病者之衛生及其他古今藥效之單方各地醫生之驗案可以灌輸一般社會之適俗醫藥常識者備載無遺醫家讀之不啻得臨證之指南病家讀之無異聚醫師爲顧問未病者尤得預貯醫藥常識以講衛生所費不過每日一文錢其獲益效保險爲實是耳本社非敢自誇閱者自能賞鑑　本社敬啓

特別廣告

◎送書廣告

臨產須知丙午年石印早已贈罄茲經同人照印欲閱者附郵票二分半開明地址寄無錫西門外棉花巷一百另二號周謙吉堂隨即寄贈　另有治家格言繹義函郵可贈空函不復

◎濟南大醫十四號陸晉笙啓

僕備有診斷書爲說病討藥方之病家取此書圖明寄來索方立即開方寄還僅取笭星郵票數角爲補助紙張刷印郵遞等費由人酌寄不另受謝但治愈請將原書原方寄登此報以徵治驗

◎時疫保命散

近來天時涼暖不一世人稍一不慎不拘老幼及婦女每發時疫見症咳嗽嘔吐頭疼骨痛惡寒發熱有汗（或無汗）甚則神糊譫語氣急鼻煽肢冷脈伏腹痛絞腸刺胸吊脚縮筋霍亂吐瀉不省人事以及山嵐瘴毒皆陰陽乖戾之氣一見紹興醫藥學報及星期增刊滬報

等一須將此散分二次吹入鼻中小兒分四次其性和平寒熱均宜邪從口鼻吸入居其多數仍由此出內服外嗅俱有效力每瓶大人內服分兩次小兒分四次孕婦不忌此方劉吉人先生經驗多年不敢自秘特此以濟時疫之急需亦治腦寒腦熱腦漏鼻淵鼻塞鼻疱鼻茸時流穢涕等每瓶大洋二角

發行所鎭江城內五條街楊燧熙醫室

◎人類可怕的事要來了—快預防

每年到了夏秋季時疫總不能免的　甚至蔓延城鄉　染者死亡相接　這可算是人類最可怕的公敵了　時疫果然是很危險的事　多數由自己不注意衛生的緣故　一經到了生病的時候　就要請醫生診治　想起性命有點値錢了　既然曉得生病是可怕的　不如未病的時候　赶緊研究預防的方法　預防的法子　就是注重衛生　清潔飲食　消減病菌　所以本館每年到了春夏初的時節　就想法辦到大批避疫水一種　若將此藥水一分和清水二十分　滴入廁所臥室痰盂陰溝等處　這種可怕的避染病菌　碰着了這種藥水就是病菌遇着了公敵　而且賣價極便宜　每小瓶售洋二角二分．每軋輪售洋一元八角五分　到藥不多　購祈要快

紹興大路教育館謹告　電話第十一號

人人所必需者

人生所首當注意者即身體康健也故無分男女老幼欲求康壯之樂必須有清潔之血液爲要素也是以男女之血液鮮紅稠濃則肌肉筋骨強壯有力遍身精力充足有裕矣婦女若無鮮紅有力之血液難期容顏美麗且身體不舒不能成爲強健之母親即撫育兒女亦必瘦弱無力因乳汁淡薄所致也然則血稀如水淡薄無力果有何法能使血氣充足潔淨有力耶答之曰韋廉士大醫生紅色補丸正是若輩之要需也在此三十餘年之中曾經救治天下各處無數男女之患虛弱疾病困苦纏綿者使其精力強健身體復原矣所曾治愈各症列左　血薄氣弱　脚氣浮腫　氣血不和　咳嗽氣喘　面色青黃　傷風咳痰　身體衰殘　少年斵傷　皮膚癬疥　猪羊癇癲　酒瘋脚腫　諸虛百損　頭痛頭暈　胃不消化　惡傷風後　陽萎無力　山嵐瘴瘧　腦筋不安　筋系疼痛　左癱右瘓　脊尻酸痛　瘋濕骨痛　脊腦癱瘓　跳躍瘋病　瘰癧臁症　婦女諸症　月經不調　天癸將絕　白帶白淫　韋廉士大醫生紅色補丸

凡經售西藥者均有出售

小言

◎多食瓜果也能化病的　紹興史介生

近日因天氣漸熱　世人狠歡喜吃瓜果　不知瓜果雖能止渴　多吃是要傷脾的　瓜果傷脾的病名　就是叫做濕從內生的「傷濕」　且逢濕邪的病很偃懸的　化病是狠多的　若先吸暑熱的時候　再吃瓜果　瓜果的濕遏伏暑熱　必然在腹內蘊釀　就要變極重的病證　又有一種婦人狠愛小兒　因其很愛小兒　在夏天的時候　往往買瓜果給小兒吃吃　不知小兒的脾胃　是狠弱的　若被瓜果的濕所傷　就要化腹脹腹瀉等病了　以很康健的身體　因多吃瓜果　致生毛病　在稍有知識的人必不肯如此的　且能致病的食物不可枚舉　近日因瓜果很旺　我們就說多吃的害處　願世人少吃才是　古訓云「病多從口入」　就知道人的口腹　不可不愼咧

（勘誤）二十七期小言欄第六行實字下落一之字第十一行多一療字

衛生談

◎寄巢拉雜衛生談　守眞

（四）烟…附戒烟底法子

烟氣吸入肺裡　氣管與氣泡底膜子就發炎了　若是吸進血管中　毒就四散到全身　害「心」「腦」「肺」三個要緊的經只了

烟含尼古丁毒質　若將這個質吞入腹內　不過二三分鐘　就要死脫的　非洲的土人　常常用烟毒殺蛇　我們中國人　也有喝水烟筒裡底水自盡的　吸烟底時候　尼古丁質一半為火燒滅　一半進入身體內　初吸烟底人　往往惡心嘔吐　頭暈腦悶　就是他底身體上　受了損害　等到後來　不再惡心作吐　因為已經中了煙毒　成為癮了　吸煙底人　充滿煙底毒質　所生底子女　必多柔弱　患一種腦炎症

（附戒煙底法子）

煙底害處　大略如上所述　所以未吸過底人　切不可去吸　已經吸過底人　應當早早戒絕　但是有許多人　想戒絕煙　却又不能　為什麼緣故呢　因為戒煙底人　第一要避絕「胡椒」「薑」及一切含烈味底物質　又要避絕肉類　初戒底時候　須多吃水菓多喝開水　並且每日要設法發汗（使身體內所受底毒發出外來）　再每日用銀淡養（Silner mit-rote,）二十厘　化在十六兩蒸溜水內　漱口數次　又煙癮發起來底時候　可以嚼一塊橘子皮　立定主意去戒　自然是可以戒除的

學術研究

◎答沈仲圭疑問四則之第二條　徐蓮塘

巴戟天一物吳氏從新云陰虛而相火熾者忌服究竟益腎乎　抑補命火乎

巴戟天色黑能補腎陰中之陽不專益

腎水得熟地同用則補腎精以助陽也考本草經列爲上品味甘微溫無毒甘入脾溫入肝其用統歸於溫肝經云主大風邪氣陰痿不起强筋骨等句意義甚廣惟肝腎同源同氣相求故溫入肝卽能入腎腎肝一得春和之氣其他心脾肺皆有相生不息之理乃下文又云安五臟補中增志益氣概可想見老人陽氣衰絕每患陰痿不起用巴戟天佐以腎肝之品則能助陽起陰葉天士藥學解此品亦治陽虛陰痿蓋痿由宗筋失養也若少年之人或有房慾過度勢必腎水虧耗相火易熾則不可服巴戟天是愈熾其相火也服之豈不僨事乎故吳氏從新云陰虛而相火熾者忌服亦卽此意耳命門火本腎中之陽命門火衰則腎中之陽亦衰巴戟天助陽卽有補火之意非專指可補命門火也一得之愚未識當否尙乞沈先生駁政之

◎答楊燧熙君問西藥　王紀崙

讀十六號本刊楊君問特效退熱劑及點眼退翳藥茲就醫院中所恆用者略述如左

（一）西藥中特效退熱劑種類甚多欲求其服後無副作用者厥惟阿斯必林 Aspilin 凡一切發熱病無論外感內傷有發熱之症狀者均可用之皆奏特效爲解熱藥中最普通最繁用者雖間有特異性者服阿斯必林卽汗出不止甚則呈虛脫症狀苟非心臟病及虛弱者藥性一過卽全愈矣切勿驚惶然甚罕見其他對於急慢性關節筋肉僂痲質斯（風濕痛風）及各種神經病服之俱能退炎消腫止痛確有卓效上海某醫院發行之特效解熱藥感冒發表藥均屬是藥其服法用量老幼不同當詳藥物學專書　按凡病皆各有因未可一概施治此藥不過爲對症療法之一種（例如會製神效止痛散）除流行性感冒外其他諸般傳染病不可妄投是藥雖無其他之副作用然誤服亦能搆成他病（見第二年七期神州醫報劉君肺癆病說）

（二）退翳之藥有膏散水等之不同就臨床上普通點眼劑中屢用者如下之二方（一）沃度加里Kali zod 一•〇 炭酸那篤僧謨 Natrinm Corlomat 〇•二五蒸溜水Aqua dest 三〇•〇 溶化後盛入點眼瓶或點眼器吸取一日二三次每次點一二滴　（二）昇汞 Sulalimot〇•〇一阿片丁几 Opi Tinpti 一•〇 蒸溜水Aqua dest 三〇•〇 用法同前上例二則就六年前西醫院研究時所記錄方今東西各國藥學日進新藥日出僕見聞有限所述恐屬陳腐之談未免貽笑大方還祈同道指政

按退翳之藥吾國古方尤多特效較之西藥過之莫及惜無人爲之切實研究致良方湮沒於故紙堆中良可歎耶

◎答折背叟問西丁　慈谿徐逑塘

西丁者卽中國所產土硫黃是也日本所產卽矮硫黃較優名雖則一其功用稍異記得昔日與王君增榮討論藥學所以知西丁卽土硫黃之別名也

治療顧問

恕復

浙江富陽赤亭山桂馨書屋啟

◎答吳綬章君令郎外症治法（見十七號本刊）

杭州王紀倫

吳君令郎外瘍　依愚懸斷　則謂之腐敗性　創傷潰瘍（即附骨瘺疽金瘡之類）盖其症之起點　先則因跌仆傷其絡脈　瘀血阻滯　經絡之隧道　由是而凝結成創傷化膿性潰瘍　當時治療失宜　遂致膿液排泄未暢　淤積於肌肉間　漸結成管　毒水淋漓　綿延不絕　久之潰瘍日深　氣血愈傷　故膿出如腐漿　斯時苟有燭見者　授以大補氣血之劑　外用化腐去管之藥　治療數月可痊　何致纏綿數載　繼則經西醫治療　必施剖割手術　絡脈更傷　一誤再誤　氣血愈陷愈虛　治療愈難措手　又服陽和湯百餘劑　尤屬妄治　不知陽和湯一方　乃溫通氣血之劑　非塡補氣血舒續絡脉之方　漫不加察　豈可常服　推原其故　實由病家缺乏普通醫藥常識使然　先哲馬培之先生　曾諄諄戒之　其言曰「陽和湯治陰症　無出其右　用之得當　應手而愈　陰虛有熱及破潰日久者　不可沾唇」觀此則陽和湯恣意妄投　遺害無窮明矣　今令郎之症　既因跌仆而起　則非陰症可知　症已潰爛六七寒暑　尤非此湯所宜南轅北轍　落井下石　無怪其潰瘍漸多　愈治愈壞　欲其根治　殊非易易　必須詳審現證　辨可治與不治　始可定治療之方針　原問於形體脉舌　飲食起居　局所部位（腿之內外側）潰瘍深淺　口之廣狹　色呈何色　疼痛如何　有管與否　均未說明　證據既未蒐集　礙難下精確之斷案　嗣後請詳示之　以便研究　姑就懸擬一方於下

酒炒歸身二錢　炒續斷三錢　炙棉耆四錢　紫丹參三錢　夜交籐四錢米炒潞參三錢　炒牛膝三錢　炒桑枝四錢　炒白芍二錢　炒杜仲二錢　熟地炭四錢　甜冬朮四錢　廣木香六分　酒炒絲瓜絡三錢　井水煎服

至於外治之法　不一而足　當視現症如何　以爲轉移　例如腐盛者去其腐　有管者當化管等類是也　茲錄簡單治法於下　程氏海浮散（杭州慶餘堂有買）加冰片少許摻之　一日二三次　蓋以加味太乙膏藉以去腐生新　僕妄答數端　聊以備參末議　適合與否　尙希　有道裁酌

答濟爗君外症治法（見十七號本刊）

前　人

據述現證　是由敗血瘀積　夾虛痰竄入經絡　留於皮裡膜外　隨氣升降　故發無定處　隨在可生　依僕臆斷　則謂流注大症　未可輕視　其原因證治　古今明哲發明甚詳（如陳實功徐靈胎高錦庭余聽鴻高思敬輩）治療之法　當宗洄溪徐氏法　每日空心時　以陳酒送服大活絡丹一顆　未潰者貼以消核膏　已潰者敷以海浮散　加冰片少許　蓋以活血行氣提毒護膜膏藥　內外並

治 二三月當可奏效 至其形體瘦弱 等諸證 尤屬潰久元虛 營陰虧損 龍雷之火亢熾 故現症如斯 防入瘡瘍瘵途 揣擬一方 未知能否迎合病機 還祈 尊裁

煆牡蠣四錢 金石斛三錢 白歸身三錢 甜冬朮錢五 京杏仁三錢 銀柴胡二錢 長鬚穀芽三錢北沙參四錢 佛手花一錢 炙鼈甲四錢 大白芍三錢 仙露夏一錢 軟稻根鬚一兩 煎湯代水 服五劑或十劑後 如營液和虛陽潛胃氣甦復 再議別法 否則再有變端 恐難措手

按閱廿一號本刊 唐王二君 對於是證主張服陽和湯 僕則不敢贊同 蓋既潰久虛 膿似汚水 形體脈舌現證俱屬形虧顯象 不問可知 似不宜再投此方 愈耗其陰 曾見患潰腐數月者 誤信此湯 卒致不起 可不愼歟 又閱濟㜑君局部療法 常插藥條 恐不相宜 每有插之日久者 往往外實中空 最易結成瘻管 瘍毒愈深 則療治愈難 前淸名醫過玉書先生 深爲戒之 用以質之唐王二君及濟㜑君 未知以爲然否 答者附記

◎答沈鶴年君胯上二核症法（見廿一號本刊） 前人

尊恙既無旣往症之說明 又未詳列現症（核之漫腫平坦 呈何色澤） 具證未明 診斷殊難確定 治療亦多隔膜 依愚懸揣 結核之在此部 大都流注痰核之類 前哲所謂流者流行不定 注者駐也 其原因複雜 治療之法 亦各隨其所因而不同 茲但述其簡要治法 分局部內服二項如下

（甲）局部療法 1每日二三次塗布百分之二十碘酒 2陽和解凝膏烘烊 加樟腦末蘇合油和勻貼之

（乙） 1每日臨臥時空心服小金丹一粒 以陳酒燉溫送服 2每日空心時以陳酒溫服大活絡丹一顆

以上數法 選擇施用 服至消去爲度 其他特效方法 手續甚繁 不克備述 故從略之

又云 今歲正月間 忽便後下血 經云 陰絡傷則血內溢 便後下血 是爲遠血 顯有脾失統血之職 糞呈青色 尤爲肝木疏泄太過 更衣艱難 乃腑氣不降 陽明失輸送之力 服靑寧丸 便現溏薄 大抵苦寒之藥 持久服之 易戕脾土耳 姑投歸脾湯數劑 兼服便方黑木耳二兩煮食法以消息之 然攷便血一症 原因甚多 未可一概而治 當求其原以治療之 庶免誤藥之弊

◎問血痢治法 張汝偉

余次女於四月中 先患泄瀉 未愼口腹 一日後 轉見昏熱 腹痛裡急後重 便下紅凍 當亦不作痢治 用疏解化滯法 一劑無效 次

肯割愛　請即寄下　但須號數齊全　不拘若干份　皆所歡迎　本社啟

數益多　純下鮮血　汗多口渴　咋舌弄齒　舌苔黃膩　遂進三黃去連法　加歸芎苓瀉　服後依然　繼延吾師唐君　用四逆法加減　服之昏熱益甚　而次數不減　再請程玉舫診之　用逆流挽舟法　用葛根黃芩湯　亦無效　繼進洋參川連法　亦無效　後延楊百城診之　用建中法　遂致不起　壽命雖由於天　竟究服藥無效　此中總有悞治所在　吾女已矣　後有如吾女症者　總當求萬全之治　爰叙顛末　懇請同社諸道長敎我爲幸　補述苔黃膩　質絳　直至肢冷黏汗　苔色未變　根見黴灰　可知食滯至死未化　導滯藥如枳實朴黃等　皆用過　將用何法以化之耶

◎答王紹聲君疑問　　福州林蔭祥

柳華散內之碎金　鄙閱馬氏醫論　係蒲黃紛也

◎答儀徵李鳳祺君　　志覺老人

余於戊午秋　治一王姓小孩　大病後　肺胃津液受傷　而聲帶爲痰所阻　遂致口啞不能言語　當時胃口已能啜厚粥兩大盌　舌色紅潤　便色亦正矣　投以清肝養液　蠲痰一法　服四五劑而聲開語出　今閱令郎病狀　頗覺相同　故特錄驗方　即請嘗試

細生地五錢　元參三錢　連心麥冬三錢　黃草石斛三錢　生打石決明八錢　茶菊錢五　生白芍三錢　白前三錢　（包）旋覆花三錢　京川貝錢　參貝陳皮三兩　紅棗五枚

雜錄

◎節錄楊燧熙君復時逸人函　折背叟抄告

（上略）凡遇時疫　用銅鼓打入鼻內　每瓶能治數人　初期時疫嗅入　頭痛立止　過時再痛　可再嗅入黃豆許　末期內傳神糊者　嗅入二粒黃豆許　可立時神清　因清腦之效　兼治牙痛　其效如鼓之應桴（中略）病在氣　氣立舒展　病在血　血即不壅　致可熱從汗解（中略）實有斬關奪鎖之能　清竅起閉之力　弟常遇閉症　施之即開　迥非市井之痧藥　嗅入反助熱病之熱威　未可以同日而語　何也　八寶紅靈丹之元寸　嗅入助熱　腦熱則胎傷　且用僞貨　不問天良　如冰片　在小店則冒用吉片　吉片乃潮腦原料　不能淸腦　反爲熱腦也　現在時疫　用紫金錠　然山茨菇紅牙大戟等　皆溫散之品　又見有治時疫用茴香木香燒酒烟土等　爲十滴藥水　但熱症吃此　恐不免煩躁舌乾　動風即斃　祈兄台在紹報布露　勿受其愚（中略）臥龍丹方中　蘇芥皂角　與時下病恐不合　何也　芥嫌升溫　角恐辛散　與香烟界　用煤積習　其腦力之不强　不卜可知　且市井藥　燈心炭未見加重　存心薄者　必減輕　存心壞者　必不用　且方內鬧羊花　辛溫大毒　入

酒飲 能殺人 近日即昏 甚則生翳 藥店以用此藥 而犀黄不用 我親見數家 姑隱其名 代病夫嘆甚 尊和元明粉用之 祈申其意 承詢拙方之義 特列於左

成分以熟石羔末 將太倉薄荷 煎濃汁吃入末內 晒乾 研末 再以廣東藿香 煎汁 吃入末內 再晒乾 再研末 再以青蒿汁佩蘭汁射干汁蒼耳汁香附汁桑菊汁銀齊汁等 每汁每次吃入 每晒每末 取精去渣「以得日光之陽 不取羊花蘇芥皂角元寸等 因與熱症不拍合故也」再以月石末滑石末 用活血平肝清熱解毒之品 取汁 逐次吃入此藥末內 如赤芍紅花決明夏枯蒺藜海浮石芩連山梔竹茹青果汁白蘿蔔汁荷梗汁枇杷葉孛薺梨等 取其精華 去其渣滓 再以算學化學製造 每分 內含上藥原料幾何 每瓶計重四分(中略)總之試過者卽知斯散之功能矣 日前周小農 徵求此方之藥味 弟推劉吉人答復 因劉君研究有年 屢用屢效 現因時疫 光怪陸離 故不得不爲蒼生計 與獲利性質 大相懸殊 弟日前將各埠時疫現象 及致病原因 與實用方 略爲詳述 布露於南京醫報 計二千八百餘言 將時疫奪命散功用 詳舉一二也(下略)

叟按據楊君函述云云 則此方與消暑七液丹之意 亦大略相仿也 附載管窺 以供明酌

近聞

◎中醫醫學會成立會紀事

無錫中醫醫學會 於前日下午在城中藥皇廟內開成立大會 到會者內外針喉各科醫生約計五十餘人 八時振鈴開會 首由各會員公推丁康平君爲主席 (一)宣布開會宗旨 (二)宣布本會章程 次由趙仲平王頌芬二君致勉辭 次各會員提議推舉溫明遠君爲會長 華實孚沈葆三二君爲主任 討論良久 經衆表決 次來賓孫乃湛君演說中西醫學歷史之比較 發揮眞理 曲折詳盡 在座者莫不鼓掌 次醫佐吳午亭君致頌辭 由代表秦孟乘君宣讀 並謂醫學會成立 卽中醫進化之基礎 殊爲地方人民幸福云云 次趙仲平君致答謝辭 遂散會 九年七月七日

代郵

郭怡安君台電茲所述鄙擬之方防與斑龍丸中有相反之藥故特錄丸方於下以供研究惟鏞所書方中有一味仙靈脾(卽淫羊藿)印刷人悞脾爲脂諒藥肆不辨有一仙字而作五靈脂觀致有人參最畏五靈脂之談耳特此字覆順詢夏安 史久鏞謹啓 青囊斑龍丸方 鹿角膠 鹿角霜 熟地 兎絲子 柏子仁霜 破故紙 茯苓

按查方丸並無相反藥性惟方上熟地兎絲有丸性緩湯性速之別

▲中華郵政局特准掛號認爲新聞紙類▼

中華民國九年七月廿五日出版

紹興醫藥學報星期增刊

總發行所浙江紹興城中北海橋

第三十號

今日計二張

本刊分發行

各省各大書坊

本刊價例

每星期一張或數張計大洋一分預定全年五十期計大洋四角如寄遞加郵費大洋五厘十份以上另議郵滙不通之處郵票作洋九五計算凡公共機關報資均收半價

本刊廣告例

百字起碼每期大洋三角連登一月八折連登一年五折不上百字照百字遞算二號字及木刻鑄版地位以字數核算封面加倍刊資亦須先惠長登大幅得以另行訂立特約

啓事

◎招登廣告

本刊隨月報而發行月報銷行遍及全國又達南洋各島台灣日本等處爲閱者所知然不看月報之各地諸君預先訂閱本刊者已絡繹不絕本刊之銷行自更信於月報其廣告之效力較勝可不待言矣況取價又廉至閱者對於本社之月報及本刊必人人欲彙訂成冊保存以備研究則廣告之效不卜可期知凡有關於醫藥事業欲謀發展者請函本社可也　本社敬啓

◎問病者鑒

凡函向本社問病者請將詳細病狀寫明寄到「紹興城中醫藥學報社」收當即登入本刊徵求四方名家或由本社答告治法仍載本刊概不取資各處醫家自定個人收資規則與本社無涉

紹興醫藥學報社啓

特別廣告

◎每日一文錢之壽險費

本社因月報中限於篇幅凡病家問症徵方者日多特發行增刊俾不佔月報中他欄地位病家又能早日治療至同道研究學術質問疑原亦在月報中問答門登載今亦移於星期增刊此外如關於已病者之看護未病者之衛生及其他古今靈效之單方各地醫生之驗案可以灌輸一般社會之通俗醫藥常識者備載無遺醫家讀之不啻得臨證之指南病家讀之無異聚醫師爲顧問未病者尤得預貯醫藥常識以講衛生所費不過每日一文錢其獲益效保險爲寶是亦本社非敢自誇閱者自能賞鑑　本社敬啓

◎送書廣告

臨產須知丙午年石印早已贈罄茲經同人照印欲閱者附郵票二分半開明地址寄無錫西門外棉花巷一百另二號周謙吉堂隨即寄贈另有治家格言繹義函郵可贈空函不復

◎濟南大灣十四號陸晉笙啓

僕備有診斷書爲說病討藥方之病家取此書圖明寄來索方立即開方寄還僅取零星郵票數角爲補助紙張刷印郵遞等費由人酌寄不另受謝但治愈請將原書原方寄登此報以徵治驗

◎時疫奪命散

近來天時涼暖不一世人稍一不慎不拘老幼及婦女每發時疫見症咳嗽嘔吐頭疼骨痛惡寒發熱有汗(或無汗)甚則神糊譫語氣急鼻煽肢冷脈伏腹痛絞腸刺胸吊脚縮筋霍亂吐瀉不省人事以及山嵐瘴毒皆陰陽乖戾之氣(見紹興醫藥學報及星期增刊滙報

紹興醫藥學報星期增刊　第三十號　第二頁

等）須將此散分二次吹入鼻中小兒分四次其性和平寒熱均宜邪從口鼻吸入居其多數仍由此出內服外嗅俱有效力每瓶大人內服分兩次小兒分四次孕婦不忌此方劉吉人先生經驗多年不敢自秘特此以濟時疫之急需亦治腦寒腦熱腦漏鼻淵鼻塞鼻疕鼻茸時流穢涕等每瓶大洋二角

發行所鎮江城內五條街楊燧熙醫室

◎人類可怕的事要來了—快預防

每年到了夏秋季時疫總不能免的　甚至蔓延城鄉　染者死亡相接　這可算是人類最可怕的公敵了　時疫果然是很危險的事　多數由自己不注意衛生的緣故　一經到了生病的時候　就要請醫生診治　想起性命有點値錢了　既然曉得生病是可怕的　不如未病的時候　赶緊研究預防的方法　預防的法子　就是注重衛生　清潔飲食　消減病菌　所以本館每年到了春末夏初的時節　就想法辦到大批避疫藥水一種　若將此藥水一分和清水二十分　滴人廁所臥室痰盂陰溝等處　這種可怕的傳染病菌　碰着了這種藥水就是病菌遇着了公敵　而且賣價極便宜　每小瓶售洋二角二分　毎軋輪售洋一元八角五分　到藥不多　購祈要快

紹興大路敎育館謹告　電話第十一號

筋系疼痛痰火結核均係血液不清所致也

△由韋廉士大醫生紅色補丸得獲全愈且強健復原矣

筋系疼痛病源不一但因身體衰殘致起是症者居多故是症之起往往傷風之後或感受風寒或山嵐瘴癘瘋濕骨痛以及一切虛弱各症之後多起是疾痰火結核又名瘰癧亦係虛弱所致乃是起於頭項痰核腫脹瘰癧不一是也此二症之治法均須補血健腦使身體有力爲要韋廉士大醫生紅色補丸適爲合用在天下各處已曾救治千萬之患以上二症者矣即如福建上杭城援閩粵軍弟五支隊司令部副官長黃炎興君之證據即可知矣其來函云鄙人自前年由粵出發援閩因受水濕百病叢生患腦筋疼痛之症與及咽喉外痰火結核屢醫無效後得同事關君履初云及韋廉士紅色補丸之功效前患頭痛甚劇依法照服二瓶舊病化　烏有鄙人亦閱報章屢頌韋廉士紅色補丸之靈驗託友往汕頭購到半打初服二瓶各病漸漸消除於是續服諸恙悉去強健復原請登報章以告同病可以問津特泐數言以伸謝忱

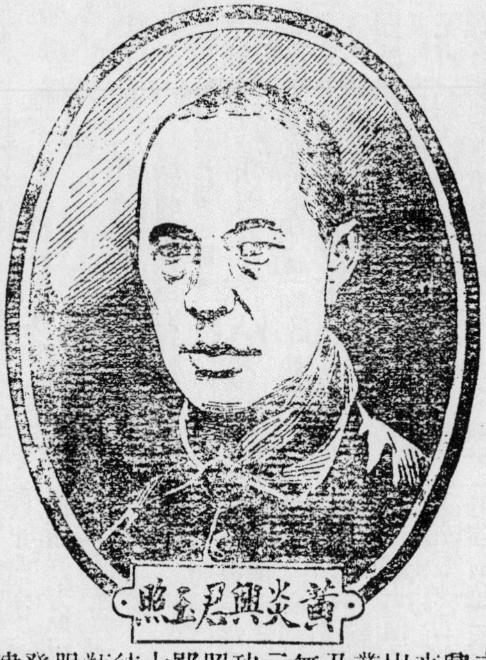

黃炎興君玉照

韋廉士大醫生紅色補丸曾經療治　血薄氣衰諸虛百損　胃不消化　瘋濕骨痛山嵐瘴癘以及婦科疑難諸症凡經售西藥者均有出售或直由上海四川路九十六號韋廉士醫生藥局函購每一瓶英洋一元五角共六瓶英洋八元郵力在內

◉奉送小書能助衛生　茲有精美小書能令閣下及尊夫人與令郎等均獲康強之樂或覺身體力薄之時如何能使復原如欲索取此書即須寄一明信片至以上所列地址原班奉送

衛生談

◎寄吳拉雜衛生談　守真

（五）酒

酒底名稱極多　如「高粱」「汾酒」「狀元紅」「竹葉青」等　是我們中國出產的　「葡萄酒」「啤酒」「白蘭地」等　是外國產的　這種酒都含有酒精即阿爾科爾（Alcohol.）底主要成分　其有害於人極大

酒之害處

酒底害處極多　如果酩酊大醉了就要生出「動作粗暴」「不管禮法」「行路踉蹌」及「發眩」「嘔吐」等疾病來　又若過量而飲　又要發急性酒毒的

附救中急性底酒毒

（症狀）全身溫暖　顏面潮紅　頭痛言語雜亂　惡心嘔吐　終至失其知覺等

（治療）用毛羽刺其喉　使起吐逆　已昏睡者　可灌以冷水於體上　或使浴於溫湯中　或灌冷水於其頭部均佳

運動家都必戒絕酒　因為近世底醫生　都證明酒是只能減肌力的

酒若澆一點在蛋白上　蛋白就立時凝結　把柔嫩底質料　就變做硬的

人身上底「腦」「心」「血管」「眼」「肌筋」「胃」「肝」「脾」「腸」　都與蛋白質　是同樣底材料　酒既能使蛋白質變柔嫩做堅硬　同樣底材料　也必定有同樣底效力

小兒女所患底癲癇症（即羊角瘋）都是因父母好酒所致的

酒能減少人身內抵禦疾病底能力　因為人身上患病復元與不復元　全在乎身體內底抵禦力　所以「霍亂」「痢疾」「白斯篤」等傳染病流行底地方　喝酒底人　每容易傳染

講起廣告上所登底各種酒　都是滑頭話　這種酒都含有麻醉性　毫無補人身體上底力量

學術研究

◎答史久鏞先生垂詢哥羅顛方　盧育和

閱本刊載有先生錄出萬應哥羅顛方（見二十一號）以供研究育按此方非真正西藥之哥羅顛方也今將西國哥羅顛真方照錄如下以證明之

哥羅方二兩　伊打五兩　濃酒二兩　鹽强莫非精二分七厘二　淡輕炭淡酸一兩　薄荷油一分三厘六　甘草流膏二兩　糖漿二兩　水糖酌用

此方又名十滴水各埠大藥房均有出售專治時疫霍亂腹痛吐瀉此藥有止痛止嘔止瀉及提神寧睡之功

（服法）將此藥用十滴溫水冲服如痛勢凶險每一點鐘服一次吐瀉即止小兒之服法按年齡遞減不可多服多服害人

◎滌飲散藥方　前人

二十八號登有洪希文君之答案道及用趙海仙滌飲散方（趙乃興化之名

醫也）惜乎此方藥味闕焉未詳育不揣多事照錄如下

野於朮四兩　芫花　大戟　甘遂各五錢　三味共煎濃汁去滓將於朮研末和入汁內晒乾微炒再研末開水調服每服數分多則錢許

育按此方即仲師十棗湯之變制也憶傷寒論十棗湯方下註云參朮所不能君甘草又與之反今趙君製出滌飲散方竟以棗而易朮殆與經旨相背乎

◎答曹伯衡先生問製丸用醋糊法　前人

育按以米醋熬成膏和入應用之藥末內搓之即成丸此爲醋糊又有一法以醋先洒於篯匾內後入藥末疊之（與水法之手續同）此亦爲醋糊法也

◎答折背叟問西丁　張汝偉

西丁即倭硫黃也此乃火藥肆中之別名因硫黃一物易於肇禍故列此別名以備內行之購用其性大熱大毒能溫至陰回眞陽

◎質疑一則　承紀曾

閱十六號貴報星期增刊小言欄載有閱醫書與閱醫報的益處不同一則說及有一種疫毒初發生的時候即郵傳到各處之郵字未知何以解說豈疫毒之傳染可以從郵局而傳乎抑醫學之文字與普通文字不同鄙人是一知半解之流於醫學毫無門徑此郵傳之郵字尚希久鏞君答覆

◎藥物質疑一則　山東王甘舫

近讀高憩雲外科全書十種內容所用之藥物有不能解者數十味前月專函直接向先生哲嗣高少雲處開列藥名請教一切久不答覆未審診忙無暇耶抑吝教耶只得開寄貴社祈登報端仰希各省名家將各藥之本草文名及俗名併性味效力詳示一切勿吝教言不勝企禱之至甘舫謹啓

胡粉　白燭油　月黃　腰黃　鳥不宿　雀梅籐　洋樟　一枝蒿　半枝蓮　仲筋草　輕圓　掃盆　尋骨風　採芸麯　膩粉　蟾乾　獨角蓮　石青　香梗芋艿　地栗（人云即孳薺然耶否耶）　觀音茶葉　韶粉　冬消梨　定粉　點紅椒　煙膠　海風藤　石蘭　鐵線粉　香臘糟　夜交籐　絡石籐　火麻仁　陳小粉

◎再問孕雙胎法並答覆劉吉人盧育和竹餘祥三君　陳守眞

眞自十一號星期增刊中徵求孕雙胎法以來即蒙三位先生按期示知無任銘感惟眞對於色慾一道自問甚有節制承諸君反覆教以寡慾及致孕之理由感激不盡盧君引證古訓竹君以眞胎云云均增我學識不少劉吉人先生所答「色多不育」一語尤可以告普天下之求嗣者但此則後尚有「針灸之法自予家傳等語……」是否係手民失排題目抑示予以針灸之法者也還祈劉先生教正並乞海內同胞如知有孕雙胎法者務祈示知爲幸

◎問虎疫（俗名癟螺痧）的正當療法　江都陳龍池

去年夏天各處的虎疫鬧得狠利害中

肯割愛　請即寄下、但須號數齊全　不拘若干份　皆所歡迎　本社啟

西醫都想出法子去治療他治好的頗多頗多但揚州發見狠少治療的法子也就略而不詳龍池恐今年又現故特懇求高明諸公將虎疫的詳細現證及正當的療法（中法西法不厭詳細都極歡迎）由輕至重分層敘明登在報中以供研究還請從速登載庶幾乎多救幾個人

(六)問怪經的理　前　人

婦女的月經按月而來是當然的了但書上常見有兩個月一行的叫幷月三個月一行的叫居經一年一行的名叫避年一生不行的名叫暗經都說與孕育上毫沒關係還有已經受孕而月月經來名叫垢胎的這究竟在生理上是什麼緣故呢

治療顧問

◎答嵊縣東巖錦球先生問母病治法　盧育和

辱承函詢　答覆久稽（因訟事所累）據述令堂之恙　患心疾十年　痛時則嘔涎沫　大便常帶血　觀此想係情志不和　肝鬱侮中　胃氣作痛　脾絡亦傷　血失統攝　現諸恙雖止　而氣血津液均已告虛矣　腹內有橢圓形之物二三、大如拳　作旋繞狀　自左而右而降、則失所在　少頃　又由臍左邊繞上者　此乃瘕聚之屬　隨肝氣以流行、夫肝體居右　氣行於左　故瘕聚之物　亦循肝經之道路而升降　又按瘕者假也　假氣以成形　聚散無根　故能上能下、或左或右　而且時見時隱　非比癥者員也　居於腹內　有形可徵　牢固不移　推之不動是也　其旋繞之狀　自丑至卯　則稍緩者　蓋以丑時陽氣上升　寅卯木氣主令　正遂其肝家條達之性故也　當繞梗至心前　則腹中漸脹而嘔　味甚酸　必絞腹乃止　飯則僅盡一小甌　而不能藏化　顯係肝木抑鬱所致　考洪範云　木曰曲直作酸　又肝鬱成梗　横侮中州　胃氣必傷　自難消穀　而爲脹爲嘔矣　腹內常有水響聲者此脾氣亦虛　飲入之水悉停中焦油網之間　不能散精歸肺矣　嘔復喉乾　必索湯飲　以及大便數日一解　或結或否　兼舌色淡紅者　此又胃中陰液缺乏　無上濡下潤　乃至於此　總而言之　斯症燥濕錯雜　肝胃兩傷　氣處留滯　瘕象已成　勢覺棘手　圖治匪易　妄擬丸方　以期緩調　並候海內高明酌定爲幸

春柴胡八錢　乾切細桂枝尖八錢　土炒當歸　五錢　大白芍五錢　乾切雲苓一兩　生冬朮五錢　粉甘草五錢　廣皮八錢　佩蘭八錢　製香附五錢　製半夏八錢　炒黍米五錢　生麥芽八錢　生穀芽八錢　建麯五錢　大川芎五錢　花提麥冬五錢

右藥揀選　共爲細末　以薑皮五錢紅棗二兩　煎湯法丸　如梧子大　每晨空心服三錢　淸米湯送

下擬此方　係遵逍遙合六君增減　參入行氣之品　加桂枝者　以其氣味辛溫　通徹營　而散水飲　加麥冬者　以其潤肺生津　又能降衝脈之逆　然其扼要處　則重在苓朮以補益脾胃　蓋胃家旺　則飲食日增　正氣足　則邪氣自散　斯痰飲之病又何患不能潛消默化　而爲害也乎　然歟非歟　質諸有道

又方

雞內金一味晒乾　研爲細末　米湯糊爲小丸　每服一錢　食後數分鐘　用開水送下

按此藥有百布聖之功　以其能補胃液　而專助消化也

◎問尿水淋痛治法　青縣張錫鈞

族兄蔭田　現年七十四歲　先年嗜烟　五十後戒除　近年返老還童　精神健壯　自去冬尿水淋痛　係淡紅色　身熱內燒　口渴思涼　前服益氣破血之劑　更爲加重　邇服補心利水　仍不見輕　先溺赤白相間　今則鮮血淋痛　一日夜至十七八次之多　昨服涼血清利之品　亦無功過　自云內無他症　惟覺心氣虛　肝氣鬱滯　以致煩悶不釋　飲食減少　大便乾燥　懶於行動　老年得此危候　實屬痛苦之極　望祈海內外大醫學家　多費清神　速賜妙方　令其早獲痊愈　則念鴻恩　且感大德無涯矣

◎問耳鳴治法　虞山黃冠三

逕啓者　僕患耳鳴　已三載餘　初起時　低音不聞　後漸加重　即向滬上天寶齋購耳聾丸三盒服之　未有起色　後屢就醫　大藥罔效　注意身體之衛生　亦未有細毫變化　迄今春三月起　病益加重　至今天氣熱而病愈重　平常言語　模糊不辨　僅耳內轟轟之聲不絕　甚至微痛　中虛體瘦　火煽動肝陽　日間伏案作事　精疲神倦　背骨酸痛　腦力衰弱　思想停滯　食量減退　大便堅結　小便時清時濁　甚覺澀悶　僕年十九　室尚未娶　夜不夢遺　色慾又無　自覺未曾過勞　精神未嘗何以致此　以僕之職業　在青年時代　正爲求學之時　現肄業省立農校蠶科　今回里後　得悉貴社諸君子　神心濟世　慈善爲懷　苟有問難　必有滿意之答復　用特詳陳病情　乞賜良方　苟能起我沉痾　僕不勝感激之至　想諸君子必能有以激之也

復函請寄江蘇常熟老吳市公信號交僕收

◎答留心人問痰飲　張汝偉

痰人的濕都是痰火　不是痰飲　相傳以白痰爲寒　黃痰爲熱　誤也　尊乃時覺有而隨吐　并且稠黏有沫　此乃火盛濕重不及化的緣故　若是寒飲　必定有胸中痺痛喘逆等症　至若四肢冰冷　確是陽虛　然治法當清肺熱　因爲痰字從火　故痰即是無形之火　治痰熱而不清火

紹復

非其治也　拙見如是　未知然否

◎答蔡焦桐問神經治法　前人

據述病狀　此乃痰入肝脾　以致不能合目　養陰固是　然滋膩之品愈助其痰　鄙意用小半夏湯合半夏秫米溫膽諸法治之　或有效也

◎答翁玉輝君問咳嗽痰喘治法　紹興史介生

(病因)產後食麵　並醃酸之物

(病狀)痰飲甚多　但日間惟咳嗽唾飲　至戌亥時　則痰喘曳鋸難臥　至天明始退　然服陽藥頗安　若服陰藥　其病更劇　反增嘔吐痰飲

(舌苔及脈象)舌苔不厚　脈象沉緩滯滑

(斷語)產後肺虛　最易受邪　又服醃酸之味太早　遂致濕濁凝滯　日久化痰而爲咳嗽　症因非由熱起　故進陽藥頗安　進陰藥則症勢更劇　戌亥是陰盛之時　故痰喘曳鋸難臥　天明屬陽　故症始退矣　且脉滑是有痰　沉緩是脾弱　據此而斷是屬脾胃陽虛　濕濁凝滯所致

(治療)宜先服旋覆花湯加減

旋覆花三錢(包煎)　杏仁三錢　戈製半夏四分　茯苓三錢　款冬三錢　百部錢半　乾薑一錢　賴橘紅八分　炒枳殼錢半　生薑三片

◎答李鳳祺君問小兒啞病治法　前人

(病因)去年春季　熱甚發驚　愈後而成斯症

(病狀)飲食頑笑如常　氣體亦健　惟口不能言　耳似無聞

(斷語)少陽主膽　其絡脈附於耳　耳爲清空之竅　亦即清陽交會流行之所　鄙意以爲驚風之後　腎陰未足　清空之竅　尚被少陽相火所蒙　以致耳似無聞　口亦不能學言矣

(治療)當以耳似無聞一方而着想　宜以四物湯加味

當歸錢半　生白芍二錢　生地錢半　川芎五分　鮮石菖蒲八分　清煎

◎答紹興東關鎮李玉山問便秘治法　鎮江楊燧熙

年逾天命有四　尊恙便難　經二載　陰液素虛　降令失常　致精薄有諸　溲黃餘瀝　淋濁未清　玉莖時有癢痛　舌苔黃白相兼　腿軟午後較甚　耳鳴耳垢耳水眼垢　均左部偏多　素性嗜酒及他　致口臭而苦　夜夢頻多　乃少運動　多思慮　肝腎不足　心陽胃熱也

大生地六兩　淮山藥四兩　杭白芍四兩　甘菊花二兩　川丹皮三兩　沙苑子四兩　潤元參三兩　冬桑葉二兩　福澤瀉一兩二錢　毛知母二兩　天冬麥冬各三兩　夏枯草三兩　雲茯神二兩　生錦紋四兩　黑脂麻八兩　蓮子心一兩　天花粉三兩(包煎)　元明粉二兩　乾竹葉八錢　黑山梔三兩　枇杷葉二兩　眞川柏二兩　川石斛三兩　柏子霜二兩

右藥以百花酒浸之（凡藥一斤酒二斤　多少以此類推）　用罎將藥酒注入　罎口用豆腐皮封好勿泄氣　隔水煮一柱香時　窨三日（在磚地）　每天涼飲一兩　極多二兩

每日中飯後宜服敝處通幽丸一二粒

此方現時勿配。立秋後先合半料服之

◎答徐姚康維恂君　志覺老人

少年癖中遺溺　多由肝腎陰虛火旺使然　余錄登驗方　可請試服

粉沙參三錢　細生地四錢　生白芍三錢　生牡蠣五錢　女貞子三錢　鹽水炒知母錢半　鹽水炒川柏錢半　烏梅核兩顆　白菊花三錢

代郵

◎答應徵千日瘡驗方諸君　方榮元

鄙人前曾登報徵求千日瘡驗方荷蒙諸君不棄共相賜教感激靡已比應滬友東遊游覽致稽答復茲一律敬具薄酬以答雅意藉誌歉忱今將投稿芳名以先後開錄於左

查貢夫君　贈應驗良方一冊　松江西門外錢涇橋北首

劉吉人君　贈百期紀念增刊一冊　鎮江城內寶塔巷

盧育和君　贈濕溫時疫治療法一部　江蘇儀徵舊港鎮

高德僧君　贈察舌辨症新法一部　乞示詳細住址

唐盛嗣君　贈傷科捷徑一部　乞示詳細住址

楊燧熙君　贈社友治驗錄一冊　鎮江城內中項醫館

沈仲圭君　贈臍風悟源一部　乞示詳細住址

以上薄贈於披露日起即托紹社按照住址郵奉其未詳住址者尚祈示知紹社以便寄上此患經用手法拔去已不復發投稿各方未及試用如閱報諸君遇患此症者尚乞試治以覘效驗並望登報表揚再鄙人現尚徵求嬰孩初生百二日諸病驗方及預防法編成專書選錄出版各贈一部其最優者無論驗方預防法及論說另有相當贈品在諸君仁愛為懷何嘗計及薄酬不過聊供清輿賜教者請函寄浙江蘭谿縣城方肇元收以便彙輯並一而投稿紹社刊入星期增刊藉徵有道研究是所感禱

廣告

紹興醫藥學報星期增刊　第三十一號

注：此頁佚。

等一須將此散分二次吹入鼻中小兒分四次其性和平寒熱均宜邪從口鼻吸入居其多數仍由此出內服外嗅俱有效力每瓶大人內服分兩次小兒分四次孕婦不忌此方劉吉人先生經驗多年不敢自秘特此以濟時疫之急需亦治腦寒腦熱腦漏鼻淵鼻塞鼻疱鼻茸時流穢涕等每瓶大洋二角

發行所鎭江城內五條街楊燧熙醫室

◎人類可怕的事要來了！快預防

每年到了夏秋季時疫總不能免的甚至蔓延城鄉　染者死亡相接　這可算是人類最可怕的公敵了　時疫果然是很危險的事　多數由自己不注意衛生的緣故　一經到了生病的時候　就要請醫生診治　想起性命有點値錢了　旣然曉得生病是可怕的　不如未病的時候　赶緊研究預防的方法　預防的法子　就是注重衛生　清潔飲食　消減病菌　所以本館每年到了春末夏初的時節　就想法辦到大批避疫藥水一種　若將此藥水一分和清水二十分　滴入厠所臥室痰盂陰溝等處　這種可怕的傳染病菌　碰着了這種藥水就是病菌遇着了公敵　而且賣價極便宜每小瓶售洋二角二分　每軋輪售洋一元八角五分　到藥不多　購所要快

紹興大路教育館謹告

電話第十一號

在江西有商人感激韋廉士大醫生紅色補丸之奇功

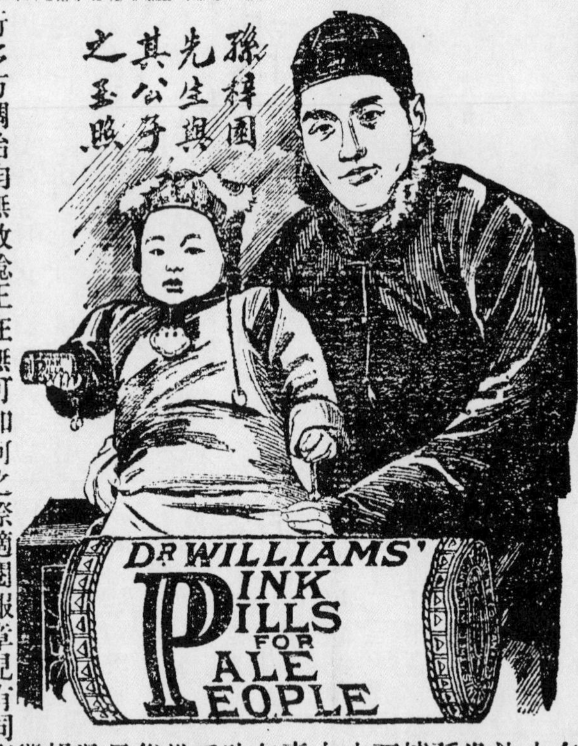

正在少年如覺未老先衰或正當少壯强健之時覺身體衰殘無力精神頓萎者大抵係操勞過度所致也此邦人士之患是症者指不勝屈或因乏於經濟調養失宜或縱慾不節自戕其身者有之然而無論如何身弱未老先衰中年力薄必須療治爲急務韋廉士大醫生紅色補丸係天下馳名補血健腦之聖藥也所謂有志竟成在此三十餘年之中曾經救治無數千萬之患是症者矣卽如孫梓園先生之證據足供研究焉江西南昌恒順鹽號主人孫梓園云鄙人自幼讀書身體素弱迨至民國元年先父見背於是改儒業商經理父手所開設於南昌進外之恒順鹽店俗務繁冗日無暇暑積年累月操勞過度身體益受虧損初則頭目暈眩繼則兩足不良於行多方調治均無效驗正在無可如何之際適閱報章見有同病人曾爲大醫生之紅色補丸所治愈者比卽着人前往藥房購買半打服未及半頗有奇效於是繼續購服及至兩足强健逾恒不但此也而且連得夢熊之喜飲水思源今日強健育男之幸福是皆大醫生紅色補丸之所賜也私衷銘感無日忘之故特來函鳴謝酬表微忱並附寄照片一張以告同病韋廉士大醫生紅色補丸凡經售西藥者均有出售或直向上海四川路九十六號韋廉士醫生藥局函購每一瓶英洋一元五角每六瓶英洋八元郵力在內

文告

◎警察局之通告　楊子育抄

十二圩鹽棧警察局長　現因夏令注意清潔衛生　出有白話告示　遍貼通衢　其文曰　爲出示通告事　照得現在已交到夏季了　警察對於清潔道路　又要干預你們大家了　並非警察好事　却因八大傳染病中如虎列拉(卽霍亂吐瀉)瘧痢等症大半在此時發現的　且多由道路不潔　往往易於傳染的　警察對於人民　負保持公共健康的責任　如不能注意公共衛生　卽是警察有負責任心了　但警察一方取締　你們大家　仍然任意作踐　那又是你們毫無公德心了　你等須知警察不能注意公共衛生　責備警察無責任心固應當的　你們不能一致注意公共衛生　你們對於公德心　究竟抱愧不抱愧呢　自示之後　除由本局督夫掃除　幷派員隨時察看外　你等對於道路　務當格外留心　毋在牆根路側　隨意便溺　毋在街心戶外傾棄垃圾　値此文明時代　倘再不明公理　不顧公益　豈不教文明人笑你們缺欠公德心麼　爲此公布周知　違警法令具在　爾等其共勉之　毌違　切切特布　民國九年七月日巡警局長陳忠模

衛生談

◎寄巢拉雜衛生談　守眞

(六)　皮膚

(疥)(癤)(瘍)(癬)等　都是皮膚上常見底病症

(疥)底起原　是一個小虫子　並不是自起的　多半先在手上兩指間之空隙處　或在手脖子上或在大腿上生起來　然後全身皆有　也不是因受濕氣發的　因爲這種小虫在皮膚裡控洞　使皮膚生些小胞　人因覺着很癢　常常搔破他　以後就出水與膿結痂

治法　塗布配露拔爾撒謨　和蘇合香分於發疹部　三日後　當洗澡換衣服　此外或浴於琉璜溫泉中亦頗有效

(癤)卽膿胞瘡　在人身上沒有一處不可以發生　臂部尤見多數　都因爲釀膿菌深入不潔之皮膚毛囊孔而發的　起初皮膚發紅　作痛稍微膨　隨後慢慢底隆突起來　或者像黃豆一樣底大　或者比黃豆小點　幾天以後突起底地方　當中略變白色過後就自破流膿了

治法　用碘酒每天搽二三次　若是搽了二三天還沒有好　而且接連底腫起作痛　應當要用一塊白布放在頂熱底水裡　浸濕絞起　使癤貼在癤上　每分鐘換一次　使癤快快出頭　第一不可用膏藥

(瘍)又名潰瘡　是皮膚裡破爛凹陷底瘡

治法　用溫琶布使他破潰後　再用熱鈸雙養藥水洗濯　洗完之後

用幾塊比瘡略大底乾淨白布　在鹽水內浸濕　敷在瘡上　外用油紙包好　一天要掉數次

(癬)爲寄生菌之傳染而起　並不是皮膚上自長的

治法　用加里石鹼精　或流動各里司林石鹼　洗滌痒處

皮膚上底病症　還有幾種(虱子)(臭蟲)　若寄生在身體上　也是極有害的

(虱子)有寄生於頭上的　也有生在身上的　都不是皮膚自生的　由於寄生蟲寄生在不潔淨底裡衣裡　在身體上吸引血液　能傳傷寒症　極爲危險　下等社會　以及乞食底討飯　不知殺除底法子　所以身子上極多　不能夠强壯了

治法　襯裏底衣服　應當時刻燙洗　把換下底衣服　在開水中浸洗　每星期必定要洗浴一次　能多洗則更好

治頭上底虱子　第一不可借用別人底帽子　以及別人底梳篦　每早起先用石鹼水清洗頭髮　以後再塗擦水銀軟膏　或五%那夫的兒軟膏

(臭蟲)也要傳染瘟熱症的　就是傷寒症　不可使他繁殖開來

治法　用除蟲法　以浮萍長莖兩邊之生葉者焙乾　在床下面薰起來　或用加播勒酸　用開水化過　刷在床縫裏　臭蟲也必定死脫

外此尚有(面皰)　多發現於青年人底春情發動期裏　因爲皮脂腺分泌物之停滯而起(卽皮脂腺口附着汚物而閉塞他腺口所致的)在二十歲以後　不再見了　應當加意淸洗　恐防皮脂腺閉塞

驗方

◎陳氏家驗良方(四)　守眞

翻胃

原因　胃大寒

症狀　隔症不能容物所食之物卽行吐盡

治療　以煨熟附子　丁香　乾姜之類　加沉香　白荳蔻　蘇子　茯苓　人參　姜炒黃連煎服

秘結

原因　老人黑瘦血枯

症狀　秘結不通

治療　以生血爲先用四物湯加當歸　生地　麻仁　麥冬　用流水煎加生蜜服之

黃疸

原因　本症大半爲濕熱所成

症狀　上半身黃用發汗法

治療　用蒼朮　白朮　葱白　紫蘇　羌活　以浮萍草煎服之卽愈

學術研究

◎答折背叟君問西丁是何種藥之別名性質功用若何　如臯蘇鶴臣

按西丁之名稱乃係中國藥材行之杜撰名也究其藥物之正名乃是一味硫黃耳再考西丁二字之出典處則已徧

查中醫本草西醫藥學皆無此名至其性質功用不言可知矣閱眼科銀海指南載有觀音灸方用麝香西丁二味鎔化爲法大約取麝之香化解其硫之臭乎

(答杭縣沈仲圭君疑問四則)　如皋蘇鶴臣

(一)西醫醫典及新內科書云羊癲病乃係官能神經疾患本病分爲三種即重症癲癇輕症癲癇類似癲癇是也

一重症癲癇　其起也多呈一定之前驅症是名攙風癲發作時患者突然亡失神識而卒倒顏面及全身之皮膚呈蒼白色癲癇發作時間約十秒時乃至五分時過此則徐徐醒覺其發作之回數無定有一日一回或數回有一年二三回又有一回發作未終即現第二回發作患者　二輕症癲癇　患者談話或游戲之際突然現眩暈及輕度之失神談話等一時中止現一時性虛神其後醒覺再操業如舊　三類似癲癇症或同癲癇樣狀態患者神識亡失犯放火殺人之罪醒覺後亦不知之或旋轉如環狀而不自知之是曰疾走性癲癇本病之經過頗爲延緩雖多終生不治然亦有適當之療法而見暫時或永久之治愈者

療法　除治其原因外並禁飲酒結婚食淡泊之物內服藥中最有效者其如臭剝或加之以臭曹及臭化安母紐謨哀爾倫氏以臭剝二分臭曹二分臭化安母紐謨一分製爲臭素水治之

(二)巴戟天之藥性中國本草言其氣味辛溫補腎要劑强陰益精細查西醫化學漢藥實驗談云此藥氣味辛甘微溫腎經血分藥强筋骨益精安五臟虛損人宜用之覆盆子爲使惡丹參

(三)蠮虫詳載本草綱目虫部有蠮螉一名土蜂一名蜾蠃詩云螟蛉有子果蠃負之即此是也其氣味辛平主治久聾欬逆噦氣出刺出汗療鼻塞並治嘔逆等症

(四)經曰營在脈中衛在脈外靈樞云營行脉中衛行脈外又云營出於中焦衛出於下焦又云營衛者精氣也血者神氣也故血之與氣異名而同類焉難經三十二難曰心者血肺者氣血爲營氣爲衛相隨上下謂之營衛通行經絡營周於外據傷寒論言風則傷衛寒則傷營又言營弱衛强衛氣不和營氣和者外不諧以衛氣不與營氣和諧等辨考東垣書謂胃爲衛之本脾乃營之源亦以營衛二義作爲氣血之別名無甚分辨惟葉香巖心思靈巧別開生面其論溫熱獨創衛之後方言氣營之後方言血等語後之註釋諸家未能詳明確切近閱溫熱論箋正釋云宗氣者衛氣之主衛氣者浮於宗氣之外故曰衛之後方言氣氣宗氣也精氣之行於經者爲營氣浮氣之不循經者爲衛氣約而言之則衛爲氣營爲血猶其等而言之則衛爲氣之標氣爲衛之本營爲血之帥血爲營之徒也細繹中醫學術之理想前聖後賢之經驗辨別衛氣營血之次第自然瞭然於胸目中矣

⑦答王肯舫兄藥物質疑　徐韻英綸帆

頃閱第三十號增刊學術研究門知王兄有藥物質疑一則茲就管見所及者敬答如左尚有疑義及未明者十餘味還望　海內高明續答以應問者之誠心并補鄙人所未逮想同社諸公愛人以德必蒙樂欲爲說

(胡粉)一名粉錫一名水粉一名宮粉釋名曰胡者糊也和脂以糊而者也

(白燭油)未知是臘燭淘之白臘燭油否

(月黃)未明

(腰黃)鄙人所用之腰黃係化透雄黃精內所飛出之黃色粉未知然否

(鳥不宿)一名鳥不踏俗名老虎草又名香樹晚娘棒梗赤長三四尺有刺開黃花成穗性熱主治流注風痺跌撲難產

(洋樟)卽藥肆所售之洋樟腦見火卽燃者是

(一枝蒿)活血解毒主治一切積滯沉痼陰寒等症紹郡府佐李燊文久客西陲言巴里坤一種藥名一枝蒿生深山中無枝葉一枝茁土氣味如草四月牧馬卒驅馬入山收草携歸以售遠客有販至蘭州貨賣者

(半枝蓮)產蘇州係一種僻藥蘇州草藥店有賣可購標本考察之

(伸筋草)敝邑藥鋪有售屬蔓草類蘇州草藥店有賣

(輕圓)未明

(掃盆)敝邑藥鋪名輕粉有毒性烈爲治花𪬉梅毒之主藥

(尋骨風)屬蔓草科蘇州草藥店有賣

(採芸麯)未明

(膩粉)名水銀粉一名輕粉釋名汞粉詳見本草綱目石部

(定粉)卽胡粉之別名

(蟾乾)本草有乾蟾敝邑土名曰蛤蚆此蟾乾未識是乾蟾之倒寫否抑固有蟾乾一物耶

(獨角蓮)本草拾遺載有獨脚一枝蓮主治疔腫癰疽及蛇咬此獨角蓮未知是獨脚一枝蓮之簡稱否

(石青)一名大青一名扁青時珍曰扁以形名產朱厓山谷武都朱提采無時

(地栗)名烏芋一名荸薺瀉熱消食

(香梗芋艿)敝邑俗名紅梗芋艿植於低窪田中夏初下種秋末掘取去梗及根煮熟作餚性滑味潤梗紅葉如荷葉較小有赤筋梗味辛澀黃蜂咬時以梗或根擦咬處立卽痛止腫消鄙人屢試屢驗

(冬消梨)本草云梨處處皆有而種類殊別醫方相承用乳梨鵝梨其餘水梨消梨赤梨青梨之類甚多俱不入藥此冬消梨未審是本草所云之消梨否敝邑水果店有紅消梨出售形扁圓色半紅味不甘美無消痰清肺之功效此紅消梨不知產自何處順以附詢

(觀音茶葉)浙江定海普陀山所產之茶葉極佳敝邑人士均名之曰觀音茶葉未識能果然否

(韶粉)未明

(雀梅籐)一名爵梅籐葉如薔薇結實如梅而小主治乳癰惡瘡綱目郁李下

有引詩疏云一名雀梅與此名同物異亦不言治瘡毒

（烟膠）時珍曰此乃熏消牛皮灶上土及燒瓦窰上黑土也

（點紅椒）名蜀椒釋名巴椒

（鐵線粉）即火砲中繡粉及船來鐵絲刮下之銹粉也本草拾遺云色黑產廣中以香炷點有煙起如飛蚊者眞毛世洪經驗集以荸薺蘸鐵線粉搽兩腿陰面濕瘡神效

（海風籐）敝邑藥肆均有售蘇州草藥店可以批買

（石菌）未明

（香臘糟）即臘月酒糟時珍曰酒糟須用臘月造者因臘月時之糟瀝乾入食鹽少許收之藏物經久不敗暴發赤臟痛不可忍臘糟糟之即愈此談埜翁試驗方

（夜交籐）即何首烏籐

（絡石籐）一名石龍籐別錄云絡石生太山川谷或石山之陰或高山巖石上

（火麻仁）本草名大麻仁潤燥滑腸

（陳小粉）即小麥麩皮洗筋澄出漿粉積善堂方云烏龍膏治一切癰腫發背無名腫毒初發焮熱未破者取效如神以隔年小粉愈久愈佳以鍋炒之初炒如餳久炒則成黃黑色冷定醋調如糊磁瓶收貯聽用

◎答沈仲圭君繹問四則　宜春黃國材

（一）羊癲風即中醫所謂癇症是也在中醫有五癇之分而治法各異或化痰或安心或補腎當按症施治在西醫則謂病發於腦多因遺傳或過飲酒或寄生蟲爲害治法宜以臭曹三瓦臭剝三瓦苦味丁几四瓦開水一百五一日分三次服連服三月方可斷根

（二）巴戟天性似枸杞稍溫强筋骨爲滋養之品若人陰虛火熾只可服淸涼之劑凡枸杞熟地等亦不可服不特巴戟已也

（三）螟虫說文謂吏冥冥犯法使生螟食苗心性寒味微酸甘農學新書言入冬不死匿於禾根之內可治胃脹大明本草言可拔疔毒餘待化學試驗

（四）營衛即血與氣之代名詞

治療顧問

◎問產後氣血衰弱治法　張家口周榮三

紹興醫藥學報社台鑒　今閱貴增刊有介紹問病顧問一門　鄙人年近不惑　已得四子一女矣　近年以來因內人生育太多　以致氣血兩衰身體枯瘦　更加每分娩之時　必多艱難　所險者係沒次分娩　幾乎死去　不但惡露上沖血暈等症　而服佛手生化等劑　毫無效驗矣　想貴社國手會萃　不乏妙術　伏乞賞給良方　停止生育　使其不傷子宮平安善斷爲妙（鼠腎丸不敢用試）倘得效驗　定當另行酬報也

◎答松陽蔡燕楣君問神經症治法　江蘇王府園項幼渠

（症象）舌苔白薄　尖邊深紅　面帶紅色　二便如常　惟至夜不安達日後　仍隨其父工作如故

（安斷）乃陰分伏熱夾痰　內擾膻中　以致至夜神識半昧　言語舉動失於常態

（主治）清心寧神宗清宮湯加減

元參心三錢　蓮子心十四粒
竹葉心三錢　膽南星五分
連翹心三錢　麥冬三錢（連心）
羚羊角片三分（先煎）
白金丸一錢　硃砂安神丸三錢
分二次兌服　竹瀝　二茶匙

服之情形如何可登本報告知可也

◎答楊燧熙君睾丸偏大治法　江都陳龍池

這病名叫㿗疝　可用醫宗必讀　三層茴香丸治之　今開在後面

三層茴香丸　治一切疝如神　㿗疝尤爲要藥第一料

大茴香（鹽拌抄和鹽稱五錢）
川楝子（去核炒）　沙參　木香
各一兩　右爲細末　水煮米
糊爲丸　如桐子大　每服三錢
空心鹽湯下　日三服　纔完

便接第二料

照前方加　華撥一兩　檳榔五錢　共前藥六味　重五兩　爲末糊丸　服法如前

未愈服第三料

照前二方加　白茯苓四兩　製附子一兩　共前八味　重十兩　糊丸　服法如前　雖三十年之久　大如栲栳者　皆可除根

◎答沈君仲圭問疑第二則　前人

按人的尿　是由腎裏流下來的　因爲通心的總血管　都有分枝　通到腎裏　是凡血中的廢質　走到腎裏　就被腎收吸了　由腎通出兩條小管　同鵝毛管彷彿　左右各一達膀胱上部　廢質就流到膀胱　這就叫尿　所以腎是濾血的一種器管　尿便是血裏流出來的　但是濾血的不止是腎　人全身的皮膚中　總有汗泉　那汗腺的四圍　就包着許多細血管　凡有廢質流過　也就滲入發而爲汗　所以夏天汗多　尿便少了　就是這個道理

（附啓）龍池前次登了兩條疑問　一條是子鳴之理及治法　一條是橫生倒產方子的理　至今未見　指教　不知何故　務請諸公勿吝筆墨　以開茅塞

▲中華郵政局特准掛號認爲新聞紙類▼

紹興醫藥學報星期增刊

中華民國九年八月八日出版

發行所浙江紹興城中北海橋

第三十二號　今日計二張

本刊分發行　各省各大書坊

本刊價例

每星期一張或數張計大洋一分預定全年五十期計大洋四角如寄送加每期郵費大洋五十份以上另議郵滙不通之處郵票作洋九厘五十計算凡公共機關報資均收半價

本刊廣告例

百字起碼每期大洋三角連登一月八折連登一年五折不上百字照百字遞算二號字及木刻鑄版地位以字數核算封面加倍刊資亦須先惠長登大幅得以另行訂立特約

啓事

家自定個人收資規則與本社無涉

紹興醫藥學報社啓

◎招登廣告

本刊隨月報而發行月報銷行遍及全國又達南洋各島台灣日本等處爲閱者所知然不看月報之各地諸君預先訂閱本刊者已絡繹不絕本刊之銷行自更倍於月報其廣告之效力較勝可不待言矣況取價又廉全閱者對於本社之月報及本刊必人人欲彙訂成冊保存以備研究則廣告之效不卜可期知凡有關於醫藥事業欲謀發展者請函本社可也

本社敬啓

◎問病者鑒

凡函向本社問[illegible]者請將詳細病狀寫明寄到「紹興醫藥學報社」收當即登入本刊[illegible]四方名家或由本社答告治法仍[illegible]例概不取資各處醫

特別廣告

◎每日一文錢之壽險費

本社因月報中限於篇幅凡病家問症徵方者日多特發行增刊俾不佔月報中他欄地位病家又能早日治療全同道研究學術質問疑原亦在月報中問答門登載今亦移於星期增刊此外如關於已病者之看護未病者之衛生及其他古今靈效之單方各地醫生之驗案可以灌輸一般社會之通俗醫藥常識者備載無遺醫家讀之不啻得臨證之指南病家讀之無異聘醫師爲顧問未病者尤得預貯醫藥常識以講衛生所費不過每日一文錢具獲益效保險爲實是耳本社非敢自誇閱者自能賞鑑

本社謹啓

◎送書廣告

臨產須知丙午年石印早已贈罄茲經同人照印欲閱者附郵票二分半開明地址寄無錫西門外棉花巷一白另二號周謙吉室隨即寄贈另有治家格言繹義函郵可贈空函不復

◎[illegible]

僕備有診斷書爲說病討藥方之病家取此書圖明寄來索方立即開方寄還僅取寄費郵票數角爲補助紙張刷印郵遞等費由人酌寄不另受謝但治愈請將原書原方寄登此報以徵治驗

◎時疫奪命散

近來天時涼暖不一世人稍一不愼不拘老幼及婦女每發時疫見症咳嗽嘔吐頭疼骨痛惡寒發熱有汗（或無汗）甚則神糊譫語氣急鼻煽肢冷脈伏腹痛絞腸刺胸吊腳縮筋霍亂吐瀉不省人事以及山嵐瘴毒皆陰陽乖戾之氣（見紹興醫藥學報及星期增刊[illegible]

◎人類可怕的事要來了—快預防

小言

◎不敢吃蟹的研究

紹興史久章

就地的人　俱相戒不敢吃蟹　詢其何故　答說「他們不吃　我也不敢吃　吃不來的緣故　我却未知」我們就將這椿事情　研究所得　和諸君說說　因蟹性是寒的　若體寒的人吃吃　要防腹瀉　且今歲上半年的天氣　應溫而反寒　世人猶記得舊歲的霍亂痧　也因天氣過寒所致　所以今歲的蟹　就不敢沾唇　這是懲羹吹虀的意思　不過蟹性雖寒　熱體的人吃吃　是不爲害的　若寒體的人吃　或和柿子同吃　就要防腹瀉的　熱體的人　雖屬不妨　若有孕的婦人　不論體寒體熱　俱不宜入口　我們所說熱體不妨的一句話　不要誤在有孕的婦人身上去

警告

◎時疫未來的預防

介生

每逢夏秋的時候　難免時疫流行　雖因天氣炎熱　也因世人不知道預防所致的　今將時疫未來的預防拉雜寫在下面

掃除的垃圾　宜傾倒在就近的垃圾桶內　或倒在自備的容器內　候清道夫挑除　不要任意堆積自己的屋裡　也不要傾倒在街道上和溪溝等地方

飲食過的杯盤碗筷　宜用清潔的沸水洗滌　不可稍有垢膩和穢氣

洗面的面巾　宜隨時洗滌清潔　不要稍有穢氣　若用過的時候　稍有穢積　宜用清潔的肥皂水　沸煑二十分鐘　等到漂洗清潔之後　再可用咧

飲料水　宜在清潔的地方汲取　倘防不潔　宜用濾水器濾過　且不要貪便挑取不潔之水　就是盛水的水缸　也要時常洗滌　并宜浸鮮石菖蒲利降香等物　再加覆蓋

燒煑熟食品的鍋鑊刀勺和陶磁鐵石的器　宜常用清潔水洗擦　不要任其生銹和垢膩

飲食物　宜用清潔的器具盛貯　再加完密的紗罩覆蓋　以免塵灰飛入和蚊蠅散毒

洗擦飲食器具的抹布　宜時常洗滌清潔　隨時改換　不可稍有垢膩穢積

天井和陰溝　宜時常沖洗　不要任其閉塞　并宜隨時投石灰末於陰溝　或用避疫藥水　以免發生穢氣

無論何人　不要隨地吐痰　宜吐在痰盂內　或陰溝內　以免傳病　痰盂也宜時常用清水注換

房屋宜時常洒掃　四壁以石灰刷新　或用除穢的藥水澆洒　不可任其汚穢

有汗的衣　當即洗濯　不要等汗乾後再穿

飲食物的旁邊　不要擺設無罩的油燈

天亮的時候　宜洞開窗戶　以通空氣　并宜緩步空曠的地方　用深呼吸法　吸收新鮮空氣

夏天的時候　雖然炎熱　不要多吃桃子香瓜蒲瓜等東西　夜間不宜因貪凉而宿於戶外

衛生談

◎寄巢拉雜衛生談　守眞

（七）　衣服

「衣服」同講究衛生的有極大底關係　前講皮膚底一章　已經曉得衣服與皮膚　更加切密了　我所以講「皮膚」底一章後　就講「衣服」

夏天應穿白色的　白色底衣服　吸熱頂少　所以夏天應穿白色的　黑色底衣服　吸熱最多　所以冬天應穿黑色的　衣服要寬大　若緊小則妨礙呼吸　又要少穿　若多則皮膚變弱　容易感受風寒

婦女勿可以乳頭突起爲不好看　而以布縛其胸　若胸際束縛　泄氣必不能舒肺臟　從此衰弱　我們中華民國　現在解放婦女纏足之外　還應當把縛胸底惡習廢掉

落雨時到外面去　應當用雨衣　但雨衣不可用橡皮及燈油製的　因爲橡皮和燈油製的雨衣　多不通氣　最好用「明礬」和「鉛糖」之混合液塗於布上　等到乾燥後　做雨衣極合用

帽要輕　鞋要寬　腰帶和袴帶紮脚帶　都應該用寬的　若過緊了　就有害於血液底循環呢

夜裡睡眠底時候　當用佛蘭絨卷於腹部　以預防溫度之放散

學術研究

◎答逢前君問禿頭生髮法　史久華

鄙人讀證治準繩載有治禿髮不生之方名曰聖惠神效生髮黑豆膏今錄其方如下

黑豆三合　苣勝子三合　訶黎勒皮一兩

右藥搗爲末以水拌勻納於竹筒中以亂髮塞口用塘灰內煨取油貯於瓷器中先以米泔皂莢湯洗頭拭乾塗之每日二次

（又方）葛根末二兩　猪脂二兩　羊脂二兩

右藥入銚子內以慢火熬成膏收於磁合中每取一錢塗摩頭上每日兩次

◎問豆腐有小毒究竟有無小毒　炫明

豆腐之小毒查本草數種不備獨從新有入從新云性寒甘鹹有小毒清熱散血和脾胃消脹滿下大腸濁氣中其毒者以萊菔湯解之又新發明云腐漿有補身之功從新云有小毒與腐漿補身不相宜又云和脾胃散血實有相反又腐乾有無小毒

貴社高明醫藥諸君早速研究

◎疑問一則　杭縣沈仲圭

讀二十六號學術研究欄趙倚江君答拙問中第二則平人之汗係由膀胱者

肯割愛　請即寄下　但須號數齊全　不拘若干份　皆所歡迎　本社啟

水受氣海胞宮之蒸化而成證之事實夏令因多汗而多飲冬日因無汗而少飲頗相符合但古書云汗爲血液所化又云奪血者亡汗則與趙君說難通故敢疑請教幸諸公勿吝金玉焉

治療顧問

◎答虞東黃冠三君問耳鳴治法　史介生

腎開竅於耳　心亦寄竅於耳　少陽之絡脈亦附于耳　腎氣入於耳際爲隔膜所蔽　不能越於耳外　止有耳根下　少則微鳴　多則大鳴　甚且將榮耳之筋　觸之跳動　設陰氣能出外而走陽竅　則陰陽相混　非三才之理矣　故耳之用　妙在虛而能受也　今據來函　說耳鳴已經三載　初起時低音不聞　平常言語　模糊不辨　耳內轟轟之聲不絕　甚至微痛　大便堅結　小便時清時濁　此因痰火上升　再加憂悶　憂悶者怒之漸也　怒則氣上　少陽之火鬱於耳中而爲鳴　甚則壅閉矣　法宜清痰降火爲治　每日服滾痰丸四錢（藥店有賸）　茶湯送下

◎問胃弱及食粉料即腹疼病　炫明

敬啓者　僕今二十四歲　有疾病纏綿已及十餘年　醫藥均無久效永斷之功　未知何故　茲謹將賤恙遠近症狀　及歷來療法情形　呈請鑒核　伏祈惠賜良方　不勝感德

（一）遠症　十年前曾患每年腹痛五六次（多見粉食）　每秋至冬時　咳嗽多痰　每年如此不斷　十六至今歲　每年兼有夢遺六七次不等　又兼頭痛昡暈　家嚴云　因痰上升　服二陳湯二三四劑即愈　至二十歲　每見吃粉食　即時腹痛（服消食行氣等藥）　腹痛愈後　必見脇痛便秘　服推氣散數劑　一二星期後愈

（二）近症　今年三月十六七兩日腹脹　十八九兩日夜腹痛　服消食行氣藥　又用太乙神針灸神闕穴下脘穴兩穴　後吐出蛔蟲二條　一星期後愈

（三）再今五月二十五日　至內兄家吃了半盤點心（雞蛋麵）　又吃晚飯時鱸魚肚（魚肚一物再難消化之物）及暑氣并夜受寒　至半夜後腹痛　無湯藥吃了　廿六吃土藥　腹痛已愈　廿六下午夜間脇痛　不甚　廿七日服推氣散一劑　廿八至家又服推氣散數劑　脇痛止

方　廣鬱金　薑半夏　廣皮　桂心　茯苓

推氣散止後　服六君子湯四五劑　六月初五日行路　往來五里左右　至晚腹痛　並無雜吃下　未知何故　用太乙神針灸中脘三次即愈　體倦服六君子加減二三服　初八亦行路五里左右　下午腹痛　亦用神針灸下脘　又腰痛灸命門穴　即安好　初十腹再痛　用神針不效　腹痛約二十小時左右　服消食行氣一劑　金醫生診　又見膀胱濕熱

方　紅枳壳　錢半　廣砂仁

一錢 炒卜子 二錢 廣桔梗 四錢 川楝子 二錢 花檳榔 一錢 廣木香 八分 本堂麯 一錢 山查肉 二錢 君子肉 四粒

十一不吃藥 安床 十二 大便黃赤色紅赤

方 嫩桂枝 七分 連皮苓 二錢 綿茵陳 一錢 福原 錢半 結芝苓 一錢 廣木香 五分 炒茅朮 錢半 絲通草 五分

十三小便紅赤約退

方 女貞子 錢半 綿茵陳 錢半 福原 錢半 廣陳皮 錢半 炒茅朮 二錢 生米仁 三錢 炙草 一錢 連皮苓 四錢 兎絲子 一錢半 蔻仁 二粒 車前子 錢半

十四 小便黃赤 退了一半

方 女貞子 錢半 綿茵陳 一錢 福原 錢半 連皮苓 二錢 兎絲子 錢半 炒茅朮 錢半 廣陳皮 一錢 結芝苓 一錢 炒米仁 三錢 炒扁豆 二錢 炙甘草 五分

貴會會員 高明醫士 中醫答下治療方法 另此感謝

◎答章韶君問腹內動氣症治法 張錫純

觀此症 陡有氣自臍上沖至胸腔 集於左乳下 跳動不休 夫有氣陡起於臍上沖者 此奇經八脈中 衝脈發出之氣也 衝脈之源 上隸於胃 而胃之大絡虛里 貫膈絡肺出於左乳下 爲動脉 然無病者其動也微 故不覺其動也 乃因此衝氣上沖犯胃 且循虛里之大絡 貫膈絡肺復出於左乳下 與動脈相併 以致動脈因之大動 人即自覺其動而不安矣 當用降衝斂衝鎭衝補衝之藥 以治病源 則左乳下之動脈自不覺其動矣 援擬兩方於左

生懷山藥八錢 生牡蠣(搗細煅者無效) 八錢 生赭石(層層成片有凹有凸者軋細) 四錢 生芡實四錢 清半夏(中亦有礬須用溫水淘淨晒乾) 足四錢 柏子仁(炒搗不去油)四錢 山萸肉(核皆去淨)足四錢 玄參四錢 寸麥冬(帶心乾者) 三錢

右藥九味磨取生鐵銹濃水煎服

又方 用淨黑鉛半斤 用鐵勺屢次鎔化之 取其屢次鎔化所餘之鉛灰若干 研細過羅 再將鎔化所餘之鉛秤之 若餘有四兩 復用鐵勺鎔化之 化後用硫黃細末一兩半 撒入勺中 急以鐵鏟炒拌之 鉛經硫黃 燒煉皆成紅色 因炒拌結成砂子 晾冷軋細過羅 中有軋之成餅者 係未化透之鉛 務皆去淨 二藥各用一兩 和以炒熟麥麵爲丸(麵不宜多摻 以僅可作丸爲度) 如桐子大 每服六七丸 或至十餘丸(以服

恕復

後覺藥力下行　不至下墜爲度
一用生懷藥細末五六錢　煮作稀粥送下　一日再服　以上二方　或單用　或同用皆可　嵩此敬達　即乞登錄　敬請箸安

◎問腳足瘋頑治法　失名

弟家中陳姓傭婦　年二十餘歲　於本年二月初　初覺大腿外側　一塊如錢大　痲木不仁　以針刺亦不疼　搔亦不癢　色帶暗紅　邊圈厚　弟嘗金鑑癬瘡治法　及痲風治法　內服外搽　或擦俱不見效　化後請外科色包　遷延月餘　亦不見效　反見大些　日來此婦　日夜恐慌　慮延入大痲風也　敬請海內諸君　惠賜良法救他　不勝盼望之至

◎答沈仲圭亞東病夫問案　劉吉人

今之患遺者多矣　答方者亦多矣　未見有深中病根如見肺肝者　有之亦不過凡庸之醫目之耳　甚至以習俗之常見　棄而不服　或以責效太急　僅服十數日　而又顧而之他　愚但慮其擇別不精　再蹈一誤再誤之弊　不知病有久暫輕重之分　效有難易眞假之別　除原嵩函之方外　再增一平和解渴退翳之方　以聽二君對差擇用　其方爲何　解渴除煩熱則繅絲湯最佳　杭省不乏此物　曷不請友人覓之　每日可飲二三盃　並可治遺精之本也　現當夏日　鮮波羅蜜　無花果　皆可食治遺妙法　應時有之　退翳方　即楊君燧熙所賣之時疫奪命散　可嗅入鼻孔　常嗅之　退盡紅紫方巳　此則仲圭兄必用者也　前方有三甲合膏方　較知柏八味方有效　如服至秋令之後　燥金來復　相火退位　必有佳音　但精血素虧之人　雖子稀黃　不可愛惜錢　而不進也　此燥症預防法也

現在問方人多索答太急此後嵩函問方者須將回信封自己注名住址附入郵花三十分（以一分三分爲度）九日答覆無方壁還空函無效

浙江富陽赤亭山桂馨書局啟

雜錄

◎奇案二則　宜春黃國材

閱星期增刊十一號　雜錄欄內　有尹胡二婦　得奇病而死　不禁有感　材謂是病　多係腦有變化　似藏躁症　苟得明醫善調治　尚有告痊之望　昔材之妻楊室人　年十八歲　突發胃痛　痛劇時　忽言一婦立床前　招手呼　即從床躍起　自着新衣新履　持帶　欲自縊　自此不再訴胃痛　謹防嚴密　强進方藥　十二日後　忽昏厥　二時許漸蘇　以後每日如是　已曆四月　而化痰鎭神之方　逐日强進　至五月初　始神志漸淸　至七月　則精神始完全恢復

蔣秀山之弟　中學畢業　家財豐裕　年冠時　一日臥起　眉蹙容愁　兄知有異　詰之　答以自不知何故　而心中思想　總以生不如死爲美

兒以爲戲言　置之　朝膳後　入書室　嚴閉其門　家人趨　將自縊　急止之　乃罷　由是守防不怠　或以玩物悅其志　或以山景解其悶　越三月　其鬱抑之狀　終無轉圜　一日　乘防疏　自入池溺死　及家人尋獲　屍已僵浮　惜未治以湯藥　致坐以待斃

醫事閒話

◎惜胡東皋　嗟聲

我們紹興有個醫生　叫做胡東皋　這個醫生　在社會上狠有價値的　不過嗟聲和東皋　不是親戚　也不是朋友　東皋著作的書籍和言論　嗟聲也沒有看見過　如何知道他是有價値的醫生呢　因東皋所開的藥方　嗟聲常有得看見過的　有一種性急的病家　吃東皋所擬的藥　吃了數帖　沒有全愈　這個病人就到嗟聲處來就診咧　等嗟聲開好了藥方　病人就將東皋所開的方　給嗟聲看看　嗟聲看東皋所擬的藥方和嗟聲所擬的藥方　是大同小異的　病證不愈的緣故　實因病家性急所致　嗟聲就知道他是有價値的醫生　今聞東皋已於月前死了　社會上缺了一個良醫　嗟聲就提筆而作惜東皋的一則閒話咧

刊誤

◎本刊第十三號學術研究欄刊誤

答盧育和先生問座瘡兒是何名詞誤刊盧吉和

第二行殺蟲防腐消臭誤刊變蟲防腐消臭

第九行故與沃度保兒母誤刊故與決度保兒母

◎本刊第十四號治療顧問欄刊誤

第六頁答青島王級東問喉毒未盡治法　第十六謹防喉痧復萌誤刊謹防復喉痧萌　第十七行斯脈上胃繞咽誤刊斯脈上胃燒咽　第十八行如出一轍誤刊如出一轍

又本欄第七頁答王紹聲問不寐症治法　第十行腹屬厥少二陰之地誤刊復屬厥少二陰之地　第八頁本則第十一行杏仁水下脫落了　○　第十七後食後服誤刊日後服

閱報諸君　如存有八卷九卷兩年本報　本社當以今年新報加倍掉換　倘

▲中華郵政局特准掛號認爲新聞紙類▼

中華民國九年八月十五出版

紹興醫藥學報星期增刊

發行所浙江紹興城中北海橋

第三十三號
今日計二張

本刊分發行
各省各大書坊

本刊價例

每星期一張或數張計大洋一分預定全年五十期計大洋四角如寄送加每期郵費大洋五厘十份以上另議郵滙不通之處郵票作洋九五計算凡公共機關報資均收半價

本刊廣告例

百字起碼每期大洋三角連登一月八折連登一年五折不上百字照百字遞算二號字及木刻鑄版地位以字數核算封面加倍刊資亦須先惠長登大幅得以另行訂立特約

啓事

◎招登廣告

本刊隨月報而發行月報銷行遍及全國乂達南洋各島台灣日本等處爲閱者所知然不看月報之各地諸君預先訂閱本刊者已絡繹不絕本刊之銷行自更信於月報其廣告之效力較勝可不待言矣況取價乂廉至閱者對於本社之月報及本刊必人人欲彙訂成冊保存以備研究則廣告之效不卜可期知凡有關於醫藥事業欲謀發展者請函本社可也

本社敬啓

◎問病者鑒

凡函向本社問病者請將詳細病狀寫明寄到「紹興城中醫藥學報社」收當即登入本刊徵求四方名家或由本社答告治法仍載本刊概不取資各處醫家自定個人收資規則與本社無涉

紹興醫藥學報社啓

特別廣告

◎每日一文錢之保險費

本社因月報中限於篇幅凡病家問症徵方者日多特發行增刊俾不佔月報中他欄地位病家乂能早日治療至同道研究學術質問疑原亦在月報中問答門登載今亦移於是期增刊此外如關於已病者之看護未病者之衛生及其他古今[illegible]效之單方各地醫生之驗案可以灌輸一般社會之適俗醫藥常識者備載無遺醫家讀之不啻得臨證之指南病家讀之無異聚醫師爲顧問未病者尤得預貯醫藥常識以講衛生所費不過每日一文錢其獲益效保險爲實是耳本社非敢自誇閱者自能賞鑑

本社敬啓

◎送書廣告

臨產須知丙午年石印早已贈罄茲經同人照印欲閱者附郵票二分半開明地址寄無錫西門外棉花巷一百另二號周謙吉堂隨即寄贈另有治家格言繹義函郵可贈空函不復

◎濟南大牌十四號陸晉笙啓

僕備有診斷書爲說病討藥方之病家取此書圈明寄來索方立即開方寄還僅取答是郵票數角爲補助紙張刷印郵遞等費由人酌寄不另受謝但治愈請將原書原方寄登此報以徵治驗

◎時疫傳命散

近來天時涼暖不一世人稍一不慎不拘老幼及婦女每發時疫見症咳嗽嘔吐頭疼骨痛惡寒發熱有汗（或無汗）甚則神糊譫語氣急鼻煽肢冷脈伏腹痛絞腸刺胸吊脚縮筋霍亂吐瀉不省人事以及山嵐瘴毒皆陰陽乖戾之氣（見紹興醫藥學報及星期增刊滬報

等）須將此散分二次吹入鼻中小兒分四次其性和平寒熱均宜兼從口鼻吸入居其多數仍由鼻出內服外吹俱有效力每瓶大人內服分兩次小兒分四次孕婦不忌此方劉吉人先生經驗多年不敢自秘特此以濟時疫之急需亦治腦寒腦熱腦漏鼻淵鼻塞鼻疳鼻茸時流穢濁等每瓶大洋二角發行所鎮江城內五條街楊燧熙醫室

◎人類可怕的毒要來了！快預防

每年到了夏秋季時疫總不能免的甚至蔓延城鄉　染者死亡相接　這可算是人類最可怕的公敵了　時疫果然是很危險的事　多數由自已不注意衛生的緣故　一經到了生病的時候　就要請醫生診治　想起性命有點值錢了　既然曉得生病是可怕的　不如未病的時候　赶緊研究預防的方法　預防的法子　就是注重衛生　清潔飲食　消減病菌　所以本館每年到了春末夏初的時節　就想法辦到大批避疫藥水一種　若將此藥水一分和清水二十分　滴入廁所臥室痰盂陰溝等處　這種可怕的傳染病菌　碰着了這種藥水　就是病菌遇着了公敵　而且賣價極便宜　每小瓶售洋二角二分　每軋輪售洋一元八角五分　到藥不多　購新要快　紹興大路敎育館謹告　電話第十一號

何以夫人不能撫養嬰兒

及今服韋廉士大醫生紅色補丸得撫育子女四名

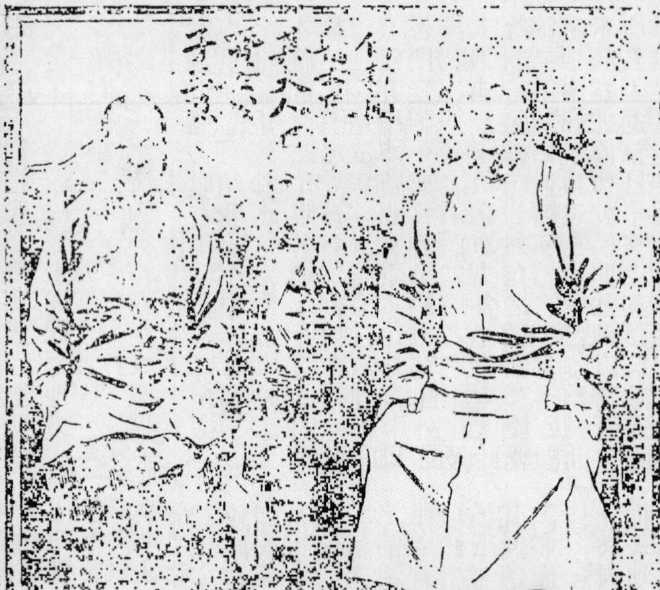

乳汁由血液變成故血液淡薄無力乳汁亦稀少無力矣是以欲求乳母之乳汁多而有力必全賴乎血液清潔有力強健爲首要也故鮮紅稠濃有力之新血爲亟當求之也補血之藥莫妙乎服用韋廉士大醫生紅色補丸且亦爲婦科各症之聖藥早已名馳天下爲婦女之良友郎如河南周家口太昇西醫院醫士何耘圖先生之證據誠爲有益於閱者其來函云室人因幼年多病加之生產後失調元氣大傷骨瘦如柴乳汁缺乏不能撫養嬰兒延聘乳母撫養百般刁難不堪言狀僕身爲醫道愧無良策試服各藥品均未有效後試服貴局紅色補丸未及兩月體健身肥自民國四年至今生子女四名乳汁充足全家受惠誠非淺鮮均皆紅色補丸之功力也爰書數行並附小影一幅以表感激之忱韋廉士大醫生紅色補丸之功效無分男女皆屬相同曾經治愈血薄腦疲所致各症凡經售西藥者均有出售或直向上海四川路九十六號韋廉士醫生藥局函購每一瓶英洋一元五角每六瓶英洋八元郵力在內

小言

◎告訴迎菩薩底朋友　陳守眞

每到天氣極熱底時候　只管聽見到處迎會　抬出菩薩來　要請他赶赶害人底惡鬼　所以男男女女　不顧炎烈底太陽　像有事底一般　都走到一個泥菩薩面前　拱起兩隻手亂拜　工夫一多　弄得吸熱生病　菩薩到不來保佑　反要去請醫生看病　所以我要告訴你們發起迎會底朋友呀！　迎菩薩是不能保平安的　你募化金錢去迎菩薩底一番熱心　不若辦一個施醫局罷

衛生談

◎寄巢拉雜衛生談　守眞

（八）　放足法

纏足一事　古時已有　如高士奇天祿志餘云　「史記臨淄女子彈弦跕躧」又云　「揄修袖躡利屣」　白居易詩曰　「小頭鞋履窄衣裳」等云云　可見纏足爲奇事而極少者　宋後婦女皆纏足

淸朝將末底時候　中國漸漸底文明起來　曉得這纏足底害處　就提倡天足了　然而風氣未開通底地方　還沒有斷絕

這纏足底事情　大背衛生底原理　實在應當放開　不可遲慢的

放足底法子　應該預備一個乾淨底水桶　盛滿沸水　把兩隻脚脫去了裹脚布　浸在熱水裡　等過了十分鐘　再用一盆冷水　把兩隻脚掉轉浸在冷水裡　大約二三分鐘　就要用乾淨底布擦乾　抹上火酒　捏揉兩脚　再用花士林擦在摺縫裡　取潔淨底棉花　夾在摺縫裡　使脚指與脚心略略撑開　然後用一條脚帶　鬆鬆底包好　照如此底法子　每日要行二三回　但起初不能使他十分運動　使足受痛

學術研究

◎答白湖后坂林問蔭祥催眠術授法住所　鎮江楊燧熙

西儒李破博士曰二十世紀以後爲人不知催眠學卽爲廢人斯言不啻爲催眠學放一異彩然李氏何以忽發此奇警之談且於催眠學崇拜信仰抑至於此彼此人心日幻人格日卑頑固惛蒙同乎木偶陰險譎詐類乎鬼蜮斷非尋常學術所能警悟而其所犯病癖亦非醫學常理所能療治蓋此學爲福爾摩斯與醫家研究以警告世人夫人處此世界縱橫則於催眠學直有不可不學之情勢斯學全以精神爲運用故又名精神學其原因出於心理學生理學哲學三者混合而成此神聖奇巧之學理其操術純正早爲識者所公認茲不贅筆特舉斯學之於家國個人有密切之關係者有幾端貢學者研究焉

世風不古人心險詐斯學能探人之陰謀以禦自己之損害

審判疑案曲直難剖斯學能察秋毫分別皂白

政治改良國家盛衰世界競爭列強環伺惟斯學能啓發愛國之眞誠增進忠良之勇敢

教育關係國家之氣運人類之禮教道德全賴乎是惟斯學能改良社會於無形感化人民守禮法而宗道德

神經無形之疾醫藥不療之病惟斯學以精神而療治之勿藥卽愈

精神學上關於催眠術之學理及應用而養成人才研究斯學不涉政治無黨派凡各界諸君勿談政治及黨派以最新發明教授分別二科實習科由教員直接教授函授科通函教授附設療病院以精神治療而醫藥無效之病凡品性端正身家清白文理通順無論男女均可學習學習者須塡寫報名單姓名年齡職業籍貫住址實習科學費保證金入所費共二十三元函授科各費十八元實習科每日教授一二小時函授科每一旬發給講義一期倘一日內能有三小時學習者伊處亦可將九期講義全份郵寄惟報名時須預先聲明如有不明之處隨問隨答問者抄寫清楚該課伊所庶務處購取每份大洋二角

修業考試修業期限以學生充分功夫爲畢業考試後發給文憑除實習科外概以郵寄題目考試學員畢業後成績優美者除留充伊所分部部長外仍可代爲保送各大學校各醫院担任教務醫藥事宜倫學員濫用斯術損害於人及破壞伊所名譽者詳查確實除名外加以嚴議伊所呈請滬海王道尹批准爲養成是項人才確保學員成功現議實習科函授科各費免收講義費報名費不在此限　通信處上海新閘路新康南弄中華精神學養成所姚洞垣先生便是

◎答沈仲圭君疑問四則(問題在二十七號)

陳守眞

(一)羊癲病一症其病源病理治法如何

羊癲病一名癲癇(Epilepsy.)亦作羊癲風

【原因】爲神經病之一種多得之於遺傳性及酒精中毒頭部外傷或精神受劇烈之感動而起

【症狀】患者不擇何地卒然昏倒失神痙攣口吐白沫聲類羊鳴亦有以齒嚙舌者

【療法】本病除隨原因施適當之治療外宜另施身體之强壯法兼用臭素加僧謨(卽臭素加里)一・〇以至二・〇白糖〇・五服之(以上係一次量每日三次加水服之)更於發作時宜防其身體之損傷徐解其衣服凡以齒嚙舌者尤須卷潔淨白布置其齒間以保護其舌

【附說】此病不易全愈愈後必經時再發故其斷根之藥尙待研究

(二)巴戟天一物吳氏從新云陰虛而相火熾者忌服究竟益腎水乎抑補命火乎

巴戟天氣溫能治陽虛之痿可知其有補腎之功惟主大風邪氣故吳氏從新中載陰虛而相火熾者忌服蓋因陰虛

者腎水必傷相火熾盛若再用之相火遂其炎而上必愈形熾盛腎水必愈傷矣故巴戟天雖能助腎添精然陰虛而相火熾者不宜妄用又陽虛亦緣於命門衰弱之故因巴戟天具升陽之氣味必能升火旣能升火則非專補命門火可知

(三)蟆蟲一物古書未載曾見報載謂可治病未知可治何病及其氣味功能若何

蟆蟲可治何病及其氣味功能若何未知足下在報紙上見所載者究治何病知其所能之病卽可研究其功能至於其氣味則愚以意度之知蟆蟲入稻莖內食其養料氣味或與穀類相同(此時因田間蟆蝗未起容後研究)足下見報載之一節還祈卽日示下又愚曾譯倫敦日報載有「北非洲如摩洛哥等國人常以蟆蟲供客視爲極貴重之物撒北非種族慕爾人言其味勝於鴿其人食[illegible]蟲一盤輒二三百隻初不因此致病[illegible][illegible]託脫人種遇蟆蟲成羣飛集雖害及禾稼無不大喜其人一食蟆蟲則身體立肥又好以蟆蟲作湯以充飲料其色棕黑」特誌之以供他日之研究

(四)中醫所云之營衛在人身何處

靈樞經云「營衛衰則眞氣去」按營衛一作榮衛言經脈之內外營行脈中衛行脉外謂氣血之作用也故醫生稱人身上之動脈爲營靜脈爲衛矣

◎答沈仲圭先生存疑四則　張[illegible][illegible]

(一)盧抑甫先生曰脾雖與胃相近而脾爲貯血之府胃爲水穀之海其系統不同功用亦異蓉川乃謂脾主化穀胃主納穀不知化穀納穀皆胃主之脾不與也近胃又有甜肉一條(甜肉卽膵臟)甜肉汁入十二指腸並不入胃亦非脾之所生脾主製造血液甜肉汁主化油脂其功用系統不同故功用亦異也觀此則沈君所謂推動胃腑趙君所謂甜肉者當可瞭然與脾皆無干焉(見丁仲祜中西醫報七年七期中)

(二)丁仲祜先生曰膀胱爲强韌之囊有三口其二口通輸尿管一口通尿道又曰明李挺醫學入門以爲膀胱有下口而無上口資氣海之氣以施化此說亦誤云云觀此則膀胱有上口並有下口明甚然觀豬脬實並無上口人與豬是否相同尚望高明有以敎我也(見丁驛新內經排泄器篇)

(三)人之全體使用愈多者其體態機能亦愈靈敏發達如勞力者肢體粗大筋肉肥豐是也拳術者之足手靈敏能飛檐走壁是也不用則漸致退化如男乳已就萎縮不學者之腦筋單簡是也聾者善視瞽者善聽蓋亦循此進化之理而然固不足奇也其理由精氣集注之外練習之靈敏神經之興奮亦有莫大之關係也

(四)丁譯醫學綱要中胎生學大意有一段云生體不同約分五種一在體段二在形狀三在生成四在排列五在數目沈君無此深陷當亦係生來不同形狀斯異宜肉反骨[illegible]不[illegible][illegible][illegible]故也

◎質問二則 獨善氏

(一)清駐意使者吳宗濂著桉樹譜一書內云家中植有桉樹可以免除瘴疾其枝葉煎湯服之愈瘧近來森林家亦屢言之但未知此樹是何性質從何有此特點

(二)查吳氏本草從新蒺藜祗有二種一曰刺蒺藜一曰沙苑蒺藜前者産同州府有刺疏肝瀉肺而無補性後者出潼關狀如腎子帶綠色補腎固精今藥肆中所售之沙苑蒺藜既與從新所云不同且分二種以稍大而有光澤者爲潼蒺藜稍小而乏光澤者爲沙苑蒺藜未知此二種各産何處是何氣味有何功能又眞者現在有否敬乞海內藥學家賜教

◎問螟蟲能治何病及其氣味功能若何 陳守眞

杭縣沈仲圭君在二十七號星期增刊中徵求螟蟲之氣味及功能並云曾見報載可以治病則螟蟲可以療治疾病亦爲有益於人之藥品爲醫藥界所應

研究者鄙人曾以北非洲人作食品一節錄之以供推究但一人之才識有限恐多謬誤諒諸同道中熱心濟世者必肯細心推究以惠下庶則幸甚矣

治療顧問

◎答吳江一釣淋病治法（見十九號本刊） 王紀倫

查閱既往症現在症 是必當時治療失宜 誤信江湖派醫藥 服覇道單方丸丹等藥品 致淋毒菌抑遏於內 隱受其害 病者意謂痊瘳 不知已變爲慢性淋病 旋又尋花問柳 淋毒菌愈形繁殖 潛伏既久 侵害他器管日深 故一日猝發 如地雷爆烈 莫可措手 依不佞之臆斷 則謂淋毒性副睾丸炎 淋毒性攝護腺漏 淋毒性關節炎等諸證 然欲求其診斷精確 當須行理化學的檢查 如有淋毒菌存在時 則其爲基於淋病而來者 可無疑義 其特效根治療法 惟有在肩胛部皮下注射淋菌血清〇·五至一·〇五 每三日注射一次 輕者指日可痊 重者數次即愈 東西醫學家 迭經實驗 屢奏卓効 但已陷於慢性者 奏效稍緩 至於內服藥療法 當隨其脈舌現症而分治之 如苦泄厥陰 清通胃腑 甘寒降泄 清絡解毒等諸法 未可執一 匆答當否 即希高明指疵

按所列現症 諸恙梅毒下疳者服輕粉水銀木鼈等倒提攣相彷彿 未知問者曾否服過是項丹丸毒藥 苟因此而發生者 其治療方法 又當別論

【附二十九號拙答刊誤】

解熱劑中神經痛字誤作(病) 一概混治誤作(施治) 退翳劑中一方拉丁文Jod誤(Zod) Natrium Corleouat誤(n字lom字) 蒸溜水二〇〇〇誤(二〇〇〇) 吸取下脫一(之)字 二方拉丁文Sulelimat誤(Snlalinet) Tinet誤(Tinpt)

恕復　浙江富陽赤亭山桂馨書屋啟

吳綬章君外症治法內由是而凝結多一(而)字　投以大補氣血之劑誤(授)字

濟燐君外症治法糯稻根鬚誤(軟)蓋既潰久元虛(久字下失一元字)俱屬營虧顯象誤(形)字　曾見患潰瘍數日者誤(腐)字

沈鶴年君外症治法每日二三次塗布二十分之一碘酒悞(百分之二十)(乙)字下脫(內服療法)四字　顯係脾失統血之職誤(有)字　糞呈青色悞(糞)字

◎答與家言郭貽穀君問腎虛治法　鎮江楊燧熙

尊體少小多魔　以致柔弱　稍長將復未復　又有嗜好　致腎精久虧虧而不復爲之損　損而不復謂之勞精也者　氣依之　如魚得水　神依之　如霧伏淵　精氣神　爲人之三寶　未可一刻缺也　神疲力乏每起衰弱之慣性　入校從事體育三年　舉凡運動及球術　無不精捷然外强內虛　完姻二載　倘未宜男乃先天不足　夫腎爲先天之本脾爲後天之源　生男育女　皆賴乎此　亦由元精元神　充則壽　薄則夭　不僅爲生育　而於天年　最有密切之關係者也　函云　其體素本虛寒　常投姜附桂等　鄙覺相火時閉　若云無相火　必賴溫品燥相世所少見　卽見亦不多也　早起痰多　鼻發紅點　面多油晦　倘少眠及多用目力　則眼赤且乾燥難安此水源之不足　是明徵也　若從辛溫補陽　恐肝病大作　生枝難免擬從陰引陽　從陽引陰　陰平陽秘　水火既濟　陰精上供其人壽何斯患之有哉　養肝益腎　自可漸漸霍然　而得麟趾呈祥　擬方綏綏圖治　至節飲食　愼起居　遠房幃除思慮　戒惱怒　加意於藥餌之先　是否候有道指謬

橘皮八分炒中生地三錢　硃染雲茯神三錢　酒炒白歸身二錢　酒炒川丹皮一錢五分　懷山藥二錢　土炒杭白芍二錢　鹽水炒福澤瀉一錢五分　炒苑子三錢　車前子二錢　女貞子二錢　大貝母三錢　左牡蠣八錢(先煎)　石決明七錢(先煎)旱蓮草二錢　杭白菊三錢　引蓮子心四分

五劑分五日服

◎代友問梅瘡治法　陸錦燧

茲有詢者　有友人係陰虧火旺體質花柳不愼　傳染穢惡　並不淋濁而兩胯間風疹累累　癢不可當旋四肢間生小粒　搔破稍有水血係屬乾疥　兩耳時作鳴　頭微暈有毒氣上衝之象　其外飲食起居大小便如常　此病宜化毒自小便出抑卽淸絡化毒　應用何法　及何等服方敷方　燧於花柳病　素無研究　又係至交　不能回報　用特專函奉詢　祈速示我南針　不勝盼切

◎答汝偉張君問血痢治法　蕭山張錫約

傷寒論有白頭翁湯　善治熱痢　鄙人用其方加減　以治血痢　烟後痢　噤口痢　虛熱下痢　皆能隨手奏效。其痢之重而且久者　不過三劑　亦可完全治愈　因名之曰通變白頭翁湯

生懷山藥　一兩、白頭翁（用下半截）四錢　秦皮　三錢　生生地榆（炒者無效）三錢　杭芍　六錢　生甘草　二錢　眞旱三七（細末）三錢　鴨蛋子（去淨皮揀其仁成實[illegible]的破者服之作嘔吐）六十粒

右藥八味　先將三七鴨蛋子各一半　用白糖水送下（鴨蛋子服時勿嚼破）再服湯藥　至煎渣服時　亦先用白糖水送服所餘之三七鴨蛋子　然後服湯藥

雜錄

◎時疫酒　虞育和

（治時疫霍亂腹痛吐瀉轉筋及一切心胃氣痛等症）

觀史久鏞先生春溫時疫質正書（見本刊廿一號）內有萬應哥羅顚一方謂從友人處抄錄而得此方純係中藥而以西藥名之是否錯悞云云育現將西國之哥羅顚眞方已寄入本社登刊證明矣然愚昔年案頭抄本亦錄有時疫酒方與尊處之萬應哥羅顚方大同小異今特繕陳以供同志參閱焉方用樟腦　木香　公丁香各六錢　大茴香四錢　廣陳皮三錢　阿片二錢　火酒一斤（藥房內購）先將樟腦浸入火酒（一兩）內約一句鐘研化其餘之藥入米燒酒（一斤）內浸七日煑半枝香去渣濾過再和火酒拌樟腦阿片注入瓶內固封勿洩氣臨用時震盪之服法每取十滴開水和服此方治時疫霍亂腹痛吐瀉轉筋凡形證屬寒而露虛象者洵爲良劑以其具有興奮行氣鎮痙鎭痛收歛之功也（育師任氏登和對於該症嘗用此方如鼓如桴早年已有治驗登入神州醫報）若前症屬熱則又不合倫悞之反助桀爲虐禍不旋踵明眼者自能知之無俟愚贅

▲中華郵政局特准掛號認爲新聞紙類▼

中華民國九年八月廿二出版

紹興醫藥學報星期增刊

發行所浙江紹興城中北海橋

第三十四號　今日計二張

本刊分發行　各省各大書坊

本刊價例　每星期一張或數張計大洋一分預定全年五十期計大洋四角如寄送加每期郵費大洋五厘十份以上另議郵滙不通之處郵票作洋九五計算凡公共機關報資均收半價

本刊廣告例　百字起碼每期大洋三角連登一月八折連登一年五折不上百字照百字遞算二號字及木刻鑄版地位以字數核算封面加倍刊資亦須先惠長登大幅得以另行訂立特約

啓事

◎招登廣告

本刊隨月報而發行月報銷行遍及全國又達南洋各島台灣日本等處爲閱者所知然不看月報之各地諸君預先訂閱本刊者已絡繹不絕本刊之銷行自更信於月報其廣告之效力較勝可不待言矣況取價又廉至閱者對於本社之月報及本刊必人人欲棄訂成冊保存以備研究則廣告之效不卜可期知凡有關於醫藥事業欲謀發展者請函本社可也　本社敬啓

◎問病者鑒

凡函向本社問病者請將詳細病狀寫明寄到「紹興城中醫藥學報社」收當即登入本刊徵求四方名家或由本社答告治法仍載本刊概不取資各處醫家自定個人收資規則與本社無涉　紹興醫藥學報社啓

◎每日一文錢之保險費

本社因月報中限於篇幅凡病家問症徵方者日多特發行增刊俾不佔月報中他欄地位病家又能早日治療至同道研究學術質問疑原亦在月報中問答門登載今亦移於星期增刊此外如關於已病者之看護未病者之衛生及其他古今驗效之單方各地醫生之驗案可以灌輸一般社會之適俗醫藥常識者備載無遺醫家讀之不會得臨證之指南病家讀之無異聚醫卽爲顧問未病者尤得預貯醫藥常識以講衛生所費不過每日一文錢其獲益效保險爲實是耳本社非敢自誇閱者自能賞鑑　本社敬啓

特別廣告

◎送書廣告

臨產須知丙午年石印早已贈罄茲經同人照印欲閱者附郵票二分半開明地址寄無錫西門外棉花巷一百另二號周謙吉堂隨卽寄贈另有治家格言繹義函郵可贈空函不復

◎濟南大觀十四號陸晉笙啓

僕備有診斷書爲說病討藥方之病家取此書圖明寄來索方立卽開方寄還僅取筆墨郵票數角爲補助紙張刷印郵遞等費由人酌寄不另受謝但治愈請將原書原方寄登此報以徵治驗

◎時疫奪命散

近來天時涼暖不一世人稍一不愼不拘老幼及婦女每發時疫見症咳嗽嘔吐頭疼骨痛惡寒發熱有汗（或無汗）甚則神糊譫語氣急鼻煽肢冷脈伏腹痛絞腸刺胸吊脚縮筋霍亂吐瀉不省人事以及山嵐瘴毒皆陰陽乖戾之氣（見紹興醫藥學報及星期增刊滬報

等）須將此散分二次吹入鼻中小兒分四次其性和平寒熱均宜邪從口鼻吸入居其多數仍由此出內服外嗅俱有效力每瓶大人內服分兩次小兒分四次孕婦不忌此方劉吉人先生經驗多年不敢自秘特此以濟時疫之急需亦治腦寒腦熱腦漏鼻淵鼻塞鼻瘜鼻茸時流穢涕等每瓶大洋二角

發行所鎭江城內五條街楊燧熙醫室

◎人類可怕的事要來了—快預防

每年到了夏秋季時疫總不能免的　甚至蔓延城鄉　染者死亡相接　這可算是人類最可怕的公敵了　時疫果然是很危險的事　多數由自己不注意衛生的緣故　一經到了生病的時候　就要請醫生診治　想起性命有點値錢了　既然曉得生病是可怕的　不如未病的時候　趕緊研究預防的方法　預防的法子　就是注重衛生　清潔飲食　消減病菌　所以本館每年到了春末夏初的時節　就想法辦到大批避疫藥水一種　若將此藥水一分和清水二十分　滴入厠所臥室痰盂陰溝等處　這種可怕的傳染病菌　碰着了這種藥水就是病菌遇着了公敵　而且賣價極便宜　每小瓶售洋二角二分　每軋輪售洋一元八角五分　到藥不多　購祈要快

紹興大路敎育館謹告　電話第十一號

北京國會議員瘘弱

如何由韋廉士大醫生紅色補丸之功效身體復原強健有力

北京國會議員　宋育德之玉照

公務繁冗多傷精神卽最強健者亦難承當卽如政界官憲往往因公積勞以致身體衰殘閱各報刊登保證書稱謝韋廉士大醫生紅色補丸之功效者每多出自達官宦憲然而各界中因血虧腦疲而患疾病由紅色補丸之奇功得獲全愈者亦無異於政界中人也卽如北京國會議員前任江西督軍府及省長公署顧問宋德育先生由江西南昌來函云余因公積勞背脊酸楚目眩頭暈四肢乏力何日無之請醫調治渠云背爲陽位百脈聚會之所陽痿體弱開方服藥竟無效果適友人談及前年他亦患此症服韋廉士大醫生紅色補丸功效極速余忠微細丸藥能治是病亦將信將疑閱報載治愈益衆當至洗馬池中華大藥房購買三瓶未服一半眩暈已止服完後病體若失食亦知味身體健旺果韋廉士大醫生紅色補丸功效卓著始知吾友言之不謬也倘諸君如有患此症者祈爲購服可也特此誌謝

閣下曾患血薄氣衰　腦筋衰殘　少年斲傷　胃不消化　瘋濕骨痛　臂尻酸楚　山嵐瘴瘧否　或尊夫人及令堂或令愛曾患婦科各症否　如患以上各症卽可試服韋廉士大醫生紅色補丸服後立卽見功　能使身壯力健精神煥發也凡經售西藥者均有出售或直向上海四川路九十六號韋廉士醫生藥局函購每一瓶英洋一元五角每六瓶英洋八元郵力在內

奉送衛生小書

茲有精美衛生小書名曰延齡妙術如欲索取卽須寄一明信片至以上所列地址原班奉送一本可也

衛生談

◎寄巢拉雜衛生談　守眞

（九）　痔

痔有「天然痔」「花柳痔」二種　「天然痔」腫肛門便血乾燥　用天豆熬膏　服了就好

「花柳痔」極毒　年紀輕底人　火炎上攻　鼻梁必定倒坍　生天花瘡　年紀老底人　命火衰了　所以只爛肛門　流出黃水來　臭不可聞　極容易傳染　椅凳切不可同坐　毛巾切不可同入　手巾同面具　都不要同用　這種黃水　沾染手上　手就腫起發癢　沾染着眼皮上　眼就痛了

最簡便底治療法　用生石灰油一大盆洗去其腐　不效再洗　一二月以後　必定全愈　忌房事　忌熱水洗　恐怕火歸心　忌牛羊鵝肉　又不可用手揩擦　如手揩擦以後　去搔頭皮　頭上就要生瘡　去搔眼皮則生青眼　都不易好的

（十）　風邪傳染病

吾人在出汗的時候　稍不注意　尤極容易感冒風邪　因爲洗浴底時候　每有赤着身裸着體　坐在浴盆裡　風邪乘間而進　又有出浴時　就着衣服　皮膚上底熱度　還沒有減退　勢必再要出汗　出過汗　濕透了衣服　身體就覺着冷　因溫度爲汗衣傳出　自然覺着冷了　風邪就受在此時　所以出浴後　先要用乾布摩擦身體　然後再穿衣服　方不致感受風邪

室中讀書寫字　或者作另外各樣生活　空氣固然要流通　但窗門通氣底地方　應當要全扇開開　勿可半扇開半扇閉　因爲漏隙底風　最能夠引起風邪底媒介　然而全部緊閉又不可以了　所以房屋頂高底地方　必定要做兩個換氣底孔

房間裡擺着暖爐底時候　尤加要格外注意　切不可燃燒木炭　因爲木炭底青色火焰　於人體大有害處　吸了頭痛

驗方

◎驗方（紹見刊第十五號）　山東諸城王肖舫稿

治蛇入喉立出方　凡蛇入喉難出者　以人身虱血塗蛇之糞門立出

又方　用胡椒切破　將其尾巴割開　以胡椒嵌入　卽出

治唇生沒皮瘡方　用鮮老鸛草根汁（俗名安子嘴又名留角子嘴）　點擦於唇上卽愈　忌吸旱烟

治難產針灸法　至陰穴（足第二指下面橫紋正中　針一分五厘　或用艾灸五壯　兩足同治）三陰交穴（足內踝除踝骨上三寸　針三分或艾灸三壯　但灸不如針）合骨穴（手虎口橫紋頭高肉上取之　針一分五厘）　足小指尖（右足小指尖　用艾灸三壯）　以上四法　合谷三陰交須同時並取

至陰穴小指尖二處　亦須同時並取

立斃臭蟲方　辣椒(又名秦椒)洋樟腦二味　入火盆內燒烟薰之　閉門一日　無不薰死

治小兒腦古瘡方　凡腦瘡濕爛久潰用牛屎焙炭存性　搽之立愈

治跌打腫疼方　凡跌打腫疼難堪用乾鷄屎研細　以溫水調塗傷處過宿即愈

治蠍螫蜂傷效方　用屋角大蜘蛛吸傷處　或用鷄冠血　或用鷄涎塗之均妙

◎天中茶午時茶二方說錄　盧育和

客冬徐友丞先生醫報(今聞其人已歸道山吾界中維持斯學者又弱一個追念及次不禁悲歎)載有同邑丁秋碧君(育祖籍泰州現移居儀邑已五十餘年矣)謂天中茶即午時茶愚竊有疑焉乃遍詢同人並諸藥肆僉謂午時茶與天中茶有別天中茶雖有其方未合其藥午時茶乃東廣客貨其中藥味外人不得而知育後於某藥號內偶抄得午時茶一方又檢閱單方各書得有天中茶方二則均照錄如下

午時茶方

蘇葉八厘　薄荷一兩　山查十兩　葛根八兩　白朮五兩　獨活五兩　澤瀉五兩　香附五兩　桔梗五兩　草菓五兩　砂仁二兩五錢　神麯八錢　陳皮五兩　川芎五兩　防風五兩　川朴五兩　烏藥五兩　猪苓五兩　白芷五兩　廣藿香五兩　製半夏五兩　枳殼五兩　雲苓五兩　木香五兩　桂枝五兩　檳榔八兩　羌活七兩　大麥芽八兩　甘草二兩五錢　生薑八兩　葱八兩　上茶葉八兩　右藥共研爲末將薑葱打爛麵糊爲餅(此方係抄自藥肆)

天中茶方　(治一切感冒伏暑停食瘧痢等症)

厚朴(薑汁炒)五錢　廣陳皮三錢　山查一兩　羌活三錢　青皮　乾葛　防風　烏藥　川烏　枳殼　白芷　茱萸　石菖蒲　甘草　廣木香(勿見火另研末)　砂仁　以上各三錢另研末　製香附　廣合香　茅朮(米泔水浸洗切片)　莪朮　檳榔　茯苓　以上各五錢　麥芽　神曲　紫蘇　(以上各一兩)　木通八錢　右藥廿六味除木香另研其餘均磨如粗末五月初四日夜用白酒每料一斤浸藥於磁缸內端午日用六安茶或紅茶葉每料二斤半入藥內拌勻待至午時每料加雄黃末三錢五分同溫燒酒八兩攪勻拌茶內即於午時炒乾臨上罏時再將木香砂仁末拌和候涼透再紮好罏口勿令洩氣每服三錢水煎服(見集驗良方)

藥茶方　(治風寒暑濕霍亂吐瀉胸腹膨脹等症)

紫蘇三兩　川樸三兩　麥芽四兩　藿梗一兩　白芷二兩　甘草二兩　烏藥二兩　防風二兩　木香二兩　香茹二兩五錢　枳殼二兩　半夏二兩　神曲四兩　甘葛二兩　前胡二

肯割愛　請即寄下　但須號數齊全　不拘若干份　皆所歡迎　本社啟

兩　山查四兩（搗）　扁豆二兩五錢　蒼朮四兩　茯苓二兩　川芎二兩　梹榔三兩　吳于二兩　明雄二兩（後拌）　砂仁一兩　香附四兩（搗碎）　廣皮二兩　木瓜一兩五錢

右藥廿七味用鍋熬藥半乾用三五年陳茶叶十五斤將藥拌又加明雄再拌拌後再用鍋焙乾身體弱者不宜多服孕婦忌用（見單方書）育意此方亦天中茶

雖錄以上諸方仍屬懷疑莫釋究竟天中茶即午時茶耶抑午時茶方已載於古書育未之見耶現值夏令醫家煎劑內每喜用午時茶而病家亦嘗購午時茶泡而飲之但此茶內所集何種藥品不可不切實研究故特揭出前方用敢質諸淵博願請賜教俾釋疑團是爲至盼

學術研究

◎鼻淵及治法

鎮江楊燧熙

五官之中央者土星也掌中年之造化宜乎豐隆最忌尖瘦或起節露庫俗云爲鼻鼻曰肺竅上應乎天天氣通於肺人皆知之然致病之眞象但知其然而不究所以然夫呼出吸入排濁生清通調水道而司汗腺與陽明降令且主一身之氣化及三焦之功用太陰爲清空之府也一物不容毫毛即病如廟中之鐘空虛則鳴阻塞則啞然必究內因外因之別內因者腦之寒熱或木火刑金痰熱上升微生虫等外因者不離六淫是也邪干於表熱者太陰受之寒者太陽受之凝而不散聚而不走萃於上成爲鼻淵倘因循失治或治未合法釀成慢性肺病發炎也必以氣展邪行不受其侮肺得肅清腦得健運則鼻利涕除知覺恢復否則成葺成瘜成腦漏時流穢涕腥臭異常甚則腫大界址雖在太陰實由厥陰陽明升降失於常度也外治法用時疫奪命散每天嗅入五六次每次黃豆許既可清腦平肝又能宣肺利胃立見臭除涕少方意逸人先生佈露二十九號星刊中內服藥鹹寒平肝苦寒清胃又能殺菌佐甘寒養胃芳香利肺辛凉清腦等此治腦熱必效也倘腦寒者當以辛溫芳香苦溫等法然治上焦如羽貴在空鬆外治仍以時疫奪命散較優于碧雲散或嗅入安母尼亞水亦效

◎虎列拉血清疑問

王國遠

虎列拉時症中名霍亂夏令暑熱間有發生此風土流行未能杜絕根株西醫院由外洋運來血淸預先注射可免傳染價格不廉社會豐於財者區區保命金不惜破慳囊以求試世界上將來富有財產者可以長享天年事之不平孰有甚於此者以愚見測之虎列拉有急性慢性眞性假性電擊性其血清不知從何種培養得來無分何種虎列拉有此血清一針病邪不侵功不遜於引種牛痘恐無此着手成春之易疑雲塡胸乞　諸社長一示其指歸也

治療顧問

◎問産後肌肉削瘦治法

吳靜之

敝地崇善醫局来一病婦　年三十餘　於去歲五月分娩時　剌風受邪　稟以伉儷甚篤　未滿月卽行交媾　迄今年餘　癸信未嘗或愆　而肌肉瘦削　炎暑尚服棉衣　疊經該局同人等商議治法　殊未獲大效　今登貴報懇諸大名家共同研究　卽乞先生賜諸爲感

◎答陸君下問梅瘡治法　周　鎮

下問各節　愧非專門　妄答一二　尚望海內專家另擬爲是　令友所患　未知曾服過輕粉等收歛之劑否　抑遏其毒大忌　須要審察　防其諱言　據證論治　以史搢臣願體醫話之方　不過二十劑可以收功　拙擬之方　卽宗其法　清血解毒爲主

地丁草三錢　赤芍二錢　銀花三錢　銀藤五錢　白蘚皮三錢　製殭蠶三錢　蟬衣一錢半　生首烏（不經鐵竹刀切）八錢　肥皂子（打）七個　土茯苓（鮮者瓷鋒去皮）四兩　猪胰一具

右藥河水六椀　沙銚內煎至三椀　每早中晚食遠溫服一椀　忌鹽醬醋糟茶雞魚鵝鴨鰻鯉蝦蟹鮮物各蛋　葷則祇宜土茯苓煨猪肉　素則祇宜白菜菉豆製品

原方見拙贈集驗方撮要後頁　除當歸荆防非陰虛人所宜　加入地丁赤芍清血毒　白蘚殭蠶蟬衣去肌表絡隧之毒

如察其便秘火結者　更衣丸或清寧丸　微泄之　火旺毒炎者　另服上西黃一分　甘中黃五分　燈芯炭八厘　烏犀尖八厘　研末另服　大清營血之毒熱

竭其所知　大半寓滬所得　局外之見　不値專門一哂也

附梅瘡驗方　律草一名葛勒蔓　錫名葛人藤　解毒淸絡　并治淋濁　取鮮者打汁溫服　亦可外敷　見拙贈易簡方集驗方合刻之下二十三頁

另擬藥洗方　大可止癢　銀花五錢　防風二錢　荆芥三錢　苦參五錢　皮硝一兩五錢　連翹五錢　蟬衣三錢　右藥煎水避風洗擦

◎答漢口[illegible]九君問痹中治法　鎮江楊壽培

年愈四三　自而立有六之歲　每上午右部腿股酸痛　身不能直　有時足難步履　時發時已　約經七載　調治念餘日　佐以靜養　漸入佳境　偶因不愼　於次年冬令　宿疾復萌　增症脇下空痛　夜不能寐　坐以待旦　經云胃不和則寐不安　陽不入於陰則痛而寡寐　陰氣之傷不卜可知矣　忽然身向後跌　一再不已　每跌之後　身如觸電　腿骨有聲　茶水難下　身體怕人手觸　頭部汗多　欲嘔惡不嘔惡之勢　臥則身體跳動　天明稍好一二　右膝及脚時時微作酸痛跳躍　脚肥行動微多發以軟硬不一　經以　足得血

恕復　浙江富陽赤亭山桂馨書屋啟

而能行 夫肝主筋而藏血 腎主骨以司筋 無寸經不屬於肝 無寸骨不屬於腎 陽明主司束筋骨 以利機關者也 良由起居失時 因嗜好感受梅毒性 身肥體弱 氣虛陰虧 服豬蹄湯卽定 其痛 是明徵也 然家務多煩 故致多病 惟在除去一切塵絆 方克有濟 勿謂贈言不早 至受嚇汗流 飲酒求醉 于衛生上大有妨礙 病既如劇 酒當戒除 且與 尊體天令見症均不相宜 來函云及所服各方並原因一一研究 乃厥陰風陽不平 少陰眞陰失守 脾胃灌輸失職 經絡失於榮養 營衛交虛 虛而不復謂之損 有類中下痿之憂 擬培養先天

補充造化 水能生萬物也

枳椇子三錢 福澤瀉錢半(鹽水炒) 懷山藥三錢 凈連翹二錢 懷山藥一錢 大生地三錢 羚羊片八分(先煎) 絲瓜絡三錢 潤元參三錢 製稀簽三錢 川丹皮二錢 九孔石決明一兩(先煎)忍冬籐三錢 大麥冬三錢 黑脂麻五錢 燈心二分(硃染) 陳海蜇頭八錢(洗盡鹹味先煎) 鮮藕片二兩(去皮節)

◎答紹興東關鎮李玉山君問陽黃症治法

鎮江楊晉培

素性嗜酒 但不過量 然酒客中虛鬱濕鬱熱 每中午飲食後 必安睡數小時 成爲習慣性 亦由手足軟弱神疲力乏 六月初食慾大減飲酒亦無味 舌苔黃厚 眼白亦黃遍身全體皆然 小溲赤短 大便三日一降 此黃疸症也 夫疸有陰陽二端 陰黃主治宜溫 陽黃主治宜涼 尊恙爲陽黃之症 宜茵陳蒿湯 陽黃者 大黃丹梔 是必用之品 乃千古定論 現雖漸入佳境惟眼之氣輪仍黃 (屬肺)苔退食增所云舌根之苔未退 根苔者 胃氣也 萬不可退盡 經以 去其半則止 恐世人過劑也 遡來小溲清長 恐脾胃大氣和而未振 素有習慣性便秘 參入陰平陽秘 水生火降 腑以通爲補 臟以藏爲貴 夫黃色貴乎藏 (黃乃土之本色也屬脾) 而忽現於外者 則內虛矣

眞川柏七分(淡鹽水炒) 西茵陳二錢 炒黃芩五分 燈心一分 先服兩劑過口用花紅蘋菓梨炒山枝皮錠半 飛滑石三錢生錦紋錢半 甘草五分 子蒲薺勿得過多 生扁豆三錢生穀芽四錢 枇杷葉三錢(布包)

雜錄

◎錄教育參觀團參觀江蘇上海無錫南通三縣教育狀況報告(有關于學校衛生之設備者)

陳守眞錄

甲組 上海尚公小學校設有清潔會除會長一人由校長兼充副會長一人由主任兼充外職員每週六人以高等小學生及國民四三年學生輪流派充凡校內教職員及高等小學生國民四

三年生均爲會員由會長副會長指揮職員服務並每週派會員分任事務(甲)全校清潔每日洒掃一次每學期大清潔一次　(乙)教室清潔每日洒掃一次每週大洒掃一次每學期大清潔一次　(丙)厠所每日洒掃一次並洒滅臭藥水二次每學期大清潔一次甲丙二項由會長副會長指揮校役行之二項由會長副會長監督會員行之他縣各小學校亦均有是項組織惟章程稍異至採光通氣大率相宜以校舍教室多係新築或改造也

乙組　査江寧各學校衛生以整潔會司之武進各校以淸潔檢査會司之吳縣各校以淸潔會司之名目雖異主旨則同章程雖殊方法則一至校舍採光通風以省立各校爲上縣立各校次之市立各校又次之

丙組　各處學校衛生概以注意整潔爲要旨每早由生徒輪値洒掃每週每月分組作大掃除課室及寢室等之門窻亦由當値生按時啓閉亦有使生徒學習尋常疾病之診察粗用藥物之配合傳染病之防止等等者

◎節錄周雪樵先生醫案一則　盧育和

家兄因事遠出於六月中忽大瀉日數十行遂雇一舟歸天極熱而舟小家兄滿頭生出熱痱瀉竟止蓋以腹中寒邪因坐小舟爲日光所熏蒸而化升提於上故瀉病全失也余在蘇時館僮亦患腹瀉求治時亦六月余謂之曰現有要函速送至閶門然該處距館凡四里許正在下午日甚烈及館僮返殊憊頗怨而瀉則竟止余曰此所以治汝病也藥力雖能治然有此烈日中升提之力乎育綜上以觀日光不獨能消腫且能止瀉可謂天然的療法矣

◎神效除痛散之實驗　醒生

鄰友韋君婦患耳痛勢甚劇寐不安枕已數日矣因商治於余並謂畏服煎藥余遂用外治法另以神效除痛散（鎭江楊燧熙先生製）二包分二次和水下詎意一服而痛定再服而痛除此方神效若是誠不愧製者宣言無論何種疼痛皆可卽時立止今余已驗之非敢阿私所好世有罹疼痛之疾苦者盍購而嘗試乎

閱報諸君　如存有八卷九卷兩年本報　本社當以今年新報加倍掉換　俻

▲中華郵政局特准掛號認爲新聞紙類▼

紹興醫藥學報星期增刊

中華民國九年八月廿九出版

發行所浙江紹興城中北海橋

第三十五號　今日計二張

本刊分發行　各省各大書坊

本刊價例

每星期一張或數張計大洋一分預定全年五十期計大洋四角如寄遞加每期郵費大洋五厘五十份以上另議郵滙不通之處郵票作洋九五計算凡公共機關報資均收半價

本刊廣告例

百字起碼每期大洋三角連登一月八折連登一年五折不上百字照百字遞算二號字及木刻鑄版地位以字數核算封面加倍刊資亦須先惠長登大幅得以另行訂立特約

啓事

◎招登廣告

本刊隨月報而發行月報銷行遍及全國又達南洋各島台灣日本等處爲閱者所知然不看月報之各地諸君預先訂閱本刊者已絡繹不絕本刊之銷行自與信於月報其廣告之效力較勝可不待言矣況取價又廉至閱者對於本社之月報及本刊必人人欲棄不計成册保存以備研究則廣告之效不卜可期知凡有關於醫藥事業欲謀發展者請函本社可也

本社敬啓

◎問病者鑒

凡函向本社問病者請將詳細病狀寫明寄到「紹興城中醫藥學報社」收當即登入本刊徵求四方名家或由本社答告治法仍載本刊概不取資各處醫家自定個人收資規則與本社無涉

紹興醫藥學報社啓

特別廣告

◎每日一文錢之保險費

本社因月報中限於篇幅凡病家問症徵方者日多特發行增刊俾不佔月報中他欄地位病家又能早日治療至同道研究學術質問疑原亦在月報中問答門登載今亦移於星期增刊此外如關於已病者之看護來病者之衛生及其他古今驗效之單方各地醫生之驗案可以灌輸一般社會之適俗醫藥常識者備載無遺醫家讀之不曾得臨證之指南病家讀之無異聚醫師爲顧問未病者尤得預貯醫藥常識以講衛生所費不過每日一文錢其獲益效保險爲實是耳本社非敢自誇閱者自能賞鑑

本社敬啓

◎送書廣告

臨產須知丙午年石印早已贈罄茲經同人照印欲閱者附郵票二分半開明地址寄無錫西門外棉花巷一百另二號周謙吉堂隨即寄贈　另有治家格言繹義函郵可贈空函不復

◎濟南大槐十四號陸晉笙啓

僕備有診斷書爲說病討藥方之病家取此書圖明寄來索方立即開方寄還僅取零星郵票數角爲補助紙張刷印郵遞等費由人酌寄不另受謝但治愈請將原書原方寄登此報以徵治驗

◎時疫奪命散

近來天時涼暖不一世人稍一不慎不拘老幼及婦女每發時疫見症咳嗽嘔吐頭疼骨痛惡寒發熱有汗(或無汗)甚則神糊譫語氣急鼻煽肢冷脈伏腹痛絞腸刺胸吊腳縮筋霍亂吐瀉不省人事以及山嵐瘴毒皆陰陽乖戾之氣(見紹興醫藥學報及星期增刊滬報

等一須將此散分二次吹入鼻中小兒分四次其性和平寒熱均宜邪從口鼻吸入居其多數仍由此出內服外嗅俱有效力每瓶大人內服分兩次小兒分四次孕婦不忌此方劉吉人先生經驗多年不敢自秘特此以濟時疫之急需亦治腦寒腦熱腦漏鼻淵鼻塞鼻疱鼻茸時流穢涕等每瓶大洋二角

發行所鎮江城內五條街楊燧熙醫室

©人類可怕的事要來了！快預防

每年到了夏秋季時疫總不能免的甚至蔓延城鄉　染者死亡相接　這可算是人類最可怕的公敵了　時疫果然是很危險的事　多數由自己不注意衛生的緣故　一經到了生病的時候　就要請醫生診治　想起性命有點値錢了　既然曉得生病是可怕的　不如未病的時候　趕緊研究預防的方法　預防的法子　就是注重衛生　清潔飲食　消減病菌　所以本館每年到了春末夏初的時節　就想法辦到大批避疫藥水一種　若將此藥水一分和清水二十分　滴入厠所臥室痰盂陰溝等處　這種可怕的傳染病菌　碰着了這種藥水　就是病菌遇着了公敵　而且賣價極便宜　每小瓶售洋二角二分　每軋輪售洋一元八角五分　到藥不多　購祈要快

紹興大路教育館謹告

電話第十一號

面現斑疹痛癢異常　頭暈嘔吐反胃以及精神衰頽等患

由韋廉士大醫生紅色補丸清補其血液使其康健復原矣

醇酒爲害甚烈即如湖南寶慶鄭諏先生因嗜酒致起血毒而發紅瘰胃失消化諸症蜂起鄭君幸而購服韋廉士大醫生紅色補丸得獲全愈身體强健得享人生之幸福其來函如左云

鄙人去年正月後常患頭暈至二月初間面部忽發生紅色斑疹痛癢異常延請中西醫士百方醫治罔見效果即間爲少愈而數日後更加劇烈數以甘油硼酸粉惟稍減其痛癢而已直至五月購得貴局紅色補丸試服之不料非但病不少減抑且反胃嘔吐精神漸衰乃疑此丸無功又置而不服者旬餘遂延中醫調治始知爲醇酒之所致鄙人方悟向之疑紅色補丸之無功者誤之矣今者革絕飲酒繼服此丸二瓶未醫斑疹悉除非復有反胃嘔吐之重見精神漸衰之現象矣抑且腦清身健而逾恆矣至是始深信紅色補丸者乃補血健腦之妙品有一無二之聖藥也凡我同胞有攜疾者曷其速求是丸以醫治之聊寫數語藉伸謝忱

血薄無力以及腦筋衰殘爲各症致病之由也韋廉士大醫生紅色補丸係天下馳名補血健腦之聖藥已曾治愈　血薄氣衰　諸虛百損　少年斲傷胃不消化　瘋濕骨痛　臀尻酸楚　筋系刺痛　山嵐瘴癘以及婦科各症尤見神效凡經售西藥者均有出售或直向上海四川路九十六號韋廉士醫生藥局函購每一瓶英洋一元五角每六瓶英洋八元郵力在內

奉送血之疾病小書

以及其餘衛生要道如欲索取即須寄一明信片至以上所列地址原班奉送一本可也

小言

◎要不生病是要靜坐的　汀都陳龍池

俗語說　吃了五穀　沒有不生災的　原是因爲肚飢　便要吃飯　因要吃飯　所以不問甚麼事　都要去做　那貪嗔癡愛　因之而生無影無形的病就來了　唉　要曉得人生在世做事　吃飯是當然的　貪嗔癡愛　是不可有的　但是人往往的被他所困　這是什麼道理呢　可知全是心裏不清的緣故　所以要想清心　除非靜坐　因爲靜坐　心裡便沒雜念　漸漸放下慣了　自然一跳而出　坐得功深　氣養壯了　外面的邪　也就不能插足而入　七情六淫不干　試問病從何來　所以要想無病是靜坐的好

龍池今年二十一歲了　自從十三歲到二十歲　這幾年裡　承病的雅愛　一年總要光顧幾次　龍池恨得極了　去年敝師項龜年先生傳我靜坐的法子　龍池就直坐到如今　將快一年了　居然一年之中　不曾害病　眞把我樂極了　我就此便想着世界上的人　同我以前一樣的病多得很呢　可憐他不曉得有這法子　叫他脫離痛苦　又恨我功夫太淺　不能去指示他人　前天項師忽然寄我幾份講義　命我勸人學習　我喜得了不得　救人的機會到了　所以順便告訴一聲　如有人要學的　請寄一元的補助印刷費　龍池便將講義寄上(通訊處)揚州缺口街　現在有許多人　學因是子的法子　據項師說他的正呼吸　很有流弊　因爲不是出於自然　往往肚子坐脹了　而且他全是黃河逆流的法子　也無甚精義　諸位坐的時候　務要小心

驗方

◎經驗良方彙編　裘吉生輯

急救誤服火柴方　王蘭遠錄

佛氏言不生不滅世間人類生育既多然殺之之道亦日出自火柴頭流行之後厭世者卽藉此爲殺身之捷徑每見婦女細故之爭卽以泄忿鄉間偏僻之區一時延醫莫及或醫不如法因此而喪其生命者有之茲錄急救良方於後俾世之樂善君子廣爲傳佈則進福無涯矣方以膽礬二分和白糖調水服每一刻鐘服一次至吐爲度服後多服燒水以助嘔吐又救誤服鴉片及毒物等

又方

雞蛋白五枚蓖麻油五錢先服雞蛋白經半句鐘後再將蓖麻油浮於濃茶水上服之按此方有護燐下泄之功

又方

犀角尖(磨冲)四分牡丹皮二錢西赤芍二錢鮮生地五錢銀花三錢菉豆一合右六味先用後五味水煎去渣入生犀角汁溫服

(說明)內經有言其高者引而越之吐之法其源遠矣故張子和以汗吐下三

法並列然後世諸醫無敢輕用吐者吐藥之性能逐出胃中之積物其一部分惹胃之內皮一部分惑動腦與腦筋從此致吐膽礬爲催吐劑有最良之效又爲燐中毒之解毒劑故凡誤服火柴頭者爲第一妙藥因服膽礬後其一部分之銅質（膽礬之成分爲硫酸銅）卽擁護於燐之表面而使不易消化而吐出然凡後吐藥必待一刻鐘或半點時方吐又須多飲煖水以助嘔吐否則欲吐無物胃必困苦但吐法宜用於初起方能效若日久燐質瀦滯腸內則必兼用下泄之法則第二方之雞蛋白蓖麻油尙矣如或同飲食物而爲乳糜管所吸收傳佈血分而見神煩目赤口燥等症則必用第三方犀角地黃以涼解血熱非一吐可了事也

霍亂經驗方　徐伯英

溼熱之氣上騰烈日之暑下爍人在氣交之中受其蒸淫邪從皮毛口鼻而入留着不去加以飲食不節感觸穢惡三焦閉塞遂成霍亂蓋上焦不通則濁氣不降而爲頻頻嘔吐下焦不通則淸氣不升而爲大便泄瀉中焦不通則不能運化而爲脘腹痞痛此症來勢凶猛刻不容緩如不及延醫先將下方服之必有效驗方用吳萸二分川連五分法夏二錢廣皮一錢猪苓三錢澤瀉二錢滑石四錢竹茹錢半枳殼三錢鬱金二錢石菖蒲七分鮮藿香一尺鮮佩蘭葉廿片河水井水各一碗煎濃汁服抽筋者加蠶沙（絹包）四錢薏仁四錢此方係經驗所得有升清降濁之功輕者即可全愈重者亦能轉輕幸毋忽諸

滌暑保津露方　志覺老人

專治暑瘍暑咳失血等症方以連心大麥冬（洗淨搗損）一兩淨銀花五錢鮮藿香葉三錢生綠豆衣一兩白茶菊花三錢帶露絲瓜花（去蒂心）廿朶西瓜翠衣三兩帶露白荷花瓣十四片老枇杷葉（拭毛淨去老筋）十四片霜桑葉二錢以上十味蒸露五斤瓷瓶收貯酷暑時隨便取飲可杜痧穢而保津液物易功優久服無弊奮能弭未形之患勿以平淡而忽之

學術研究

◎問出汗的理　江都陳龍池

夏天睡在竹牀上旁睡着左邊朝下右邊有汗左邊反沒汗右邊朝下左邊便有汗右邊就沒汗這是什麼緣故呢

◎問打胎出血的醫治法　前人

用鮮土牛膝草去葉同皮擦入陰內胎就落下小子常聽見有因之血流不止就死的這時候究竟用什麼法子去救他呢

◎記任君少和答無灰酒之原問　盧育和

育爨錄質疑十則（見本刊第一號）首問無灰酒是何酒今與同門兄任少和君於醫餘之暇偶談及此伊之言曰酒類甚多例如米燒麥燒高粱汾酒紹興酒狀元紅等是然皆不能久藏苟存貯一年卽壞而變酸必須投以石灰方可去其酸味（因石灰含有炭氣炭能改酸故也吾國本草亦言石灰能改酒酸）此爲有灰之酒若醫書中所稱無灰

肯割愛　請即寄下　但須號數齊全　不拘若干份　皆所歡迎　本社啟

酒者即原造酒內未曾投過石灰者也

治療顧問

◎答張守曰君第三十問產後氣血衰弱治法並停止生育法　盧育和

形證未詳　似難答覆　姑就氣血衰弱論治　不外四物四君　分娩因氣血虛而致難產者　宜用難產神效方（方附）　至於生育過多　問有何法停止　余曾閱最新種子書　載有避孕法十則（茲不贅錄）　然有利不無有損　其中以末二法較爲妥善　今錄之如左

（一）迸出精液　事後即離牀直立　忽大開而腿　或屈身向前　或故意咳嗽　或用力努責　則精液但能出而不能入　最簡單　最穩妥　且有效

（二）經前同宿　所謂經前者　即本月經淨之後半月　下月經來之前半月也　此時行房　卵種已不在子宮內　萬難成孕　此法亦最自然　且毫無害　可擇用之

附錄難產神效方

熟地一兩　蜜炙黃成芪一兩　當歸身四錢　茯神三錢　西黨參四錢　醋炙龜板四錢　川芎一錢　酒炒白芍一錢　甘枸杞四錢　以上九味　秤足分兩　濃煎　只服頭煎　此方係嘉慶年　浙江蔡松疇先生所定　若照方加減　并能種子安胎　欲知其詳　請閱徐友丞先生醫報

◎答張樹江先生問尿水淋痛治法　南京王府園項幼渠

按此症由于七情不和　肝經久鬱　鬱久則久熱夾心熱下迫　以致如斯　妄酌一方　宗龍胆瀉肝湯合小薊飲子二方加減　候政

龍胆草三錢　梔子炭錢半　小薊三錢　細生地三錢　蒲黃炭三錢　忍冬藤四錢　細木通三錢　血餘炭三錢　福澤瀉（鹽水炒）錢半

◎答廣西黃君三問耳鳴治法　項幼渠

耳鳴已延三載之久　腎陰已虧　虛陽上升　背骨痠疼　肝腎兩虧之象　至飲食不多　精神疲倦　則脾經亦屬不足　種種病情　非一夕所能驟愈　妄酌一方如下

靈磁石（先煎）三錢　肥玉竹三錢　白薇錢半　當歸二錢　胡麻三錢　黑穭豆三錢　女貞子錢半　石決明三錢　首烏藤三錢　杜仲三錢　白芍錢半　扁豆皮錢半　冬朮一錢　穀芽一錢二分　補中益氣丸（包）四錢　益氣聰明丸（包）四錢

◎問腎虛症治法　松江朱念旭

年甫弱冠　自幼素弱　時作耳鳴　似聞抽陀隙蟬鳴之聲　步行三四里　或拾遺過久　或操心過度　咸致頭暈腦漲　眼目昏花　精未稍起　陽物痿多舉少　即偶見色而起淫　亦舉不強焉　今未授室也　面黃肌瘦　而飲食如常　今當夏令　尤覺懈象滿身　脉弦帶滑　舌色白膩　其係腎虛否耶　因特繕述病狀　伏乞　諸大名家不乏明毫　以良法賜

答　俾得痊愈　則當具菲酬　聊表微忱耳

◎問面黃疾治法　宋念祖

舍弟念劬　齒屆十五　邇數年來　面黃不能轉色　雖納食仍故　并無便溏咳嗽　然其痰液甚多　一小時須吐十餘　日無間斷　惟睡着乃已　今春偕親赴杭州小華山上　步履過久　則覺脇下作痛　或奔馳亦然　惟平常喜食酸類　其係服酸而傷否耶　抑肝胃失調耶　伏乞　諸大名家指示病名　及賜治法　俾得起沉中之疴　是當具酬奉謝　不勝戴恩矣　（通訊處）松江東外六十九號交鄙人收可也

◎問耳聾治法　任伯和

鄙人年三十八歲　本年陰歷六月廿三日　忽患耳痛　至次日　兩耳即聾　凡屬低聲之語言　皆不能聽聞　曾就診於杭州惠民病院　據醫士戴知白說　係痰火上冲所致　已服戴君之方藥十餘劑　卒未獲效　然本無此疾　惟身體向來虛弱　故特函詢貴處　此等耳聾症　究竟有無別法可治　如有別法可治　請即擬方刊入本刊中　俾得照方施治　如蒙不吝敎言　不勝感激之至

◎問頑癬治法　前人

鄙人十八歲時　曾患逐日夢遺　所遺出之精　往往流積于大腿陰面及臀部　日積月累　致成爲頑癬症　色如猪肝　兼有大小塊粒　且甚癢　癢時非搔不可　搔亦不能停手　曾就診於外科醫草藥醫　二十年來　迄未獲效　本年又用中英大藥房之頑癬藥水治之　亦未獲效　故特函詢貴處　此等頑癬症　究竟有無別法可治　如有別法可治　請即擬方刊入本刊中　俾得照方施治　如蒙不吝敎言　不勝感激之至

◎問少年白髮治法　前人

鄙人二十八歲時　忽出白髮二三根　當即拔去　此後陸續發生　愈出愈多　幾至拔不勝拔　頗覺困難　惟所白者　僅頭皮之前面一小部份　其頭皮之後面一大部分　仍烏黑如常人　本年曾用西藥房中之烏髮藥水治之　仍未獲效　故特函詢貴處　此等少年白髮症　究竟何故所致　有無別法可治　如有別治可治　請即擬方刊入本刊中　俾得照方施治　如蒙不吝敎言　不勝感激之至

◎問治口吃法　前人

敝友王紳甫君　年三十九歲　自言十歲時　在某私塾讀書　有一同學名陸紹基者　患口吃症　語言之時　異於常人　彼年幼無知　亦從而效之　三日後　紳甫亦患口吃矣　迄今三十年　各種醫治皆不見效　宣統三年春間　曾就診於日醫渡邊醫士　亦未見效　彼今以言語時之困難　頗足爲辦事之障礙　仍擬設法以治愈之　故特函詢貴處　此等口吃症　究竟有無別法可治　如有別法可治　請即擬方刊入本刊中

俾得照方施治　如蒙不吝敎言　不勝感激之至

◎答松陽禁衡桐君問神經症治法　鎭江楊嵩培燧熙

年齡十二歲

既往症　去歲常染大病　愈後體復飲食如常　現在症　惟至夜不安目涔無睡　四月餘茲矣　經請多醫未效

脈象左軟弦　右弦大而硬

舌苔薄白　尖邊深紅

面色滯紅色　二便均好　曾服養陰和肝　安神定志　亦未效

（原因）伏熱上侮于腦　良由肝陽上升　心熱失降　累及陽明之陰不和　夫寐則血歸於肝　肝陰不敵浮陽　陽露爲火　致不歸竄　陽旺不入於陰　陰虛失濟其陽　亦因胃失冲和濡潤（胃不和則臥不安）　成爲習慣性不寐之症也

（療法）施睡眠清熱等劑　有特效

（處方）

Choralum Hydralum　即綠養冰　一、五　Aectanilidum Antifeb-rinum　即亞西炭泥利　〇、三　Acidum Hydrocholcum Dilutn-um　即鹽强水　〇、六　Tinctnra Amera　即苦味酒　一、五　Citr-ate Of Hram　即枸櫞酸鐵安母餾謨　〇、五　Sacharum Lact-is　即糖漿　五、〇　Aama Dest-illata　即蒸餾水　三格

一日量　一天吃三次　每四下鐘吃一格　兌開水半茶杯　食後服　藥性平和　燧于此症屢收特效　用時將瓶搖動　先吃一星期　勿得間斷文冰過口　欲問後方　登入星刋爲盼　或通函亦可（鎭江城內）（衛生）多透空氣　暫行停課　（飲食）宜富於淡養氣　忌辛熱品　及碱水丏食煎炒等

◎答項幼渠驗方有效　王省舫

敬讀星刋廿七號　項幼渠君惠賜舌症驗方　依法服用四劑　竟獲全愈足徵學博識高　富於經驗　茲特登出以告同病者

◎答衡冠三耳鳴治法　前人

星刋三十號　下問耳鳴治法　此乃虛陽上冲　必用鎭納法　兼清浮熱方可用千金磁硃丸加菊花生沙參各三錢　煎水沖服數次　當然有效

雜錄

◎敬告眼科醫士速備時疫奪命散　餘姚康維恂

丁茲少陽相火之候　白帝司權之令　星翳沙澀金瘍夜疼等症層見疊出　鄙人往歲療治此等症候　惟兼需碧雲散通頂散之類　其功效不甚顯著　今秋凡遇頭珠俱疼沙澀羞明等目病　輒用楊氏所製時疫奪命散　嗃入鼻孔　幷水調此散少許塗太陽穴　嗃塗之下　立見其功　業經試用多次　均極效驗　敢謂此散對於沙澀疼痛之目病　終有益而無損　歷試驗之效果　已見不忍緘默　爰取有善相告之義　略述此散功能　望吾寰境同志　勿以俚言不足信　盍速購備試用　未

始非療治目病之一助焉

◎病者衆生之良藥　志覺人述

明蓮池大師竹窗隨云世人以病爲苦而先德云病者衆生之良藥夫藥與病反奈仍以病爲藥蓋有形之身不能無病此理勢所必然而無病之時嬉怡游逸誰覺之者唯病苦逼身始知四大非實人命無常則悔悟之一機而修道之一助也予出家至今大病垂死者三而每病發悔悟增修道緣是信良藥之語其眞至言哉

◎虎疫流行與預防（九年七月三十日錫報）

陳某江陰人年近耳順因採辦平米於前日來錫寓馬路上新旅社八號房間昨日忽染虎列拉症勢頗沉重不省人事經該棧雇人抬至恊濟醫院由醫士尤濟華診治先注射鹽水針繼施以按摩術始得甦醒云

北門外江陰巷內鐵索觀道士三人同染虎列拉症竟致不救

又柵口里陳亦平於前日乘船遊玩至晚間忽染虎列拉症當請西醫施以靜脈注射未見效驗旋卽逝世云

又廣勤紗廠茶房錢村榮於前日上午忽患虎疫延至夜半三時斃命云

大同醫院院長華景爽以本邑已有時疫發現特備虎列拉預防藥液聞此項藥液功効甚鉅凡注射此項藥液可免虎疫之傳染云

醫事閒話

◎前天說新申報裏小申報上一段小評很有意思今錄在下面棺材店老板笑了　小鳳著　陳龍池錄

蒼蠅在西瓜上開聚餐會　買西瓜吃的人　將西瓜一拎　蒼蠅大駡而逃沒幾口一塊瓜送入肚裡去了

半夜以後　冷僻的街上　七横八竪的睡着許多人　鼻鼾同蛙螟叫　攪在一起　大家都像很舒服的

棺材店老板　走過這兩個地方　暗暗的在那裏笑

龍池還加一句　時疫醫院的醫生走過便要縐眉毛了

閱報諸君　如存有八卷九卷兩年本報　本社當以今年新報加倍掉換　倘

▲中華郵政局特准掛號認爲新聞紙類▼

中華民國九年九月初五出版

紹興醫藥學報星期增刊

發行所浙江紹興城中北海橋

第三十六號　今日計二張

本刊分發行　各省各大書坊

本刊價例

每星期一張或數張計大洋一分預定全年五十期計大洋四角如寄送加每期郵費大洋五十份以上另議郵滙不通之處郵票作洋九五計算凡公共機關報資均收半價

本刊廣告例

百字起碼每期大洋三角連登一月八折連登一年五折不上百字照百字遞算二號字及木刻鑄版地位以字數核算封面加倍刊資亦須先惠長登大幅得以另行訂立特約

啓事

家自定個人收資規則與本社無涉

紹興醫藥學報社啓

◎招登廣告

本刊隨月報而發行月報銷行遍及全國又達南洋各島台灣日本寄處爲閱者所知然不看月報之各地諸君預先訂閱本刊者已絡繹不絕本刊之銷行自與信於月報其廣告之效力較勝可不待言矣况取價又廉主閱者對於本社之月報及本刊必八八欲案計放冊保存以備研究則廣告之效不卜可期知凡有關於醫藥事業欲謀發展者請函本社可也

本社敬啓

◎問病者鑒

凡函向本社問病者請將詳細病狀寫明寄到「紹興城中醫藥學報社」收當即登入本刊徵求四方名家或由本社答告治法仍載本刊概不取資各處醫

◎每日一文錢之壽險費

本社因月報中限於篇幅凡病家問症徵方者日多特發行增刊俾不佔月報中他欄地位病家又能早日治療至同道研究學術質問疑原亦在月報中問答門登載今亦移於星期增刊此外如關於已病者之看護未病者之衛生及其他古今靈效之單方各地醫生之驗案可以灌輸一般社會之適俗醫藥常識者備載無遺醫家讀之不啻得臨證之指南病家讀之無異聚醫師爲顧問未病者尤得預貯醫藥常識以講衛生所費不過每日一文錢其獲益效保險爲實是耳本社非敢自誇閱者自能實鑑

本社敬啓

特別廣告

◎遠省廣告

臨產須知丙午年石印早已贈罄茲經同人照印欲閱者附郵票二分半開明地址寄無錫西門外棉花巷一百另二號周謙吉堂隨即寄贈　另有治家格言繹義函郵可贈空函不復

◎濟南大將十四號陸管峯啓

僕備有診斷書爲說病討藥方之病家取此書圖明寄來索方立即開方寄還僅取寄星郵票數角爲補助紙張刷印郵遞等費由人酌寄不另受謝但治愈請將原書原方寄登此報以徵治驗

◎時疫奪命散

近來天時涼暖不一世人稍一不愼不拘老幼及婦女每發時疫見症咳嗽嘔吐頭疼背痛惡寒發熱有汗（或無汗）甚則神糊譫語氣急鼻煽肢冷脈伏腹痛絞腸刺胸吊脚縮筋霍亂吐瀉不省人事以及山嵐瘴毒皆陰陽乖戾之氣一見紹興醫藥學報及星期增刊滬報

等□須將此散分二次吹入鼻中小兒分四次其性和平寒熱均宜邪從口鼻吸□居其多數仍由此出內服外嗅俱有□力每瓶大人內服分兩次小兒分四次孕婦不忌此方劉吉人先生經驗多年不敢自秘特此以濟時疫之急需亦治腦寒腦熱腦漏鼻淵鼻塞鼻瘡鼻茸時流穢涕等每瓶大洋二角

發行所鎮江城內五條街楊燧熙醫室

◎多痰者……就是癆病的初步—

凡喜吃烟酒和含有刺激性的東西、其人必多痰而多嗽、初起時恒不注意、以為多痰當作一件平常事看、可曉得多痰就是傷肺的證據、肺傷即是癆病的初步、所以多痰者速宜服除痰潤肺等藥、現在本館為病家利便起見、特向那威運到大批「鱉魚肝油」、功能潤肺療虛清血調元吐血虛熱盜汗咳嗽癆症血虧等症、服之均極有效驗、服法另詳、每小瓶計重八兩售大洋七角八分、每大瓶計重十六兩售大洋一元三角六分、多痰者請到紹興大路教育館內藥品部購服可也、

電話第十一號

吸烟成癮且患腹瀉痢疾舊症

韋廉士大醫生紅色補丸曾著奇功於緬甸吸食鴉片為害最烈一經成癮則身體軟弱精神困憊欲戒除之百病叢出有志難以竟成然而已有多人曾吸烟成癮腦疲血枯服用韋廉士大醫生紅色補丸使其精力復原得脫離烟癮之苦者已不知凡幾矣此無他乃是由是丸強健血液之功驅除血毒故能脫此烟癮也緬甸仰光丘榮光先生乃是廣東韶州府人也吸煙成癮已歷多年且患有腹瀉痢疾舊症然而於六個月前曾經服用韋廉士大醫生紅色補丸非但瀉止痢愈宿疾全消且更脫離鴉片煙癮矣丘君旅居晏公埠升尺街二十五號門牌設西式成衣鋪其自述云　鄙人於四年前曾患腹瀉漸漸沉重成為痢疾舊症且便血甚多致血氣衰薄面無血色胃口甚劣週身痠病夜不安睡睡中惡夢頻多身體疲弱不堪難以舉步鄙人軟弱一至於此因憂慮生意之故精神更形困憊屢服華醫藥方毫不見效及余友勸余試服韋廉士大醫生紅色補丸或可有效於萬一余亦疑心參半詎料一經試服旋即見效胃納增進週身痠痛逐漸輕減大便漸有次序瀉血亦止連為服用夜能安眠及早晨興起精神暢適日間辦事大有興趣身體重量及精力日漸增加及至身體十分強壯諸恙全消而後已此後身壯力健精神充足煙癮全消膏樂無比皆韋廉士大醫生紅色補丸之奇功也　天下馳名補血健腦之聖藥韋廉士大醫生紅色補丸凡經售西藥者均有出售或直向上海四川路九十六號韋廉士醫生藥局函購每一瓶英洋一元五角每六瓶英洋八元郵力在內

軟弱至此步履維艱

小言

◎神符不能救命的　紹興史介生

處今日科學昌明的時代　見有感謝神符救命的廣告(見越鐸日報)　我們就想到無知的病家　被這種神符所誤的　也不少了　這種神符原係不耕而食不織而衣　無父無母靡室靡家的遊僧所揑造的　假說能袪邪降福消災增壽　種種無稽的言　實則不值識者的一笑　今看其廣告的話　竟說能愈病了　豈不是出人意表嗎　試觀古今的醫案和古今的歷史　何人的病　被神符所治愈的　今世上無知的病家　被這種神符所惑　糜費金錢　至病勢危險　還不知道請醫診治　到得覺悟的時候　已經醫不及了　這就是俗語所謂「一曉得者遲者」的意思咧　就有早點請醫生診治的病家　已經藥到病除　還道是神符的效力　情願以愚夫婦自稱　就登感謝神符救命的廣告　我不料愚人的愚　愚到這般田地　豈不可歎　不果人若有病　必宜用藥物治療　有知識的人俱知道的　至若心理上的病　醫生另有心理上的治法　就能全愈　你們病家　不要浪費金錢　被這種神符所誤　因神符不能救命的

【勘誤】第三十二號本欄第十行「吹」字誤刊「吸」字

衛生談

◎衛生談　(續二十三號)　沈愼齋

(二)整理及清潔　吾人日常起居之處　所以須整理清潔者　一使精神爽適　以器物凌亂　尋招費時　固易使人心緒煩悶也　二使鼠類及蚊蠅蚤虱臭蟲等　不易潛藏　以此等動物　或播傳疫病　或毀損器物　或嚙吮血液　使人不能安寧也　三撲滅微生物　廚竈廁溷及陰溝等處　若不清潔　最易發生微生物　致人疾病　故宜注意　四減除塵埃臭穢　因塵埃中每有微生物混入　又爐竈油燈之類　如不清潔　則必發生煙煤　厠溷陰溝等處　如不清潔　則必發生惡臭　凡此之類　皆足以使人患頭痛　咳嗽　及其他肺病　至清潔整理　以躬自爲之爲善　否則使子弟傭僕任之　亦須勤加監察　每日掃除地板一次　凡案之上　以水拭之　廚竈厠溷及陰溝　須以水冲洗　水中注入石炭酸少許最佳　否則調入石灰少許亦可　日常器物　如油燈茶杯之類　均須洗淨　每週大掃除一次　將另雜器物衣服衾褥等　一切移至室外　或曝之日中　而以水冲洗地板　門窗牆壁　或以水拭之　或以帚制之　凡案櫥椅之類　均須拭洗　俟乾後再移入室中而整理之　凡牆角　牀下傢底及閉置不開之箱櫃中　均須注意　以此等處　每有塵埃所積集　爲蟲鼠之巢穴也　又每年於春秋佳日　特別掃除一次　以室內器

物　盡行移出而洗刷之　牆壁之壞者　加以粉飾　門窗之舊者　加以油漆　器物缺損者修正之　不堪修整者毀棄之　入夏則為防暑之設置　將冬則為禦寒之預備　凡此皆重要之家政　亦衛生之要件也

（未完）

● 驗　方

（救急良方（續））　紹興史介生輯

◆打死

急用還魂散以鵝毛管吹入鼻中男左女右頃刻氣通再服紅花湯

還魂散　半夏一錢　牙皂五分　藿香一分　共研細末

紅花湯　紅花　桃仁　蘇木　各三錢　歸尾六錢　水四鍾煎至二鍾　入大黃三錢　再煎數沸溫服

◆自刎

救自刎者功在迅速遲則額冷氣絕必難救矣法於初刎時氣未絕身未冷急用熱雞皮貼患處安穩枕臥或用絲線縫合刀口摻桃花散急以皮紙四五層蓋刀口上以女人舊裹脚布周圍纏繞五六轉緊之項頸彎而不直刀口不開三日後解去前藥再用桃花散摻刀口仍急纏緊過數日用紅玉膏敷患處外用生肌長肉大膏藥貼之以絹帛圍裹針線縫頸候肉長收功

桃花散　石灰三合　大黃一兩五錢

右藥先以大黃切片　同石灰共炒　以石灰變紅色為度　去大黃　篩極細末

◆縊死

救縊死切不可用刀割斷繩索只令人抱起輕輕解下安放平正須頂住糞門勿令洩氣手提頭髮脚踏兩肩刺雞冠熱血滴口中其雞男用雌女用雄鼻中氣轉再屈伸其手足一人以手摩按胸前即活若氣不接續將打腰三四拳再用二人以二管吹氣入兩耳一面不住口吹氣一面不住手摩按胸前雖縊死時久多摩多吹亦可救活醒後以粥湯含與之

一法用老鵝一隻將香油抹鵝嘴上插入糞門內一二時即活若過二十小時則不救矣

◆溺死

救溺死切忌倒提出水猶忌火烘逼寒內入者不救急用牛一頭令患者橫臥牛背上兩邊用人扶策牽牛徐徐而行以出腹中之水用老薑片擦牙即活必先橫放一筯於患者牙間使水可出如無牛即以鐵鍋覆地將患者肚臍對鍋臍合覆令人托其頸水出即活飲以薑湯或燒酒

一法即取活鴨一隻即斬去頭將鴨頸含入患者口內使鴨血標入水即盡出而甦矣平時即預取鴨血晒乾研末為丸臨用取三四丸研爛放在患者口中後將鮮鴨血標入更妙甦後可服蘇合丸

◆熱死

以路上熱土圍其臍令數人撒尿其中

即活若得熱湯淋洗臍下更好薑湯童便乘熱皆可灌之切勿飲以冷水

◆凍死

但胸前有微熱即可救活急用布袋盛炒熟爐灰熨心頭灰冷即以熱灰易之待氣回眼開少少飲以酒粥若不先溫其心便以火烘冷與火爭必死遽浴熱水亦死若落水凍死或僵臥雪中急先脫去濕衣換好人貼身熱衣包之然後依前灰熨法救之

◆驚死

以醇酒灌之

◆暴死

燒炭火一爐以醋澆之令患者鼻受醋氣以韭菜汁灌鼻中或皂莢末吹鼻內得嚏即甦

一法用大艾團灸人中數壯即醒

◆壓死

壓死與中惡切忌火照但咬其脚跟并大呼其姓名於床中或用皂莢末吹入鼻內一嚏即活

◆服鹽滷

用生豆腐漿或鮮羊血灌之如急不能有即用肥皂或抹桌布攪水灌下切不可用熱水灌後再以鵝翎絞喉令吐即活

一法用生鴨血灌下令吐吐後飲以甘蔗漿或白糖湯以解之

◆脫陽死

先以炒鹽熨臍中氣海勿令氣冷并用葱頭二十一根(研爛)紹酒二碗煎至一碗分二次灌下或用生薑十四片酒煎服

◆從高墮下瘀血沖心死

將患人如僧打坐令一人將其頭髮放低用半夏末吹入鼻中活後即以生薑汁清油攪勻灌之若取藥不及即撬開患者之口以熱童便灌之　(未完)

學術研究

◎答江都陳龍池君問虎疫正當療法

鎮江楊晉培

素問曰土鬱而發民病霍亂此症近代以壬寅夏季流行最烈罹此厄者幾數千萬人歐美人名哭列辣日人譯作虎列剌凶猛劇烈爲八種傳染病之一各國法律所公認者也其發病原因爲一種之灣曲桿形菌德人古弗氏於千八百八十四年霍亂流行之際檢查患者腸內容物有一種菌毒該菌隨地皆有或棲息於河流之內或混跡於食物之中一經入口即滋生蔓衍化爲毒素呈吐瀉之症是爲虎列剌焉其症狀有數種一虎列剌下痢一輕症虎列剌一重症虎列剌一亞細亞虎列剌一乾性虎列剌一電擊性虎列剌俗名吊脚痧又名霍亂轉筋瘟疫論謂之瓜瓤瘟醫林改錯謂之瘟毒痢但下痢與輕症虎列剌祗呈嘔吐與下利腹部不痛無合併症(如四肢抽搐冷如屍體眼球深陷面如死灰及眞性窒扶斯狀等)其治法以消毒與奮爲主而糞便消毒尤爲必要以防傳染他人略舉傳染之種種

(一)人烟稠密之區樹木極少炭氣極多空氣不甚新鮮飲料水爲搬運虎疫最大之原因由以不潔物於水源洗之

或病者之厠接近井泉或病者之糞便痰盂襯衣洗於公共水道再與疫病流行之地直接交通每足促斯疫之傳染也

（二）低濕之地因蓄有不潔之水易染斯疫食物中混有虎列刺菌亦足爲傳染之媒介如以不潔之水釋牛乳與夫宿食及疏果之生食者

（三）貧民受疫病侵襲獨多蓋由於居室不潔不整飲食穢物之習慣衣席汗垢便所污染者均爲媒介亦足傳染故洗濯婦最爲易罹斯疫

（四）牛飲暴食亦爲本病傳染之由泰西於休息日有盛飲食之風故其翌日患本病頗多蒼蠅喜觸接臭穢污物亦足爲傳染之媒介考蒼蠅之腹部脚部密附虎列刺菌

（五）精神的興奮與此病甚有關係當疫病流行時每有恐其侵襲者其後果罹是病交通繁甚最足爲此病之媒介當輪軌未行之時此病蔓延爲日尚久而所傳播者特附近諸國故流行是病其地之人而至他處即傳至其地千九百零二年時虎列刺病始僅流行於俄之阿德撒布後過傳亞爾丁堡是其徵也斯疫流行地之健康者其糞便中亦恒帶有虎列刺菌故即健康者旅行其地亦得爲是病媒介

（六）茶館書廠戲園亦爲補助蔓延原因之一如市場及宴會處與此病最易傳染

（七）氣候及久晴久雨於傳播本病極有關係蔓延必盛

療法（治虎列刺）

此症流行時預防者必行衛生法如飲水起居食物烟酒房事空氣（香烟傷腦助熱耗氣）等倫一不慎皆爲媒介有斯疫之所不可接觸倫覺障礙即行醫藥

處方

伽路米（下劑也）繼投鴉片與興奮劑腹部行溫罨法蓐中用湯婆法若眞性虎列刺須注射食鹽水（見本刋第九號答盧育和君第四頁）皮下鉀脈內或莫比樟腦皮下注射爲治療主要倫病患吐瀉劇者行生石灰乳消毒洩患此當早報以防傳染

預防法　用鹽强水四滴至六滴和蒸溜水一〇〇。〇兌白糖數分食後服一次之量

病時處方　甘汞〇。五乳糖〇。五爲一包與以三包每三時一包

又　方　水銀粉〇。二乳糖〇。三爲一包與以五包每二十分鐘服一包

又　方　芳香阿片丁一〇。〇蕃木鼈丁一〇。〇蕃椒丁一〇。〇精製樟腦二〇。〇薄荷油二〇。〇酒精二〇。〇　每次二十滴至三十滴一時至數時加開水一大茶盃和服如肢冷脈伏音微目陷螺瀉爪枯加白葡萄酒每次一〇。〇至一五。〇

又　方　阿片丁三。〇依的兒製攝草丁三。〇每三時十滴至二十滴加開水和服治輕症服痛下痢

又　方　拕沕兒氏散〇。五〇甘汞。〇一白糖〇。五爲一包與以十包爲三時和服一包治眞性虎列剌

又　方　撒魯兒〇。五爲皮下注射料

又　方　阿片丁五。〇水製蘆薈越四。〇每服十滴至十五滴和一盞葡萄酒用之

又　方食鹽六。〇炭酸那篤留謨一。〇蒸溜水一〇〇〇。〇三十八度之溫注射皮下蜂窩織內胸側或腹部

又　方　單寧酸一〇。〇阿片丁二。〇加蜜爾列浸二〇〇〇。〇右爲灌腸料

又　方二百倍鹽酸水一〇〇〇。〇四十度之溫以二〇〇〇。〇爲一回灌腸劑小兒用一〇。〇〇

又　方　鹽莫〇。二蒸溜水一〇。〇用四分之一半筒注入皮下治劇甚之嘔吐

又　方　鹽酸莫兒比涅〇。〇五芳香阿片丁二十滴杏仁水一〇。右和勻每半時服十滴治重症虎列剌

又　方　麥角越三十滴硫黃〇。〇四硫酸亞篤羅必湼〇。〇〇二蒸溜水二。〇調和極勻分二回爲皮下注射劑

又　方　阿片末〇。二樟腦〇。三白糖三。〇分十包每一時一包治皮膚藍色全身諸部黏膜皆現此色都因血鬱積毒性汚染者也

又　方　桂水一五。〇桂皮精一五。〇卵黃兩個　治虎列拉虛脫者

◎答楊燧熙君答催眠住所授法之誤　王肖舫

星刊三十三號先生答林蔭祥君催眠住所授法事關公益不得不略告之中華精神學養成所姚洞垣弟親受其誑海內同志萬勿再爲所愚誑錢到手不問學術質問十年曾無一答行同匪竊已於前期登出矣閱之卽知其事實

◎答陳守眞孕雙胎法　前人

本刊三十號陳君再問雙胎法予有不能已於言者得子足矣何必雙胎且雙胎三胎以及五胎一則家祥人瑞一則感天地之特別靈氣此事可以時見不能常有古今五千年如周有八士者曾未再見先生何其迂也無已則有一焉弟有驗方欲男則男欲女則女法以八卦分配乾坎艮震爲男巽離坤兌爲女（法載三命通會）例如男人二十五歲女人二十七歲五月間受孕（未交六月節方準）男女月份均是單數以成乾象必生一男卦云乾爲老父乾三連是也如男二十歲女二十歲四月受孕（已交四月節方準）男女月份均是雙數以成坤象必生一女卦云坤爲老母坤六斷是也再如男二十四歲女二十三歲四月受孕以成坎象必生一男卦云坎中滿坎爲男是也再如男二十一歲女二十一歲六月受孕以成巽象必生一女卦云巽下斷巽爲少女是也餘可倣此類推此法陳修園之女科要旨之載入歷驗不爽古聖不我欺也噫男

女任我索孕足矣何必好奇爲

◎答陳龍池問怪經　前人

本刊三十號陳君問怪經一節乃是先天關係（如反關脈香乳等）感天地之特別[illegible]氣於生理上固有絕大研究當此生理萌芽之時透徹者少須俟日後生理昌明再議

◎問小兒剃頭後髮有未生　劉燮章

紹興醫藥報社諸位有道先生大鑒啓者茲因小兒彌月內剃頭後至今已逾三月有餘其髮雖復生出惟不完全一頭之上有生出者亦有未生出者勢若花禿伏思必因初次剃頭太手重傷及髮根否則決不能不復生長其胎髮很强由剃後不知因何不復生長敬懇諸翁分神代登星期增刊內廣求　諸大名醫指示良方倘能其髮復生做人另當酬報決不食言可也此頌

治療顧問

◎答羅樂三産後衰弱治法　王肖舫

尊駕所問　固是難題　弟總有截産秘法　亦不敢明登報端而損陰騭　倘好事者得去方法　貽害無窮　第一妙訣　宜用隔離法　獨居爲妙　亦是衛生要着　倘不能依法修養　可將住址詳細登出　自有相當驗法　單方接洽　須附郵票三分

◎答炫明胃弱腹疼病　王肖舫

讀三十二號星刊內載胃弱一症　宜服當歸羊肉湯（方載金匱要略）

◎答陸錦燧問梅症治法　王肖舫

星刊三十三號下問梅瘡治法　內服改血湯間服中九丸（方載醫報第十卷七號古籍選刊欄內）或間服鋏碘一分至一分三厘　兩星期定即收功

改血湯方　土茯苓一兩　淨花八錢　通草一錢五分　川萆薢三錢　白蘚皮三錢　槐米二錢　苦參二錢　川軍一錢五分　水煎服　如癢甚加地膚子三錢　腫加赤茯苓三錢　中虛加生薏仁一兩　淋痛加牛膝四錢　琥珀一錢

中華民國九年九月十二出版

紹興醫藥學報星期增刊

發行所浙江紹興城中北海橋

第三十七號　今日計二張

本刊分發行　各省各大書坊

本刊價例

每星期一張或數張計大洋一分預定全年五十期計大洋四角如寄迭加每期郵費大洋五厘十份以上另議郵滙不通之處郵票作洋九五計算凡公共機關報資均收半價

本刊廣告例

百字起碼每期大洋三角連登一月八折連登一年五折不上百字照百字遞算二號字及木刻鑄版地位以字數核算封面加倍刊資亦須先惠長登大幅得以另行訂立特約

啓事

◎招登廣告

本刊隨月報而發行月報銷行遍及全國又達南洋各島台灣日本等處爲閱者所知然不看月報之各地諸君預先訂閱本刊者已絡繹不絕本刊之銷行自更倍於月報其廣告之效力較勝可不待言矣況取價又廉至閱者對於本社之月報及本刊必人人欲彙訂成冊保存以備研究則廣告之效不卜可期知凡有關於醫藥事業欲謀發展者請函本社可也　本社敬啓

◎問病者鑒

凡函向本社問病者請將詳細病狀寫明寄到「紹興城中醫藥學報社」收當即登入本刊徵求四方名家或由本社答告治法仍載本刊概不取資各處醫家自定個人收資規則與本社無涉　紹興醫藥學報社啓

◎每日一文錢之壽險費

本社因月報中限於篇幅凡病家問症徵方者日多特發行增刊俾不佔月報中他欄地位病家又能早日治療至同道研究學術質問疑原亦在月報中問答門發載今亦移於足期增刊此外如關於已病者之肴護未病者之衛生及其他古今蘊效之單方各地醫生之驗案可以灌輸一般社會之通俗醫藥常識者備載無遺醫家讀之不會得臨證之指南病家讀之無異聚醫師爲顧問未病者尤得預貯醫藥常識以講衛生所費不過每日一文錢其獲益效保險爲實是耳本社非敢自誇閱者自能賞鑑　本社敬啓

特別廣告

◎迻錄廣告

集驗方撮要尚餘數百如欲閱者附郵票二分寄無錫西門棉花巷周諫吉堂明示地址可寄遠省郵費酌加空函不復

◎滬附大總十四號陸晉笙啓

僕備有診斷書爲說病討藥方之病家取此書圖明寄來索方立即開方寄還僅取答星郵票數角爲補助紙張刷印郵遞等費由人酌寄不另受謝但治愈請將原書原方寄登此報以徵治驗

◎神效巽功散

夫人之疾苦惟疼痛爲最難受欲除此病必服此散無不藥到春國患者一試方知言之不謬並且無論何種疼痛皆可即時立止鄙人經驗多年未可自私今特公諸病者夫乳婦姙婦均忌服每袋一包開水一茶杯食後一次和服一日服二次每次一包每袋大洋一角五分

◎時疫救命散

近來天時涼暖不一世人稍一不愼不拘老幼及婦女每發時疫見症咳嗽嘔吐頭疼骨痛惡寒發熱有汗（或無汗）甚則神糊譫語氣急鼻煽肢冷脈伏腹痛絞腸刺胸吊腳縮筋霍亂吐瀉不省人事以及山嵐瘴毒皆陰陽乖戾之氣（見紹興醫藥學報及星期增刊滬報等）須將此散分二次吹入鼻中小兒分四次其性和平寒熱均宜邪從口鼻吸入居其多數仍由此出內服外嗅俱有效力每瓶大人內服分兩次小兒分四次孕婦不忌此方劉吉人先生經驗多年不敢自秘特此以濟時疫之急需亦治腦寒腦熱腦漏鼻淵鼻塞鼻瘜鼻茸時流穢涕等每瓶大洋二角

發行所鎭江城內五條街楊燧熙醫室

◎多痰者……就是癆病的初步！

凡喜吃烟酒和含有刺激性的東西、其人必多痰而多嗽、初起時恒不注意、以盈多痰當作一件平常事看、可曉得多痰就是傷肺的證據、肺傷即是癆病的初步、所以多痰著速宜服除痰潤肺等藥、現在本館爲病家利便起見、特向那威運到大批「鰵魚肝油」、功能潤肺療虛清血調元、吐血虛熱盜汗咳嗽癆症血虧等症、服之均極有效驗、服法另詳、每小瓶計重八兩售大洋七角八分、每大瓶計重十六兩售大洋一元三角六分、多痰者請到紹興大路敎育館內藥品部購服可也、　電話第十一號

◎楊燧熙應接通函治病規則

鄙人研究中西醫學三十餘年（內科外科婦科幼科喉科眼科皮府科毒門等）略有心得由裘吉生君於報端創設問答一欄而外埠通函來問病者日多一日投方必效其不效者因來函未能將病由病狀一一述明故答復診斷上間有缺乏今特具規則照此來函方得良好完全之目的既往症有無現症何因或勞悴饑飽失常嗜酒嗜烟口腹偏好心境勞逸身體安閒苦楚肥瘦及七情中傷於何情及六淫者病有幾日所服何藥是何分量現症種種荅色二便之色脉象一一聲明信內附郵票五十分卽有正確之療法奉上來信用單掛號爲妥並註明通信處空信問病概不答復倘苦學中人減收半價然必蓋有貴處教育會圖記爲憑　通信處鎭江城內中西醫館楊燧熙收

◎紹興醫藥學報第十卷第八號（原一百十二期）目次

每日痛苦纏綿

及至服用韋廉士大醫生紅色補丸始獲全愈現今康强喜樂

無論年紀老幼但求血液清潔强健有力則身體康健蓋血液能使腦筋有力腦力充足則週身各部因而强健無疾矣使血液强健令血液充盈之藥曾經天下各國人民所推許屢試屢驗者首推韋廉士大醫生紅色補丸也是丸稱爲當世地球上獨一無二之補血健腦聖品功效卓著行世已歷三十餘年之久矣即如江蘇松江府浦南漕涇鎭張安道先生亦千萬由韋廉士大醫生紅色補丸所救治者之一份子也其來示云鄙人松江浦南人也年已七十有六素患羸弱之疾腰酸背痛何日無之以致神疲力乏不便行動雖屢服良藥未見效力今春適値友人談及斯病原因從前亦受此症後服韋廉士大醫生紅色補丸而愈鄙人謹聆斯言即向貴局購買數瓶試服之立見神效於是精神頓振精力亦强腰不酸背不痛并且胃口大增四肢力健當年之苦楚迄今霍然驅除竟有轉弱爲强返老還童之功效堪享人生之樂矣惟飲水思源實深銘感用特修函藉伸謝悃

張安道君現年七十有六聲稱彼之康壯全賴韋廉士紅色補丸之功也

韋廉士大醫生紅色補丸曾經療治血薄氣弱腦筋衰殘少年斲傷胃不消化瘋濕骨痛山嵐瘴癘以及婦科各症尤爲神效凡經售西藥者均有出售或直向上海四川路九十六號韋廉士醫生藥局函購每一瓶英洋一元五角每六瓶英洋八元郵力在內

保護血氣方法　奉送詳備小書茲有精美衛生小書名曰血之疾病如欲索取卽必寄一名片墊寫姓名住坡寄至以上所列地址原班郵送一本

衛生之道

韋廉士大醫生紅色補丸

警告

○揚州發見虎疫　陳龍池報告

敝處今夏炎熱　百度表達九十七八　交秋之後　忽然涼爽　疫乃發現　輕則上吐下瀉　腹痛肢涼　甚則目陷肉脫螺癟　重者初覺胸中煩擾　繼則肢麻脈伏　不痛不吐不瀉　不及十小時即斃　目下傳染頗速　死者不鮮　中西醫尙無良好治法　務求海內同志　指示方針　以維人命

○湖州寒疫盛行

此間寒疫盛行　城鄉內外　傳染極速　患者多四肢厥冷　吐瀉交作　甚而螺癟　爪青目陷　自起至敗　不過十二小時　救者多以薑渣擦身　麝艾熏臍　並施以附桂薑朮胡椒葱白等方藥　取效敏捷　近已延及雙林晨舍　中國紅十字會湖州分會　業已派醫藥隊前往施診給藥　聞救活者已達五六十人云

衛生談

寄奥拉雜衛生談　守眞

（十二）足上之指甲

近來匈加利醫士海愛特爾培克君創論「足上底指甲　應當格外底愛護　因爲足是常常處溫暖潮濕底地方　能夠孳生微生物極快　倘若足上底浮皮穿破了　微生物直到血管裡　就要發血毒症　以及人身上極酷烈不治底症　所以講究衛生的人　應當愛護足指甲的」

吾想現在講究衛生底人　對於足上底指甲　不過在浴盆內洗浴時候　草草底浸洗一息　或者倩扦脚的亂扦亂剪一回罷了　並沒有十分注意的

附足上指甲底保護法

保護足指甲底人　每天頂少用肥皂熱水洗足二次　水裡還應當加半匙過酸化水素（H_2O_2）底淡液　再用小刷子輕輕底刷洗　勿可使微生物孳生在這個地方　又如若水裡不加過酸化水素液　用小刷子先在濃硼酸液裡浸一息　取出洗刷亦可

驗方

盲目的編輯員竟會把這種糊塗稿輯入

（一）經驗醫方彙編（續三十五號）裘吉生輯

米糠可治脚氣病　志覺老人

醫學錦云　無精米　無脚　此言巳爲醫界所公認　蓋食機器白米　爲日過久　失卻米皮上重要之質素　確爲脚氣病之一大原因　今即本其意　以米糠作藥　以補身體上需要之成分　用之頗有特效　法用米糠四兩　淨水十兩　煑爛　以細布濾去其渣　約得液體七兩　加毛地黃酒十五滴（按毛地黃即生地　大抵用生地所浸之酒也）作一次服　有連服二三次　即霍然而愈者

咗！毛地黃是西藥的强心劑　亦何是中國的生地呢

善治瘰癧之特效品　志覺老人

割人籐（杭人呼爲拉拉籐）隨處皆有　其根爲治瘰癧之無上良藥　服法即掘此根　洗淨切斷　置之瓦罐中　加水與藥相平　煎至色如陳紹酒　約一飯甑時倒出加靑糖飲之　能能飲酒者　加陳紹酒一小杯同飲　更易見功　分朝晚二次　服數日後　可隔一二日一劑　大約初起者一二劑後　其核卽可見軟　四五劑卽可痊愈矣（王完白云　某種植物能治某病　古人從經驗所得　筆之於書　後人卽應之曰　藥初非特別產生者也　此割人籐根之善治瘰癧　確爲歷試有效之佳品　製藥家宜製成藥酒類　以便應用　願同志一研究之）

東洋外症簡便方　葉勤秋

余友錢君　新自東京歸　滬上邂逅　偶然談及　茲錄於後　以供吾醫家研究焉　並以告病家　不論癰疽瘡瘍　初起用溏雞矢塗上即消甚驗　此爲外人簡便方　盡人皆知　然不知其所以然云

學術研究

◎答陳君龍池問橫生倒產方的理（見十六號）

葉勸秋

那一處的病一定要使藥汁走到那一處這個法子恐怕我們數千年來的醫書都不載着倘照陳先生這樣說來我想頭面病及四肢病絕無治療的法惟有聽其殘廢已耳試問藥汁入胃再從那一條道路可以走到頭面四肢要知我們中醫專以氣化見長與西醫專重跡象不同我曾閱某書載有「患目疾者就西醫求治叩以中國醫家有言外表之五官皆連於臟腑信耶西醫曰外自外內自內何得相連如君患目斯患目矣於臟腑乎何有乃爲之發藥而十診不愈且尤甚焉延一月復就某中醫叩之曰腎水虧也投以藥二劑有效五劑而瘥」觀此節不但令人捧腹且中西醫之分別概可鑒矣橫生倒產方的理是藥汁到胃後得藥氣轉達子宮非藥汁能直達子宮也如藥汁一定要到子宮後方能脫胎何不仿西法探陰門而直灌子宮爲直捷爽快且不涇胃府不稽時刻之爲愈也井底之見尚祈指政

◎問防旱燥致疫

馮甘棠

敝地一年之久寸雨毫無麥秋失獲大田無苗赤地千里（中略）旱乾既久人民日居炎燥之中難免不發生時疫高明如君何以賜教也

◎答旱燥防疫法

周鎮

貴處久旱空氣乾燥一防秋疫二防喉患下問弭患之法拙意請　先生提倡多開公井既防火災而多濬一井新鮮好水是亦消弭病菌之一法餘如戒酒烟遠五辛少炙煿均爲人人應取之道熯燥既甚即有患恙而濕燥之品大宜審愼茲寄治痧全書囊秘喉書等希察收方便

（附白）曹炳章君著秋瘟證治要略紹興縣西橋南首和濟藥局出售　貴處醫家可以郵購人手一編獲益非淺合爲介紹

◎治絞腸症質疑

福建古田　余禝和

今歲春間僕治謝姓婦絞腸一症治療數日不無進退病家易醫數手亦無效果殆喻氏所謂陰血枯燥大腸廢而不用之壞症也因有感於劉君云絞腸之症斷無是理中醫見笑於西醫也藉曰西醫由實驗而知中醫由理想而言何同濟醫院黃孫楣君中西兼優於大腸研究編亦云絞腸之症陰陽拂逆之兆夫曰陰陽拂逆誠至理名言僕因一隅而三反之女人經水本下行胡爲乎爲口鼻而出矣氣本大便而通胡爲乎有陰吹水本下流胡爲乎在山過顙是皆壅之閉之激之搏之使然也經云醉飽入房五臟反覆夫五臟有定位豈有反覆之理謂其氣血錯亂而妄泄也僕閱喻氏寓意草張氏醫通古今醫案選悉載絞腸之症古人著書立說罄畢生之閱歷欲後世之可法可傳豈故作無謂之言哉第古人成法遍試無驗未知古人研究未精歟風氣有異歟抑病入膏肓致望

博學諸君明以教我

(二)答王肖舫君質疑各則　宜春黃國材

近見著醫書者夥而求其胸羅二酉腦印百子者卒寥寥無幾故所成之書多抄襲成章未有所發明一切藥物均照樣移來在編書之人其中亦多不識之品況其繼承人乎今王君既直接函詢未見答復則此理由可想而知茲鄙人不揣謭陋識是管見

鉛粉之別名甚多如胡粉定粉韶粉是也(詳本草逢原本草別錄本草從新)　白燭油即白臘作燭之油有生肌之功　月黃是硼砂之出於南番者色黃(詳本草從新)　熏黃即雄黃觀於過玉書之雷聲散自明　烏不宿一名老虎刺生山而無枝刺多可敷癰疽　雀梅籐一名爵梅葉生細梅如小豆大治乳癰便毒有驗　洋樟一名洋冰即樟腦之別名　一枝蒿一名一枝香消脹腫可用　半枝蓮生田塍治蛇蝎有奇功(屢驗)　輕圓是牛黃之佳者　掃盆是輕粉掃盆而下者又有掃粉之名

蕁骨風蔓而有毛療風可用　探芸麯近年新神麯之名醫報多載之　膩粉亦輕粉之名千金多書之　蟾乾即蟾蟆之乾者　獨角蓮俗名八角蓮治跌打有效　石膏凡本草皆載之　香梗芋艿是芋子天津醫報已說明　地栗即荸薺確乎不僞　觀音茶葉生山岩穀雨時剪下即芽茶之名　冬消梨即雪裏青山野採來敷癰有靈　點紅椒一名地胡椒一名水楊梅時珍謂治疔瘡最驗　烟膠即烟屎是吃烟管中之油膠　海風籐是治風之藥蔓生於海岸梗細如絲闤闠有售　石蘭一名山蘭有氣活血之品又有石南籐性迫不同　鐵線粉即鐵砂製成之粉又有鐵線草治瘰癧甚效　香臘糟即造酒之糟臘月者佳香　夜交籐即首烏絡石籐生山岩絡石而生治筋骨關節腫痛癰疽　火麻仁即大麻仁仲景脾約丸曾用之　陳小粉即麥粉積善堂用以治癰腫火傷成績佳良言須隔年陳久者佳鄙人治外科屢用之以上所答俱據各種本草所載並可稽查

(三)答虞和君質疑十則　前人

前見下問各條早已逐一答復奈稿既寄上未見刊出恐有遺失今再補上

(一)無灰酒據王好古言造酒有用石灰灶灰和醇母者故有有灰酒無灰酒之分因酒用灰味大甘不堪入藥無灰酒者即今之老冬酒也　地黃苗韓子治用以餵老馬生三駒皆長壽又雄被鷹傷銜地黃葉點之　牡鼠骨(灶是牡之訛)　雷公云有長齒生牙之力　葛葉可敷金創　毛篋子葉俗名毛黃蓮外科用治瘡瘍　冷石花即石花菜　綠石蜮是西藥詳西藥大成　雲子棋牛於雲南之石山詳通誌　脫氣是西藥用爲麻醉其餘他賢已答者不再贅

(二)用飴粉和露水以治哮者蓋取露清凉飴補肺之義久服方效又雄鼠腎子和硃砂以治臍風蓋取其心腎相交之義恐無實效又噎膈用蘇葉湯和麵向月蝕爲丸取其虧而復圓欲使痛喉

恕復

浙江富陽赤亭山桂馨書屋啟

亦由是則噎膈可愈蓋取此意也然其效不果

（五）貴地鄰婦自幼而青蓋因是部之靜脈被子宮壓迫障礙還流故現青色

（六）西醫之治疫藥水各所製之同但服而嘔者多入吐根（由吾師言之）

（八）凡人一動欲念外腎即充血腦因而稍貧血腦既貧血則養氣不足炭氣稍積故作呵欠（噫非）以吐炭也猶人欲睡先作呵欠同一理也

（九）凡病有胸次不寬嘔吐寒熱等症每用燈芯燒酒擦出白毛者卽所謂羊毛痧是也其白毛由病毒化學原子作成

（十）西醫凡遇熱病卽用冰囊或冷水引熱外出若在中國體弱之人用冰囊則可冷水則不可屢試驗

治療顧問

◎答古越陳廿九君問肝病治法

鎮江楊燧熙

足厥陰肝　爲風木之臓　虛則生風　生火　亢則爲痛爲不痳　甚則爲跌爲汗　爲欲嘔爲便燥　爲膝脚酸痛　跳躍　爲腿骨有聲　爲脚部發以軟硬　是行百步以外使然　夫陽主動　陰主靜　跳躍有聲　顯係陽失潛藏　陰失既濟也　至相半根治之法　賴肺金清肅之氣以降之　脾土敦厚之氣以培之　腎水濡潤之氣以養之　心火相生之氣以平之　則風木剛勁之質　得爲柔和之體　何相侮失制之有哉　進煎三劑　更衣較一　惟遠道歸里　調養失宜　覺頭眩氣逆　足底浮癢　溲短色紅且臭　乃內熱所致　良由君相不平　一水不能承制五火　仿益水之源　以鎮陽光　佐以靜養清心　除去一切塵絆　加意藥先　至空氣上　飲食上　尤須特別注意者也

鮮生地八錢　懷山藥三錢　羚羊片（先煎一柱香）五分　粉丹皮三錢　絡石藤三錢　眞珠母（先煎一柱香）一兩　建澤瀉（盬水炒）一錢半　連翹殼三錢　天麥冬各三錢　忍冬籐四錢　黑山枝二錢　毛知母（淡盬水炒）二錢　枳椇子三錢　眞川柏（淡盬水炒）一錢　（引）梨汁半茶杯（沖服）

服三劑　早服溏心鷄蛋三枚或豆腐漿豆腐皮稀飯等　中鴨子湯蹄子湯鴨雜湯青菜湯豆腐湯　晚海參（發過洗淨）二三兩　用白水煑　吃時加私盬少許　臨臥服之

◎問膝蓋脛酸痛治法

葉健生

敬啓者　敝友陳君　現年四十一歲　係木火體質　少年酒色不愼　眞陰受虧　向習錢業司帳務　改革後　賦閒數年　情懷未免抑鬱　戊午冬　左足膝蓋上及內外側腫脹　稍覺酸痛　初以風濕着痺　不以爲意　去年就公司帳房　自秋冬至今春　終日寫算勞神　僅服過養血通絡疏風蠲痺丸方一料　間或步行三五里　尙不艱難　午節因入夜飲酒

徵醉渡江 往來受風 次日患處作痛發熱 連服藥十餘劑 痛始見減 如前狀時覺酸痛 眠食均安 但不能伸 直坐片時 初起舉步則跛 接行數步稍好 鄙人同處一室 始爲痿則不痛 痺則不外風寒濕 流痺諸方 又與其體氣不宜 舌常紅 間有薄黃苔 脉波弦數．惟投柔肝養血通絡清瘀及虎潛丸等劑 纖憶何廉臣先生有言 即風濕熱三氣 亦可合成痺 延久失治 則風寒外邪 絡瘀內傷 均從熱化 此段議論 見理甚深 確發古今醫籍所未發 乃宗其法 用俞氏五汁一枝煎合成 加減輕宣瘀血湯 刻服十劑 皮膚已退涼 餘則未效 腫未消 其腫在經絡膝蓋似往內側撐出 竊念症已由痺而痿 內傷久病 非一時所能奏功 擬仍宗何先生論 陰虛絡熱後 法用集靈膏送下顧氏加氏虎潛丸 以冀緩效 除另函求何先生指示外 謹述顛末 請貴社登錄 徵求海內 有道辯論此症 如何始能治愈 倘蒙諸君子不吝教言 賜以方針 或逕寄武昌新河裕華紗廠 或登入貴報星期增刊 俾有所遵循 則感激大德不獨陳君身受已也順頌
道安諸惟 垂鑒

◎答張樹鈞先生問友脾泄症　儀徵馬少廷

按貴友患脾泄症 年餘不愈 是脾陽乏健運之司 腎失封藏之職 致有邪氣留連過於少腹 積少痛緩 似乎氣結滯而不暢 而作泄矣 經以腎爲胃關開竅於二陰 未有久痢．而腎不損者 腎雖屬水 眞陽寓焉 少火生氣 火爲土母 此火一衰 何以運行 三焦腐熟水穀乎 想此火衰土陷 非桂附大補命門 以復腎中之陽 以救脾家之母 則門戶何由而固 眞元何由而復耶 倘畏熱不前 僅以參朮爲事 恐其症勢根深 難以卒復耳 擬服龍骨牡蠣乳沒等品 瀉止痛增 尤爲棘手 鄙擬一方 溫化中下 通補兼施 冀其痛除瀉止 氣機靈活 再爲計議 敬請 海內大君子斧正

熟附片錢五 炙黃耆二錢 太子參錢五 肉末 錢炒白芍錢五 廣陳皮錢五 春柴胡一錢 川連三分炒乾薑八分 白扣仁八分(後下) 補骨脂三錢 煨肉菓二錢 五味子四分 荷蒂三枚 陳米三錢東壁土代水

此方服一二劑 觀病情形臨症之時加減爲善耳 如後重者加檳榔枳壳 痛倍白芍

通訊

◎致劉吉人先生函　沈仲圭

吉人仁翁台鑒承指示醫學入門方法心感之至惟讀瀕湖脈學後應研究何書乞詳以賜教登諸報端俾後學者有所遵循盼甚禱甚又前期蒙賜良方感感附此鳴謝

中華郵政局特准掛號認爲新聞紙類

中華民國九年九月十九出版

紹興醫藥學報星期增刊

發行所浙江紹興城中北海橋

第三十八號
今日計二張

本刊分發行
各省大書坊

本刊價例

每星期一張或數張計大洋一分預定全年五十期計大洋四角如寄送加每期郵費大洋五厘十份以上另議郵匯不通之處郵票作洋九五計算凡公共機關報資均收半價

本刊廣告例

百字起碼每期大洋三角連登一月八折連登一年五折不上百字照百字遞算二號字及木刻鑄版地位以字數核算封面加倍刊資亦須先惠長登大幅得以另行訂立特約

家自定個人收資規則與本社無涉

紹興醫藥學報社啓

啓事

◎招登廣告

本刊隨月報而發行月報銷行遍及全國又達南洋各島台灣日本等處爲閱者所知然不看月報之各地諸君預先訂閱本刊者已絡繹不絕本刊之銷行自更信於月報其廣告之效力較勝可不待言矣況取價又廉至閱者對於本社之月報及本刊必人人欲彙訂成冊保存以備研究則廣告之效不卜可期知凡有關於醫藥事業欲謀發展者請函本社可也

本社敬啓

◎問病者鑒

凡函向本社問病者請將詳細病狀寫明寄到「紹興城中醫藥學報社」收當即登入本刊徵求四方名家或由本社答告治法仍載本刊概不取資各處醫

特別廣告

◎每日一文錢之壽險費

本社因月報中限於篇幅凡病家問症徵方者日多特發行增刊俾不佔月報中他欄地位病家又能早日治療至同道研究學術質問疑原亦在月報中問答門登載今亦移於星期增刊此外如關於已病者之看護未病者之衛生及其他古今靈效之單方各地醫生之驗案可以灌輸一般社會之適俗醫藥常識者備載無遺醫家讀之不曾得臨證之指南病家讀之無異聚醫師爲顧問未病者尤得預貯醫藥常識以講衛生所費不過每日一文錢其獲益效保險爲實是耳本社非敢自誇閱者自能賞鑑

本社敬啓

◎送書廣告

集驗方撮要尚餘數百如欲閱者附郵票二分寄無錫西門棉花巷周謙吉堂明示地址可寄遠省郵費酌加空函不復

◎濟南大關十四號陸晉笙啓

僕備有診斷書爲說病討藥方之病家取此書圈明寄來索方立即開方寄還僅取零星郵票數角爲補助紙張刷印郵遞等費由人酌寄不另受謝但治愈請將原書原方寄登此報以徵治驗

◎神效異功散

夫人之疾苦惟疼痛爲最難受欲除此病必服此散無不藥到春國患者一試方知言之不謬並且無論何種疼痛皆可即時立止鄙人經驗多年未可自私今特公諸病者夫乳婦姙婦均忌服每袋一包開水一茶杯食後一次和服一日服二次每次一包每袋大洋一角五分

◎時疫奪命散

近來天時涼暖不一世人稍一不愼不拘老幼及婦女每發時疫見症咳嗽嘔吐頭疼骨痛惡寒發熱有汗（或無汗）甚則神糊譫語氣急鼻煽肢冷脈伏腹痛絞腸刺胸吊脚縮筋霍亂吐瀉不省人事以及山嵐瘴毒皆陰陽乖戾之氣（見紹興醫藥學報及星期增刊瀘報等）四須將此散分二次吹入鼻中小兒分四次其性和平寒熱均宜邪從口鼻吸入居其多數仍由此出內服外嗅俱有效力每瓶大人內服分兩次小兒分四次孕婦不忌此方劉吉人先生經驗多年不敢自秘特此以濟時疫之急需亦治腦寒腦熱腦漏鼻淵鼻塞鼻瘜鼻茸時流穢涕等每瓶大洋二角發行所鎭江城內五條街楊燧熙醫室

◎多痰者……就是癆病的初步——

凡喜吃烟酒和含有刺激性的東西、其人必多痰而多嗽、初起時恒不注意、以爲多痰當作一件平常事看、可曉得多痰就是傷肺的證據、肺傷即是癆病的初步、所以多痰者速宜服除痰潤肺等藥、現在本館爲病家利便起見、特向那威運到大批「蘩魚肝油」、功能潤肺療虛淸血調元、吐血虛熱盜汗咳嗽癆症血虧等症、服之均極有效驗、服法另詳、每小瓶計重八兩售大洋七角八分、每大瓶計重十六兩售大洋一元三角六分、多痰者請到紹興大路敎育舘內藥品部購服可也、　電話第十一號

◎楊燧熙應接通函治病規則

鄙人研究中西醫學三十餘年（內科外科婦科幼科喉科眼科皮膚科毒門等略有心得由裘吉生君於報端創設問答一欄而外埠通函來問病者日多一日投方必效其不效者因來函未能將病由病狀一一述明故答復診斷上間有缺乏今特具規則照此來函方得良好完全之目的既往症有無現症何因或勞悴饑飽失常嗜酒嗜烟口腹偏好心境勞逸身體安閒苦楚肥瘦及七情中傷於何情及六淫者病有幾日所服何藥是何分量現症種種苦色二便之色脉象一一聲明信內附郵票五十分卽有正確之療法奉上來信用單掛號爲妥並註明通信處空信問病概不答復倘苦學中人減收半價然必蓋有貴處敎育會圖記爲憑　通信處鎭江城內中西醫舘楊燧熙收

◎紹興醫藥學報第十卷第八號（原一百十二期目次

衛生談

◎寄巢拉雜衛生談　守眞

（十二）休息

西國每七天休息一天　名之曰安息日（即星期）　不論什麼事情　都一概不做　信仰基督的　每在這天去禮拜救主耶穌　以後就到樹多人少的地方去散步散步　這一天裡也不去寫字　也不去讀書　連一切與朋友酬應底事情　也沒有的　等過了這休息日　精神就養足了　所以在一星期裡　做事底時光　都狠有精采的　並不象我們中國人沒有精神的一樣

學術研究

◎調節喝濃茶的法子　陳龍池

第二十號本刊陳守眞先生說茶不宜多飲夜裡尤不可吃龍池每到夏日最喜吃茶夜裡也吃還要吃頂好的葉子泡得頂濃的自己曉得不能多飲無奈

作渴得很幸好還沒有失眠的症請教守眞先生最好用什麼法子去節制他

◎疑問二則　獨善氏

(一)普明子醫學心悟有人參果一篇獨善才疏學淺不明所指何在乞諸公敎之

(二)洋蟲一物各處有人飼養形小色黑殼硬有光以紅花炒米大棗蓮肉等物飼之人謂以熱酒沖服可愈腰痛未知然否及此蟲之氣味若何亦乞詳之

◎問醫一則　前人

兒科婦科較大人男子爲難治蓋一有男子之嫌一素號爲啞科也前哲於此不乏心得未知何氏所著者爲中正簡要敬乞　諸高明敎之

◎答沈君仲圭疑問一則　嘉善葉勁秋

汗乃血液中一種不潔之物由汗腺內排泄而出汗腺爲細小之腺埋沒於皮膚中以多數微血管纏絡之血液經過微血管時將水及老廢物滲入汗腺之內以達於體外其淸潔血液與腎臟之分泌尿液同由此觀之則汗爲血液所化奪血者無汗之理可知矣此說甚易明與趙君之說極符沈君當再思可也

◎答王肖舫藥物質疑　前人

「採芸麯」吾鄉藥肆中有彩雲麯乃神麯之一種其功用亦與神麯相同聞滬地亦有賣想採芸卽彩雲二字

◎問豬鼻孔草　宜春黃國材

什邡縣王春田驗案言此草治便血甚效其葉面靑背紫根白多臭烈氣春夏叢生初秋開白花觸之染其氣冬則化苗惟有白根壓汁隔宿黑染指亦黑味甘濇有近該縣及王君之裔識此草者請詳爲指示

◎藥學質疑一則　獨善

市售之十滴藥水原料配合頗不一致按此水中以鴉片爲主要成分後經朱夢梅君照美國舊方(Fiul Tincture)略爲變通刪去鴉片用樟腦酒十分辣椒酒十分大黃酒十分安母尼亞香酒十分薄荷油五分混和每用十滴至二十滴以溫水沖服又定一個便方用精製樟腦二分薄荷油二分酒精二十分混和服法同上據云夏秋之間每當飲食後可服三四滴能預防霍亂中方則用樟冰二兩大茴香一兩廣木香三兩丁香二兩陳皮一兩小土兩五錢浸於高粱酒十斤中濾淸加薄荷油五錢老薑汁一兩服法亦如第一方鄙人對於西藥未曾研究惟於中藥一方稍覺偏於香燥兼有毒質中寒者服之固奏奇效而伏暑者反恐因此增病敢祈諸大方家考定後揭諸報端以示病者

治療顧問

◎答羅樂三君問停止生育方　葉勁秋

鄙人查家藏經驗方　有停止生育一方　另一方　一併錄供　以備羅君酌用

前胡一兩　川芎三錢　當歸三錢　石羔錢五　輕粉五分　祇須臨經時服一劑　永不生胎又不成病

又本草綱目絕孕方

白麵麯一升　無灰酒五升　打

作糊煎三升半　用絹帛濾去渣　作三劑　俟月經將來之日　晚間服一劑　次日五更服一劑　天明服一劑　月經雖行　終身絕孕

仁安堂經驗方四物湯　加芸薹子　原紅花　各二錢　水一杯　煎八分　經後空心服　即不受胎　又取頭蠶子煎湯極效　且較他方更爲穩妥

◎答紹興陳著倩君問頑固慢性僂麻質斯症治法　鎮江楊燧熙

忽然跌仆　乃陰虛不歛浮陽　陽化內風使然　肝腎不足　水失濟火　火性炎上　腦筋受侮　侮其所不勝　肝虛則眩　腎虛則昏也　良由早年嗜好　更衣四五日一行　其色黑且燥　經前師調治　服以丸劑稍好　仍須二三日一解　現又如初　是手足陽明(即腸胃)傳導倉廩失職　變化五味之官能失於常度　主不明形乃傷耳　至大便日行　肛部上微有空痛　此腸炎之故　夫腸胃如海　主乎通降　胃者㯽也　似市井之繁盛　藏垢納污　腑氣必賴日降　否則疾生　尊函云　三二日一降最爲相宜　不知腸胃養生之法　腑宜通　臟宜藏　腑以降爲補　臟以藏爲貴　世人每疏而弗講也　小溲不甚通暢　其色微紅且臭　乃腑濁也　濁不降　淸何能升　九竅不和　都屬胃病　胃爲十二經之長　長熱淸則諸經之熱皆淸　何斯疾之有哉　函云飲食起居舌苔及兩次恙情　一一愼思細辨　以達良好之目的　飲喜淸茶　食量平平　每起早身體不舒　每感冒即有瘧邪　此一年中之經過也　年逾不惑有三　恙經七載　前方申明　茲不再筆　乃厥少二陰久虧(即肝腎)　風陽鼓動　經絡失於榮養　陽明不潤　化風化火　火灼津傷　一水不能承制五火　又加林文忠膏補火　一日三次　差之毫厘　失之千里　至棘克丸亦耗陰之品　未可常服　釀成此疾　舌中如松花粉　尖邊甚淡　齒覺常浮　總總情形　爲梅毒性關節炎　亦爲頑固慢性僂麻質斯症也　調治非易　擬方有道政之　至靜養之功　除酒色　節飲食　止惱怒　少思慮　加意於藥餌之先　再參考天然療法二種　一室內　一室外　見紹興醫藥學報星期增刊十七號第五一頁

仙遺糧(先煎)一兩五錢　大生地五錢　懷山藥四錢　天門冬三錢　麥門冬三錢　枳椇子二錢　川丹皮三錢　絲瓜絡三錢　潤元參三錢　元明粉(沖服)一錢　生錦紋(上上酒炒)錢半　(以上二藥解林文膏棘丸之毒)　福澤瀉(炒)錢半　絡石籐二錢　懷牛膝一錢　石决明(先煎)一兩　忍冬籐三錢　毛知母二錢　川石斛(先煎)三錢

藕片（先煎）三兩　燈芯一分
活水白葦根（卽蘆葦根先煎）二兩
服三劑　三劑後再酌可也

◎問口臭齦腫牙宣出血治法　獨善氏

鄙人胃火向旺　時有口臭齦腫牙宣出血等症（惟腎陰亦虧）敬詢治內火各家　以何藥代茶　俾可消滅此疾

◎問遺精夢洩治法　甬江張則經

鄙人年甫十八歲　身體素弱　自近年來　常常遺精夢洩　鄙人痛恨之極　竟無醫治之法　伏乞諸大名家不乏明毫　以良法賜治　俾得起沉中之痾　則叨恩不鮮　請卽擬方刋入本刋中　可以照方服治　如蒙不棄　不吝敎言　則感德于無涯矣

◎答陳守良君再問孕雙胎治　宜春黃國材

古人論受孕之法甚繁　如陳楚良以察脉調病爲先　婁氏以氣血和平爲主　袁了凡以寡慾聚精爲急　而必乘其絪縕之時　李東垣以經血充盈爲重　而必乘其經斷之後　自鄙人觀之　惟褚尙書論孕　頗爲有理　查西醫論妊娠　言月經者　原以子宮內皮充血　爲受胎血脈接續之地步　故受胎多在于經後　或經前也　蓋男女雙胎者　皆由女子之精珠而然也　故建不訪求多男婦人　連生六子　可知男女雙胎　權操坤元　中西同意也　欲知其詳情　請看男女交合新論　及近世婦人科全書　妊娠生理論　褚氏全書　求子秘訣

◎問兩膝腫痛治法　楚湖

敬詢者　敝族嬸氏　本體素弱　兩膝自幼卽患腫痛　年僅數發　今則愈發愈近　其發也　兩膝必有一處作痛（其處每發不定　但不過膝之範圍）然後發腫炊熱　疼痛不能行動　有寒熱則腫痛愈甚　不可按　旬餘始退　以前曾經醫生療治　未有效　誠恐遷延日久　爲病愈深　故特祈各中西大醫士　賜以良方　詳示病理　幸甚

◎問陽虛惡風治法　前人

戚某婦　年近四旬　素屬陽虛惡風　稍有勞　則吸氣往下　塞于心口部　不能呼出　爲狀殊苦　須經十餘分鐘　始能漸漸呼出　若發時遇風　則呃噎更甚　呃噎時　能吐膩痰一口　卽鬆　不能吐　則氣往下塞　一時不能轉出矣　此種病症　亦祈諸大名賢一研究之　賜以良方

◎問爛脚丫治法及預防法　松江詒沈硯

東南地卑水濕　每至霉令　往往有患脚丫濕爛　僕亦每于濕令必發此患　初起覺癢　而有細孔　出滋水　甚至步履維艱　淅淅作痛　雖屬濕邪由此發洩　然廢時失事　且有痛楚　頗爲受累　素仰貴社不乏高明　敢乞示以治療之方　及未發時預防之法　俾患此者同受惠焉

◎問白濁變痳的理及治法　江都陳龍池

我有個朋友　今年春天在上海得了白濁的病（不是花柳染來的）因爲自己急於要好　便服了市上賣的白濁丸　不幾日　果全愈　就回來娶親　不料娶後幾天　突然得了疝氣　小腹偏左　有筋硬粗　卵子腫大　初來覺疼　後就腫木　便找我醫治　吃了幾劑藥　不甚見效　就找西醫　也不見大效　又來找我又吃幾劑　便愈了大半　因上海有事　不及病好　便匆匆束裝而去到了上海幾天　忽然加重　比初發還利害　先請中醫　不愈　去找西醫　西醫便問他可曾得過白濁沒有因爲這病是白濁變的　計算日子不當變的這麼快　大概吃了關門的藥　纔有這樣　我朋友答應他是的　他便給藥水他吃　調理將近一月　果然好了　還說這病男女之間定要傳染　後來我朋友告訴他那新夫人從他走後　便下白帶　幸好一次　月經來後便沒事了　人也沒甚痛苦　龍池想這病到很奇怪　國醫學裏還不曾見過呢　所以問問諸位　究竟這裡面是什麼緣故　西醫是用的什麼藥　要是中醫是用什麼法子去診斷　用什麼法子去醫治呢

雜錄

◎日光消腫之研究　盧育和

育猶憶垂髫時　偶聞家君談一奇事其言曰　邑之西鄉　有一牧童約十餘歲　一日天甫曉　輒飯牛於深山　四顧無人　忽異想天開　慾念勃發　竟與該牛交合　旋即周身頭面皆腫　氣喘神煩　倒臥於地奄奄待斃　適有鄰甲某　過而見之奔告其主家　主人至　覩此形狀乃大驚　問其故　終不答　多方哄嚇　始露其詞　於是舁至六合就名醫湯春圃診治　湯探知其原曰　此症不必服藥　但裸其體　曝之於日卽愈　衆皆譁然　謂勢已危急至此　而現又中伏　倘再受暑其何以堪　湯曰　無恐他　非此則莫救　因從其言　遂將病者之衣全行脫去　移坐於烈日炎威之下赤體曬之　近午　忽大汗淋漓　身如水洗　果腫消喘止而愈　按此種紀聞　有數奇焉　一人與牛交　一奇也　交後卽周身來腫　二奇也醫不用藥　三奇也　日曝之竟愈四奇也　有此四奇　今育旣廁身醫界　可不一研究之哉　竊以田家牛畜　每逢夏夜　多臥於尿糞污穢之灣　爲蠅蚊攢噬　日間所飲　又是呆溝溷濁之水　經烈日炎蒸　凡斯種種　皆含毒質　一由口鼻毛孔而入　輒藏伏身中　適值該童與之交合　其毒遂傳入該童尿管　冲透精竅　佈滿經絡　故周身皆腫　毒氣充斥腦經　故神煩不安　毒氣阻塞呼吸之機　致空氣不能內入　故暴急作喘　向日下曬之　病竟霍然者蓋以平人一經日曬　尙腠理開張

覺有隱汗　況夏令之日　其光射之力最足　熱氣尤甚　是故受此水毒而致腫者　一得日光之熱力外吸　則毛竅大開　水濕熱毒　盡隨汗出　且黴菌微生諸物　亦因之殺滅　是以愈矣　觀上治法　與近世日光療法相同　惟斯病原因　誠屬千載難遇　姑紀先君昔日之所談　爲今日之研究　願就正於有道者

◎中猪肉毒　福建古田余[illegible]和

本年三月間　吾鄉司祭庵人　以猪肉熟後　乘熱入杉木盒內　無孔泄氣　致肉發生毒質　登山與祭者二百餘人　中肉毒者　七八十人　其餘惡肉好酒者　類皆得免　其中毒現狀　乃肉食四句鐘後　腹中絞痛如刺　大吐大瀉　筋攣眶陷　甚者肢冷脈伏　大便下血　奄奄一息　猛進附子理中湯　吳萸湯　及平胃散加山查神麴　或投冬瓜皮湯　白糖湯　並無效果　衆心惶惶　幸古邑藥君　僑居敝處　云前年邑中　中猪肉毒者　二百餘人　飲雞肉湯者悉愈　十餘人不飲竟至殞命　聞風之下　家家殺雞　不論雌雄　不雜別藥　一飲鷄湯　痛止筋舒　再飲吐止瀉平　鼾鼾而睡　受毒雖有重輕　無一不療　眞仙丹也　以管見推之　其霍亂紛發　乃由穢濁厲風襲入臟腑　于大吐大瀉之後　津液元氣兩傷　無火可降　無毒可解　以鷄肉湯異類有情　大補氣血　勝草根木皮多矣　西醫治濕霍亂　以生理鹽水注射　其水極熱　使精神驟奮　助氣血循環不息　免氣滯血凝于脈道　與獨味雞肉湯　似異類同理耳　閱者諸君　研究家雞性質　試用以治濕霍亂　果有特效者　請登醫藥報聲明　則匪特將來中肉毒者得以保全　而患濕霍亂者亦得一方便之救治也

◎論中國人媚外易於瞎說盲從之害　劉吉人

當吉人腦症初起之時　各界之人　彼薦此推　各從其黨類　阿私所好　喧賓奪主　皆欲硬荐醫生　囂囂數日　不勝其煩　幾令人有不可奈之勢　夫人生有症　請醫士　如國家有戰事　命一大將也　成敗係之　悉在一舉之善焉　用得其人則生　非人則已矣　追悔無由也　而況我一中國環球醫士之中　有數者也　惜症在腦後　自己用鏡對之　竟難其像　不延一醫士　自己不能治　苟延一醫士　舉性命以從　聽其管束　不能自由　枉送性命　豈遺災于人哉　惟楊君燧熙　素稱契合　其心術學問技能　所悉者也　爰請來一診視　當蒙論策定方　悉合機　實獲我心之先得　遂蒙燧翁日日來盡義務　俾我自己仍能生死之權自由不受縛束　今幸脫腐生新矣　若投入醫院　聽其束縛　處處不能自由　日日雞汁　且日發之　有生理乎　吾是以可惡會社之中　以耳代目者多　而好管人事者　何其多哉　可爲一長歎也

閱報諸君　如存有八卷九卷兩年本報　本社當以今年新報加倍掉換　倘

▲中華郵政局特准掛號認爲新聞紙類

中華民國九年九月廿六出版

紹興醫藥學報星期增刊

發行所浙江紹興城中北海橋

第三十九號 今日計二張

本刊分發行 各省各大書坊

本刊價例

每星期一張或數張計大洋一分預定全年五十期計大洋四角如寄送加每期郵費大洋五厘十份以上另議郵滙不通之處郵票作洋九五計算凡公共機關報資均收半價

本刊廣告例

百字起碼每期大洋三角連登一月八折連登一年五折不上百字照百字遞算二號字及木刻鑄版地位以字數核算封面加倍刊資亦須先惠長登大幅得以另行訂立特約

啓事

◎招登廣告

本刊隨月報而發行月報銷行遍及全國又達南洋各島台灣日本等處爲閱者所知然不看月報之各地諸君預先訂閱本刊者已絡繹不絕本刊之銷行自更信於月報其廣告之效力較勝可不待言矣況取價又廉至閱者對於本社之月報及本刊必人人欲彙訂成冊保存以備研究則廣告之效不卜可期知凡有關於醫藥事業欲謀發展者請函本社可也 本社敬啓

◎問病者鑒

凡函向本社問病者請將詳細病狀寫明寄到「紹興城中醫藥學報社」收當卽登入本刊徵求四方名家或由本社答告治法仍栽本刊概不取資各處醫家自定個人收資規則與本社無涉 紹興醫藥學報社啓

特別廣告

◎每日一文錢之壽險費

本社因月報中限於篇幅凡病家問症徵方者日多特發行增刊俾不佔月報中他欄地位病家又能早日治療至同道研究學術質問疑原亦在月報中問答門登載今亦移於星期增刊此外如關於已病者之看護未病者之衛生及其他古今靈效之單方各地醫生之驗案可以灌輸一般社會之適俗醫藥常識者備載無遺醫家讀之不啻得臨證之指南病家讀之無異聚醫師爲顧問未病者尤得預貯醫藥常識以講衛生所費不過每日一文錢其獲益效保險爲實是耳本社非敢自誇閱者自能賞鑑 本社敬啓

◎送書廣告

集驗方撮要尚餘數百如欲閱者附郵票二分寄無錫西門棉花巷周謙吉堂明示地址可寄遠省郵費酌加空函不復

◎濟南大灣十四號陸晉笙啓

僕備有診斷書爲說病討藥方之病家取此書圖明寄來索方立即開方寄還僅取零星郵票數角爲補助紙張刷印郵遞等費由人酌寄不另受謝但治愈請將原書原方寄登此報以徵治驗

◎神效巽功散

夫人之疾苦惟疼痛爲最難受欲除此病必服此散無不藥到春國患者一試方知言之不謬並且無論何種疼痛皆可卽時立止鄙人經驗多年未可自私今特公諸病者夫乳婦姙婦均忌服每袋一包開水一茶杯食後一次和服一日服二次每次一包每袋大洋一角五分

◎時疫爭論散

近來天時涼暖不一、世人稍一不愼、不拘老幼及婦女、每發一時疫、見症咳嗽嘔吐、頭疼骨痛、惡寒發熱、有汗（或無汗）、甚則神糊譫語、氣急鼻煽、肢冷脈伏、腹痛絞腸、刺胸吊脚、縮筋霍亂、吐瀉不省人事、以及山嵐瘴毒、皆陰陽乖戾之氣、（見紹興醫藥學報及星期增刊滬報等）須將此散分二次吹入鼻中、小兒分四次、其性和平、寒熱均宜、邪從口鼻吸入、居其多數、仍由此出、內服外嗅、俱有效力、每瓶大人內服分兩次、小兒分四次、孕婦不忌、此方劉吉人先生經驗多年、不敢自秘、特此以濟時疫之急需、亦治腦寒腦熱腦漏、鼻淵鼻塞鼻瘜鼻茸、時流穢涕等、每瓶大洋二角

發行所鎭江城內五條街楊燧熙醫室

◎多痰者……就是癆病的初步！

凡喜吃烟酒和含有刺激性的東西、其人必多痰而多嗽、初起時恒不注意、以爲多痰當作一件平常事看、可曉得多痰就是傷肺的證據、肺傷即是癆病的初步、所以多痰者速宜服除痰潤肺等藥、現在本舘爲病家利便起見、特向那威進到大批「鰲魚肝油」、功能潤肺療虛清血調元、吐血虛熱盜汗咳嗽癆症血虧等症、服之均極有效驗、服法另詳、每小瓶計重八兩售大洋七角八分、每大瓶計重十六兩售大洋一元三角六分、多痰者請到紹興大路敎育舘內藥品部購服可也、　電話第十一號

◎楊燧熙應接通函治病規則

鄙人研究中西醫學三十餘年︵內科外科婦科幼科喉科眼科皮膚科毒門等略有心得由裘吉生君於報端創設問答一欄而外埠通函來問病者日多一日投方必效其不效者因來函未能將病由病狀一一述明故答復診斷上間有缺乏今特具規則照此來函方得良好完全之目的既往症有無現症何因或勞悴饑飽失常嗜酒嗜烟口腹偏好心境勞逸身體安閒苦楚肥瘦及七情中傷於何情及六淫者病有幾日所服何藥是何分量現症種種荅色二便之色脈象一一聲明信內附郵票五十分卽有正確之療法奉上來信用掛號爲妥並註明通信處空信問病概不答復倘苦學中人減收半價然必蓋有貴處敎育會圖記爲憑　通信處鎭江城內中西醫舘楊燧熙收

◎人類可怕的事要來了！快預防

每年到了夏秋季時疫總不能免的　甚至蔓延城鄉　染著死亡相接　這可算是人類最可怕的公敵了　時疫果然是很危險的事　多數由自己不注意衛生的緣故　一經到了生病的時候　就要請醫生診治　想起性命有點値錢了　既然曉得生病是可怕的　不如未病的時候　趕緊研究預防的方法　預防的法子　就是注重衛生　清潔飲食　消減病菌　所以本館每年到了春末夏初的時節　就想法辦到大批避疫藥水一種　若將此藥水一分和清水二十分　滴入廁所臥室痰盂陰溝等處　這種可怕的傳染病菌　碰着了這種藥水就是病菌遇着了公敵　而且賣價極便宜　每小瓶售洋二角二分　每軋輪售洋一元八角五分　到藥不多　購祈要快

紹興敎育舘謹告

◎木刻大版醫藥叢書（每集洋一元六元）

第一集目錄

莫枚士研經言卷一	二角
周氏易簡集驗方全	四角
羅謙甫治驗案卷上	四角
吳鞠通醫案卷一	四角
惜分陰軒醫案卷一	三角
人參考全	一角

第二集目錄

莫枚士研經言卷二	二角
羅謙甫治驗案卷下	三角
吳鞠通醫案卷二	三角
惜分陰軒醫案卷二	三角
市隱廬醫學雜著全	三角
李冠仙知醫必辨全	四角

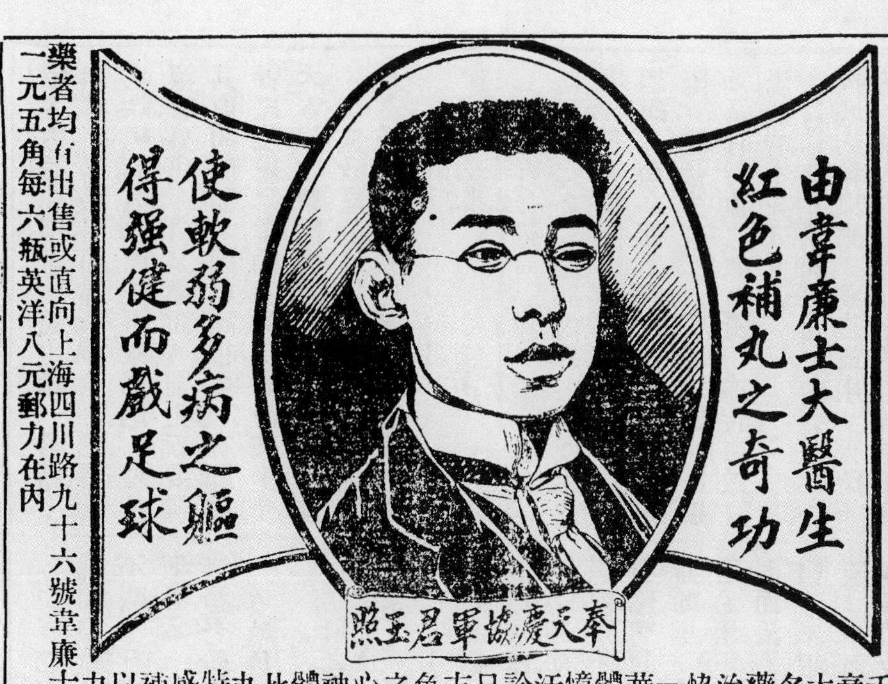

少年男子患血薄氣衰者甚爲衆多且在成人發育之時更爲易染此症若對症服藥易于醫治只須及時服藥爲要然而甚爲危險往往施救不及成爲少年癆瘵者天折者亦不乏其人也血薄氣衰治療之法惟有補血韋廉士大醫生紅色補丸乃是天下馳名補血醫治血薄氣衰症之聖藥也在此三十餘年中曾經救治千萬之患血薄氣衰請觀慶協軍先生者亦千萬治愈中之一份子也　慶協軍係奉天文華中學校學生其自述云余素體不強精神恍惚面色黃瘦記憶薄弱四肢寒冷如冰時出冷汗而左胸又常疼痛屢延名醫診治非特無效徒耗金錢且病日益加重余深爲憂慮後閱東方雜誌始知韋廉士大醫士紅色補丸能治余症遂決意試服之一瓶之後果見奇效從此耐心速服非但面轉紅色而且精神煥發較之從前竟如二人身體強健在校能戲足球喜樂無比此皆韋廉士大醫生紅色補丸之所賜也余因感激之盡爰特書此以[illegible]謝悃並附照片以感大德也韋廉士大醫生紅色補丸之功效非但少年男子可以服用即年輕少女亦同一功力不分男女老幼也凡經售西藥者均有出售或直向上海四川路九十六號韋廉士醫生藥局函購每一瓶英洋一元五角每六瓶英洋八元郵力在內

小言

◎補藥不宜亂吃的　紹興史介生

世人因爲將要用力　很歡喜吃補藥　其心理恐怕氣力用盡　所以預吃補藥　希望用力的時候　精神煥發　氣力愈加　那末就不會怯力了（如農夫將要割稻預吃補藥之類）這個意思　原係不錯的　不果遇着氣力沒有　吃食無味　四肢疲倦的時候　不管有外感沒有外感　只知道其虛證　亂吃補藥　這是不相宜的　又有一種病人　請醫診治　將要全愈的時候　病人自知病已日久　恐防虛極　想吃補劑　因其邪不淨除　醫行不開補方　病人自己出了主意　背了醫生的言　補藥亂吃　希望吃完之後　就將這個毛病除掉了　豈知邪未淨除的人　若吃補劑　本身沒有受補　這個毛病反弄到又加重咧　所以要吃補藥的人　若有吃食無味　氣力沒有　四肢疲

倦等數端　不若請醫生診一診脈　如有表邪感受和邪未淨除　就要先吃除病的方　而後再服補劑　就是沒有外感　眞是虛證　醫生就要辨其虛的原因　因虛證很多　有肝虛腎虛陰虛陽虛的不同（虛證甚多今天未遑枚舉閱者諒之）　醫生診脈知道致虛的原因　那末所開的藥方、更加有效　且沒有誤服的患了

警告

◎時疫流行之難治　九月十三日新聞報

自月初迄今　城鄉內外之染疫死亡者　日有所聞　近日傳染尤衆　其起病之初　都祗瀉不吐　而兩目即陷　脉伏失音　西醫雖以鹽水注射及打行血之救命針　亦皆無效　患此者十死八九云

◎時疫流行甚劇　九月十四日新聞報

揚城入秋以來　或風或雨　天時不正　以致時疫流行患者初則頭痛目眩　若不急治再加嘔吐　腹瀉寒熱　至多二三日即死　惟幼孩尤速　晚間染症　夜卽斃命　醫家固應接不暇　且束手不治者多　據精於醫理者云　今夏爲歷來未有之熱度　無論老幼　凡曾患暑濕熱癤等症者　入秋後可無險症之虞云

衛生談

◎寄鼠拉雜衛生談　守　眞

（十三）　安眠法

日裡多喝了茶　多食了東西　等到睡眠底時候　停滯在胃裡　胃就澎滿　不能熟睡　所以於就眠二點鐘以前　不可飲咖啡茶

有腦病的　神經衰弱的　以及患希斯的里　依卜昆垤里等病的人　最容易患不眠症　應當照他所患底原因而治

醫治不眠症底藥　有用臭素加里一瓦　溶解於水　在就眠以前飲之　極有功效　近來爲防其流弊　盛用屬於脂肪列之化合物　及誘導體　如抱水格魯兒　福爾米特等　因取其具可溶於水之性質　皆不急遽而能催眠

睡眠爲養腦頂好底法子　所以睡眠不足　不論用何種方法　去補救他　終難望腦底健全　腦若不全　人也不清爽了

睡眠以前　洗浴一回　就能夠安眠的　患不眠的　萬萬不可飲酒　因爲酒只有魔醉底能力　等到魔醉性一醒　不眠仍就如故　若酒癮一深　更加成爲習慣　不能安眠了

驗方

◎救急良方（續）　紹興史介生輯

誤呑五金

砂仁二兩煎濃湯服之卽出

誤呑針

取蝦蟇眼一隻（或用田雞眼亦可）木通湯送下其針卽穿於眼內從大便而出

一法取出芽蠶豆煑半生半熟搗爛和

肯割愛　請卽寄下　但須號數齊全　不拘若干份　皆所歡迎　本社啟

韭菜汁爲丸吞下

誤吞鐵骨

多食青菜豬油即與糞同出

誤吞銅錢

用黑羊糞或酒或滾水送下服一時錢卽從大便而出

一法用羊脛灰煮粥食之神效

一法食荸薺數十枚錢卽消化屢用屢效（如無荸薺食核桃亦可）

誤食蜈蚣尿

其人必七孔流血然要看其肚臍有紅圈者方是急用廝潛雞汚陳酒灌下即愈

誤食桐油

令人發吐不止急飲熱酒即解

誤吞螞蝗

食蜜及地泥自下

誤吞金箔

此物吞下或閉喉管或閉肺管遲則難救急取羊血灌之最爲神效

誤食麥芒

麥芒刺入喉中將鵝倒掛取涎少許飲之即隨痰而下

◎實驗方（續星刊三十四號）　山東王小舫

治蛇咬疼腫流水方

用人身虱血調病人之耳垢令勻塗於咬傷處立時消腫流水而愈

治痔瘡腫疼方

用普通眼藥人乳調點立時止疼頻點消腫

治癆病喘悶不得臥危急驗方

用鱉魚肝油每日飲數次數日即愈

治癲狗咬方

用馬前子一個即番木別去毛油炸透研細末米飲送下數次卽愈

治乳癰方

用馬前子（製法同前）一個研末黃酒沖服微見汗怕驚恐二次卽愈

治打傷眼睛方

用生豬肉一片（瘦肉）貼之卽愈

學術研究

◎答沈君仲圭疑問四則　章獻吉

（原問在二十四號本刊中）

（一）胃主納穀脾主運化所謂運者非推動胃腑之謂乃運輸飲食之精汁也所謂化者化胃腸中之穀食也脾有甜肉汁與食物和合能化腐食物然亦必須胃腸作蠕動方能施其功能脾旣能運輸精汁化腐食物此其所以謂主運化乎胃腸蠕動既非係脾之推然則何由而然乎氣之使然也夫氣之一呼一吸上下往來卽成其一紓一縮蠕動之象氣或有抑鬱或受邪沮胃乏其蠕動之作用故往往有不運不化納食減少之患如情懷不舒氣鬱不暢之人多不思飲食者乃氣抑胃蠕動之力減也

（二）膀胱有下口而無上口其說可信謂水液有出路而無進路則余之疑也滋未嘗敢信也竊常熟思之矣使水液化氣而入亦必須有可進之路始能入之謂無路氣可以得而入則玻瓶之底之周圍無孔無路水氣亦可得而入於其中矣此端無是理也然則水液得入於膀胱當有路也毋庸疑矣新生理學云油網包括周身下連腎與膀胱油網

中有微細管飲入於胃卽爲微細管所吸收內經云三焦者決瀆之官水道出焉唐容川云三焦卽油網油網旣連膀胱則油網上之微細管亦必連通膀胱矣飲由油網上之微細管吸收則其必下入膀胱亦可知矣膀胱復化氣循油網上達餘瀝則從下口而出是謂溺

(三)人之一身總言之氣血而已矣夫目之能視耳之能聽以及鼻舌之能嗅能味莫不以氣血二者而然西醫爲腦神經殊不知腦神經卽氣血之精由氣血造成之營養之如氣血衰弱之人腦神經必滯鈍五官必不靈矣世之未老而耳聾少壯而目盲聾者善視盲者善聽蓋因非係氣血之衰乃是本部之機活破損本部之機活旣破損則本部精氣可省可注之于別部矣故聾者能善視盲者能善聽諒無別說也

(四)石女之所以異于常婦者豈有他故哉重瞳四乳亦豈有他故哉西醫謂石女係精蟲之不備則重瞳等諒係精蟲之有餘也

僕年幼才淺讀書甚少以上四則多是臆說毫無根據安敢云答不過欲切磋於博學者耳幸共諒之也●

◎答陳龍池君問出汗的理　紹興史介生

讀靈樞經五癃津液別篇云「天暑衣厚則腠理開故汗出」因夏天的時候天氣極熱則腠理開津隨三焦出氣淖注如皮膚肌肉的外面這就是汗又讀素問陰陽應象大論曰「陽之汗以天地之雨名之」蓋人所以出汗者因人的陰精陽氣蒸化所致的汗將要出的時候以陽氣爲運而陰精爲汗的材料人若陰精不足陽氣有餘汗就不能出了譬如天將下雨因地之陰濕有餘由天氣宣發所致的若無地上的水汽上蒸雨就不能落了故左邊朝上汗在左右邊朝上汗在右的理仍以陰陽二字解說了且陰陽二字其義狠廣凡物的上面叫陽下面叫陰陰主下降陽主上升人若側身而睡左邊朝上則陽氣升于左和陰精蒸化而汗出於左右邊朝上則陽氣升於右和陰精蒸化而汗出于右

◎答陳龍池君問打胎出血的治法　紹興史介生

用土牛膝草去打胎妊婦的臟腑必然受傷所以就要出血不止而死的若欲救他祇得在胎未落之先土牛膝已插入陰內的時候預先服大補之品例

◎答劉煥章君問小兒剃頭後髮未有生　紹興史久華

夫妊娠七月手太陰脉司胎而毛髮始生胎髮狠强者因妊婦手太陰經氣血盛耳據述剃頭後髮雖復生惟不完全一頭之上有生出者亦有未生出者勢若花禿此由腎氣衰而血氣不足所致也宜用菖勝丹化塗頭上或用本刊三十二號鄙人答逢前君之生髮黑豆膏亦可

菖勝丹方　當歸　生地　赤芍各一兩　以上搗羅爲末次用　菖勝一合炒　胡粉半兩研細

右件同研勻煉蜜和丸而用之

◎問肺癆初中末三期驗方治法　杭縣沈仲圭

竊肺癆一症最爲內傷中之惡證蓋一成是疾輙難瘳愈圭目擊心傷深慚醫學疏淺無良法驗方以治愈之事關濟世敢請海內高明將初期中期末期三種驗方詳細示知俾患是病者不致夭札盼甚禱甚

◎問膜原有形無形　溫明遠

夏未秋初之病寒熱起伏似瘧非瘧方書邪蘊膜原究竟膜原有形無形乞賜明教

◎再答陳守眞君問孕孿胎治　山東王肖舫

星刊三十六號所登之法須俟本婦月經方淨止之五日內施行處則能受方有效如月經停止七日後子宮已閉不能受孕矣特此補登以告求嗣者

◎答盧育和君驗方有效　前人

星刊三十三號盧君所登之時疫酒此方濕溫時疫治療法亦載入治時疫霍亂腹疼吐瀉轉筋及一切心胃寒氣疼等症確有登出各效刻已配施四五瓶靈驗非常特此再登星刊證明確效以供社會所採取

治療顧問

◎答甬江張則經君問遺精夢洩治法　紹興史介生

陰虛之人　相火易動　因相火之系上係於心　心爲君火　君火一動則相火隨之　雖不交會　而精已離位　客于陰器之間　故夜臥而夢夢而遺精也　今讀來函　略而不詳　據述病情　祇有身體素弱　常常遺精夢洩二語　茲鄙人照有夢遺精擬方

茯神三錢　遠志八分　棗仁二錢　龜板三錢　沙苑蒺藜三錢　桑螵蛸二錢　覆盆子二錢　細生地三錢　芡實三錢　清煎

◎答松江朱念旭君問腎虛治法　前人

腎氣漸虛於下　則陰氣從陽上逆　而腎之竅開於耳　耳之聽司於腎　腎主閉藏　不欲外泄　因肝木爲腎之子　疏泄母氣而散於外　若謀慮之火一動　陰氣從之上逆　陰氣至上竅　被隔膜所蔽　不能越出竅外　止於竅中　故時作耳鳴　似閒抽陀螺蟬鳴之聲　因腎陰已虧　故步行三四里　或拾遺過久　或操心過度　則肝陽化風上旋蒙竅　而頭暈腦漲　眼目昏花、此即素問六元正紀大論所謂「木鬱之發　甚則耳鳴眩轉　目不識人」之症也　至於陽物痿多舉少一層　亦係先天稟賦不足　心氣不主下交於腎所致　與老年之陽痿迥異　切勿妄進溫熱之劑　宜以滋水制木　佐以酸味和陽爲治

靈磁石三錢　五味子四分　山萸肉三錢　滁菊花錢半　熟地三錢　瑣陽二錢　龜版四錢　生白芍二錢　茯神三錢　遠志肉八分　石菖蒲八分　湘蓮十粒

◎答朱念旭君問面黃症治法　前人

飲食入胃　遊溢精氣　下輸于脾

脾氣散津 上歸於肺 通調水道下輸膀胱 水精四布 五經並行如是則何病之有 惟脾土失於運化濕之清者難升 濁者難降 留中滯膈與脇下 而凝聚成痰 故胃雖能納食 而面黃不能轉色 痰液甚多 步履過久 則脇下作痛 而奔馳亦然 此證療法 當以痰多一方面著想 擬先服理氣消痰之劑 據述平常喜食酸味者 因靑年之人譬如四時之春令 酸味屬木而木旺於春 靑年之人 與春令之木相應是以喜食酸味也 但多食酸味脾胃之陽 亦防受尅 縱不若少食爲是 擬方如左

薑半三夏 杏仁二錢 厚朴八分 款冬花三錢 炒枳殼錢半 賴橘紅八分 白芥子六分 茯苓二錢 蘿蔔子一錢 象貝錢半 生薑二片 五劑

來信並不說明口渴與否 及脇痛在左與右 今鄙人照不渴擬方 如服後有效 欲問後方與鄙人直接通訊者 請函內附郵票三分 寄至「紹城後觀巷旂杆台門田宅內」交鄙人收可也

◎答松江朱念祖君耳聾治法 山東王肯舫

據星刊三十五號登載原因 因用覆花三錢 菊花一兩 龜板膠三錢煎湯沖服千金磁硃丸 鎭納淸降倘痰熱太盛 加竹瀝一匙 童小便一鍾爲引 必有效

◎問霍亂急救法 陳靜池

日來敝地虎疫盛行 死亡相繼 其初患僅泄瀉數遍（均淸水）後即吐不數口 手足即冷 而脈 目陷肉脫 再少頃即脈伏 至死不出十小時 其重者 初覺胸中煩擾 繼即肢麻而冷 脈伏目陷 不吐不瀉前後六小時即死 敝處醫治之方初患者 即用王玉田醫林改錯急救回陽湯 參附必須一兩 可以治愈 然遲則無治法 高明如有良好方 以救人命 盼切之至

刊誤

◎毛地黃酒並非生地黃所浸之酒

閱三十七號星刊志覺老人脚氣驗方內毛地黃酒即生地黃所浸之酒也此說係誤蓋毛地黃者乃歐洲所產之植物也吾國向無此藥其西名「地治達利」（Digitalis）爲神經性藥劑之一對於心臟衰弱爲無上之良藥處方于脚氣病方劑內者其目的爲防止脚氣衝心心臟衰弱而設也且對於濕性脚氣尤多特效（含有退腫利尿作用故也）可爲脚氣病必需之要藥也（欲知其詳請閱內科藥物專書可也）中國之生地係礙柔凝濁之品脚氣壅疾豈堪投乎況大江以南地卑多濕搆成脚氣者類多寒濕濕熱其現證往往腹脹腿腫溲短便結苔垢膩脈濡滑或濡遲（余于廈門回杭之兵士診治不少）更非所宜醫藥關係生命故不憚煩瑣特爲刊誤不知 志覺老人亦爲然否

王紀倫附刊

△中華郵政局特准掛號認爲新聞紙類▽

中華民國九年十月三號出版

紹興醫藥學報星期增刊

發行所浙江紹興城中北海橋

第四十號　今日計二張

本刊分發行　各省各大書坊

本刊價例

每星期一張或數張計大洋一分預定全年五十期計大洋四角如寄送加每期郵費大洋五厘十份以上另議郵匯不通之處郵票作洋九五計算凡公共機關報資均收半價

本刊廣告例

百字起碼每期大洋三角連登一月八折連登一年五折不上百字照百字遞算二號字及木刻鑄版地位以字數核算封面加倍刊資亦須先惠長登大幅得以另行訂立特約

啟事

◎招登廣告

本刊隨月報而發行月報銷行遍及全國又達南洋各島台灣日本等處爲閱者所知然不看月報之各地諸君預先訂閱本刊者已絡繹不絕本刊之銷行自更信於月報其廣告之效力較勝可不待言矣況取價又廉至閱者對於本社之月報及本刊必人人欲彙訂成冊保存以備研究則廣告之效不卜可期知凡有關於醫藥事業欲謀發展者請函本社可也　本社敬啓

◎問病者鑒

凡函向本社問病者請將詳細病狀寫明寄到「紹興城中醫藥學報社」收當即登入本刊徵求四方名家或由本社答告治法仍載本刊概不取資各處醫家自定個人收資規則與本社無涉　紹興醫藥學報社啓

特別廣告

◎每日一文錢之壽險費

本社因月報中限於篇幅凡病家問症徵方者日多特發行增刊俾不佔月報中他欄地位病家又能早日治療至同道研究學術質問疑原亦在月報中問答門登載今亦移於星期增刊此外如關於已病者之看護未病者之衛生及其他古今[illegible]效、單方各地醫生之驗案可以灌輸一般社會之通俗醫藥常識者備載無遺醫家讀之不啻得臨證之指南病家讀之無異聚醫師爲顧問未病者尤得預貯醫藥常識以講衛生所費不過每日一文錢其獲益效保險爲實是耳本社非敢自誇閱者自能賞鑑　本社敬啓

◎送書廣告

集驗方撮要尙餘數百如欲閱者附郵票二分寄無錫西門棉花巷周謙吉堂明示地址可寄遠省郵費酌加空函不復

◎濟南大蔚十四號陸晉笙啓

僕備有診斷書爲說病討藥方之病家取此書圖明寄來索方立即開方寄還僅取寄星郵票數角爲補助紙張刷印郵遞等費由人酌寄不另受謝但治愈請將原書原方寄登此報以徵治驗

◎神效異功散

夫人之疾苦惟疼痛爲最難受欲除此病必服此散無不藥到春國患者一試方知言之不謬並且無論何種疼痛皆可即時立止鄙人經驗多年未可自私今特公諸病者夫乳婦姙婦均忌服每袋一包開水一茶杯食後一次和服一日服二次每次一包每袋大洋一角五分

◎時疫保命散

近來天時涼暖不一世人稍一不愼不拘老幼及婦女每發時疫見症咳嗽嘔吐頭疼骨痛惡寒發熱有汗（或無汗）甚則神糊譫語氣急鼻煽肢冷脈伏腹痛絞腸刺胸吊脚縮筋霍亂吐瀉不省人事以及山嵐瘴毒皆陰陽乖戾之氣（見紹興醫藥學報及星期增刊滬報等）須將此散分二次吹入鼻中小兒分四次其性和平寒熱均宜邪從口鼻吸入居其多數仍由此出內服外嗅俱有效力每瓶大人內服分兩次小兒分四次孕婦不忌此方劉吉人先生經驗多年不敢自秘特此以濟時疫之急需亦治腦寒腦熱腦漏鼻淵鼻塞鼻瘖鼻茸時流穢涕等每瓶大洋二角

發行所鎭江城內五條街楊燧熙醫室

◎多痰者……就是癆病的初步！

凡喜吃烟酒和含有刺激性的東西、其人必多痰而多嗽、初起時恒不注意、以爲多痰多作一件平常事看、可曉得多痰就是傷肺的證據、肺即是癆病的初步、所以多痰者速宜服除痰潤肺等藥、現在本館爲病家利便起見、特向那威運到大批「鱉魚肝油」、功能潤肺療虛清血調元、吐血虛熱盜汗咳嗽癆症血虧等症、服之均極有效驗、服法另詳、每小瓶計重八兩售大洋七角八分、每大瓶計重十六兩售大洋一元三角六分、多痰者請到紹興大路敎育館內藥品部購服可也、　電話第十一號

◎楊燧熙應接函治病規則

鄙人研究中西醫學三十餘年（內科外科婦科幼科喉科眼科皮膚科毒門等略有心得由裘吉生君於報端創設問答一欄而外埠通函來問病者日多一日投方必效其不效者因來函未能將病由病狀一一述明故答復診斷上間有缺乏今特具規則照此來函方得良好完全之目的既往症有無現症何因或勞悴饑飽失常嗜酒嗜烟口腹偏好心境勞逸身體安閒苦楚肥瘦及七情中傷於何情及六淫者病有幾日所服何藥是何分量現症種種苔色二便之色脉象一一聲明信內附郵票五十分卽有正確之療法奉上來信用單掛號爲妥並註明通信處空信問病概不答復倘苦學中人減收半價然必蓋有貴處敎育會圖記爲憑　通信處鎭江城內中西醫館楊燧熙收

◎劉吉人病愈送診啓告

鄙人向在大市景江醫院送診自今年就館吳府與醫院始離開不能兼顧然以金錢主義就食於館穀稍豐之地而荒廢送診義務心甚不安焉七月災生不測險喪厥命幸賴老友楊君燧熙日盡義務現已腐去新生因蒙東翁準許實假必痊愈天衣無縫而後到館當此長肉生肌期內卽在家休息乘此餘閒卽在家送診住大市口北首土地照壁南巷內第二朝南大門內卽遠來就診者亦不敢不盡心焉號金聽便不計多寡實爲答謝天庥云

◎創設慈善花柳病院啟

鎭江醫學醫生劉吉人啓告

天下病院多矣各症貧人皆可沾惠惟於花柳場中沾染梅毒者則莫不視爲利藪也而西醫苛待此等人手段尤毒日光尤鉅非飽其壑不爲治也予甚憫之夫沾染小民無非一時欲火難遏遂染此梅毒廣瘡欲飽醫士之壑力有不能不飽其欲壑終不能愈今幸大難不死天假之年以個人之力爲此慈善送診之事但地方不大不能住院治療耳然而貧人之染梅毒者受惠實多矣

治愈有效病名

下疳　蠟燭瀉　魚口便毒　疝筋

疝氣　腎囊癰　子癰　肛門久潰

癰肚毒菌　誤服壞藥　釀成

結毒破潰　喉症入咽　腐鼻壞

唇　以上各症本醫士皆能治之所

用藥力由自己聽在藥店配合本醫

士概不染指常備膏藥附送

院設本宅在大市北首

有貼在巷口

祈從早寄楚　郵滙不便　可用半分頭的郵票代洋　紹興醫藥學報社啟

惡夢頻多

在江西有奇妙之醫治

夜間多夢爲人生之常事往往夢占吉兆然而惡夢頻多者乃因胃不消化或腦筋不安所致也若胃腕消化有序腦力充足則夜睡安寧可能穩入睡鄉毫無夢寐之態則身體康壯無疾矣

江西新城縣司法員陳漢忠君來示云弟于前年在江西公立法政學校肄業身體素稱強健因畢業赴新城充任司法員改換水土以致氣血衰薄胃弱不化等症接踵而起頻覺胸悶飽脹胃腕不舒胃納少進飲食無味夜睡不寧惡夢頻多日間難以從事遍嘗各藥毫無功效精神困憊日見衰殘自維難期就痊一日見余友書案上有世上所最要緊小書一本閱之韋廉士大醫生紅色補丸能治愈各種疾病功效甚多當向西藥房購服一瓶精神略佳再購二瓶服之即覺精神舒暢胃口日增再又購半打服完氣血胃口皆強胸寬體胖百病皆愈此韋廉士大醫生紅色補丸眞可謂世上第一靈藥也感謝不盡不分男女天下馳名補血健腦之聖品韋廉士大醫生紅色補丸凡經售西藥者均有出售或直向上海四川路九十六號韋廉士醫生藥局函購每一瓶英洋一元五角六每六瓶英洋八元郵力在內

陳漢忠君玉照

胸悶飽脹胃脘不舒

閣下意欲倣傚陳君之得愈否

如欲仿傚請速即寄一明信片至以上所列地址原班郵送遲恐不及

◎諸君見過這秘本否

會稽章虛谷先生著的「醫門棒喝一二兩集」中閒學說多爲王孟英先生輩所推尊溫熱經緯輯入不少至於著溫病條辨的吳鞠通先生更爲我們醫生所崇拜的現在社友裘吉生君巳覓得吳鞠通先生批過的醫門棒喝的原刻大版用賽速史紙印訂十六大册以極低廉的定價每部大洋二元八角歸本社發行以期流通在一個月內售六折百部限期滿或部數售完均不折扣因該價原來祇夠紙工本的外部郵寄每部加郵力實洋一角五分如要掛號寄帶再加五分價用郵滙倘郵滙不通的地方須購半分的郵票代洋封郵

紹興醫藥學報社發行

◎竹林女科

是書久爲海內人士所宗仰其立方簡要辨證精確尤爲社會所嘉許但是書原板早已毀於兵燹坊間所翻售者類皆斷簡殘篇不能窺其全豹今於友人處購得抄本翻印成帙內分【調經】【安胎】【保產】【求嗣】四項纖悉無遺所願習是業者手此一編祇須認證確切不妨按方施治庶使天下閨閣女流共登壽域惟出書無多購者從速每部四厚册定價大洋八角郵費五分

發行處紹興醫藥學報社

衛生談

◎寄星拉雜衛生談　守眞

（十四）騎馬底好處

大凡「傷寒」「痧」「痢」「痘」「喉痧」等危險症　馬是永不發生的　爲什麼緣故　因爲馬具一種磁力極多　這種磁力　能夠抵禦這種疾病　若傳到騎馬人底身上　各種病症　也可以免除　所以衰弱底兒童　若叫他去常常騎馬　也就能夠使他底身體達到强壯的地步

（十五）鈤（Radium,）的用處

西歷一千八百九十八年　法國人（Curie,）夫婦尋着鈤鑛　晚近底人考得鈤能治「癰」「疽」以及筋骨酸痛痲木等症　並能夠撲滅各種傳染病菌

從前南美洲某地方底土人　倘若身體上受了傷　就掘起一些泥土　攙和了水敷在受傷底上面　輒見奇效　近來調查的　到這地方去看過　曉得這地方　實在含有鈤質　所以能療治疾病的

學術研究

◎答王省舫君藥名質疑　直隸盤山張錫純

絡石籐俗名爬山虎蔓若葡萄葉若紅蘡節間生鬚鬚端若掌因雨露濕潤可黏於石壁磚牆之上此物處處有之人家多植於庭院俾其蔓延壁上余常用其蔓同祛風活血之藥浸酒善治筋骨疼痛

獨脚蓮即本草綱目毒草類中鬼臼其根若土芋葉若牛蒡而光澤先叢生四五葉然後出莖莖短於葉至端開一花若臼形且以其花常隱於葉底故名鬼臼又名爲獨脚蓮者因其葉自葉而花自花有若蓮也取其根熬膏可搽皮膚癩癬瘡疥外貼可消癥瘕積聚然其性甚毒曾見有嘗試其根而口唇立腫者止宜外用而綱目中附方亦有內服者須審愼

地栗似荸薺而小性味皆如荸薺然多粉可曬乾磨作麥蒸餅食之北直水澤之中多產斯物想係荸薺之變種也

冬消梨即紅皮之梨其梨皮厚半麵半脆其味之甘美不如黄色梨而耐久易於貯藏經冬不壞易于消售故曰冬消也其性能潤肺利痰善療欬𠻳山海關裏外各處多產此梨

其餘藥品未盡答者因從前答者已詳明的確余不敢另有他議也

◎補答沈仲圭君問經阻與孕一二月鑑別法　江西宜春王國材

早經投稿未見刊出恐有遺誤今特補寄經停一二月閉阻與妊娠最難診斷古方驗胎如神方驗胎散驗胎方艾醋湯探胎散等均試驗多次未見實效即素問曰少陰動甚者妊子也又曰陰搏陽別謂之有子以及脈經種種診妊之法皆有時可憑有時不可憑故往往見世醫診婦人誤孕爲經阻誤經阻爲孕者不鮮而求其確實可憑者厥惟邇年日本之木內氏也木內氏發明一種新試驗法雖妊娠十日即可鑑別男女惟

其手術複雜一時難以詳述欲知其詳請示地址函內附郵票陸角爲寄郵費即爲奉知信寄袁州府宜春縣路口交鄧八收

答[illegible]君問子[illegible]之理及[illegible]生倒[illegible]之治　江西[illegible]國材

[illegible]子[illegible]之理由昔醫咸謂胎兒在子[illegible]吮乳[illegible]入其口其因探物[illegible]由兒口之疙瘩則爲之[illegible]則大謬蓋以胎[illegible]血管由胞衣直接[illegible]以當胎兒之呼吸[illegible]妊娠[illegible]動臍帶受壓迫俾酸素不能[illegible]入胎兒即自營呼吸故發[illegible]有血[illegible]入兒口古法治[illegible]妊[illegible]以恢復臍帶之須[illegible]自由頓與解剖合符如謂兒[illegible]疙瘩則非也藥物療法恐爲無濟

(二)坐[illegible]婦不幸因腹痛而輾轉反側玆胎兒[illegible]位錯而横生逆產必經熟於產科之醫用手術整復方可產下若俾恃藥方救治雖有靈丹萬難建功古方以兎腦丸治難產謂胎兒男左女右手中握出全是神話不特證以解剖而荒謬且曾經試驗而無效我國醫學之不發達多由重虛浮之理想而不尚有據之實驗故書中言之有理而行之無效者在在皆是即後賢駁前賢盡是滿紙空言不如西醫之言病理必找出證據羣醫公認而後可流傳於世

◎問夏日大婦分床之理　獨[illegible]

我國俗例凡衛生者必于夏日伉儷分牀鄙人才疎學淺未解其理嘗讀內經云冬不藏精春必病溫又云冬三月此爲閉藏水冰地坼無擾乎陽蚤臥晚起必待日光使志若伏若匿若有私意若已有得去寒就溫無泄皮膚使氣亟奪皆言冬爲閉藏之令萬事宜藏而不宜泄故男女之間不宜行房若夫夏日天地氣交萬物華實其養生法宜夜臥早起無厭於日使志無怒使華英成秀使氣得泄若所愛在外夫婦行生殖作用似不必避何俗例所云竟與經文相乎想必有深義存乎其間特淺學未之知耳故肅此請教祈即示知爲盼

◎問流汗之時可以冷水手巾拭身否　沈仲圭

今之提倡冷水浴者甚多邳縣劉仁航先生更著爲專書可謂詳且盡矣惟圭資鈍學淺尚有疑惑之處祈　海內賢行是法者有以教之

劉氏云雖常行冷水浴之人亦不可自恃爲體力萬能若天氣驟變時有時體氣實覺疲乏或汗出之後亦必避之若凡事不能無例外也余向者以爲冬時且習慣冷水浴偶於春日行路發汗後即用冷水擦身竟致傷風雖至小之事不可忽者此也

夏日天氣炎熱動作流汗不行冷水浴之人以熱水手巾拭之行冷水浴者可否以冷水手巾拭之或另有他法亦乞詳示

◎問目醫證方義　杭縣沈用章

國材先生偉鑒敬啓者章于十號報中奉詢目醫治法蒙　先生於廿號報中惠答感感惟得方俾示方藥其方義

及病理均未言及尙祈勿吝 珠玉詳細示知爲盼專懇敬頌 道安

◎問西藥金雞納霜 效殷

市上所售之西藥金雞納霜聞患瘧疾者服之頗效鄙人於西醫一道毫無門徑未知其性若何及製以何藥希乞諸高明教之爲感

◎問幼科燈火等法 周綸

偶然翻閱幼科鐵鏡裡面有推揉掐捻及臍風燈火宦驚元宵火等種種的法子狠有功效究竟有沒有功效及以上種種地法子手術如何的火用什麼東西做燃料的同那一種書是幼科最好底書要請教高明先生還望不要吝教

治療顧問

◎答楚湖問族嬸病治法 劉吉人

鄙人向不多事惟存心長厚孝弟之人故一乖憐焉族嬸本爲疎親乃先生關心 投函紹興醫藥學報 殷殷垂問 則楚湖爲人 保全五倫者多矣 予以是擬一方 而述病原并治法心得之理 爲楚湖細承之

此病名曰陽明病移 由少時陽明胃病 治不得法 潛伏而起其初必有胃痛嘔逆之證 年僅數發 以其時相火不似今年之旺盛也 今則愈發愈近 若再悞服熱藥 則其痛愈甚矣 病移於膝之一部 留而不去 其腫痛甚 則胃病不甚顯矣 其主病方 則三味消黃草 各等分爲末爲丸 每日酒服一錢 以降胃火 外用宣木瓜一兩切片 放入大水桶中 用開水浸之 浸透 藥汁全出 再以布袋過水 將藥片取去 待溫時 放入大水桶內 將兩足泡入藥水中待其冷透 始將足出水展布展乾 斯時也 如覺兩足如火燒 勿懼 正效驗來也 但足雖覺發熱燒人 然不可以冷激之 如激之 逼回熱邪 有性命之患 惟宜以火爐烘之 足得火以濟熱 則胃熱之氣 由足心足去矣 用後請登紹興醫藥學報社 星期增刊 爲要 以供他人之研究也 切不可省事 不使衆週知也

◎答甬江張則經遺精夢洩治法 商人

一手托腎囊 一手搓關元穴 八十一下 再換一手 亦搓關元穴 八十一下 訣云 一搓一兜 左右換手 九九之功 眞陽不走 黃白蠶繭四十九枚 煎湯飲 飲至無味 再換四十九枚煎之 服至不夢洩而止 每日十文 買黑木耳一錢 白水煮食 加作料亦可湯亦可泡 下飯吃 關元穴即臍下橫紋中

◎問鼓脹反胃治法 金士宣

敬啓者 鄙人有一舍親凌君 現年三十九歲病患單腹鼓脹 脹陷胸部腹現青筋脇痛嘔吐 六脈弦濡 舌苦微白 大便燥結 服藥頗多 現在胃不受藥 見藥即嘔吐大作 每日服稀粥及牛乳等 中西醫士束手無策如是疑難絕症 未知有否挽救 伏乞海內高明指教 如有特別方法 起死回

生從優酬謝　鄙人見其上有八旬老母下有三歲孤兒　救人一命勝造七級　功德匪淺　特此佈達敬請　貴社諸大國手偉鑑

◎答炫明問胃弱腹痛病治法

鎭江楊書培燧熙

年二十四歲　病十餘年　每年腹痛五六次　因餌粉食　每秋至冬　咳嗽多痰　兼有夢遺　頭痛眩昏　腹痛愈後　必脇痛便秘　今年春令腹脹　灸神闕下脘　吐蚘二條　每行路數里　即發腹痛腰疼　大便黃赤小便紅　夫肝病善痛　腎病善遺脾病善脹　肺病善咳　咳嗽多痰爲嗽　咳而無痰爲咳　咳嗽爲有聲有痰　因風傷肺氣　繼動脾濕　或肝火心陽腎虛　或痰熱胃熱　遺傳酒毒　梅毒　等等之不仝　故五臟六腑　皆令人咳　不獨肺也　大旨不離內因外因之別耳　夫痰之本在腎　痰之標在脾　脾爲生痰之源肺爲貯痰之器　越人云　痰即有形之火　火即無形之痰　在肺則咳在胃則吐　在肝則痛　在脾則脹在腎則遺　在上則眩昏　在下則便秘溲紅　然痰有因風因濕　因燥因寒　因熱　因食　因酒之分更有痰飲　支飲　溢飲　懸飲　內飲　外飲之別　經以積飲即此也仲景以溫治飲　丹溪以涼治痰　痰稠而飲稀也　至腹痛者　腹屬厥少二陰　痛有虛實寒熱　虛痛者　按之卽已　脈濡苔少　或光絳　實痛者　按之尤甚　脉滑苔多　且膩無孔　寒痛者　得溫即快　脈遲苔白熱痛者　得涼卽安　（如渴不喜熱　身不畏風　目赤鼻燥　齒乾唇紅　膚槁甲赤或紫　便醬溲赤）脈數苔黃（或干白）　夢遺者　心腎失交也　有夢治心　平君　無夢益腎制相　蓋頭痛眩昏　脇痛便秘者頭爲諸陽之首　純陽無陰之處惟肝陽上擾淸靈　肝虛則眩　腎虛則昏也　脇爲木之流行之所　其爲痛者　可見血失榮肝　肝熱則陽升陽升則陰不潤　升多降少　以致便秘也　腹脹吐蚘　奔馳後　即腰腹之痛者　乃木乘土也　清濁相干則脹　侮胃則吐　良由厥陰之氣上逆　蚘不能安　故從上出也　久行則傷腎　腰爲腎之府　腹爲肝腎之部　水弱木強　順侮於土　而失乾健之功　焉能化其粉食　遂致腰腹之痛也　二便皆黃赤　顯係伏熱之象　然未詳脈息　揣擬乙癸同源以和脾肺胃爲治　有年宿病　非旦夕可平

橘皮一錢炒中生地三錢　雲茯苓二錢　西歸身二錢　延胡索錢五　酒炒川丹皮一錢　懷山藥三錢　沉香三分炒白芍三錢　用鹽水酒人乳童便製透香附三錢　鹽水炒福澤瀉錢五　山萸肉一錢　川楝實三錢　夏枯草三錢　枇杷叶去毛包三錢　石決明先煎八錢　冬桑叶二錢

引 黑脂麻八錢 金橘皮三枚 每早飲食後 用開水一茶盃 和服神效除痛散一包 專治腹痛胃弱及諸般疼痛（如頭疼胸痛 腰腹痛 筋骨痛 疝痛胃痛等） 見紹興醫藥學報 及紹報星期增刊 已得諸君贊揚斯散之成績 與保證 （一見紹興星刊 念七號第六頁 雜錄門）午後右方煎服 如斯二日 二日後 可間日服之 （一日和服神效除痛散一包 一日煎服右方一劑） 一星期後 通函訂以膏丸善後 並預購神效除痛散 作未雨綢繆之計

雜錄

◎男女雙胎說 宜春黃國材

乾坤配合 而夫婦成 震巽錯縱 而男女生 蓋有夫婦 卽有男女 有男女 卽有夫婦 爲夫婦而製造男女 本義務之分內事也 然爲男爲女 權莫由操 殆聽其生理之自然耳 昔褚尙書 言男女交合 陽精先至 陰血後會 而女形成 陰血先來 陽精後射 而男胎結 東垣則言 經斷一二日後合衿者 則成男 經斷四五日後合衿者 則成女 程鳴謙則言百脈齊到 以陰陽勝負而判男女 又一說謂上弦前結胎者爲男 上弦後成妊者爲女 又擇歐醫所言 右睾丸種子 入右卵巢而胚胎 則成男兒 左睾丸種子 入左卵巢而胚胎 則生女兒 英倫敦南奢云 上期月經 與下期月經之間 前半期則生女兒 後半期則生男兒 醫家新報云 經淨後二日至六日孕者 則成女 九日至十二日孕者 則生男 以上諸說紛紜 雖各有理 然漫無折衷 依吾人之實驗 則皆不然也 吾曾生七男四女 凡胎盤（胎衣）藍色者 次胎必生男 紅色者 次胎必生女 初老婦言之 吾尙不信 後留心查驗 果歷歷不爽 二十餘年於茲矣 屢以是叩諸老婦 及男女多者 均言甚驗 昔建平孝王 多妃不男 後訪求多男婦入宮 卒得六男 由是想之 則妊娠之男女 早已定於婦人 非受胎時始判也 明矣 既男女定於婦人 而婦人之卵子 必有陰陽 蓋陽者生男 陰者生女 生理一定之理也 至於雙胎 有一次交媾而成者 有二次交媾而成者 一次交媾而成者 是婦人之精珠二顆 來會陽精 其產下之胎盤必相連 二次交媾而成者 是夫婦重種胎 其產下之胎盤 必各離 要其夫婦之情慾 必皆强盛 乃能至此 觀於俄國一人二妻 可以明矣 一者二十一胎 得五十七子 一者十三胎 得三十三子 查其夫婦 皆身體强壯 情慾濃厚 乃能得如此多子也 望天下醫家 共相研究 是否有當 請登報指示

▲中華郵政局特准掛號認爲新聞紙類▼

中華民國九年十月十號出版

紹興醫藥學報星期增刊

發行所浙江紹興城中北海橋

第四十一號
今日計二張

本刊分發行
各省各大書坊

本刊價例

每星期一張或數張計大洋一分預定全年五十期計大洋四角如寄迭加每期郵費大洋五厘十份以上另議郵滙不通之處郵票作洋九五計算凡公共機關報資均收半價

本刊廣告例

百字起碼每期大洋三角連登一月八折連登一年五折不上百字照百字遞算二號字及木刻鑄版地位以字數核算封面加倍刊資亦須先惠長登大幅得以另行訂立特約

啓事

◎招登廣告

本刊隨月報而發行月報銷行遍及全國又達南洋各島台灣日本等處爲閱者所知然不看月報之各地諸君預先訂閱本刊者已絡繹不絕本刊之銷行自更信於月報其廣告之效力較勝可不待言矣況取價又廉至閱者對於本社之月報及本刊必人人欲彙訂成冊保存以備研究則廣告之效不卜可期知凡有關於醫藥事業欲謀發展者請函本社可也　本社敬啓

◎問病者鑒

凡函向本社問病者請將詳細病狀寫明寄到「紹興城中醫藥學報社」收當即登入本刊徵求四方名家或由本社答告治法仍載本刊概不取資各處醫家自定個人收資規則與本社無涉　紹興醫藥學報社啓

特別廣告

◎每日一文錢之保險費

本社因月報中限於篇幅凡病家問症徵方者日多特發行增刊俾不佔月報中他欄地位病家又能早日治療至同道研究學術質問疑原亦在月報中問答門登載今亦移於星期增刊此外如關於已病者之看護未病者之衛生及其他古今靈效之單方各地醫生之驗案可以灌輸一般社會之通俗醫藥常識者備載無遺醫家讀之不啻得臨證之指南病家讀之無異聚醫師爲顧問未病者尤得預貯醫藥常識以講衛生所費不過每日一文錢其獲益效保險爲實是耳本社非敢自誇閱者自能賞鑑　本社敬啓

◎送書廣告

集驗方撮要尚餘數百如欲閱者附郵票二分寄無錫西門棉花巷周謙吉堂明示地址可寄遠省郵費酌加空函不復

◎濟南大灣十四號陸晉笙啓

僕備有診斷書爲說病討藥方之病家取此書圈明寄來索方立卽開方寄還僅取零星郵票數角爲補助紙張刷印郵遞等費由人酌寄不另受謝但治愈請將原書原方寄登此報以徵治驗

◎神效異功散

夫人之疾苦惟疼痛爲最難受欲除此病必服此散無不藥到春國患者一試方知言之不謬並且無論何種疼痛皆可卽時立止鄙人經驗多年未可自私今特公諸病者夫人乳婦姬婦均忌服每袋一包開水一茶杯食後一次和服一日服二次每次一包每袋大洋一角五分

◎時疫奪命散

近來天時凉暖不一世人稍一不愼不拘老幼及婦女每發時疫見症咳嗽嘔吐頭疼骨痛惡寒發熱有汗（或無汗）甚則神糊譫語氣急鼻煽肢冷脈伏腹痛絞腸刺胸吊脚縮筋霍亂吐瀉不省人事以及山嵐瘴毒皆陰陽乖戾之氣（見紹興醫藥學報及星期增刊滬報等）須將此散分二次吹入鼻中小兒分四次其性和平寒熱均宜邪從口鼻吸入居其多數仍由此出內服外嗅俱有效力每瓶大人內服分兩次小兒分四次孕婦不忌此方劉吉人先生經驗多年不敢自秘特此以濟時疫之急需亦治腦寒腦熱腦漏鼻淵鼻塞鼻疮鼻茸時流穢涕等每瓶大洋二角

發行所鎭江城內五條街楊燧熙醫室

◎多痰者……就是癆病的初步｜

凡喜吃烟酒和含有刺激性的東西、其人必多痰而多嗽、初起時恒不注意、以爲多痰當作一件平常事看、可曉得多痰就是傷肺的證據、肺傷即是癆病的初步、所以多痰者速宜服除痰潤肺等藥、現在本館爲病家利便起見、特向那威運到大批「鰵魚肝油」功能潤肺療虛清血調元、吐血虛熱盜汗咳嗽癆症血虧等症、服之均極有效驗、服法另詳、每小瓶計重八兩售大洋七角八分、每大瓶計重十六兩售大洋一元三角六分、多痰者請到紹興大洋路敎育館內藥品部購服可也、　電話第十一號

◎楊燧熙應接通函治病規則

鄙人研究中西醫學三十餘年（內科外科婦科幼科喉科眼科皮膚科毒門等略有心得由裘吉生君於報端創設問答一欄而外埠通函來問病者日多一日投方必效其不效者因來函未能將病由病狀一一述明故答復診斷上間有缺乏今特具規則照此來函方得良好完全之目的既往症有無現症何因或勞悴饑飽失常嗜酒嗜烟口腹偏好心境勞逸身體安閒苦楚肥瘦及七情中傷於何情及六淫者病有幾日所服何藥是何分量現症種種苦色二便之色脉象一一聲明信內附郵票五十分即有正確之療法奉上來信用單掛號爲妥並註明通信處空信問病概不答復倘苦學中人減收半價然必蓋有貴處敎育會圖記爲憑　通信處鎭江城內中西醫館楊燧熙收

◎劉吉人病愈送診廣告

鄙人向在大市景江醫院送診自今年就館吳府與醫院始離開不能兼顧然以金錢主義就食於館穀稍豐之地而荒廢送診義務心甚不安焉七月災生不測險喪厥命幸賴老友楊君燧熙日盡義務現已腐去新生因蒙東翁準許寬假必痊愈天衣無縫而後到館當此長肉生肌期內即在家休息乘此餘閒即在家送診住大市口北首土地照壁南巷內第二朝南大門內即遠來就診者亦不敢不盡心焉號金聽便不計多寡實爲答謝天庥云

◎創設慈善花柳病院啟　鎭江儍等醫生劉吉人廣告

天下病院多矣各症貧人皆可沾惠惟於花柳場中沾染梅毒者則莫不視爲利藪也而西醫苛待此等人手段尤毒目光尤鉅非飽其壑不爲治也予甚憫之夫沾染小民無非一時欲火難遏遂染此梅毒廣瘡欲飽醫士之壑力有不能不飽其欲壑終不能愈今幸大難不死天假之年以個人之力爲此慈善送診之事但地方不大不能住院治療耳然而貧人之染梅毒者受惠實多矣

治愈有效病名

下疳　蠟燭瀉　魚口便毒　疝筋疝氣　腎囊癰　子癰　肛門久潰　箍肚毒菌　誤服壞藥　釀成結毒破潰　喉症入咽　腐鼻壞唇　以上各症本醫士皆能治之所用藥力由自己聽在藥店配合本醫士概不染指常備膏藥附送

院設本宅　在大市北首　有貼在巷口

本社報費　皆是預收的　間有數戶閱報及代派處未付報資　亦須到節惠

祈從早寄楚　郵滙不便　可用半分頭的郵票代洋　紹興醫藥學報社啟

◎諸君見過這秘本否

會稽章虛谷先生著的「醫門棒喝一二兩集」中間學說多爲王孟英先生輩所推尊溫熱經緯輯入不少至於著溫病條辨的吳鞠通先生更爲我們醫生所崇拜的現在社友裘吉生君已覓得吳鞠通先生批過的醫門棒喝的原刻大版用賽連史紙印訂十六大册以極低廉的定價每部大洋二元八角歸本社發行以期流通在一個月內售六折百部限期滿或部數售完均不折扣因該價原來祇夠紙工本的外埠郵寄每部加郵力實洋一角五分如要掛號寄帶再加五分價用郵滙倘郵滙不通的地方須購半分的郵票代洋封郵　紹興醫藥學報社發行

◎竹林女科

是書久爲海內人士所宗仰其立方簡要辨證精確尤爲社會所嘉許但是書原板早已毀於兵燹坊間所翻售者類皆斷簡殘篇不能窺其全豹今於友人處購得抄本翻印成帙內分【調經】【安胎】【保產】【求嗣】四項纖悉無遺所願習是業著手此一編祇須認證確切不妨按方施治庶使天下閨閣女流共登壽域惟出書無多購者從速每部四厚册定價大洋八角郵費五分　發行處紹興醫藥學報社

小言

(中醫的[illegible])　史介生

處近世競爭的時代　能苟研究學術　發明醫學　藉以保存國粹　而又研究西學　取其精華而去其糟粕　俾中西醫學　融會貫通　則中醫學的價値　繼長增高　足以抵制西醫　此就是中醫的[illegible]

有古聖先賢和家傳屢試屢驗的秘方　登在報上　俾衆咸知　有學貫中西的醫生　能以中國的藥材　仿西藥的製造　勸導藥界　效法精製　整頓藥品　改良砲製　藉以抵制西藥　而挽回我國的利權　此就是中醫的[illegible]

凡診病的時候　欲說明病證的原因　也可用西醫的理論　惟治病的藥品　仍用中藥　若用西藥以治病　恐失中醫的資格　果能存心如是　此就是中醫的[illegible]

對於未病的人　著作未病預防的言論　俾國民俱知衛生之道　則民體健而國亦强　此就是中醫的[illegible]

學術研究

(答霍亂急救法宜審寒熱脫閉)　周鎮

霍亂瀉水如米泔即人體之明汁養汁因氣敗血滯吸液管均塞隨瀉而下脈絡均停神機頓息肌肉乾癟傷生之速有如電擊可慘之至　尊示治霍亂用溫得愈是寒霍亂也然回陽之劑必須煎而冷服其中加減閱徐子默弔脚痧可論可參惟尚有伏熱者必須審愼王孟英霍亂論姚梓欽霍亂新論均可參攷尊云急痧胸中煩擾繼即肢厥而冷脈伏目陷不吐不瀉六小時死似乾霍亂也迥非吐瀉劇烈陽氣脫陷之比既無冷汗有否塞之象審係寒症可用雷公散放臍內膏藥貼置薑片艾灸十壯外用霍亂定中酒外擦四肢灣以血脈通肢溫爲度酒中係大茴廣木香公丁香陳皮洋檀鴉片太倉薄荷油燒酒等（紹興城內和濟藥局有售）又按岳氏晉昌云深秋吐瀉無汗伏邪難達如伏熱兼寒邪外束者飛龍奪命丹可酌用（是痧藥非外科藥有二方防悞）見王氏霍亂論略述拙見以備採擇

(疑問一則)　章獻吾

膀胱之上爲血室有二脈上麗陽明傷寒論有執結膀胱其人如狂少腹急痛桃仁承氣湯主之血下而愈蔚按膀胱與血室相連膀胱熱結上干血室血液凝結故狂而痛也竊見　敝師遇此症用桃仁承氣出入主之其血往往不從前竅而出從後竅而瀉思血室不與腸胃洞通所通者不過二脉管況胃居於上血室居於下豈血室中凝結之血經桃仁等破行之藥遂即循經入胃遇大黃之下行於是亦隨之而下行乎豈小腸亦在少腹之間血之凝非凝於血室而凝結於小腸之中直受桃仁大黃之破導而下泄乎豈眞膀胱蓄血膀胱上通小腸其名曰闌門遘桃仁承氣即轉入小腸而出肛門乎抑別有說乎晚於此症滋爲狐惑故特登報質諸博學幸

肯割愛　請即寄下　但須號數齊全　不拘若干份　皆所歡迎　本社啟

勿惜珠玉辱教鯫生俾一團疑雲恍如旭陽一起澌然而釋也何幸如之何快如之

◎再問橫生倒產方子的理　陳龍池

三十七號承葉勁秋先生指教說全是氣化的緣故佩服佩服但小子笨的很究竟還有點不明白大凡藥汁治病全是氣化如是藥渣恐怕不能化你看吃丸藥的藥渣兒還是由大便而出橫生倒產的方子他是連藥渣服下去藥渣由兒頭戴出兒手握出的先生說那一處的病定要藥汁走到那一處恐怕中國數千年來醫書都不載著這藥不是明明的走到子宮由小兒帶出麼怎說沒有而且古方傷科折骨用開元通寶錢醋淬服下這銅就能變個圈兒將骨東住這不是藥實實在在能走到有病的地方嗎先生雖然講的清楚龍池還是不懂再請　指教纔好

◎聲明精神學養成所不可去學　前人

上海新閘路新康南里中華精神學養成所姚洞垣所辦實是一騙人機關龍池去年曾報名寄費去學至今也不曾見一個字奉勸諸位切不可上當

◎我對於研究螟蟲的意見　倪如

三十一號的報紙上　如皋蘇鶴臣君用本草綱目蟲部一味蠮螉去對答沈仲圭君問螟蟲宜春黃國材君證明螟蟲是能夠助胃脹的可以拔疔毒的三十三號陳守眞君用自己的譯稿寫出來給有志研究的人作資料並請同道研究都可以算到熱心世道的人但是在下的看到答案上極不明白因爲我曉得蠮螉是細腰蜂的一種俗名叫做鐵嘴胡蜂體色極黑腹柄細長（見本草綱目圖）　聲極雄壯專喜歡在屋椽子上做窠藏滿了蛞蝲螟蛉等以哺幼蟲是有益於農產物的至於螟蟲是一種害稻蟲長八九分作黃白色同螟蛉異樣因爲螟蛉是粉蝶的幼蟲色青俗稱青蟲的就是照此看來螟蟲的藥性及功能古書裡果然沒有載及了蠮螉是萬萬不能當做螟蟲的然而這一類動物其性味及形狀很難辨認所以黃國材君單用大明本草的一段話引證陳守眞君只可用自己的譯稿寫出來因爲藥物是不可以輕易嘗的必定要經多數人研究沒有異議了方可作準但是我所研究出的螟蟲一物却是綱目所載的蠡蟲一物就是請沈君看看蠡蟲一條並綱目拾遺中所載蚱蜢一條仝你在報上所見的治什麼病症合拍不合拍最好像陳守眞君話請你把所見的寫出來給我們大家看看

治療顧問

◎答古越李玉山君問肝腎病治法　鎮江楊燧熙　皆培

陽事失振　精華稀薄　更衣不能日行　甚則一候方解　解如彈丸　繼下溏糞　小溲色黃　甚如濃茶至下午其色較淡　且有餘瀝　既往症三四年前有淋濁之患　時重時輕今春稍好　玉莖時癢時作微疼　舌苔黃白色兩腿疲軟乏力　午後更甚耳鳴耳垢耳水均左耳偏甚　兩眼生眵

亦左部較多 胃口不喜油膩 素性嗜酒現已大減 每午後必安睡二小時 時覺有夢夜寐亦然 早起口臭而苦 有健忘之病曾患陽黃之證退而未淸 來函一一及恙情種種愼思細辨 乃厥陰肝之陽旺 少陰腎之陰虧 虧而不復謂之損 損而不復謂之勞 勞字從火 未有陰虛而火不旺也 良由心陽 胃熱 營熱甚頭使然 夫天地造化之機 水火而已矣 宜平不宜偏 宜交不宜分 分則脫 交則和 平則壽 自然之理也 故偏之重者則病重偏之輕者則病輕 當補偏救弊 從陰引陽 從陽引陰 陰平陽秘 何斯疾之有哉 經以 陰精上供其人必壽由六月下旬服丸以來 諸恙漸蠲更衣日行 極多二日 溏而不多少而且燥 魄門甚熱 小溲仍黃入夜之尿量或增或減 邇來舌苔黃白相兼氣輪之黃未退 此現在症之情形 是大浪雖平 餘波未盡 有形之陰液 虛不肯復蓋人身之陰最難成 而易虛 由心勞身逸 多思慮 少運動 之所致也 勞心傷腎思慮傷脾 脾宜升則健 胃宜降則和降少升多 亦由木侮 侮其所不勝也

黑脂麻五錢 淡鹽水炒毛知母二錢 鮮生地八錢 潼沙苑三錢 淡鹽水炒川黃柏一錢 粉丹皮二錢 夏枯草三錢 蓮子心八分 黑山枝一錢五 先煎心決明一兩 肥元參三錢 硃染雲茯神三錢 枳椇子一錢五 溏心瓜蔞八錢 泡極淡先煎陳海蜇頭一兩

服三劑大便可以日行如不日行加風化硝五分(化服)生甘草五分和入方內爲要

◎答紹興鄭永康君淵治法

鎮江楊燧熙晉培

(既往症)民國五年春間 至中感以大風 而回里準頭赤腫 後患時感繼發喉爛 口瘡 時流穢涕

(現在症)左鼻而稍赤 且生瘜肉 亦在於左 其形尙小 窒塞不通 每晨起鼻內燥涕結塊 必除去燥塊 濃厚濁涕 使得放泄 方幾稍舒 據云脈艱澁 舌紅 延經四年有餘 十字會醫云 未免有梅毒 搽藥反屬腐爛 近日左鼻側 稍有塌壞

(經過)尊云求神不靈 (未免迷信 非正治也 捨正路而不由 何必爲也) 服藥無效 (非也 因服藥之功 未到其時 且拖延四五載 停藥半年 勢難速效)

(原因)夫五官之中央者 鼻也 鼻曰肺竅 上應乎天 天氣通於肺 肺氣通於鼻 而主呼吸 排濁生清 通水道 司汗腺分陰陽 行營衞 調元神 贊化育 攝二陽之降令 (手陽明大腸 足陽明胃) 及三焦之功用 爲淸虛之府 一物不容 毫毛卽病 因降令不足升令反

恕復　浙江富陽赤亭山桂馨書屋啟

多 多則熱度甚高 戕其肺液 液傷矣 風陽不免爲之上炎 旋緩清靈 陰虛者 火必上循 以致鼻部 外爲赤腫 爲腐爛 爲塌壞 內爲燥涕 爲結塊爲穢液 爲瘜肉 爲窒塞 良由腦炎肺熱 肺熱移腦則辛也 責恙原因 早年春社後感風（風從陽化）由口鼻吸入 腦筋受其刺戟 故經以風爲百病之長也 每因外因觸動內因 內因者 腦之積熱 或腦寒 或肝陽胃熱肺火 或痰熱 痰濕 或酒毒煤毒 更有遺傳性 梅毒性 等 外因者 大旨六淫是也 一經薈萃於上 則凝而不散 聚而不走 倘因循怠治及治未合法 不爲其累者鮮矣 界址在脾 氣運屬肺 實由厥陰（肝）陽明（胃）升多降少所致也 成爲頑固性腦膜炎 亦爲梅毒性肺炎 即慢性鼻淵腦漏 欲拔其根 殊非日夕 謹擬數法 採擇用之 候酌有道 並希指謬 幸甚盼甚

（外治療法）時疫奪命散 （見紹興醫藥學報及紹興醫報星期增刊）每天嗅入五六次 每次黃豆許 既可開竅 以通窒塞 又能清腦 以除移涕 平肝肅肺利胃 行氣蠲痰殺菌 而防腐塌 潤燥退紅並治時疫 屢得成績 與保證 （見紹興醫報星期增刊）

（外治療法又方）必除障礙（即瘜肉燥涕結塊）施行手術 手術前 以五%古加咽水痳醉之 毫無痛苦 則邪去正安 恢復知覺 呼吸爽然 否則鬱而不宣閉而不通 難免增劇之虞夫鼻爲肺之外候 肺主週身之氣化 肺氣鬱 諸經之氣皆鬱也 經以諸氣膹鬱 皆屬於肺

（外治療法又方）嗅入淡輕三水 一日三次 每次二三口吸入

（內治療法）必以氣展邪行 不受其侮 肝木條達 肺氣肅清 胃降沖和 水源上承 腦筋健運 治上焦如羽 上病治下 所謂相生而既濟者也

鹽水炒元知母一錢五分 建澤瀉二錢 木賊草一錢 鹽水炒眞川柏八分 干切雲苓二錢 鮮生眞蘇薄荷葉一錢（後入） 鮮生地四錢 冬桑葉三錢 夏枯頭三錢 杭白菊三錢 仙遺粮八錢（先煎） 龍胆草五分 巴旦杏（去皮尖）三錢 廣陳皮一錢 鮮枇杷葉三錢（去毛）

雜錄

◎虎列拉（霍亂）預防液注射　王紀倫

今年入秋以來 天氣寒暖不時 各處濕溫時疫流行 尤以寒濕霍亂爲最盛 死亡踵接 耳目聞見實可寒心 患者大多數爲勞動工人 查其搆成原因 每多夜間貪涼 及飽食恣飲而得者 占三分之二 故病之猝發 往往在後半夜爲獨多 稍一延誤 黎明已登鬼籍 吾儕職屬醫師 當然負有預防撲滅之義務 爰將虎疫預防液注射 略述於左 至於各大家精深之學說 非本篇所能

盡述　茲限於篇幅　略之

虎列拉預防液者　乃採取患者毒力强盛之虎列拉菌　移種於一定之培養基　令其繁殖　經過一定之時間　取該菌一白金耳　和以汽水一立方仙迷　用微熱殺之　再加消毒藥混和製成　以之注射皮下　宛如種牛痘然　使體內發生一種抗毒素（免疫質）　可以防止虎列拉（霍亂）之傳染　法良意美　效果確實　今更將預防液用量注射等　分條說明之

一　注射用量　注射之回數　須依據左之標準　第一次注射　其年齡自十六歲至五十歲　臨牀上用量一•〇五　自十一歲乃至十五歲及五十歲以上之老人　均用〇•七五　自六歲乃至十歲之小兒用〇•五五　自五歲以下六個月以上之嬰孩　用〇•三五或〇•二五

第二次注射　其用量須較前增一倍半　乃至二倍　然亦當體質營養等狀態以為加減　若第一次注射後　反應顯著　則第二次用量當須斟酌

二　注射間隔　第一次注射經過五日後　須行第二次之注射　若無霍亂流行之區域　預防注射　一次已足

三　注射部位　以肩胛部或胸部兩傍之皮下為最宜　注射部先用棉花浸酒精　或二十倍石炭酸水消毒　拭淨後方可從事注射　注射後局部貼以橡皮膏

四　注射器亦須先用二十倍石炭酸水　或無水酒精洗擦數次　又換二百倍石炭酸水洗淨　始可使用

五　此液使用前　每次均須十分搖動

六　此液須貯於暗冷之處　則在一年內　尚不失其功效

七　此液注射後　預防（免疫）之有效期間　大約在數月以內（據經驗家言有半年）可不傳染虎疫　然其他飲食起居等　日常衛生　仍須講求　不可恃此無恐

八　此液注射後　針眼處微發紅腫　且稍作痛　略有熱候　間或有惡寒頭痛〇心嘔吐等反應　然甚稀有（此蓋各人之感受性不同也）　大概一二日間　自然歸於消散　俱不足慮也

以上就虎疫預防注射使用　約略言之　敝地自虎疫流行後　一月以來　親友間邀余預防注射者　達五十七人　均不取手術費　故注射一次　祗費血清一角餘　即可保衛生命　咸皆樂為注射　若照市上注射價格　最高需三元一針　相去天壤　何怪本刊三十四號王君之疑問也（虎疫預防液一〇•〇五　在外國製造地發賣　只數角一瓶　能有十人注射分量　在我國內地一〇•〇五一瓶　販賣價約洋一元數角　較之製造地欲貴三四倍矣）

▲中華郵政局特准掛號認為新聞紙類▼

中華民國九年十月十七出版

紹興醫藥學報星期增刊

發行所浙江紹興城中北海橋

第四十二號
今日計二張

本刊分發行
各省各大書坊

本刊價例
每星期一張或數張計大洋一分預定全年
五十期計大洋四角如寄送加每期郵費大
洋五厘十份以上另議郵滙不通之處郵票
作洋九五計算凡公共機關報資均收半價

本刊廣告例
百字起碼每期大洋三角連登一月八折連
登一年五折不上百字照百字遞算二號字
及木刻鑄版地位以字數核算封面加倍刊
資亦須先惠長登大幅得以另行訂立特約

五誌謝

忠湯多珍　本社同人拜手

日來蒙上海徐相宸先生惠寄時病常
識十冊　杭州沈仲圭先生惠寄時疫
救急散三瓶白喉忌表抉微二冊　上
海葉勁秋先生惠寄余著診餘集一冊
祗領之餘無任感激合誌報端以鳴
謝悃

日服二次每次一包每袋大洋一角五
分

◎時疫奪命散

近來天時涼暖不一世人稍一不愼不
拘老幼及婦女每發時疫見症咳嗽嘔
吐頭疼骨痛惡寒發熱有汗(或無汗)
甚則神糊譫語氣急鼻煽肢冷脈伏腹
痛絞腸刺胸吊腳縮筋霍亂吐瀉不省
人事以及山嵐瘴毒皆陰陽乖戾之氣
(見紹興醫藥學報及星期增刊瀝報
等一須將此散分二次吹入鼻中小兒
分四次其性和平寒熱均宜邪從口鼻
吸入居其多數仍由此出內服外嗅俱
有效力每瓶大人內服分兩次小兒分
四次孕婦不忌此方劉吉人先生經驗
多年不敢自秘特此以濟時疫之急需
亦治腦寒腦熱腦漏鼻淵鼻塞鼻瘡鼻
茸時流穢溺等每瓶大洋二角
發行所鎮江城內五條街楊燧熙醫室

◎本院刊行之醫藥衛生淺說報第百零五六

特別廣告

◎神效異功散

夫人之疾苦惟痧痛為最難受欲除此
病必服此散無不藥到春國患者一試
方知言之不謬並且無論何種痧痛皆
可即時立止鄙人經驗多年未可自私
今特公諸病者夫人乳婦姙婦均忌服每
袋一包開水一茶杯食後一次和服一

兩週月錄摘要

(演說)時疫淺說　西醫利用中藥
的問題
(論說)徒恃診脈不足以斷病說
論醫師之目的
(學說)汗疹(俗名痱子)及其療法
漢藥代用西藥之指針
(專著)古醫方新醫學解說
西藥藥理及應用法解說
漢藥代用西藥之指針　古
醫方新醫學解說
(叢鈔)銀六百零六　美其蓮青化
銀格魯兒加爾叟談
(調查)津沽醫界調查記
(顧問)答黎肅來函雜問

每月出一期或兩期以四十八期
為全年定價大洋二元半分之郵
票二角四分　總發行所天津東
馬路盧氏醫院

在直隸省有患胃不消化泄瀉等症治愈

張嶽五君聲稱韋廉士大醫生紅色補丸爲療治胃弱之聖藥

每屆秋冬常有多人患有不消化腹瀉等症即如直隸寧晉織工傳習所監察員張嶽五君亦曾患是疾現下時令足供研究焉張君因喜食生冷瓜果及用心過度致起腸胃各症此無他乃是血液不健旺之故也凡血氣强壯者無論所食如何均能消化只須合度決不至於患病也現今張君由韋廉士大醫生紅色補丸强健其血液俾得遍身消化器具强健有力已獲全愈矣張君云前因不講衛生喜食生冷又兼讀書用心過度以致身體衰弱胃不消化泄瀉之病時常糾纏即延醫服藥亦無絕大功效後見報載貨局紅色補丸能以治愈此疾即托人向天津購買半打未及服完宿疾豁然除却以後每因食物失宜或操勞過甚間或復犯舊病但一經服用是丸無不藥到病除立奏奇功至今已飲食如常身體强壯矣貴局紅色補丸豈非療治胃弱之聖藥哉謹書數行以鳴謝忱轉

張嶽五先生玉照

弱爲强男女同功之韋廉士大醫生紅色補丸曾經療治血虧腦疲所致各症即如　血薄氣衰　腦筋衰殘　少年斲傷　胃不消化　瘋濕骨痛　臀尻酸楚　腰背刺痛　胸肺萎弱　半身不遂　山嵐瘴瘧　皮膚瘡癤以及婦科各症尤爲神效凡經售西藥者均有出售或直向上海四川之九十六號韋廉士醫生藥局函購每一瓶英洋一元五角每六瓶英洋八元郵力在內

胃弱不化者之贈品　凡患胃不消化或胃弱所起各症請即來示索取精美小書名曰何物可食如何食之卽須寄一明信片塡寫姓名向以上所列地址索取一本可也原班郵送

◎多痰者……就是癆病的初步！

凡喜吃烟酒和含有刺激性的東西、其人必多痰而多嗽、初起時恒不注意、以爲多痰當作一件平常事看、可曉得多痰就是傷肺的證據、肺傷即是癆病的初步、所以多痰者速宜服除痰潤肺等藥、現在本館爲病家利便起見、特向那威連到大批「黨魚肝油」、功能潤肺療虛清血調元吐血虛熱盜汗咳嗽癆症血虧等症、服之均極有效驗、服法另詳、每小瓶計重八兩售大洋七角八分、每大瓶計重十六兩售大洋一元三角六分、多痰者請到紹興大路敎育館內藥品部購服可也、電話第十一號

◎劉吉人病愈送診廣告

鄙人向在大市景江醫院送診自今年就館吳府與醫院始離開不能兼顧然以金錢主義就食於館穀稍豐之地而荒廢送診義務心甚不安焉七月災生不測險喪厥命幸賴老友楊君燧熙日盡義務現已腐去新生因蒙東翁準許實假必痊愈天衣無縫而後到館當此長肉生肌期內卽在家休息乘此餘閒卽在家送診住大市口北首土地照壁南巷內第二朝南大門內卽遠來就診者亦不敢不盡心焉號金聽便不計多寡實爲答謝天麻云

◎楊燧熙應接通函治病規則

鄙人研究中西醫學三十餘年（內科外科婦科幼科喉科眼科皮膚科毒門

本社報費　皆是預收的　間有數戶閱報及代派處未付報資　亦須到節還

繳[illegible]

等略有心得由裘吉生君於報端創設問答一欄而外埠通函來問病者日多一日投方必效其不效者因來函未能將病由病狀一一述明故答復診斷上間有缺乏今特具規則照此來函方得良好完全之目的既往症有無現症何因或勞悴饑飽失常嗜酒嗜烟口腹偏好心境勞逸身體安開苦楚肥瘦及七情中傷於何情及六淫者病有幾日所服何藥是何分量現症種種苔色二便之色脉象一一聲明信內附郵票五十分卽有正確之療法奉上來信用單掛號爲安並註明通信處空信問病概不答復倫苦學中人減收半價然必蓋有貴處教育會圖記爲憑　通信處鎮江城內中西醫館楊燧熙收

學術研究

◎花露水之特別功用　葉勁秋

余友謝君爲余述倉卒驗案一則云彼鄰某童偶於梯上失足登時氣閉昏不知人面灰唇白脈微欲絕惟心窩微溫家人驚惶無措莫知所是余見檯上有雙妹牌花露水一瓶急將傾灑自己手帕安置口鼻上不五分鐘即微有聲息俄而語俄而痊後與某西醫談及極蒙贊賞云

◎疑問一則　前人

經云「膽者中正之官決斷出焉」膽何以爲中正之官又云「凡十一臟取決於膽也」蓋心爲君主之官神明出焉十一臟應取決於心何以不取決于心而反取決于膽鄙人曾遍考各家總不

能了解新海內高明不吝珠玉有以教吾

治療顧問

◎代問右臂酸疼痲木治法　張樹銘

愚自去夏，患右臂臑酸痛　服藥貼藥并拔火管等法　兼常服薏仁稻米粥　漸漸就愈

今年庚申六月間在京時　又患此症初甚輕微　但動作稍感不便而已及至回鄂後　漸漸加重則滯痛纖則酸痲　服藥如下

第一方（夏歷七月二十日）

生黃芪　生於朮　當歸　桂枝尖　秦艽　廣皮　生杭芍　生薑

第二方

天痲　銀花　桂枝尖　秦艽　生白芍　生薏仁　細辛　生耆　絲瓜絡　靈仙　廣皮　桑枝

第三方

紅棗　甘草　金銀藤　獨活　威靈仙　絲瓜絡　荊芥　當歸　川芎　乳香　木香　甘草　海風藤

分貼北京虎骨熊油膏二張於右肩井手三里二穴以上治法均不見效

第四方（八月初五日西醫王文庭處方

陽曹　臭曹

右分三包一日三次每次一包開水調下　外貼賁碧膏二張　服貼三日不漸輕

第五方（初八日）

台黨三錢　生於朮二錢　生茅朮一錢半　茯苓三錢　炙草一錢　生芪三錢　半夏二錢　橘皮二錢　片子薑黃　一錢五分　桑枝三錢

第六方

生耆　防風　桂枝　生白芍　蘇葉　痲黃　薑黃　橘皮半夏　甘草　茯苓　附片　銀花　川斷　紅棗　生薑

第七方

銀花　歸尾　桃仁　桔梗　枳殼　煎送前鱗丸

第八方

當歸　丹參　生乳香　生沒藥　青翹　生苡仁　生桑枝

第九方

炒蠶砂　木瓜　大豆黃卷　生苡仁　黃芩　紫花地丁　木通　銀花　連翹　益母草

第十方

玉竹　製南星　炒地龍　製乳香　製沒藥

第十一方

服陽槽汗劑微汗一夜次日又服輕劑連日服二三次外以樟腦酒精擦之

第十二方

玉竹三錢　台黨二錢　茯苓三錢　銀花一錢　炙草一錢　生白朮二錢　桑枝三錢

以上各方均經節次服搽不特毫無輕

肯割愛　請卽寄下　但須號數齊全　不拘若干份　皆所歡迎　本社啟

減　且覺麻木日甚　獨右手次指少冲穴尤重　舉手無礙　彎腰探物覺麻甚　夜臥動轉不便　只能平躺或向左臥　右向壓着不利　太乙神針　用姜片麪碗法　灸過三五次亦不應　愚之身體　腎不虧　氣力素不健壯　刻下睡少　食量不甚減二便如常　現年五十四歲　百治罔效　似屬迷途　懇求高明酌立一方　以起疴症爲叩

◎答右臂酸痛麻木治法　周小農

脅述病證　右臂酸痛　發於夏令始而滯痛　繼則酸麻　夜臥動轉不便　有濕邪痺著之徵　謹按著痺者痺著不仁　靈樞曰　衛氣不行則爲麻木　少衝爲手少陰心氣經穴右臂則手陽明大腸經穴也　葉天士曰　初病濕熱在經　久則瘀熱入絡　魏玉橫曰　麻木乃類中之漸脅年五旬有四　氣血已衰　似宜從溫補入手　但濕熱痰濁　非補可解亦非汗可解　此陽曹外汗　與薄貼未應者以此　徐靈胎曰　風藥耗營液　溫補實絡隧　邪未去而留戀矣　抑且肥瘦　性情　脈苔漏叙內服之方　審愼爲宜　姑從濕邪有形痺著立法　參以宣通營絡　並加減法　附

萍鄉白朮生用三錢　生薏仁八錢　秦艽二錢　木防已酒炒三錢　當歸鬚酒炒三錢　橘紅一錢　橘絡三錢　新絳一錢　玄胡三錢　片子薑黃八分　油松節三錢

另童桑枝二兩　木通一兩　煎湯代水　連服十劑

另威靈仙酒浸九蒸晒二兩　炙甲片五錢　研細竹瀝糊丸晒乾透　分十服　忌茶麪

病在肢絡　煎丸均服臥前　如轉腹痛解涎漕爲應

如面白氣虛　五帖外以參鬚八分　黃芪尖三錢　煎湯送丸單服早服則嫌留邪徐靈胎云實係痰濁入絡　晨用指迷茯苓丸三錢

如風寒痰瘀痺著　脉見細澀血脈不通酌用大活絡丹一丸

內驗之方　究非親見　不能不加以審愼　查魏玉橫續名晉類案　痛痺門　有潘塤導引愈痺法　極驗請於服藥之餘親自導引　以期濕邪早日廓清

◎答任君頑癬治法（三十五號本刊）　杭州王紀倫

足下患頑癬二十餘年　就治外科諸醫　毫不見功　又用藥房藥水　亦未獲效　須知藥房發賣之便藥　類皆二十年前陳腐之舊方　在稍有新醫藥智識者　咸多棄而不用　其治癬藥水　不外黃色液體碘酒之類乎　夫癬爲皮膚病中最多之症　號稱外科　而不能療治癬疥小疾　遑問其他　原因不明　方藥雜施　任其經年屢月　纏綿不已　是皆未得皮膚病證治之奧旨　國醫學之不振

實此種人爲之塵階　依余所見　此症即國醫所謂血瘋頑癬是也　方藥雖多　殊少效驗　今就已經驗最確實簡單治法　述之於後　苟能不嫌煩瑣　忍耐持久用之　自可藥到病除　其他特效中西方劑　調製複雜　屬於專門醫生職務　限於篇幅　不贅述方如下

一 Acelic acid　（醋酸）　二〇・〇克

頑癬皮膚　往往頑厚如牛領之皮　雖塗以藥物　每多無效　宜先以此藥塗敷以剝蝕之　則皮漸脫　而見內之新皮　然後再搽後藥　始能有效　如無肥厚之皮　此法不可亂用　因有腐蝕力故也

二 Chrysarobin　（苦羅所兒平）　二・〇克

Uaselin　（化士林）二〇・〇克

右爲軟膏　用時塗擦於患部　此軟膏有刺戟性　頭面不可亂用　因有侵眼之虞

三 Corleol acid　（石炭酸）　二・〇〇克

Salicylic acid（沙里矢兒酸）　七〇・〇克

Enirons　（酒精）　一〇〇・〇克

混和用　此藥性甚强烈　搽時略痛　須忍之　一日數次　余對於癬之日久煩癢　搔之出血者　每搽以是方　用之一二月　屢多根治　雖肌膚肥厚如牛皮　亦得漸漸剝脫而愈　惟患部癢時　不可以手搔爬　愈刺戟則皮愈厚　癢時最好搽以是藥　其患立除　以上三方　以意擇用可也

◎答松江沽沈硯君問爛脚瘡法　效實

閱紹興醫藥學報星期增刊第三十八號　尊問脚患濕瘡　確係淹纏　于上月間　敝友亦患此瘡　經中醫治療　依然無效　後經鄙人傳一單方（方載後）　照方調塗　數次即愈　請詒君一試爲是

松香　枯礬　杉木炭　各一錢　共爲末　麻油調塗　外以油紙蓋上　一日換一次

◎答任伯和問耳聾治法　閩玉瀾葉兆芳

耳者　腎之外候　經云　腎者精神之舍　性命之根　外通於耳　又云　心寄竅於耳　膽肝絡脈亦附於耳　可見耳之患須分經論　庶克有濟　茲述六月間忽患耳痛　至次日兩耳即聾　但脉象　舌苔　耳之外候有無腫脹　鳴響　並不道及　想是症發作之暴　非肝膽風火相搏　上衝於耳　曷至如斯之速　鄙妄擬一方　奉答任君　請試用之　效否尚希登報

北柴胡一錢四分　秦當歸一錢四分　杭白芍二錢　漂白木一錢四分　雲南苓二錢　牡丹皮一錢四分　黑山梔一錢四分　蘇薄荷一錢　蔓荊子一錢四分　石菖蒲一錢　香附米一錢四分　新荷葉二錢

雜錄

◎近日黃醫生草驗案（詳前星期刊）　守春黃國材

己未仲冬月　鄒思學之兒　年五歲　唇部偶生一疹　細如粟　時發癢　旋卽浮腫　經宿延腫頭部　其父惶恐　延外科調治　不驗　腫勢愈加　延愚診　卽知是唇疔也　用黃醫生草丁几一杯　服下　又以塗唇部　次日消腫大半　再服一杯　全愈

庚申五月十二日　劉姓小兒　年二歲　唇內偶發一顆粟疹　時以手摸搔　知其癢也　移時浮腫　信宿面腫如斗　以黃醫生草丁几一杯服之　又以該藥塗之　二日全愈

◎不可以病試醫論人（錄天津社會教育星期報）　青縣張樹筠寄

按醫家治病　有四層手續　第一須看神色病形　謂之望　第二須聽風音氣息　謂之聞　第三須詢起居飲食　及其所苦　謂之問　第四須診脈之陰陽虛實　謂之切　四者缺一不可　而切居最後者　蓋須先察以上三者　而以切斟酌之也　非止切脈　卽能洞悉　爲何病也　常人不曉此理　往往以病試醫　延醫治病　不細述病情　惟令醫生診脈　即有所問　亦不明白有說　以爲多問卽非明醫　殊不知醫生優劣　原不在此　特視其能否對症下藥而已　病人以病試醫　醫生卽不免以藥試病　舉而中尙無妨礙　不舉而不中　便有性命之虞　世間自誤之事　莫甚於此　願有病者　愼勿何漢斯言　又病不避醫　乃事之當然　婦女有病　往往諸多避諱　不肯着實述說　至問大小二便　尤所難言　以致醫生無從診斷　調治便不易易　雖非以病試醫　而拘泥誤事　正復相同　附記於此　以爲女界之有病者告

刊誤

◎拙[illegible]校勘記　鎭江楊杏培燧熙

第十四號第六頁謹防喉痧復萠（誤刊謹防復喉痧萠）第十四號第八頁杏仁水三•〇（未註分量）第十四號第八頁食後服（誤刊日後服）第十七號第五頁扣齒漸次增加三十六爲止舌抵上腭（誤刊漸次增加三十六爲止舌抵腭）第十七號第五頁童便人乳百花酒三種同鹽水製香附之用（誤刊童便人乳百花酒爲藥品）第十七號第六頁硃染燈心一分（誤刊硃染燈心一錢）第十七號第六頁知柏地丹麥等（誤刊知柏地丹參等）第十八號第六頁甘草白芍等代之（誤刊甘草白芍等之）第十八號第六頁時値夏曆七月（誤刊時値夏曆七天）第十八號第六頁路途四五日之久（誤刊路途四五之久）第十八號第七頁每次數分許或用百分四伽波匿酸水溫罨法（誤刊每次分數許或用四〇分之〇伽波匿酸水溫罨法）第十八號第七頁一日多則四五次（誤刊一日四五次）第十八號第七頁薄荷油

○・二(誤刊薄荷油○・五)第廿四號第四頁以便開門見山(誤刊一便開門見山)第二十四號第四頁脈必七至(誤刊脈不七至)第廿四號第五頁脈不數(誤刊脈必數)第二十四號第五頁燧於十七號星刊(誤刊燧於十七雖星刊)第廿四號第五頁耳環石斛二錢(誤刊耳環石斛各二錢)第廿四號第六頁如嫌價昂(誤刊如效價昂)第廿七號第七頁內服約極多半瓶小兒照年齡遞減(誤刊內服一瓶)第廿七號第七頁(誤刊乂贈神效除痛散價見本刊此兩句當删除)第三十六號第六頁治輕症腹痛下痢(誤刊治輕症服痛下痢)第三十六號第七頁四十度之溫以二○○・○爲一回瀼腸劑小兒用一○○・○(誤刊以二○○○・○爲一回瀼腸劑小兒用一○・○○)第三十七號第一頁神效除痛散(誤刊神效異功散)第三十七號第一頁無不藥到春回(誤刊無不藥到春國)第三十八號第一頁神效除痛散(誤刊神效異功散)第三十八號第一頁無不藥到春回(誤刊無不藥到春國)第三十八號第二頁現在症(誤刊現症)

代郵

◎代河南馮君芾林謝無錫周小農鎮江楊燧熙兩先生　張樹筠

前閱星期增刊載兩公答馮君芾林腿痛治法精嚴賅當欽佩彌深仰見學有根底濟世活人之盛意乃馮公居鄉無從見報與筠誼屬通家經抄錄函達頃得覆云腿症業服酒方早愈囑爲致謝

隆情謹此奉

聞順頌

秋安

◎答王紀福君

紀倫先生有道大鑑弟於三十七號星期報中所登之脚氣方原屬道聽途說嗣因詢諸藥學士王君福申據云毛地黃酒係屬西藥原名棣葉丁幾並非生地黃所浸之酒弟即於次日函致 裘吉生兄請其代爲更正詎知此函未曾達到今幸蒙先生代爲更正不特弟感佩莫名即患脚氣者亦當感德無量也肅此鳴謝順請

道安　弟志覺和南

仲圭吾弟如握自接玉照之後至今未見　尊函殊令仲心不安懷疑有日今得松江張澤龔伯超君來函內郵票三分故先行借用一詢起居仲但慮吾弟陽明胃臟中焦之熱發作耳夫用藥攻病但恐不能勝病反爲病所勝耳若再遇識淺胆怯之輩從旁而議之每有養癰之禍見函祈即賜覆勿令人懸念不置也此候

侍安　愚仲劉恒瑞

伯超道兄大人惠鑒未識荆州先蒙下問仰見虛懷若谷慈念可親弟本大同公共無私之義謹獻花磚敢騙美玉以後當於每星期增刊載入一篇名曰毒海慈航特此先行敬覆并請

診安　愚小弟劉恒瑞

本刊價列

▲中華郵政局特准掛號認為新聞紙類▼

中華民國九年十月廿四出版

紹興醫藥學報星期增刊

發行所浙江紹興城中北海橋

第四十三號
今日計二張

本刊分發行
各省各大書坊

本刊價例

每星期一張或數張計大洋一分預定全年五十期計大洋四角如郵寄加每期郵費大洋五厘十份以上另議郵匯不通之處郵票作洋九五計算凡公共機關報資均收半價

本刊廣告例

百字起碼每期大洋三角連登一月八折連登一年五折不上百字照百字遞算二號字及木刻鑄版地位以字數核算封面加倍刊資亦須先惠長登大幅得以另行訂立特約

啟事

◎問病者鑒

凡函向本社問病者請將詳細病狀寫明寄到「紹興城中醫藥學報社」收當即登入本刊徵求四方名家或由本社答告治法仍載本刊概不取資各處醫家自定個人收資規則與本社無涉　紹興醫藥學報社啓

特別廣告

◎神效異功散

夫人之疾苦惟疼痛為最難受欲除此病必服此散無不藥到春國患者一試方知言之不謬並且無論何種疼痛皆可即時立止鄙人經驗多年未可自私今特公諸病者夫乳婦姙婦均忌服每袋一包開水一茶杯食後一次和服一日服二次每次一包每袋大洋一角五分

◎時疫奪命散

近來天時涼暖不一世人稍一不慎不拘老幼及婦女每發時疫兒痘咳嗽嘔吐頭疼骨痛惡寒發熱有汗（或無汗）甚則神糊譫語氣急鼻煽肢冷脈伏腹痛絞腸刺胸吊脚縮筋霍亂吐瀉不省人事以及山嵐瘴毒皆陰陽乖戾之氣（見紹興醫藥學報及星期增刊滬報等）須將此散分二次吹入鼻中小兒分四次其性和平寒熱均宜邪從口鼻吸入居其多數仍由此出內服外嗅俱有效力每瓶大人內服分兩次小兒分四次孕婦不忌此方劉吉人先生經驗多年不敢自秘特此以濟時疫之急需亦治腦寒腦熱腦漏鼻淵鼻塞鼻瘜鼻茸時流穢涕等每瓶大洋二角　發行所鎮江城內五條街楊燧熙醫室

◎本院刊行之醫藥衛生淺說報第百零五六

兩期目錄摘要

（演說）時疫淺說　西醫利用中藥的問題

（論說）徒恃診脈不足以斷病說　論醫師之目的

（學說）汗疹（俗名痱子）及其療法　漢藥代用西藥之指針

（專著）古醫方新醫學解說　西藥藥理及應用法解說　漢藥代用西藥之指針　古醫方新醫學解說

（叢鈔）銀六白零六　美其蓮青化　銀格魯兒加爾叟談

（調查）津沽醫界調查記

（顧問）答黎肅來函雜問

每月出一期或兩期以四十八期為全年定價大洋二元半分之郵票二角四分　總發行所天津東馬路盧氏醫院

◎多痰者……就是癆病的初步一

凡喜吃烟酒和含有刺激性的東西、其人必多痰而多嗽、初起時恒不注意、以爲多痰當作一件平常事看、可曉得多痰就是傷肺的證據、肺傷即是癆病的初步、所以多痰者速宜服除痰潤肺等藥、現在本館爲病家利便起見、特向那威運到大批「鱈魚肝油」、功能潤肺療虛淸血調元吐血虛熱盜汗咳嗽癆症血虧等症、服之均極有效驗、服法另詳、每小瓶計重八兩售大洋七角八分、每大瓶計重十六兩售大洋一元三角六分、多痰者請到紹興大路敎育館內藥品部購服可也、電話第十一號

◎劉吉人病愈送診廣告

鄙人向在大市景江醫院送診自今年就館吳府與醫院始離開不能兼顧然以金錢主義就食於館穀稍豐之地而荒廢送診義務心甚不安焉七月災生不測險喪厥命幸賴老友楊君燧熙日盡義務現已腐去新生因蒙東翁準許寬假必痊愈天衣無縫而後到館當此長肉生肌期內即在家休息乘此餘閒即在家送診住大市口北首土地照壁南巷內第二朝南大門內即遠來就診者亦不敢不盡心焉號金聽便不計多寡實爲答謝天麻云

◎楊燧熙應接通函治病規則

鄙人研究中西醫學三十餘年（內科外科婦科幼科喉科眼科皮膚科毒門

本社報費　皆是預收的　間有數戶閱報及代派處未付報資　亦須到節惠

緣因本社既不登[illegible]本[illegible]收貼[illegible]人[illegible]現在外費[illegible]尚無惠來[illegible]
祇從早寄楚　郵滙不便　可用半分頭的郵票代洋　紹興醫藥學報社啟

等略有心得由裘吉生君於報端創設問答一欄而外埠通函來問病者日多一日投方必效其不效者因來函未能將病由病狀一一述明故答復診斷上間有缺乏今特具規則照此來函方得良好完全之目的既往症有無現症何因或勞悴饑飽失常嗜酒嗜烟口腹偏好心境勞逸身體安閑苦楚肥瘦及七情中傷於何情及六淫者病有幾日所服何藥是何分量現症種種苔色二便之色脉象一一聲明信內附郵票五十分即有正確之療法奉上來信用單掛號為妥並註明通信處空信問病概不答復倘苦學中人減收半價然必蓋有貴處教育會圖記為憑　通信處鎮江城內中西醫館楊燧熙收

◎創設慈善花柳病院啟　鎮江優等醫生劉吉人廣告

天下病院多矣各症貧人皆可沾惠惟於花柳場中沾染梅毒者則莫不視為利藪也而西醫苛待此等人手段尤毒目光尤鉅非飽其壑不為治也予甚憫之夫沾染小民無非一時欲火難遏遂染此梅毒廣瘡欲飽醫士之壑力有不能不飽其欲壑終不能愈今幸大難不死天假之年以個人之力為此慈善送診之事但地方不大不能住院治療耳然而貧人之染梅毒者受惠實多矣

治愈有效病名

下疳　蠟燭瀉　魚口　便毒　疝筋
疝氣　腎囊癰　子癰　肛門久潰

籀肚毒菌　誤服壞藥　釀成結毒　破潰　喉症入咽　腐鼻壞唇　以上各症本醫士皆能治之所用藥力由自己聽在藥店配合本醫士概不染指常備膏藥附送　在大市北首　院設本宅　有貼在巷口

◎諸君見過這秘本否

會稽章虛谷先生著的「醫門棒喝一二兩集」中間學說　多為王孟英先生輩所推尊　溫熱經緯輯入不少　至於著溫病條辨的吳鞠通先生　更為我們醫生所崇拜的　現在社友裘吉生君已覓得吳鞠通先生批過的醫門棒喝的原刻大版　用賽連史紙印訂十六大冊　以極低廉的定價　每部大洋二元八角　歸本社發行　以期流通　在一個月內售六折百部　限期滿或部數售完　均不折扣　因該價原來祇夠紙工本的　外部郵寄每部加郵力實洋一角五分　如要掛號寄帶　再加五分　價用郵滙　倘郵滙不通的地方　須購半分的郵票代洋封郵　紹興醫藥學報社發行

◎竹林女科

是書久為海內人士所宗仰　其立方簡要　辨證精確　尤為社會所嘉許　但是書原板　早已毀於兵燹　坊間所翻售者　類皆斷簡殘篇　不能窺其全豹　今於友人處購得抄本　翻印成帙　內分【調經】【安胎】【保產】【求嗣】四項　纖悉無遺　所願習是業者　手此一編　祇須認證確切　不妨按方施治　庶使天下閨閣女流　共登壽域　惟出書無多　購者從速　每部四厚冊　定價大洋八角　郵費五分　發行處紹興醫藥學報社

小言

◎勿相信祝由科　紹興史介生

日前我見報紙上登有介紹神醫祝由科的廣告（見越鐸日報）　攷祝由二個字　出自我國的醫書　這種醫書叫做內經　內經說「移精變氣　可祝由而已」　凡醫生診治內傷的病　必須祝由詳告這病的原由　婉言開導　使病人第二次不敢再犯這個病　病人聽了醫生開導的言　心中歡悅　那末醫生用藥治療　就能奏效如神咧　醫生所開導的言　就是未病的預防　已病的衛生　近世祝由二字　獨立一科　用符咒禳禱的事情近於妄誕　豈可列於醫科中

嗎 內經又說「信巫不信醫 不治」我勸病家 切勿相信這種符呪禳禱呢

(勘悞) 本刊第三十九號小言欄第九行「是」字誤刊「其」字第十三行「生」字誤刊「行」字

警告

◎鎮江發現疫症紀誌

錄九月二十五日新聞報

自九月初迄今 城鄉內外 發現疫症 近日傳染尤衆 起病之初大率上吐下瀉 手足痲木 朝發夕死 市上所售之十滴藥水痧藥等 皆無效驗(下略)

學術研究

◎問咯蒂傷寒　無錫張惠臣

傷寒中有一種名咯蒂傷寒用厠草紙可除(見本草拾遺器用部)未知見症如何所 有道先生示知是禱再拾遺引同壽錄云云敝處雖有此書惟再三查之不得或係 是一種 有道先生一併示知尤爲感謝再敝處之同壽錄係乾隆間項天瑞著

◎疑問二則　姚江陳尙康

晚昨過教育會路出蔣家瀁見有衆人圍着一堆途爲之塞詢之始悉二童子墮水溺斃衆方手足莫措也夫路旁枯骨仁者動心門內哭聲行人變色晚何人斯睹此慘景能無動於中乎於是飭彼親人置死者於兩牛上盡出腹中之水復灌以薑湯覆以重衾約二小時之久其一卽身溫而有奄奄之一息矣其一則僵臥如前竟至不起二人本賦死者實較生者爲佳墜水時亦無先後晚年小識淺不解其所以死及所以生之理由甚望海內賢哲有以啓晚之茅塞也

晚有友人陸某虞湖人也數年前曾求學東瀛因外受國外之激刺內遭身家之痛苦竟一病而爲癲症飲食少進歌哭無時遍歷名醫一無效驗直至今歲春間有時醫張壽齡者投以人魄五分遂得霍然今已歷五月矣未或間發人魄之功用如是故特登報聲明俾世之患同病者得有所根據也至彼之性味若何尙祈賢明者有以敎我(按人魄之由來係自縊者身死後在是處地下深掘之三尺後當有是物發現雖高在樓中此物亦在死者對下之地中惟時須在二十四小時之內否則無矣

◎問新絳之氣味功用及主治何病　獨善

此藥曾查本草從新本草備要本草綱目本草拾遺諸書均未記載獨善學識旣淺藏書復少用特肅此奉詢尙祈諸公不吝賜教詳細示知爲盼見於何書乞將原文摘示

◎答宜春黃國材菊悃答覆　山東王肖舫

敬讀星刊三十七號示敎各節遙爲謝謝茲經康黃兩君前後發明耳目一新醫報介紹之利益實非淺鮮據云近世著書者誤人欽佩欽佩尙有待考藥物若何味詳列於後仰希一併發明翹盼(務將本草文名及俗名性味詳示)

肯割愛 請卽寄下 但須號數齊全 不拘若干份 皆所歡迎 本社啟

過山龍 仲筋草 杭粉 生人
脫 緯丹 紫背車 鰲 全蟲
虢丹 白當歸

治療顧問

◎答葉健生問膝蓋腫脹酸疼治法　鎭江楊壽培燈熙

（現在症）令友陳君、戊午冬 左足膝蓋及內外側腫脹 稍覺酸痛 或行數里尙可 飮酒微醉 渡江感風 次日患處腫熱 屈而不伸 舌紅苔黃 間有甚薄 脈弦數

（既往症）抑鬱

（年齡）四十一歲

（職業）錢業帳務 改革後賦閒 去年秋 就公司帳房事 至今春 終日寫算勞神 不得運動

（體質）木火

（嗜好）早年酒色不節

（原因）夫鬱抑傷肝 鬱則從火 久久不解 五液俱耗 必求恢復苟慮而不復 則百病叢生 世人年至不惑 陰氣自半 起居衰 氣血亦衰也 蓋足膝屬於三陰（足厥陰足太陰足少陰）爲筋之府 其爲腫脹酸痛 有寒熱 有風濕 有梅毒 有肝陽 及陰虛胃熱之不仝 龔商年云 斯症有五因 爲少陰陽虛 風痺 風寒濕 勞役 墜墮損傷 坐臥濕地 張景岳於此症 有寒熱虛實表裡之論 尤爲精詳 不再筆矣 大抵肝腎不足（肝主筋而藏血 腎主骨以司精）脾胃因之交病 脾主四肢 胃爲十二經之長（治痿獨取陽明 陽明主司束筋骨 以利機關者也）氣主煦之 血主濡之 氣血失於流通 筋絡失於榮養 恙延日久 非旦夕能瘥 初病在經 久則入絡（經主氣絡主血）經絡全賴血養 故經以足得血而能行 斯部乃下焦至遠之鄉 又云意傷憂愁則肢廢 大旨不離內因外因之鑑別也 良由外因引動內因 三氣化熱（風寒濕）營陰缺乏 不能供養筋隧 氣陽偏旺 阻礙機關道路 舌紅脉弦數 是明徵也 謹陳管見 候明裁之

（療法）

紅花三分炒大生地六錢 夏枯草三錢 絡石藤三錢 川丹皮三錢 懷山藥三錢 絲瓜絡三錢 福澤瀉一錢半 石決明一兩（先煎）忍冬藤四錢 黑山枝二錢 黑脂麻八錢 白知母二錢 嫩桑枝八錢 眞川柏一錢 藕片二兩 羚羊片八分

如大便溏滑者 大生地 川丹皮 忍冬藤 之用量減半 乾燥者照服

如嫌羚羊價昂 以白蒺藜三錢 炙鼈甲三錢（先煎）元參三錢 麥冬二錢 陳海蜇頭八錢（洗極淡先煎）荸薺三枝代之

先服二三劑　服後將大便溏硬若何　其色若何　溲色若何　腫脹酸疼　飲食起居及舌苔若何　一一函卜盼甚

外治法　改日再詳　如再酸痛　即服神效除痛散　一日二包　食後開水和服（見紹興醫報及紹興醫報星期增刊）

◎問痰紅治法　紹興沈坤榮

鄙人患痰中帶血　已三四年矣　其形如絲或如星　此三四年間　或見或止　約而計之　已有四五次　並無何種苦痛　亦未見別種病證（如夜不成眠或盜汗或自汗等從未一見　惟素有夢遺之疾　現下微覺咳嗽　痰亦不多　血之來也　向無定時　在晨間咯出者屢見　今年秋間在下午咯出者亦一見矣　海內諸名醫　倘肯賜以神方　即請在此星刊宣布可也

◎答古越李玉山君問肝腎病治法　鎮江楊燧熙

夫陽痿精薄　乃陰陽兩虛　切勿專徒補陽　則陽愈熾　而陰愈虧　冀其既濟可得乎　曾見一人屢服補陽之劑（如薑附桂芎鹿膠鎖陽羊藿起石麝香狗腎等）樂而不疲　後即背生大疽　知其有陰而無濟也　可不愼哉　必以從陰引陽　從陽引陰　培水濟火　火得歸窟　水得上承　則陰隨陽長　血隨氣生　成天地交泰　若不恢復者　未之有也　至大便七八日一行　疊經調治　極多問日　惟解時魄門覺熱　糞量較少　而彈丸已消　幸得轉潤　是陰液有來復之兆也　故仲景急下存陰　治在胃也　胃以通爲補　來函云　通則神清氣爽　腿力較健　胃口亦香　秘則不然　良由肝陽膽熱胃炎營熱薰灼　致降令失於常度　倘投劑過猛　以求速效　反傷元陰　諺云欲速則不達　燧所不取　亦不敢爲　苟下以稀水　無益反害也　且方內生地八錢　瓜蔞八錢　海蜇一兩等　未爲少數　曾云未驗者　不在處方之失當　而在水源之不充　虛陽之有餘　腸胃之功用　久不恢復　調治以來復而未振　仿翰通先生云　增水行舟　俾降多升少　必賴液充　爲至要之道　兄爲若何　然養陰無速功　多用自有益　前曾耳部生水　口苦而臭　服藥已平　耳鳴耳垢漸減　目之視力不明　有時作霧　且生眼眵　乃肝陽上升　腎水不足也　小溲餘瀝仍有　幸得精濁大減　玉莖時癢　溺管覺熱　是肝熱君相不平　肝脈經於陰器　心與小腸相表裏　腎於膀胱相表裡　當養水滋肝　以濟君相之有餘　使其內守　則諸疾皆已矣　曾年天命有四　體瘦有嗜好　以致諸症蜂起　陰液久虧　虧而不復謂之損　未有陰虧而火不旺也　經以陰平陽秘　水升火降　精神乃治　其人必壽　不僅恢復臍降等而已哉

鹽水炒知母肉二兩　大生地八

恕復

浙江富陽赤亭山桂馨書屋啟

兩　懷山藥三兩　當歸身一兩五錢　鹽水炒川黃柏一兩五錢　[illegible]丹皮三兩　生杭白芍二兩五錢　酒炒生箱黃四兩　天門冬三兩　鹽沙苑三兩　元明粉三兩　麥門冬四兩　夏枯花三兩　生粉甘草三兩　肥元參三兩　黑山枝二兩　瓜蔞皮三兩　大貝母二兩　川石斛三兩　木通五錢

右藥生晒爲末　再加梨子一斤　藕片二斤（入煎收膏）　眞珠母十兩　枳椇子一兩五錢　竹茹三兩　黑脂麻六兩　蓮子心八錢　煎水三次　白蜜收膏　以膏和入藥末爲丸　如梧子大　每早開水吞服三錢　漸加一二錢爲止　如大便日行　酌減一二錢　否則不減

◎問腹生黑斑及瘧疾治法

泰縣王又維

敬啓者　維於七八歲時　胸腹部之右側　外面表皮　忽生黑斑　至今十一二年　未能退除　反較廓大　別無所苦　惟於美容上　頗不雅觀　貴社諸道長　賜以特效良方　不勝盼望之至　又鄙人於每年夏秋之間　常患瘧疾　輒服金雞納霜一次　即愈　但此藥僅能爲特症之特效藥　不能根治　殊深痛恨　伏望海內高明　賜以根治療法　特效簡方　不勝感甚盼甚

◎答金子宜君問鼓脹反胃治法

紹興史介生

脹病之因甚夥　有因氣因血因濕因熱因寒因蟲因鬱因痰之殊　有在臟在腑之別　如靈樞脹論曰　肝脹者　肋下滿而痛引少腹　脾脹者　善噦　四肢煩悗　體重不能勝衣　臥不安　胃脹者　腹滿　胃脘痛　鼻聞焦臭　妨於食　大便難　又水脹篇黃帝曰　鼓脹何如　岐伯曰　腹脹身皆大　大如膚脹等也　色蒼黃　腹筋起　此其候也　今據來函之言　確係鼓脹之症　昔黃帝問治鼓脹之法　岐伯謂治之以雞矢醴一劑知　二劑已　今據述令親淩君之症　服藥頗多　胃不受藥　諒必初起所服之藥　俱是普通治水脹之方　因循施治　致症勢延至如斯危篤　考我國先賢論治脹之法　以水脹居其多數　至朱丹溪始著治鼓脹之論　嗣後如戴思恭李梴陳士鐸輩亦著鼓脹之證治矣　丹溪云　七情內傷　六淫外侵　飲食不節　房勞致虛　脾土之陰受傷　轉輸之官失職　胃雖受穀　不能運化　故陽日升　陰日降　而成天地不交之否　於斯時也　清濁相溷　隧道壅塞　氣化濁血　瘀鬱而爲熱　熱留而久　氣化成濕　溼熱相生　遂成脹滿　經曰膨脹是也　以其外雖堅滿　中空無物　有似於鼓　其病膠固　難以治療　且鼓脹之症　有虛脹實脹之別　虛脹則時脹時減　按之則陷而軟　實脹則常脹內痛　按之不陷而硬　至於治療之方　則不可枚

畢矣 今凌君脹陷胸部 腹現青筋脇痛嘔吐 因肝主筋 肝尅脾土故青筋現於腹 脹陷胸部 肝屬木其性上升 犯胃則嘔吐 此鼓脹之屬肝脾者 大便燥結 此鼓脹之屬胃者 夫鼓脹固係難療之病 且肝與脾胃 同時爲脹 宜乎中西醫士 束手無策也 尊問說如是疑難絕症 未知有否挽救一層 因此症鄙人未曾親見 難下確斷 惟據來函之言 症勢已屬危險 今從素問至眞要大論 諸腹脹大 皆屬於熱兼參東垣之意 用承氣加減 佐以平肝之品勉擬一方如后

元明粉一錢 製錦紋錢半 枳實二錢 商陸三錢 瓜蔞仁二錢 生白芍二錢 川楝子三錢 石決明八錢(先煎) 綠萼梅一錢 玫瑰花五朵 香連丸四錢(吞)

◎答松江許洗硯君問爛脚丫治法及預防 青縣張樹密

直隸滄縣小南門外 春和堂藥舖有造就脚氣藥粉 摻上一夜卽愈實效 先用鹽湯洗淨 拭乾再敷預防不外常用鹽湯洗脚著襪 不可光脚 以免感受風濕 買藥時 寄一二分一個郵票卽可(每瓶價洋一角)

雜錄

◎敬告研究螟蟲者 伯 華

楓涇儒醫陳容甫君 發明螟蟲功用見戊午年本報八卷六號雜著門螟蟲治症旣新發明 而閱報諸君以綱目蠮螉蚱蜢當之非是 今按辭源 螟 害稻之蟲 共三種 一曰二化螟蟲 長八九分 黃白色 背有黑縱線五 在稻莖或葉梢間作白色繭 蛾開翅約寸許 翅之外緣有黑點七 產卵於稻葉表面 年生二次 一曰三化螟蟲 形態略仝 年生三次 一曰大螟蟲 形體稍大 三者皆自葉腋蝕入稻莖 食其髓質稻皆枯白而死 農家謂之白瘦 三化螟蟲 爲害尤甚

代郵

◎致陳龍池先生函 守 巽

龍池先生 你已經曉得茶是不可多飲的 仝我的意見却仝 因爲茶有一種興奮作用 能夠行氣醒睡 所以我話 若在夜裏飲了 就容易失眠的 你在夏天要喝濃茶 夜裡也還要吃 到沒有犯失眠的症 這是你的身强健 用不着這等興奮劑然而你要去節制他 只要主意不吃自然能夠戒除的 如果因爲着口渴了 可以喝一點開水 等到日子長遠 喝着開水 也習慣了 解渴是不一定要用茶葉泡茶的

家駒兄鑒 近狀如何有佳作否請示知爲幸 侃弟手白

閱報諸君 如存有八卷九卷兩年本報 本社當以今年新報加倍掉換 倘

▲中華郵政局特准掛號認爲新聞紙類▼

中華民國九年十月三十一日出版

紹興醫藥學報星期增刊

發行所浙江紹興城中北海橋

第四十四號　今日計二張

本刊分發行　各省各大書坊

本刊價例

每星期一張或數張計大洋一分預定全年五十期計大洋四角如郵送加每期郵費大洋五厘十份以上另議郵滙不通之處郵票作洋九五計算凡公共機關報資均收半價

本刊廣告例

百字起碼每期大洋三角連登一月八折連登一年五折不上百字照百字遞算二號字及木刻鑄版地位以字數核算封而加倍刊資亦須先惠長登大幅得以另行訂立特約

啟事

◎問病者鑒

凡函向本社問病者請將詳細病狀寫明寄到「紹興城中醫藥學報社」收當即登入本刊徵求四方名家或由本社答告治法仍載本刊概不取資各處醫家自定個人收資規則與本社無涉

紹興醫藥學報社啓

特別廣告

◎神效異功散

夫人之疾苦惟疼痛爲最難受欲除此病必服此散無不藥到春國患者一試方知言之不謬並且無論何種疼痛皆可即時立止鄙人經驗多年未可自私今特公諸病者夫乳婦姙婦均忌服每袋一包開水一茶杯食後一次和服一日服二次每次一包每袋大洋一角五分

◎時疫奪命散

近來天時涼暖不一世人稍一不愼不拘老幼及婦女每發時疫兒症咳嗽嘔吐頭疼骨痛惡寒發熱有汗(或無汗)甚則神糊譫語氣急鼻煽肢冷脈伏腹痛絞腸刺胸吊脚縮筋霍亂吐瀉不省人事以及山嵐瘴毒皆陰陽乖戾之氣（見紹興醫藥學報及星期增刊滬報等）須將此散分二次吹入鼻中小兒分四次其性和平寒熱均宜邪從口鼻吸入居其多數仍由此出內服外嗅俱有效力每瓶大人內服分兩次小兒分四次孕婦不忌此方劉吉人先生經驗多年不敢自秘特此以濟時疫之急需亦治腦寒腦熱腦漏鼻淵鼻塞鼻瘜鼻茸時流穢涕等每瓶大洋二角

發行所鎭江城內五條街楊燧熙醫室

◎本院刊行之醫藥衛生淺說報第百零五六

兩期目錄摘要

（演說）時疫淺說　西醫利用中藥的問題

（論說）徒恃診脈不足以斷病說

論醫師之目的

（學說）汗疹(俗名痱子)及其療法

漢藥代用西藥之指針

（專著）古醫方新醫學解說

西藥藥理及應用法解說

漢藥代用西藥之指針　古醫方新醫學解說

（叢鈔）銀六百零六美其蓮靑化銀格魯兒加爾叟謨

（調查）津沽醫界調查記

（顧問）答黎肅來函雜問

每月出一期或兩期以四十八期爲全年定價大洋二元半分之郵票二角四分　總發行所天津東馬路盧氏醫院

今年冬季勿再遭癆症之險象

使閣下之血液強健可免危害不救之症

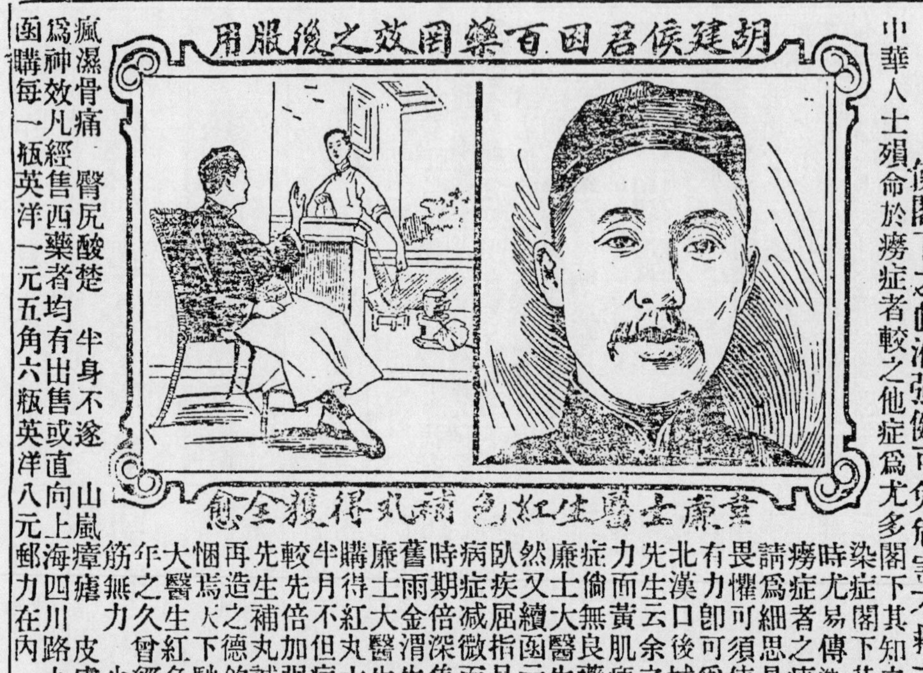

中華人士殞命於癆症者較之他症爲尤多閣下其知之否是症爲最可怖之傳染症閣下其知之乎如身體軟弱之時尤易傳染由於呼吸而入卽如患癆症者之痰沫唾於街中卽可傳染請爲細思是否如此然而閣下不必畏懼可須使喀下之血液鮮紅強健有力卽可爲癆症之保障矣卽如湖北漢口後城馬路徵收分卡胡建侯先生云余之身體大虧元氣四肢無力而黃肌瘦幾乎成爲不可醫治之症倘無良藥勢必成爲虛癆幸服韋廉士大醫生紅色補丸身體漸見霍然又續函云余病因去夏伏暑貪涼臥疾屈指月餘服中藥近百劑譜縱病症減徵而氣體總不見復元輾轉時期倍深焦灼適逢漢上可大醫房舊雨金滑生賢老弟台關垂示以韋廉士大醫生紅色補丸余卽從其勸購得紅丸六瓶早晚依方吞服時甫半月不但病症全荷脫離且而身體較先倍加強健眠食亦更歡紓員見先生補丸誠有補天浴日之功回春再造之德銘佩不暇特贅語以嗚謝悃焉天下馳名補血健腦之韋廉士大醫生紅色補丸行世已歷三十餘年之久曾經治愈　血薄氣衰　腦筋無力　少年斷傷　胃不消化　瘋濕骨痛　臀尻酸楚　半身不遂　山嵐瘴瘧　皮膚諸恙以及婦科各症尤爲神效凡經售西藥者均有出售或直向上海四川路九六號韋廉士醫生藥局函購每一瓶英洋一元五角六瓶英洋八元郵力在內

◎多痰者……就是癆病的初步一

凡喜吃烟酒和含有刺激性的東西、其人必多痰而多嗽、初起時恒不注意、以爲多痰當作一件平常事看、可曉得多痰就是傷肺的證據、肺傷即是癆病的初步、所以多痰者速宜服除痰潤肺等藥、現在本館爲病家利便起見、特向那威運到大批「繁魚肝油」、功能潤肺療虛清血調元、吐血虛熱盜汗咳嗽癆症血虧等症、服之均極有效驗、服法另詳、每小瓶計重八兩售大洋七角八分、每大瓶計重十六兩售大洋一元三角六分、多痰者請到紹興大路敎育館內藥品部購服可也、電話第十一號、

◎劉吉人病愈送診廣告

鄙人向在大市景江醫院送診自今年就館吳府與醫院始離開不能兼顧然以金錢主義就食於館穀稍豐之地而荒廢送診義務心甚不安焉七月災生不測險喪厥命幸賴老友楊君燧熙日盡義務現已腐去新生因蒙東翁準許嘗假必痊愈天衣無縫而後到館當此長肉生肌期內卽在家休息乘此餘開卽在家送診住大市口北首土地照璧南巷內第二朝南大門內卽遠來就診者亦不敢不盡心焉號金聽便不計多寡實爲答謝天麻云

◎楊燧熙應接通函治病規則

鄙人研究中西醫學三十餘年（內科外科婦科幼科喉科眼科皮膚科毒門

本社報費　皆是預收的　間有數戶閱報及代派處未付報資　亦須到節惠

繳　因本社既不發賬　本無收賬的人　可現有欠費各戶　倘無惠來　務祈從早寄楚　郵滙不便　可用半分頭的郵票代洋　紹興醫藥學報社啟

等略有心得由裘吉生君於報端創設一問答一欄而外埠通函來問病者日多一日投方必效其不效者因來函未能將病由病狀一一述明故答復診斷上間有缺乏今特具規則照此來函方得良好完全之目的既往症有無現症何因或勞悴饑飽失常嗜酒嗜烟口腹偏好心境勞逸身體安閒苦楚肥瘦及七情中傷於何情及六淫者病有幾日所服何藥是何分量現症種種苔色二便之色脈象一一聲明信內附郵票五十分卽有正確之療法奉上來信用單掛號爲妥並註明通信處空信問病概不答復倘苦學中人減收半價然必蓋有貴處教育會圖記爲憑　通信處鎭江城內中西醫館楊燧熙收

◎創設慈善花柳病院啟、　鎭江優等醫生劉吉人廣告

天下病院多矣各症貧人皆可沾惠惟於花柳場中沾染梅毒者則莫不視爲利藪也西醫苛待此等人手段尤毒目光尤鉅非飽其壑不爲治也予甚憫之夫沾染此梅毒之小民無非一時欲火難遏遂染此梅毒廣瘡欲飽醫士之壑力有不能不飽其欲壑終不能愈今幸大難不死天假之年以個人之力爲此慈善送診之事但地方不大不能住院治療耳然而貧人之染梅毒者受惠實多矣

治愈有效病名

下疳　蠟燭瀉　魚口便毒　疝筋

疝氣　腎囊癰　子癰　肛門久潰

箍肚毒菌　誤服壞藥　釀成結毒　破潰喉症　入咽腐鼻　壞唇　以上各症本醫士皆能治之所用藥力由自己聽在藥店配合本醫士概不染指常備膏藥附送　院設本宅在人市北首有貼在巷口

◎諸君見過這秘本否

會稽章虛谷先生著的「醫門棒喝」一二兩集」中間學說多爲王孟英先生輩所推尊的溫熱經緯輯入不少至於著溫病條辨的吳鞠通先生更爲我們醫生所崇拜的現在社友裘吉生君已覓得吳鞠通先生批過的醫門棒喝的原刻大版用賽連史紙印訂十六大册以極低廉的定價每部大洋二元八角歸本社發行以期流通在一個月內售六折百部限期滿或部數售完均不折扣因該價原來祇售紙工本的外部郵寄每部加郵力實洋一角五分如要掛號寄帶再加五分價用郵滙倘郵滙不通的地方須購半分的郵票代洋封郵　紹興醫藥學報社發行

◎竹林女科

是書久爲海內人士所宗仰其立方簡要辨證精確尤爲社會所嘉許但是書原板早已毀於兵燹坊間所翻售者類皆斷簡殘篇不能窺其全豹今於友人處購得抄本翻印成帙內分【調經】【安胎】【保產】【求嗣】四項纖悉無遺所願習是業者手此一編祇須認證確切不妨按方施治庶使天下閨閣女流共登壽域惟出書無多購者從速每部四厚册定價大洋八角郵費五分　發行處紹興醫藥學報社

警告

◎鎭江時疫極猛烈　錄九月初六新聞報

天時不正　疫氣流行　近日城內外發現頭痛腦痛　不數小時卽已斃命　諸醫束手　傳染尤速

◎剪髮禁用毛刷　鎭江楊書培錄

民國九年十月六日新聞報載二日倫敦電云　近因用日本薙髮毛刷　患癰症共有二十六人　內有五人不治　今又死一人　衆聞此耗　大爲驚駭　聞此項毛刷　在禁止入口命令發表以前　運銷全國各處者　共有數萬柄　至今猶有出賣者　據某醫士證明　日本數種毛刷　雖附有無病菌證書　而每柄仍有黴生物無數　驗屍官已促請政府　下令收回日

本之毫刷　而賠償店主之損失　以免害人生命

學術研究

◎再答陳君　嘉善葉勁秋

僕木菲才胸乏墨汁弱冠以來甫識幾味本草纔念幾句經文醫術本尙粗淺經驗又苦不多前曾答復一稿乃偶然觀書所及酒後爲之詞涉荒唐本不堪入大雅之目乃先生不嫌譾陋不恥下問不禁使鄙人顏汗矣然既辱蒙垂問則不得不再爲先生縷述鄙見拋磚引玉之懷幸勿哂責

靈胎先生云服藥之功入腸胃而氣四達非嘗不能行於臟腑經絡然則藥汁化氣之說由來已久非創解也明矣今先生云「大凡藥汁治病全是氣化如是藥渣恐怕不能化」夫藥渣不能化鄙人不敏未之聞也嘗觀服丸藥者大便往往色黑惟其色黑固可以爲不能化藥渣之明徵然丸藥亦可已病其氣化固不待言矣否則仲聖諸丸劑豈徒然哉

横生倒產二方古人雖言之鑿鑿鄙人無經驗未敢信以爲然吉生先生云上池飲水剖腹納書妄托仙傳詭稱夢授此古人之僞也然則虛僞之事自古有之或者此二方中亦有虛僞之語乎曾聞之鹿萍先生云兎腦一方曾經治驗確有催生之功但產下小兒兩手空空未見一物攷之本草有郎君子一味曰主治婦人難產把之便生然則把之者似產母非產兒也或者兒把卽母把之悞也閒嘗與二三知己數四推求不但理不可解且有不通者在焉蓋丸藥入胃其氣味則各走本經其渣滓則滲入大腸而未聞不滲入大腸而別走胞宮者也其不通者一也胃府祗有消化力而無團結力何以伏龍肝研末服後反能團叙而由兒頭戴出者耶其不通者二也夫天下一事一物必具有眞理眞理既無則或爲後人所附會殆所謂荒誕不經者非耶諒先生高明當不河漢斯言去虛文尙實濟多聞闕疑愚魯之見惟先生有以教之

按初生小兒從無開拳者必歷數星期始能漸舒漸展此尤見把丸之說誣也

徐訪儒附識

◎問藥物一則　俠民

聞說鈎橘能治疝氣且極靈驗但本草祗有狗橘未見有鈎橘狗橘能通經絡鈎橘能治疝氣則亦不外通經活血之用抑兩物同類而異名耶尙祈高明詳細示知無任盼禱

◎答陳守眞倪如二先生　沈仲圭

鄙人上年曾見申報載云螟蟲可以治病但並未云及可治何病故特登諸星刊以詢高明前承守翁垂詢已托吉生先生轉告茲又承倪翁下問特再奉復

治療顧問

◎答甬江[illegible]經問題之夢洩治法　鎮江楊燧熙

年十八　體素弱　常常遺洩有夢

夫精之爲物　藏於內　養五臟　和六臟　壯筋骨　充肌肉　調百骸

肯割愛 請即寄下 但須號數齊全 不拘若干份 皆所歡迎 本社啟

潤皮毛 制氣陽之偏勝 所謂天一生水 承乃制也 世人每疏而弗講 惟釋家及衛生者 煉精化氣 煉氣化神 煉神還虛 故經以藏于精者 春不病溫 養精百日 一旦大醉 則精却而氣傷 氣傷則神離 精氣神 爲國人之三寶 生命之原料 精也者 氣依之 如魚得水 神依之 如霧伏淵 精不足者 補之以味 精充則壽 精薄則夭 自然之理也 夫人之精 最難成而易虧 最易脫而難承 最易淸而難稠 最易動而難靜 靜則生水 動則生火 水能生萬物 火能尅萬物 故百病由火而生也 當此競爭之時 香烟世界 用煤積習 更見靑年 酒爲漿 妄爲常 醉入房 不知精 不知守 竭其精 耗其眞 伊不知 精上供 其人壽 精下搖 其人夭 至夢洩頻仍 由日有所見 夜有所思 積想在心（更有肝之陽强 腎之陰虛 被熱薰蒸而沸騰 或營熱

胃火等）心有君火內寄 腎有相火內藏 君火一動 則相火隨之（心腎相通）如近於色 心搖意盪神馳 則精已離宮 而弗固也 除腎陽虛 氣陽薄外 忌用止澀補陽之品 治病求因 是良法也 擬方候同志政之 乃幸

蓮子心八分 川丹皮一錢五 眞川柏一錢 建澤瀉一錢五 毛知母二錢 抱木茯神二錢 大生地三錢 淮山藥二錢 飛靑黛五分（布包） 石決明八錢（先煎） 潤元參三錢 川雅連三分 細木通八分 旱蓮草三錢 燈心一分

如兩尺脉大 或過於本位者 倍知柏 如兩關脈弦數者 倍地丹 如脈上魚際者 倍蓮心元參雅連 如舌有硃點 苔黃 或中有紅槽 或舌絳者 加黑山枝三錢 淡竹葉八片 如大便結燥色黑 或絳 尿黃者 加酒炒生錦紋三錢 此降無形

之熱 非下有形之滯 胃熱降則諸經之熱皆降 火降則水升 水升則陽秘（即導龍歸海 又爲虛陽歸窟）陽秘則陰平 陰平則遺洩即已矣 如舌白無孔 尺脈不大 關脈不弦數 寸滑利者 恐氣鬱痰凝 當另籌他法 未可拘執 夫醫之用方 如盤之走珠 須活潑潑地 然否候張則翁採擇用之 因問案未云苔脈 處方不易也 然必須參入天然療法二種（一室內 一室外）見紹興醫藥學報 星刊第十七號第五頁

◎問瘦氣治法　江西蔡子復

敬啓者 閱貴社醫學增刊 研究各病治療法 徵詢海內名家 以愛人濟世爲懷 殊爲欣佩 茲將僕所病奉告 僕籍隸江西 身體素弱 嘗患鼻衄 秋春兩季則發 今年二十九矣 十年前曾患心腎兩虛證 服西黨 生地 熟地 阿膠 龜膠 鹿膠 遠志 棗仁 茯神 牡蠣

菖蒲 蓮鬚 丹參 玄參 天冬 麥冬 五味 全歸 栢仁 桔梗 金英子等藥爲丸而愈 間服當歸 生熟地黃 川連 條芩 川栢 黃芪 蓮肉 犀角 龍骨 牡蠣 龜板 芡實 遠志等藥 因當時嘗患盜汗夢遺不寐等症 愈後又服天王補心丹不少 後數年 常患瘧疾 所服之藥 多高麗參鹿桂附子黃芪龜板等藥 及抵北方 瘧疾遂除 宜身體日見强壯 不料又患噯氣 溯此病初起 曾在南方 因秋季發鼻衄 有友人告用生瓜子殼可治好 遂卽煎服 晚睡頭眩 不能成寐 次日將此情形急告友人 友人云用黑棗解 遂吃黑棗少許 自後遂患此病 醫之不見效 此時所辦之事 又苦簿書 不能運動 後調至外面辦事 嘗時走動 不覺漸愈 此前四年事也 是年冬 來北方得一差事 亦不能運動 夜間又在夜校練習外國文字 至次年秋季而噯氣復發 初發病時 大便結 到去年夏間 大便轉瀉 入秋後 夜不安寐 遂回籍一行 在家服台黨 半夏 白朮 雲苓 川貝 茯神 棗仁 寸冬 炙草 生薑紅棗引等藥 腹瀉及夜不安寐等症痊愈 惟噯氣雖見稀少 然不能斷根 到北方後 此藥亦未再服 方冀其漸漸見愈 於今又一年矣 而此病如故 今年夏間 四肢及腹部皮膚痲木 現雖痊愈 而左右脚內腕上皮膚 痲木仍如故 噯時不作酸 無聲音 無論食後飢後都有 惟醒後坐起後必有一二聲 所幸飯量每餐兩碗半 一如前時 然精神大非昔比 如一勞動 兩脚不能任地 開服山藥淡菜海參等味 似有效 久亦不見 不知受病在何處 當用何法治之 敬求海內高明 一研究之 倘蒙賜方 則僕感激靡涯矣 再僕聞友人患噯病者甚多 亦云無藥可治 來函請寄天津河北容和里五號

(問疝氣治法) 半厂

僕素稟薄弱 少多疾病 自出世以至成童 殆無日脫離苦痛 十八歲春間到杭後 疥瘡初愈 疝氣頓來(以前並無淋濁等花柳病 惟自得此病後 遺精病亦隨之而起) 初起如梅子大 突出睪丸右上方 按之則消 似有水氣狀 然起居飲食如故 痛癢無關 初猶未以爲患也 詎旬日後 始覺微有脹痛 隱隱然牽引小腹 右睪丸亦微覺木硬 遇咳嗽及行路吸力時 則脹痛尤甚 於是遍延醫師診治 有謂下焦虛弱寒濕留滯所致者 有謂肝失疏泄結氣阻留下焦者 用藥大都川楝子小茴橘核茯苓澤瀉及其餘疎肝等品 外更用茴香橘核丸加味逍遙丸及六味地黃丸 早晚調服 湯丸並進 持續月餘 而病勢毫無影響 惟服茴香橘核丸湯後數分鐘 睪丸疝核頓覺上縮 反形脹痛狀態 殊

恕復

浙江富陽赤亭山桂馨書屋啟

非對症之方　厥後又有勸服大烏頭煎及八味地黃丸　僕以木火之體未敢輕試　遂置之不理　今年二十矣　飲食起居　一無所苦（絕藥後脹痛即止　現不微不甚　不癢不痛惟疝核尙存　而睾丸亦木硬如故一體質亦未見瘦弱　然贅癰遺患終非長策　亡羊補牢　總期後效僕思此病既非寒濕　自不當以寒濕治　而少年人腎虧肝旺　水不涵木木鬱不達　結氣成痞　是其一大原因　病名疝　而治法未可囿於疝也　僕愚鈍　知不足以自解　所望海內高明之士　僥賜良方　俾獲全治　則感激於無涯矣

◎答金子宜君治鼓脹法（見四十號本刊）　普濟針科倪石奇

閱報知令親患單腹脹病　經中西醫士束手無策　予見此症候　心實憫之　夫單腹脹一症　醫者素所束手推原其故　實由少陰足經起者最居多數　中醫每治此症　以五苓五皮爲主要之方　不知愈利則病愈危西醫每以暴瀉手術爲唯一之治法不知大傷本元而成胃閉嘔吐　予曩在無錫仁慈醫院治愈諸般鼓脹不可勝算　斷非僅僅藥物所能瘳必須審病機之如何　針藥並施　疏流導源　始可立起沉疴　若拘拘於方劑　吾見其難矣　予於鼓脹針科得自秘傳　與衆不同　手術穩妥藥品精煉　醫治是症　確有把握較之中西治法　猶勝一籌　非敢誇言　實經驗有素耳　茲應醫友王君之告　願負治療之責　如不以余言爲謬妄而信我者　請速臨診治（如因道途不便欲邀診者亦可）　幸勿自延　致貽沉疴莫救也

通訊處杭州團子巷二十四號王宅轉

雜錄

◎神效救疫丹之靈驗　仲圭

神效救疫丹　乃杭州名醫王香巖先生所定　去秋霍亂盛行　藉此丹而慶更生者　指難勝屈　茲再以近事證明　務望慈善大家　配合施送以撲疫症　而救羣黎

家母於客月二十五夜間　忽然嘔吐腹痛　繼即吐瀉交作　登圊不起勢頗危殆　舉家驚惶　莫知所措適鄙人因事旅蘇　未能處方施治幸賴同居孔君　急以圭所備救疫丹用開水送服半瓶　遂漸吐平瀉止次日即復原狀

耑治猝然絞腸腹痛　四肢痲木　吐瀉交作　霍亂轉筋　癟螺弔脚　氣閟急痧等症　如口大渴者　用陰陽水調服　如口不渴者　用藿香湯調服　如口略渴者　用冬瓜湯調服一瓶　如病輕者用半瓶嗃鼻孔中及納臍眼內即愈　如遇極重之症　用全瓶放舌下　此丹之功極大　雖死至一時許　尤可回生　靈效如神小兒減半　孕婦忌服

眞硃砂五兩　蟾酥一錢二分

明腰黃五兩 蓽撥二錢 上梅片 錢五分 原麝二錢五分 晚蠶沙二兩 明礬兩五錢 雞矢白二錢 月石二兩 雄鼠矢一兩 牙硝三兩 煅太乙元精石二兩 上安桂五錢 吳茱萸六錢

右雞矢用水凉過三次 晒乾 再用瓦焙燥 研末忌見鐵器 餘味亦研細末 共合爲散裝入瓶內 勿令洩氣 每瓶裝二分 外用雷公救急散敷臍穴數壯 再用做酒的辣蓼草浸燒酒揉擦兩脚彎 有效 如口渴以冬瓜煎湯代茶 忌食米飲

◎辨日光消腫之研究 鎭江劉吉人

天下之事理 但恐有强不知以爲知者 則其眞理眞知 終不可昌明之於世矣 即如盧君育和述垂髫時偶聞其父談奇事奇方醫療奇疾者 曰湯春圃先生 六合名醫也 求治者乃一强奸牝牛之牧童 周身皆腫 湯令其裸臥烈日之下 可以活命 遲則無及矣 衆大譁然 謂勢已危殆 何能再裸臥於炎威之下乎 湯曰 勢急矣 非此一法莫能救也 果裸臥日光之下 至近午 大汗淋漓 身如水洗 而腫盡消 毒盡解矣 附會者 多誤作溼水之毒 一見陽光 故能霍然而愈 不知其所以能愈之理 夫牛坤土之精也 牝牛得坤順之氣體最全 日光少陽相火之氣也 火 土之母也 今牧童中牝牛之土氣之毒 已發遍身之腫 湯先生知別方 皆不計出萬全 惟日光老陽少火之母 喚回牝牛坤順之土毒 可以事半而功倍 策定於萬全 功收於片刻 此從治之穩 不若勝治之險也 吾乃歎湯春圃先生 善於格致 善用從治 順其勢而引之也 盧君育和 學問經術 本在岔人之上 特誤會之處甚多 無化龍點睛之客也 前百期紀念增刻 楊君燧熙 屢向予言 請代更正 予以無此書却之 實亦社友不敢開攻訐之端也 今盧育和君畫龍工夫不爲不深也 惜未得內經五疫之發 正大之宗旨 爲點睛之客也 眞可惜哉

刊誤

◎拙著校勘記（補上次之遺） 鎭江楊燧熙

第十七號第五頁(一)天然療法誤刊(天然療然)第十七號第五頁吸入新鮮空氣數口一日二三次誤刊(一日一三次) 第三十六號蘇五頁(一)人烟稠密之區誤刊(人烟稀密之區)第四十一號第六頁石決明誤刊(心決明) 第四十一號第七頁以除穢涕誤刊(以除移涕)以五%古加咽水痲醉之誤刊 (以五%古加咽水痲醉之)鹽水炒毛知母誤刊(鹽水炒元知母)

◎勘誤 福建古田余禮和

第三十七號第八頁拙稿交腸症質疑交字誤刊絞字相差甚遠又胡爲乎有從口鼻而出有字誤刊爲字特爲更正以昭愼重

閱報諸君 如存有八卷九卷兩年本報 本社當以今年新報加倍掉換 倘

▲中華郵政局特准掛號認爲新聞紙類▼

中華民國九年十一月七號出版

紹興醫藥學報星期增刊

發行所浙江紹興城中北海橋東

第四十四號
今日計二張

本刊分發行
各省各大書坊

本刊價例

每星期一張或數張計大洋一分預定全年五十期計大洋四角如郵送加每期郵費大洋五厘十份以上另議郵滙不通之處郵票作洋九五計算凡公共機關報資均收半價

本刊廣告例

百字起碼每期大洋三角連登一月八折連登一年五折不上百字照百字遞算二號字及木刻鑄版地位以字數核算封面加倍刊資亦須先惠長登大幅得以另行訂立特約

啟事

◎問病者鑒

凡函向本社問病者請將詳細病狀寫明寄到「紹興城中醫藥學報社」收當即登入本刊徵求四方名家或由本社答告治法仍載本刊概不取資各處醫家自定個人收資規則與本社無涉

紹興醫藥學報社啓

特別廣告

紹興醫藥學報星期增刊　第四十五號　第二頁

因患瘋濕四肢麻木不能舉動 前四川靖國軍軍醫長曾由韋廉士大醫生紅色補丸得奇異之醫治

閣下曾患瘋濕骨疼否筋尻酸楚否腰背疼痛否或半身不遂因瘋成癱耶或因四肢麻木或疼痛無力乎閣下曾否提攜以上如此情形將來身體虛弱偶或沾染難期就痊矣如有以上諸患則張醫生之証據詳細列於左閣下閱之甚爲有益也

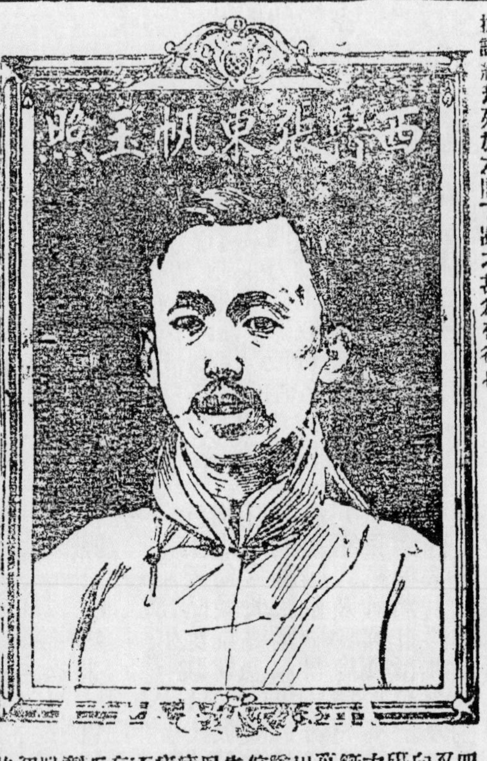

四川萬縣西醫張東帆又名東寰來函云鄙人向留學京滬十有餘年研究科學醫學耗費腦力心神交瘁光須後回籍棲身教育界歷任夔萬中師各校教員並四川靖國軍第五獨立支隊司令部軍醫長戎事倥傯精神消磨百病叢生矣今春忽染濕瘋病臥月餘甫離枕席又罹瘧疾雖服鹽酸規尼涅瘧疾已痊而四肢麻木不仁皮膚感覺盡失大有舉動不能之勢經中西醫生診斷服藥數十劑均不見效乃假時靜臥家中自省病源以爲初係瘋濕病侵身想四肢不仁必是濕未盡除因憶昔年留學滬濱曾患濕疾係服韋廉士大醫生紅色補丸所愈旋即函購該藥一試服了兩瓶似覺漸輕連服半打行動自如百病若失矣故下學期仍在萬縣任職身體復原者實韋廉士醫生紅色補丸所賜也茲於課餘之下與敝同事等在萬縣設立一中西醫學社庶吾蜀患沉痾之疾者可同登仁壽之域矣爰誌數語以証韋廉士大醫生紅色補丸實可療治凡由血虧腦疲所致各症凡經售西藥者均有出售或直向上海四川路九十六號韋廉士醫生藥局函購每一瓶英洋一元五角每六瓶英洋八元郵費在內

衞生小書奉送

茲有精美衞生小書對於閣下自己或尊夫人或令郎令愛小兒各症均詳明衞生要道如欲索取只須寄一明信片詳寫姓名住址寄至以上所列地址原班郵送不取分文

◎多痰者……就是癆病的初步一

凡喜吃烟酒和含有刺激性的東西、其人必多痰而多嗽、初起時恒不注意、以爲多痰當作一件平常事看、可曉得多痰就是傷肺的證據、肺傷即是癆病的初步、所以多痰者速宜服除痰潤肺等藥、現在本館爲病家利便起見、特向那威運到大批「繁魚肝油」、功能潤肺療虛清血調元、吐血虛熱、盜汗咳嗽癆症血虧等症、服之均極有效驗、服法另詳、每小瓶計重八兩售大洋七角八分、每大瓶計重十六兩售大洋一元三角六分、多痰者請到紹興大路教育館內藥品部購服可也、　電話第十一號

◎劉吉人病愈送診廣告

鄙人向在大市景江醫院送診自今年就館吳府與醫院始離開不能兼顧然以金錢主義就食於館穀稍豐之地而荒廢送診義務心甚不安焉七月災生不測險喪厥命幸賴老友楊君燧熙日盡義務現已腐去新生因蒙東翁準許寶假必痊愈天衣無縫而後到館當此長肉生肌期內即在家休息乘此餘閒即在家送診住大市口北首土地照壁南巷內第二朝南大門內即遠來就診者亦不敢不盡心焉號金聽便不計多寡實爲答謝天庥云

◎楊燧熙應接通函治病規則

鄙人研究中西醫學三十餘年（內科外科婦科幼科喉科眼科皮膚科毒門

祈從早寄楚　郵滙不便　可用半分頭的郵票代洋　紹興醫藥學報社啟

等略有心得由裘吉生君於報端創設問答一欄而外埠通函來問病者日多一日投方必效其不效者因來函未能將病由病狀一一述明故答復診斷上間有缺乏今特具規則照此來函方得良好完全之目的既往症有無現症何因或勞悴饑飽失常嗜酒嗜烟口腹偏好心境勞逸身體安閒苦楚肥瘦及七情中傷於何情及六淫者病有幾日所服何藥是何分量現症種種苔色二便之色脉象一一聲明信內附郵票五十分卽有正確之療法奉上來信用單掛號爲妥並註明通信處空信問病概不答復倘苦學中人減收半價然必蓋有貴處教育會圖記爲憑　通信處鎭江城內中西醫館楊燧熙收

◎創設慈善花柳病院啟　鎭江優等醫生劉吉人廣告

天下病院多矣各症貧人皆可沾惠惟於花柳場中沾染梅毒者則莫不視爲利藪也而西醫苛待此等人手段尤毒目光尤鉅非飽其壑不爲治也予甚憫之夫沾染小民無非一時欲火難遏遂染此梅毒廣瘡欲飽醫士之壑力有不能不飽其欲壑終不能愈今幸大難不死天假之年以個人之力爲此慈善送診之事但地方不大不能住院治療耳然而貧人之染梅毒者受惠實多矣

治愈有效病名

下疳　蠟燭瀉　魚口便毒　疳筋

疳氣　腎囊癰　子癰　肛門久潰

箍肚毒菌　誤服壞藥　釀成

結毒破潰　喉症入咽　腐鼻壞

唇

以上各症本醫士皆能治之所用藥力由自己聽在藥店配合本醫士概不染指常備膏藥附送

院設本宅在人市北首有貼在巷口

◎諸君見過這秘本否

會稽章虛谷先生著的「醫門棒喝一二兩集」中間學說多爲王孟英先生輩所推尊　溫熱經緯輯入不少　至於著溫病條辨的吳鞠通先生更爲我們醫生所崇拜的　現在社友裘吉生君巳覔得吳鞠通先生批過的醫門棒喝的原刻大版　用賽速史紙印訂十六大册　以極低廉的定價每部大洋二元八角　歸本社發行以期流通　在一個月內售六折百部　限期滿或部數售完　均不折扣　因該價原來祇銖紙工本的　外部郵寄每部加郵力實洋一角五分　如要掛號寄帶　再加五分　價用郵滙　倘郵滙不通的地方　須購半分的郵票代洋封郵　紹興醫藥學報社發行

◎竹林女科

是書久爲海內人士所宗仰　其立方簡要　辨證精確　尤爲社會所嘉許　但是書原板　早巳毀於兵燹　坊間所翻售者　類皆斷簡殘篇　不能窺其全豹　今於友人處購得抄本　翻印成帙　內分【調經】【安胎】【保產】【求嗣】四項　纖悉無遺　所願習是業者　手此一編　祇須認證確切　不妨按方施治　庶使天下閨閣女流　共登壽域　惟出書無多　購者從速　每部四厚册　定價大洋八角　郵費五分　發行處紹興醫藥學報社

衛生談

◎寄巢拉雜衛生談　守眞

（十六）房屋的衛生法

中國人的房子　每每講究「宏大」以及「華麗」　對於「空氣」以及「光線」都不甚注意的　但是要想革除他一時極難　若講起衛生來　第一件就是清潔了

房屋的四面　都要種些草木　時時把水灑着　切不可使其塵埃飛揚開來　吸入人的鼻子孔裡　容易生病

臥室裡面　不應當擺着盆花　因爲夜臥的時候　不要植物所呼出的炭氣了

中國房子　第一要改良的　就是毛坑　我們紹興人　曾有創辦肥料公

司的　要想謀路政清潔　實在極好不料辦得不得法　就閉歇了　現在（民國九年）城鄉各地方　沿路的毛坑　彷佛同擺攤的排列着　於衛生實在大有害處　不曉得執政的打算什麼樣去改良他

房子裡面的天花板　應該時時掃除他底塵垢　檢視有無死鼠　防鼠疫傳染

學術研究

◎問藥一則　慈谿汪子卿

拔萃良方中有五台頭鮮草綱目無載藥鋪亦未備未識究屬何物祈海內高明見示

◎問韋廉士紅色補丸性質　亞東病漢

啓者韋廉士醫生紅色補丸究竟其中含何性質想海內諸大名家研究化學者定不乏人務懇登諸報端以便病家醫家有所專循則功德無量矣

◎問傷寒書　沈熊璋

敬詢者傷寒一書注釋者有百餘家之多求其暢曉精詳者莫如吳儀洛之分經元堅之輯義惜此二書世已罕見購覓頗難且書賈居爲奇貨重價始售大非一般人所能置備貴社以搜刻孤本爲己任則此二書殊在必刊之例務望覓而翻印以廣流傳而惠寒士又今流通之傷寒諸書未知以何種爲精當淺明亦乞貴社暨先輩詳示禱甚盼甚

◎問孔毓禮痢病學說見於何書　杭縣沈仲圭

國材先生台鑒拜讀宏論令人傾倒所云前賢治法惟喻氏陳氏孔氏得治痢之妙一段尤爲後學指南惟孔氏學說未知見於何書如荷不棄乞祈示知專上祗頌　診安　前奉明片及書諒已台收

◎問各種損傷出血驗方　杭縣沈仲圭

頃有友人欲製備各種損傷藥品（不拘膏散但求靈驗）以惠羣黎下詢於圭圭既愧學淺又非專家無以報命故特代登報端懇求海內外科方家本其實驗詳以示知無任感謝之至　再者如蒙賜方務須實驗蓋有名無實之方既礙報紙之發展尤關病人之生命廿三號研究欄直言先生之勸言甚獲我心特附數言以免釣譽者之濫答耳

治療顧問

◎問胸膈脹悶兼呃逆上衝治法　直隸青縣張毅武

貴報社諸大醫士先生偉鑒　敬啓者茲有敝友李君英俊　現年二十四歲　身體素弱　禀性多鬱　因幼時完婚太早　不愼於色　眞陰虧損向習商業司賬　以爲不遂於心　未免情懷多鬱　自近年來　胸膈膨悶兩肋脹滿而痛　且有呃逆上衝杜塞咽喉　以手按之　逆氣隨即呼出　卽覺爽快　稍有勞動　則氣上攻胸部　呼吸極爲不利　每飯不敢多食　多食則胸滿尤甚　臥則稍舒前數月曾有滑精之時　頭眩目暗睾丸下墜　以手扶之　卽覺好些前服煖腎散寒固精之劑　此症刻

肯割愛　請即寄下　但須號數齊全、不拘若干份　皆所歡迎　本社啟

下巳愈　惟胸部之症　爲狀殊苦　現在脈象　左弦細而右虛軟　面色無光　四肢疲乏　喜臥　夜不成眠　多思慮　舌苔淡白而潤　口不渴　大便每日一行　或隔日一行　不甚結　小便色白如常　日前鼻衄一次　出血不多　別無他症　以上未愈諸症　業有年餘　經醫調治　百醫罔效　素仰

貴社不乏高明　敬乞示一治療之方　登入本報增刊　令其照方施服　俾得早起沉疴　則念鴻恩　且感大德於無涯矣

◎答金子宜問舍親淩君三十九歲患單腹鼓脹并治法　鎮江劉吉人

所述病症未全　及事業貧富境遇未詳　只見上有老母　下有孤兒　見藥即嘔吐　每日但服粥及牛乳等物以求生路　嗚呼　如此而求生　是速之死也　此症胃有燥屎　大忌米穀　秈米尤忌　犯之雖愈必壞　常有己經還願　因吃素而戒葷　未進豬肉湯　以米飲一盌代之　而反覆不治者　故又名曰忌米病　牛乳富於石灰質　便燥者能令腸胃變硬作金石聲　亦不可再有一點入口者也　此二物不去　終無愈期　今勢已急矣　胃陰告竭　即在目前　羣醫之藥　徒然助紂爲虐　今先發一救命方　用糖毬（一名山查）洗去皮　以白蜜鹹拌　食之如意　不拘多少　再蜜餞店中　凋空靑梅　帶乳食之　每日可食二三個　可止嘔吐　豬肉湯可食　麪食可食　再請將姓名住址年齡職業所服之方　開明告我　回信寄鎮江城內東大街花花巷口對過便知

◎答上海東英女士問肝病治法　鎮江楊書培

前年春間　因事急躁　以致肝陽心熱上升　時常悶鬱不舒　漱口之際忽吐花紅痰盈口　即肩下胸上作疼　甚則脹悶　口乾牙疼　臍部有礙壓束　鼻觸異氣卽咳　大便日行　小溲金黃　天癸不調　三五月一至色紫　現今稍好　舌苔老黃　既往症　咳嗽　夫坤道爲女　女子屬陰　以血爲本　經以三旬而一至　象月盈虧　月以三旬一圓　圓則缺　虧則盈　人乃一小天地　自然之理也　婦科之書　首重調經　經調則能麟趾呈祥　經不調　則病生焉　然有氣虛血虛　氣滯血滯　血寒血熱　濕阻痰凝　燥傷火熾　鬱結等　種種不同　女人性急善懷易怒　肝病恒多　故見脹悶　肝之氣也　良由土爲所侮　血少涵肝　治肝必兼養血　肝爲血海　脾爲血源　氣爲血之帥也　痰紅者　陽絡傷則血外溢　肩胸及臍部有礙壓束者　乃肝脾失和　氣凝血熱而充也　口乾牙疼　溲黃經紫　此血熱而虛　虛陽內擾　經以陰虛生內熱　延防虛而不復謂之損　根治之法　柔肝和脾　益營液之不足　制虛陽之有餘　緩緩調之　靜養淸心　使肝以

得其平　加意於藥餌之先

夏枯草二錢　大貝母錢半　大知母錢半　乾金橘皮一錢　杭赤芍錢半　杭白芍錢半　絲瓜絡三錢　川丹皮錢半　金鈴子（酒炒）三錢　黄玉金一錢二　黑山梔二錢　元胡索錢半　肥元參二錢　冬桑葉錢半　五楞子（先煎）四錢　製香附三錢　藕片（先煎）二錢　石決明（先煎）五錢　蓮子心五分

◎問耳鳴耳聾治法　金正希

鄙人家父　現年四十一歲　於民國六年冬　患傷寒　後轉呃逆　又變生肺癰　勢極危險　屆七年正月　漸漸醫治　始得告痊　不覺因此大病之後　元氣損失　精神衰弱　遂患耳鳴　猝然之語　不知聽覺（現今耳中亦鳴）加以心勞身瘦　甚有因事通宵不寐　更易發怒　至今數載　未能痊愈　倘肯賜以神方　即請海內諸名醫在此星刊宣布可也

◎問項邊發蔓癧治法　福建連江縣王巷街陳尹椿

醫藥學報社諸先生大鑒　敬啓者　賤內年四十歲　由民國七年秋季　突然耳下項邊發有蔓腫一塊　如指拇大　初疑無名腫毒　用西藥點漆水塗之　無效　至昨年春季　又起一粒　作爲瘰癧治法　蔓延兩耳後　其先發一粒　至今狀如馬刀更大　別粒之纍纍如貫珠　婦人素肝木體質　前服清肝散　龍胆瀉肝湯　益榮湯　頗見似瘥不瘥　延至本年　牙根耳心痛　經後多有帶下色白　癧形更見腫大　脈息弦緊　飲食痛時少進　咽喉吞咽不利　其服藥至於外法　或用火針灸之　或用丹溪之種種塗法食法　均無效驗　讀貴社學報增刊第三十七號中　載有割人藤與鐵線草　此兩藥專治瘰癧最靈　敝邑查無此藥　祈貴社先生代購每件二三錢　先試若何　並請報端　貴社國手　治人不少　治奇症之外　更有奇方可求　今賤內此症　煩貴社諸先生求一良方　視恩同再造矣

倘有來函祈寄王巷街施診所收切切

割人藤鐵線草其錢若干另日送還

◎問左半身燒熱治法　陳仰孫

啓者　鄙人年逾不惑　自今春二月起　初由左膝足微有疼痛　步履不舒　後就中醫處服藥數十劑　疼痛已除　轉爲左半身自頂至足　間有燒熱　其燒熱惟自己能覺　似在骨中　別人不能知也　見風時　其熱更甚　現頭眩目昏　舌絳　口不渴　飲食　起居　二便　無甚大異　惟肌肉消瘦　敝處醫生　或作風治　或作痿治　或作偏枯治　各是其是　藥餌徧嘗殆盡　迄無效果　想貴社諸大先生研究有素　究竟鄙人此症實屬何症　懇求乞賜方法　登諸報端　俾沈痾早起　則感戴莫銘矣

恕復　浙江富陽亦亭山桂馨書屋啟

雜錄

◎庚申時疫救治法

劉吉八

前日會揚州友人三人　談及揚州疫症　死亡甚衆　當即略詢顛末　不禁有動於心　當夜即賛成楊君燧熙之言　連夜帶病　說明救治之法　說明書當用一分郵票　就近送入西門外　西塢街報館　交張逸珊先生主筆　登入報章　以圖救人於俄頃　不意送去三日　如石投水　絕無影響　或者以瑞人微言輕　且反對絕不贅也　今特再投稿於我紹興醫藥學報　望裘吉生先生隨刊入增刊　以挽救人命　如有錯誤　罪孽瑞一人當之　與諸醫士見法仿行者無與焉　夫今年歲氣　只有少陽相火一氣爲疫耳　於他氣無干焉　每見諸君子說彼論此　瑞卽腹非　不以爲然　然社友資格　亦不開攻訐之端　今楊君燧熙　日日來爲瑞醫治外症　又促瑞補各君之過　故費一夜工夫　爲諸君正告之　曾記壬寅秋　姓敖名漢材　其延瑞入門時　敖已肢冷脈伏　狀若已死之人　自額至頰下　皆冷如冰　惟口開不閉　隨以中西藥房之薄荷油　一瓶半瓶與服　入口即沖開腦膜　咽下須臾　即週身轉熱　顏色變紫　人已回聲矣　當進大劑參麥湯一帖　次日週身發出火泡　用增液承氣七劑　禁米穀十四天　出火泡七身　紅痧七身　白痱一次而安　此瑞親自試驗　在在於衷懷者也　設稍進溫劑　有生理乎　楊君倣效救治數人　頗稱得手　願各大醫士舉一反三可也　如十滴藥水　隨息霍亂論之法　下咽必不可救矣　彼等仍以隨息居霍亂論之法十滴阿片樟腦酒救今年時疫者　是未歲氣不同也　明年辛酒　金水合病　方可參用溫熱救治法　明年歲氣爲疫　明日再論

◎說施醫之弊

乃靜

上海有善堂醫院若干處　每日皆有數百號　某亦襄診之一人　奔走念年　積勞且憊　然素性好整以暇　力求詳審　有不能從略之勢　別人心理則不然　以號數之多　欲速驅遣耳　方之此間施醫　心理亦同　憶去夏亦有某局來約　某以自家亦有送診之例　不便務外　宗旨在家送治　力戒浮泛　求病人早好之法　若施醫局則不免有欲速之心　回診復診等　略一粗忽　即足僨事　況多人圍聚　喧嘩爭先　於是間有施現成丸散　力求迅速以了之者　而輕症不妨　重症則誤事矣　且亦有鑒別不眞　疏忽致咎　言念及此　不敢輕心以掉之　吾願同志　不求欲速　時以寡過爲職志　自家送診　愼思明辨　經驗丸散　隨時製贈　且可造到贈藥之目的　勿妄應局診　草率造業也

論酒之毒害

陳和祉

世人對於酒害問題 常具下列二種之誤解 第一種誤解 即人多以醉為有害 少飲無妨 殊不知醉之為害顯而易見 飲酒雖少 亦足使人傷身體 耗錢財 隳志氣 特為害之大不及醉 人遂忽焉不察耳 夫飲酒雖少 亦具一種魔力 今日一杯 明日一杯 令人於不知不覺之中 遂漸鑄成酒癮 斯時戒之嫌晚 悔已莫及矣 第二種誤解 即每聞人言酒固有害 而為社會上喜慶酬酢人情往來最要用品 戒之不但失歡 而且失情 不知此種見解 大錯特錯 既知酒為有害 甘心降那 是明知故犯 徒貪一時之樂 致身受無窮之害 豈不大可惜哉 且誠如所言 此種社會惡習 長此以往 不思改革 社會尚有改良之日乎

上既言酒之有害 其所以致害之理由 願再與同胞詳述之 酒含痲醉性 飲之能傷人腦 思想與知覺逐漸衰弱 且酒入胃中 常使人惡心嘔吐 久之 能使胃液中胃質凝滯 有害消化食物 甚有因飲酒而成神經癱瘋癲癇反胃肺癆傳染等症者 是酒為戕害身體之利刃也 是非之心 人皆有之 人所以為萬物之靈也 常見沉溺酒中者 時而無故蠻罵 時而狂呼大笑 時而悲泣哀哭 不知是非 不明好醜 種種失德敗行寡廉鮮恥之事 無不層見迭出 是酒為敗壞道德之媒介也 人之舉止 苟非神經有病 自有常經 惟受酒毒激刺時 舉止行動異乎尋常 凶暴爭鬭憤怒姦淫等事 往往由酒醉後釀成 是酒為擾亂治安之公敵也 酒既為流行消耗品 窮鄉僻土 無不有之 一人日飲百錢 為數似微 然以年推算 則費錢甚鉅 若以全國四萬萬人之半數計之 所耗豈不令人駭異哉 當此外患日逼 內政不修 國將不國 生計日蹙 不思節儉救濟 反大肆揮霍 以寶貴之金錢 供無益之消耗 無怪國弱民窮 經濟困難 是酒為耗費金錢之漏卮也 他如酒能減人肌力 促人生命 種種毒害 茲因限於篇幅 未獲盡言 然就上說四端 已足見酒害之大矣 我輩當大聲疾呼 自醒以醒人 使全世界絕除酒害也可

代郵

致周伯華先生函

杭縣沈仲圭

伯華先生道鑒久仰大名恨未聆教茲讀 尊論敬悉螟虫治症已經時賢發明惟敝處戊午年本報未備如該篇字數不多乞登此刊以供答者諸君研究蓋如陳君未經實驗必待多人公認毫無異議方可作準也專此祇頌 台安

再者前承友人惠贈白喉治法忌表抉微多册茲尚餘數本如欲 瀏覽示知即奉

閱報諸君 如存有八卷九卷兩年本報 本社當以今年新報加倍掉換 倘

▲中華郵政局特准掛號認為新聞紙類▼

中華民國九年十一月十四號出版

紹興醫藥學報星期增刊

發行所浙江紹興城中北海橋東

第四十六號
今日計二張

本刊分發行
各省各大書坊

本刊價例

每星期一張或數張計大洋一分預定全年五十期計大洋四角如郵送加每期郵費大洋五釐十份以上另議郵滙不通之處郵票作洋九五計算凡公共機關報資均收半價

本刊廣告例

百字起碼每期大洋三角連登一月八折連登一年五折不上百字照百字遞算二號字及木刻鑄版地位以字數核算封面加倍刊資亦須先惠長登大幅得以另行訂立特約

啟事

◎問病者鑒

凡函向本社問病者請將詳細病狀寫明寄到「紹興城中醫藥學報社」收當即登入本刊徵求四方名家或由本社答告治法仍載本刊概不取資各處醫家自定個人收資規則與本社無涉

紹興醫藥學報社啓

特別廣告

◎神效巽功散

夫人之疾苦惟疼痛爲最難受欲除此病必服此散無不藥到春國患者一試方知言之不謬並且無論何種疼痛皆可即時立止鄙人經驗多年未可自私今特公諸病者夫乳婦姙婦均忌服每袋一包開水一茶杯食後一次和服一日服二次每次一包每袋大洋一角五分

◎時疫奪命散

近來天時凉暖不一世人稍一不愼不拘老幼及婦女每發時疫見症咳嗽嘔吐頭疼骨痛惡寒發熱有汗（或無汗）甚則神糊譫語氣急鼻煽肢冷脈伏腹痛絞腸刺胸吊脚縮筋霍亂吐瀉不省人事以及山嵐瘴毒皆陰陽乖戾之氣（一見紹興醫藥學報及星期增刊滬報等一須將此散分二次吹入鼻中小兒分四次其性和平寒熱均宜邪從口鼻吸入居其多數仍由此出內服外嗅俱有效力每瓶大人內服分兩次小兒分四次孕婦不忌此方劉吉人先生經驗多年不敢自秘特此以濟時疫之急需亦治腦寒腦熱腦漏鼻淵鼻塞鼻瘜鼻茸時流磯涕等每瓶大洋二角

發行所鎭江城內五條街楊燧熙醫室

◎本院刊行之醫藥衛生淺說報第百零五六兩期目錄摘要

（演說）時疫淺說　西醫利用中藥的問題

（論說）徒恃診脈不足以斷病說　論醫師之目的

（學說）汗疹（俗名痱子）及其療法　漢藥代用西藥之指針

（專著）古醫方新醫學解說　西藥藥理及應用法解說　漢藥代用西藥之指針　古醫方新醫學解說

（叢鈔）銀六百零六美其蓮青化銀格魯兒加爾叟謨

（調查）津沽醫界調查記

（顧問）答黎肅來函雜問

每月出一期或兩期以四十八期爲全年定價大洋二元半分之郵票二角四分　總發行所天津東馬路盧氏醫院

◎劉吉人病愈送診廣告

鄙人向在大市景江醫院送診自今年就館吳府與醫院始離開不能兼顧然以金錢主義就食於館穀稍豐之地而荒廢送診義務心甚不安焉七月災生不測險喪厥命幸賴老友楊君燧熙日盡義務現已腐去新生因蒙東翁準許寳假必痊愈天衣無縫而後到館當此長肉生肌期內即在家休息乘此餘閒即在家送診住大市口北首土地照壁南巷內第二朝南大門內即遠來就診者亦不敢不盡心焉號金聽便不計多寡實爲答謝天麻云

◎楊燧熙應接通函治病規則

鄙人研究中西醫學三十餘年（內科外科婦科幼科喉科眼科皮膚科毒門

本社報費　皆是預收的　間有數戶閱報及代派處未付報資　亦須到節惠

敬[illegible]

繳 因本社既[illegible]登賬 本無收賬的人 乃現在欠費各戶 尚無惠來 務祈從早寄楚 郵滙不便 可用半分頭的郵票代洋 紹興醫藥學報社啟

等略有心得由裘吉生君於報端創設問答一欄而外埠通函來問病者日多一日投方必效其不效者因來函未能將病由病狀一一述明故答復診斷上間有缺乏今特具規則照此來函方得良好完全之目的既往症有無現症何因或勞悴饑飽失常嗜酒嗜烟口腹偏好心境勞逸身體安閒苦楚肥瘦及七情中傷於何情及六淫者病有幾日所服何藥是何分量現症種種苔色二便之色脉象一一聲明信內附郵票五十分郎有正確之療法奉上來信用單掛號爲妥並註明通信處空信問病概不答復倘苦學中人減收半價然必蓋貴處教育會圖記爲憑 通信處鎮江城內中西醫舘楊燧熙收

◎創設慈善花柳病院啟　鎮江優等醫生劉吉人廣告

天下病院多矣各症貧人皆可沾惠惟於花柳場中沾染梅毒者則莫不視爲利藪也而西醫苛待此等人手段尤毒目光尤鉅非飽其壑不爲治也予甚憫之夫沾染小民無非一時欲火難遏遂染此梅毒廣瘡欲飽醫士之壑力有不能不飽其欲壑終不能愈今幸大難不死天假之年以個人之力爲此慈善送診之事但地方不大不能住院治療耳然而貧人之染梅毒者受惠實多矣

治愈有效病名

下疳 蠟燭瀉 魚口便毒 瘺筋 瘺氣 腎囊癰 子癰 肛門久潰 籀肚毒菌 誤服壞藥釀成 結毒破潰 喉症入咽 腐鼻壞唇 以上各症本醫士皆能治之所用藥力由自己聽在藥店配合本醫士概不染指常備膏藥附送 在人市北首 院設本宅有貼在巷口

◎諸君見過這秘本否

會稽章虛谷先生著的「醫門棒喝一二兩集」中間學說多爲王孟英先生輩所推尊 溫熱經緯輯入不少 至於著溫病條辨的吳鞠通先生更爲我們醫生所崇拜的 現在社友裘吉生君已覓得吳鞠通先生批過的醫門棒喝的原刻大版 用賽連史紙印訂十六大册 以極低廉的定價 以每部大洋二元八角 歸本社發行 以期流通 在一個月內售六折 百部 限期滿或部數售完 均不折扣 因該價原來[illegible][illegible]紙工本的 外部郵寄每部加郵力實洋一角五分 如要掛號寄帶 再加五分 價用郵滙 倘郵滙不通的地方 須購半分的郵票代洋封郵 紹興醫藥學報社發行

◎竹林女科

是書久爲海內人士所宗仰 其立方簡要 辨證精確 尤爲社會所嘉許 但是書原板 早已毀於兵燹 坊間所翻售者 類皆斷簡殘篇 不能窺其全豹 今於友人處購得抄本 翻印成帙 內分【調經】【安胎】【保產】【求嗣】四項 纖悉無遺 所願習是業者 手此一編 祇須認證確切 不妨按方施治 庶使天下閨閣女流 共登壽域 惟出書無多 購者從速 每部四厚册 定價大洋八角 郵費五分 發行處紹興醫藥學報社

衛生談

◎寄巢拉雜衛生談　守真

（十七）鼻之衛生

鼻頭是我們人身上呼吸器的道路 大凡我們受着了寒氣 鼻頭就失了嗅物的知覺 因爲鼻頭是黏膜搆成 而常常開放的 所以感冒得頂早 鼻孔的裡面 生有許多叢毛 這種叢毛的功用 是濾空氣的 又可以使分泌物容易排除 所以不應該剃掉的 鼻頭一受刺戟 就要出血 所以一般小孩子因爲黏膜薄弱 常常容易生鼻衄了

（附鼻衄的療法）

如果流血不多 可用棉花塞止 若

多了則應當用鹽湯沐浴

（十八）眼之衞生

我們身體上的隻眼睛　是我們的視器官　位置在我們頂顱上　關係極大　如若兩眼瞎了　就不能看見世界上各樣的東西　所以要用力保護的

眼珠的上面有眉毛　能夠使額角上的汗水不流下來到眼睛裏面　前面有睫毛遮隔着　能夠使「塵埃」「小蟲子」「汗水」等遠去　至於眼瞼及淚腺等　都有關於視力的　切不可大意過去

衞生家不應當久用目力　如若久用了　就要目眩神疲　很容易生近視遠視的症

「讀書」「寫字」的時候　几案的位置是應當從左邊射過來的爲最好

夜裏的燈火　切不可把光線直射

看夜戲時　第一不可正坐直視　因爲電燈光　直射了太逼　頂有害於視覺

火車上　輪船上　以及各種的小車小船上　在乘坐時間　都不要看書　又不要從窗子外面遠望　因爲舟車上　動搖不定　書與眼之距離不絕的變更　恐防眼的調節機　更要勞乏了　又若在窗子上面不絕的遠望　如果不加眼鏡　恐怕外面的「小蟲」「塵埃」　跟着空氣吹進來　損傷眼睛　到茶店酒店裡去　不要用他們的手巾　揩拭兩眼　因爲恐防有患濁的人揩用過的

學術研究

◎問石蓮之代物　失名

石蓮子一物本草載其苦寒清心除煩開胃進食去濕熱治噤口痢然眞者今無藥店中所售者皆不堪入藥之廣中產也吾邑時醫不知底蘊每逢痢疾之噤口者大用特用未免有害無益竊思陳修園有以藕汁與糖霜陳米同煮以代石蓮者未悉果爲善法否敬叩海內名家勿吝珠玉有以教我

◎問錫地時症　王壽之

敝處（彭縣）秋燥少雨秋瘧患者頗多尊處天氣雨暘得宜否諒無時症發生（下略）

◎答錫地患瘧似疫　周小農

敝處秋令雨少瘧症流行似疫有三四發即內陷者（溫明遠君以是身故）且不僅高年堪虞有年方三旬熱甚神糊竟致不救者率皆伏熱內重忌用升提其病之原因與伏暑正同晚發更屬危險

◎答沈仲圭問經阻與孕一二月診斷辨別法　朱菊坡

沈君所問經阻與受孕一二月間欲下確定之診斷固難事也茲姑不論經阻單論受孕以想像之受孕及受孕之特徵分述於下

（一）想像之受孕　如下腹稍出喜食酸物或變形之物嘔吐嘔心時有小便動悸頭痛眩暈齒痛腰痛氣分悶鬱所遇者均若不如意事此爲想像之受孕

肯割愛　請即寄下　但須號數齊全　不拘若干份　皆所歡迎　本社啟

（二）受孕之特徵　特徵在第一月子宮稍增大而柔軟膣之分泌增加此爲姙娠初月之現象　特徵在第二月子宮之大約如中等之橙施內外雙合診觸知甚易乳房漸漸充實乳首略呈茶褐色　特徵在第三月子宮之大約如孩兒之頭乳房稍腫大乳首呈暗色（四月以下略）據上診斷似非憑空難以捉摸者可比但中醫囿於男女授受不親之障礙勢難觸體診察爲可憾耳若經阻泱無所述之特徵即可知非受孕爲經阻矣

◎問藥並問書　武昌葉健生

逕啓者藥中所用金鎖匙是否開金鎖製月石是否即硼砂再通俗傷寒論中卷一五四葉有用六味地黃湯送下猴棗二三分猴棗不知是何藥想是猛峻之品請煩貴社登入問答欄中求有道賜教於星期增刊披露至爲盼禱周越銘先生通俗婦科學缺三四兩卷何竟不刊成全璧何先生廉臣通俗傷寒論缺下卷二册醫學妙諦僅出兩卷尤令人眼望欲穿也

◎問書一則　杭縣沈仲圭

敬詢者圭讀吳鞠通先生醫醫病書其凡例第五條云近時則方有執馬元台吳鶴皐沈目南徐靈胎張隱庵葉天士識卓學宏不可不讀其書然皆有缺陷直隸則有林起龍劉裕鐸兩先生學問深純惜無傳書但見其所批之傷寒論耳未知林劉二氏所批之傷寒論定名爲何現在得能購致否吳氏沈氏所著何書均祈海內諸公教之

治療顧問

◎問小孩脫肛治法　朱菊坡

鄙人有一小女孩　因食物夾雜過量致病泄瀉　一天總得十幾次　所瀉都完穀不化的　適家庭另有事故却把病孩忘了醫治　可憐一個强壯肥碩底小孩　瀉得骨瘦如柴　并且把肛門也脫出來了　這時候鄙人猛覺得不再給他治療　恐那小性命就此告終哩　故赶緊替他尋一個醫生診診（此時鄙人因他事心亂故不自診）醫生說瀉得利害　再瀉防神脫　就給了一服收歛劑　小孩服藥之後　瀉底次數　逐漸減少但每天仍非四五次不可　所幸胃口始終還强　尙覺放心　惟每瀉肛必每脫　雖曾用些老方　如五倍子煎湯洗洗　白蚯末摻摻　那曉得一點沒驗　若用煎劑內服　小孩對於苦味底飲料　天然不肯吃的　若用强迫手段去灌他　可憐瘦同枯臘底小孩　何忍再去捉弄他　況藥未必一吃就好的　因此把醫他底事件　就擱起來了　後首有一天是賀節　鷄呀　肉呀　等食物　却擺設許多小孩瞧得眼熱　也想嘗嘗葷味　因病忌口　脂肪類底食物　長久不給他吃了　大家賀節正喜歡　看他飯量尙好　就給些肉湯泡飯餧他　但肉湯因肉肥　湯面滿浮着油　當時不小心　冒味給小孩吃了　不上三四個鐘頭　腹又大泄起來　這一泄

眞利害　接連三天　泄得神沉肢冷　身熱胃閉　體肉更加消瘦　家人慌得一團糟　鄙人這當兒　方從外省回來　到家喞見一個茁壯底小孩　生生送入鬼門關去了　赶問着保姆　這小孩病增劇底緣故　又爲他診脈驗糞　細度病情　由於小孩腸胃底機能力已虧乏　食物不易消化　故泄多完穀　食物既不消化　內臟失其營養　故體肉消瘦　體力因病增而虧弱　心臟之搏動力　亦因之而衰低　故肢冷　消化作用之障礙故發熱　體力虧乏　致神經不奮故神沉　檢視糞溲　糞係水泄夾雜小顆粒之乾糞　溲清而色黃　據上診斷以處方　鄙人取標本並顧之法不服中藥（因類多苦味　小孩不喜吃的）竟購服西藥博羅德補血劑以強心興奮神經（心強則肢漸和暖精神振發）另配開胃劑以強胃（胃既強　消化作用恢復　身熱卽退）又投以清理腸胃平和之瀉劑腸胃既清　糞便次數逐漸減少　由水泄而至於乾燥（小孩本腹瀉　何可再投瀉劑　因所泄糞多夾雜　是腸臟未清　留滯排泄物　閉而不出　那遺害不堪言了　故先將腸臟積留之物泄出　使腸清爽　自無益泄之慮　若投以收歛劑　是舍本逐末了）却喜所投獲效　不上二十天　病竟十去其九　祇覺體不長肉　每便肛脫而已　後又購服西藥散拿吐賤　以補生精肉　既服藥而調養又得宜　不十日而體漸豐腴　今且肥碩如同從前了　所憾每便肛門有時下脫（前每便必脫　脫後卽收　今便每大一二次　或脫或不脫　脫時不如前之出）雖較前稍愈　不能斷根　實在討厭得很　苦無良方　敢將小孩病底始末情形　詳細告明　望海內高才以良方披示　庶絕惡疾那是感恩不盡了

◎答張澤馳伯超君問王氏用皂刺治橫痃法　劉吉人

閣下疑其透走而不敢用　固有同心　然此方與補陰清熱藥同用　大有殊功　予治嚴步雲橫痃症案　嚴爲楚合盛經貨店經理　時左胯下生有痃筋一條　已堅硬如骨矣　予用猪腰子湯合生脈散　皂刺　炮甲　消之無形　近有友人吳恭甫先生　代其婿弟張景芝消核子症　皂刺用至兩許　張景芝又從而益之　竟用至二兩一劑而安　其核生於頰車穴相近處者也

◎問楊梅疹治法　北京王欽景

家叔患楊梅疹　起於兩腿　而兩臂而腰　而背　自下而上　復自內而外　延及二臂　小腿　二手　二足　其色紫紅作癢　搔之流水　延醫服仙遺粮　苡仁　忍冬藤　荆防翹蒡之屬　毒盡散於皮膚內　無筋攣骨痛等情　飲食亦佳　神情氣色尚好　當其兩腿兩臂發病之時　因有膗狀　曾用夾紙膏敷藥等以弔毒水　其水甚黏　其氣甚腥　當時見

恕復　浙江富陽赤亭山桂馨書屋啟

效　至於今　變爲到處紫色成片搔之流水　甚致淋漓不止　被褥透濕　其氣仍腥而較薄　其水仍黏而較清　未知是否病邪之出路　抑將轉入虛途　疑莫能明　仰見貴社諸君存心濟世　有問必得　報中時賜良方　而燧熙小農逸人諸君　尤多妙法　敢乞將出水病狀　是何原由并宜用何法何方　登報示知爲感現在小便少而色帶黃　大便溏而色帶黑

雜錄

◎泰西本草（二）　鎮江楊燧熙綴

哀西德而Ac tal

形質　爲一種無色之流質

性味　其味稍辣　置於舌端微覺發熱　投於水中　不能十分溶解　溶解者　僅一小部分耳

功用　甯神安眠

服法　常量一錢　極量三錢（所截分兩　悉照英權　下可類推英權較中權八折）

退熱冰　又名亞西炭泥利　又名安的非林　東名安知歇貌林　西歷一千八百五十三年　醫生掰哈脫氏G'rharat所發明此藥係由煤質所成之顏料內提鍊而出　初名哀安退納拉　後經開恩A. Cahn希潑R. H tp二氏詳究其功用性質　謂爲一種之最良退熱藥　故由二氏改定其名　稱之曰退熱冰Autifebrine

形質　爲一種白色晶瑩之顆粒粉末

性味　爲一種中立之性質　嘗之微辣　不能溶解於冷水中　而能溶解於酒精　及熱水與葡萄酒中　置釜中燃之至百度表一百十三度而溶化也

功用（即醫治作用）　爲解熱劑以解身熱及內熱之目的　各種熱性病　各種僂痲質斯　或以鎮痛之用　如偏頭痛　神經性頭痛　各種神經痛　喘息　百日咳　與鍁臭（又名臭曹東名貌羅謨加僧謨東又名臭剝）合劑　治羊癇瘋（即癲癇）　如傷寒　溫病　肺炎　皆可治之

（未完）

◎發明伏暑濕溫代食品　周小農

去年鄙人徵問伏暑代食品　蒙諸君答以豆乳牛乳麥粉等　與此地病體不合　因症多濕熱體重　挾積挾痰病既淹纏　責在脾胃　醫者禁令不食　以期邪無滋助　卒之脾胃更傷　而鄉曲之氓　則多食成病　似難一律責以風米湯也　今年應診即以生薏米若干　洗淨入陳粳米湯中（去粳）　煮爛　令病者食之　佐以萊菔　可免助濕生熱之弊　查薏米清熱　去風　勝濕　治胸中邪氣健脾胃　利小便　老人以薏米研末　亦可煮食　攷漢藥實驗談　日本駒場農學校　分析薏仁　在禾本

植物中　最富於滋養　且易消化含有多量之蛋白質　爲他穀類所無且含有多量之偏里油　及多量之脂肪　似燕麥　其滋養料且過之按薏苡治濕邪　伏暑　本屬良藥且與病體有益　合亟布告　同道採擇　如有更佳於此者　示知尤幸

代郵

◎致書謝仲圭沈君贈白喉忌表抉微彙附有救急方一卷因論及白喉治法　鹽山張錫純

仲圭仁兄雅鑒承賜白喉忌表抉微且後附以諸多救急之方誠爲善本仁風遠布敬謝　高誼按治白喉諸方盡佳特其治法尚有未備之處弟在奉天曾治一高等師範學生孫搏九貴州人二十歲得白喉症醫者治以養陰清肺湯腫疼益甚又更他醫仍不外治白喉諸方加減病日加劇幾難支持後愚爲診視其脈細弱而數一分鐘約百一十至黏涎甚多須臾滿口即得吐出知係脾腎兩虛腎虛氣化不攝則陰火上逆痰水上泛而脾土虛弱又不能制之（若脾土不虛不但可制上泛之水並可制逆衝之火）故其咽喉腫疼而黏涎若是之多也投以六味地黃湯加於朮又少加蘇子連服十劑全愈因將其案與方詳載於拙著衷中參西錄三期版中以備白喉忌表抉微之未備耑此敬達即候　文安

吉生先生偉鑑前代同族某君問足痿治法已蒙登於二十八號星期增刊之上迄今月餘未承答錫良方使人眼望欲穿伏乞　先生及　貴社諸君勿吝筆墨賜我良方是所拜禱敬請

道安　後學胡劍華頓首

刊誤

◎拙稿刊誤　沈仲圭

第十三號學術研究欄問學醫入門法與瘧疾之戰因因均訛狀第五行所訛之

月報第十卷第五號證治精辨門風溫傷衛襲榮證治第十二第六字川訛象合亟更正

第四十四號本刊雜錄欄神效救疫丹之靈驗第十二行後少附方二字十四行鬱悶訛爲氣悶二十行舌字下少一上字二十一行猶訛尤

特別啟事

◎折背叟啟事（聲明酬贈）

鄙人於前月間問西丁藥性蒙徐蓮塘張汝偉蘇鶴臣三先生惠答指示一切感佩良深特此佈聞以鳴謝忱

徐蓮塘君　贈中國診斷學　一部

張汝偉君　贈化學教科書　一部

均於其時直接寄奉諒已台收尙希　賜教爲盼

蘇鶴臣君惠鑑祈將住址聲明報端俾便直接寄奉贈品以酬　雅誼藉表區區此頌

道安

閱報諸君　如存有八卷九卷兩年本報　本社當以今年新報加倍掉換　倘

中華郵政局特准掛號認爲新聞紙類

中華民國九年十一月廿一號出版

紹興醫藥學報星期增刊

發行所浙江紹興城中北海橋東

第四十七號　今日計二張

本刊分發行　各省各大書坊

本刊價例　每星期計一張或數張計大洋一分預定全年五十期計大洋四角如郵迭加每期郵費大洋五厘十份以上另議郵滙不通之處郵票作洋九五計算凡公共機關報資均收半價

本刊廣告例　百字起碼每期大洋三角連登一月八折連登一年五折不上百字照百字遞算二號字及木刻鑄版地位以字數核算封面加倍刊資亦須先惠長登大幅得以另行訂立特約

啟事

◎問病者鑒　凡函向本社問病者請將詳細病狀寫明寄到「紹興城中醫藥學報社」收當即登入本刊徵求四方名家或由本社答告治法仍載本刊概不取資各處醫家自定個人收資規則與本社無涉　紹興醫藥學報社啓

特別廣告

◎神效巽功散　夫人之疾苦惟疼痛爲最難受欲除此病必服此散無不藥到春國患者一試方知言之不謬並且無論何種疼痛皆可即時立止鄙人經驗多年未可自私今特公諸病者夫乳婦姙婦均忌服每袋一包開水一茶杯食後一次和服一每日服二次每次一包每袋大洋一角五分

◎時疫奪命散　近來天時涼暖不一世人稍一不慎不拘老幼及婦女每發時疫見症咳嗽嘔吐頭疼骨痛惡寒發熱有汗（或無汗）甚則神糊譫語氣急鼻煽肢冷脈伏腹痛絞腸刺胸吊脚縮筋霍亂吐瀉不省人事以及山嵐瘴毒背陰陽乖戾之氣（見紹興醫藥學報及星期增刊滬報等）須將此散分二次吹入鼻中小兒分四次其性和平寒熱均宜邪從口鼻吸入居其多數仍由此出內服外嗅俱有效力每瓶大人內服分兩次小兒分四次孕婦不忌此方劉吉人先生經驗多年不敢自秘特此以濟時疫之急需亦治腦寒腦熱腦漏鼻淵鼻塞鼻瘜鼻茸時流穢涕等每瓶大洋二角　發行所鎭江城內五條街　楊燧熙醫室

◎多痰者……就是癆病的初步一

凡喜吃烟酒和含有刺激性的東西、其人必多痰而多嗽、初起時恒不注意、以爲多痰當作一件平常事看、可曉得多痰就是傷肺的證據、肺傷即是癆病的初步、所以多痰者速宜服除痰潤肺等藥、現在本館爲病家利便起見、特向那威運到大批「繁魚肝油」、功能潤肺療虛淸血調元吐血虛熱盜汗咳嗽癆症血虧等症、服之均極有效驗、服法另詳、每小瓶計重八兩售大洋七角八分、每大瓶計重十六兩售大洋一元三角六分、多痰者請到紹興大路敎育館內藥品部購服可也、電話第十一號

衛生談

◎寄集拉雜衛生談　守眞

（十九）耳之衛生

耳是各種動物司聽的器管　是耳中的鼓膜受空氣的振動　傳達到聽神經裡去　使他曉得外面的聲響了　耳內應當注意清潔　其中的耳垢是分泌物的蓄積　有害於聽覺　應當用溫湯注入耳中　使他軟化了後而除去之　切不可倩剃頭「理髮匠」的人　用器具來廹壓他　有害於鼓膜而失音覺

學術研究

◎問藥　餘姚茅天民

生石膏赤石脂陽起石秋石童便人中黃紫河車七物經過西藥家試驗已徵明其無裨藥用何以中醫用之者仍多豈是類果可供藥用耶抑惑於古籍而沿用之耶敢問

本社報費　皆是預收的　間有數戶閱報及代派處未付報資　亦須到節惠

◎答沈仲圭君問損傷出血驗方　臨海沈[illegible]賓

鄙人家存秘傳驗方實驗已久(約十年餘)(實驗錄)

鍾某(八年四月間)在山林砍柴將大指骨拆斷用此藥水白棉花浸開敷患處其血立止每日敷數次其藥水待乾卽敷六七日後一切安全矣

傅某(九年六月間)刀砍次指用棉花浸開此藥水敷之三日卽愈

蔡某(六年三月間)刀砍無名指(卽大指排來第四個指是也)用棉花浸此藥水五日後全愈

傅某(九年八月下旬間)將斧誤碓足底勇泉穴前一寸用棉花浸開敷患處二日安愈

王某(九年五月中旬間)採石中指破傷八日後全愈等餘不細載

附驗方列下

兒茶四兩　仙化龍骨四兩　麒麟竭三兩　乳香三兩　末藥三兩　象皮三兩　原紅花一兩五錢　大梅冰八錢

(祖方有珍珠五錢因價貴不用如有力者珍珠可也)

製法先象皮炮製再龍骨象皮春浸二日夏浸一日秋浸一日半冬浸四日同麒麟竭乳香末藥原紅花再鐵鍋文火煎再武火文武各煎一炷香約四五炷香之久去渣凈再入兒茶烊化後用絹去渣凈熬約乾加大梅冰片速裝瓶內不可過氣氣失則功去矣

◎問藥　林定甫

敬啓者閱九十四期貴報陸君惠脊痰疫一症有竹瀝解疫煎未知此方何藥並曹君炳章有霍亂轉筋用勒人籐並通絡飲內有香團皮未知出產何處伏乞指示

◎答沈仲圭君問螟蟲　周小農

手示聆悉前所登者自日報錄出尙嫌其略今鈔家庭常識二則如後(楊志民云)楓涇儒醫陳容甫先生發明螟蟲治病新法以醫虛勞爲最有效驗因螟食稻精味甘淡無毒生於夏秋得金氣以平肝日蝕穀精藉土氣以培脾治虛勞退內熱咳血腸風痔瘻溺血淋濁臌脹熱痢咽喉等症輒見奇功服法先去蟲嘴或研粉或煎湯或焙或晒皆可五庫朱似石君自悉此方之後以胞姪茂寶素患癆瘵當即照法煎服病已霍然

又螟蟲米粉製食法　先將螟蟲揀去雜類用粳糯米粉或雜麥粉每粉一升用螟蟲二三兩入鍋同炒炒至脂肪入粉爲度涼盡用杵鉢研勻或加糖或加炒鹽(乾食)可作點饑小兒食之能除骨蒸內熱平人食之大滋氣液(天虛我生云此粉梱經試食並不覺有惡味產螟地方大可製售

附白　白喉治表抉微收到謹謝

◎問西醫入門法及各學善本　沈熊璋拜詢

竊中西各有所長亦各有所短持揚中抑西軒西輕中論者皆一偏之見也學者能不存門戶之見取彼之長補我之短則吾華國醫必有進步後學不敏抱此宗旨擬於研求中學之餘參閱西醫各籍未知譯本中以何者爲最完善如

蒙諸公不棄請卽詳示俾有遵循

治療顧問

◎答古越鳳棠九問三陰不足症治法

鎭江楊燧熙

尊體病狀 由常服辣克三星等丸 性熱耗陰 陰上不承 浮陽莫制 致見頭昏 頭爲諸陽之首 純陽無陰之處 惟肝陽可以上擾 或胃熱腦炎所致 甚則氣逆 足底浮癢 肺主一身之氣 亦由肝侮使然 失清肅降令 夫足 屬肝脾腎 肝主筋 脾主四肢 腎主骨 三陰不足 是明徵也 溲紅且臭 每晚或午後腿部跳動 上午膝部刺疼 行動後即已 溲紅臭者 熱也 腿膝跳動刺疼者 血失榮筋 絡失營養 無寸筋不屬於肝 無寸骨不屬於腎 司關節 束筋骨 足陽明胃也 故治痿獨取陽明 肺熱叶焦 亦令病痿 至腿骨有聲 頭汗欲嘔 不寐便燥 脚軟硬 身直礙難 纖增脇下空疼 前曾向後跌仆 乃陰氣先傷 陽氣獨發 水失涵木 木火升騰莫制 經以諸風掉眩 皆屬於肝 非外來之風 由木臟之陽化 實因液涸不敵 亢則害也 進六味加鹹寒 辛涼 佐以滋液熄風等 尙合機宜 繼投知柏八味 參入清上益下之品 上列症情 退其半矣 素喜葱韭及香烟 又服林文膏 辣三等丸 皆損陰耗氣 暗生其熱 而不知覺 擬留得一分陰氣 卽退一分病機 諺云 養陰無近功 多用自有益 照紹興醫藥學報 星期增刊 第三十八號第五頁之方 加減 減仙遺糧 絲瓜絡 燈心 加清陳阿膠(先煎)二錢 桑上寄生三錢 眞川柏五分 陳海蜇六錢(泡洗先煎極淡) 大荸薺三枚 此早服之方 晚和服神效除痛散一包 連服數日

(見紹興醫報星刊)

◎答杭垣高有成君問土虛治法

鎭江楊耆培

脾爲倉廩之官 變化出焉 胃爲沖和之腑 五味出焉 脾胃不和 然有陰陽之分 陰失和者 主以酸甘之劑 陽失和者 必投辛溫之品 人所易曉 然先傷於陰 繼傷於陽 或先傷於陽 後傷於陰 或陰陽交虛 人每易忽 雖診斷上 確實精詳 每有症過其時 而不見斯脈 爲反象 變象 倘爲其惑 未有不僨事哉 夫大江以南 地卑多濕 濕之傷人者 十恒五六 今年司天在泉 少陽相火厥陰風木 用方勿可拘執 診脈沉細如絲 舌苔薄白 神疲力乏 午後寒熱不清 夜汗咳嗽頻仍 脘悶腹脹蹭疼 乃土虛已極 清陽甚薄 濕自裡生 初病餌以甜黏 閱所服方 用枳殼萊菔 爲識見極是 拙進參朮以補之 歸芍以和之 扁豆木瓜以培之 姜棗穀芽以和之 香附鷄金以運之 少佐苓瀉以滲之 服後諸恙漸平

肯割愛　請卽寄下　但須號數齊全　不拘若干份　皆所歡迎　本社啟

惟苦未黃　脉沉未起　當此秋燥司權　能不相侮乃妙　然否有道政之

老山別直參一兩　炙甘草五錢
眞蒼朮四錢　製香附五錢
雲茯苓二兩　川根朴三錢　白歸身二兩　鷄內金一兩
天生野於朮一兩　薏仁米二兩
杭白芍一兩　桂枝三錢煎水炒　宣木瓜一兩
福澤瀉一兩五錢　炒穀芽三兩
白扁豆炒三兩　飛滑石二兩
右藥生晒爲末　用煨姜八片　紅棗三兩　黃土三兩　煎湯泛丸　如桐子大　每早開水服三錢

◎問身部患癬治法　蕪城憨生

憨生外舅母身部患癬　奇癢異常　中西書載之法　歷試無效　古人有言　盡信書　則不如無書　故特敬詢療法　希勿吝教是幸

◎問牙痛治法　蕪城憨生

有一慈善女人　名金悟淑　年將知命　素患牙痛　時劇時緩　終年無休止之期　就商於鈍　內服外治　及施手法　均鮮效驗　考其體質　火旺陰虧　且又茹素多年　因伊爲貧人救命菩薩　故代求問　諸道長之前．幸垂教焉

◎問病一則　春江夏良

鄙人家母　現年五十五歲　素稟瘦弱　胃純不健　又甚畏風　常有頭暈　目眩　心悸　夜不安眠等證　時或噯氣迭作　或食後卽吐　或食後半日　吐出原物　或不食亦吐清水盌許　必吐盡而後快　以上諸證　或一月三四發　或數月一發　間有逢怒亦發　但發於春令者　次數較多　曾服熄風柔肝等劑　未甚見效　竊思因循不治　年漸衰老．後患堪虞　伏望海內醫士　惠賜丸方　俾沉痾得以痊愈　戴德無涯矣

◎問石蛾隆起治法　餘姚茅天民

鄙人於二年前　身患石蛾　被醫者誤動針刺　此後湯藥並進　咽口兩旁　隆起如故　且一遇勞苦　即復作痛　余實不堪其苦　未知用何法可以治之　伏乞賜教

◎問臍癰與盤腸癰治法　松江朱振華

鄙人治得左年三十餘農人　飲食如常　臍中疊出如圍棋狀　或時出有寸許　已歷半載　四週作硬　中有孔　如菉荳大　時流黃水及糞　大便少　小溲如常　該人脈沉弦　舌根薄白　查金鑑小腸癰治　用大黃湯　合薏附敗漿散　未見大效　前在他醫處　有謂臍癰者　有謂盤腸癰者　容有何等治法　希諸哲學示我　良針爲幸

◎問梅毒注射藥　滄縣吳用中

貴報社諸大醫士先生偉鑑、敬啓者　小子家居鄉下　仿劉吉人先生創設一貧民花柳病院　不收號金　幷不賣藥　專爲救濟貧民起見　小子係用我國醫藥　治療各病　然往往有頑固之症　以致束手無策者　卽梅毒一症爲最也　向聞愛立喜博

士　新發明之撒苶桑那鵂偈謨「即一千二百零六號」成蹟既佳　效力尤速　經年累月之重毒　數日間即能奏功　實堪令人驚駭　小子欲借西醫之方　以濟國醫之不逮　愧非專門　尋師無路　乃對於此藥之冥昧者有三　（一）供解本品之蒸溜水製造法　（二）注入藥液之調製法　（三）藥液注射之技術　倘蒙大醫士先生　仁心仁德　不棄愚魯　而賜教不惟　小子深荷大德　即貧民同同沾厚澤矣

◎答金子宜君問臌脹治法　直隷鹽山張錫純

先用生赭石四兩　（層層成片　有凸凹者）軋細過羅用白細毛洋布作袋裝之　（勿令滿）　用水煎藥八九十沸　取清湯四茶杯　分十次溫飲下　約兩點鐘飲一次　兩三次嘔吐　即止　再服數次　大便亦通病愈　不必盡劑　若但嘔吐大便雖燥結　而仍通行者　可每日用生赭石細末兩半　煎湯兩茶杯　分二次溫飲下　兩三日後　嘔止　大便不燥　可繼用本社第：卷　七號所載治氣臌方治之　然用其方時宜用鮮茅根　若無鮮茅根　以乾茅根代之即可　不用生薑　一日煎服兩次　（煎渣再服　可權作兩次）按所載加減之法　仔細加減　勿差分毫　又宜兼服　報之第六號　所載衛生防疫寶丹　變丸藥爲散藥每服七分　一日三次　於不服湯藥時間服之　至於食物　切忌牛肉勿食　愈後　宜終身忌之　每日宜用生鷄子黃三四枚　溫開水調服之（不可用水冲熟　宜將開水晾溫調之調後若凉　可將盌置熱水中溫之）蓋氣臌亦必挾有水氣　用鷄子黃以潤腎滋陰　即所以利其水也用衛生防疫寶丹者　亦取其香善透竅能行氣兼能利水也　若其小便不利　腫處按之不起　當係水臌　可但用鮮茅根五六兩　切碎煑湯四五茶杯　（用武火煑一沸　即用文火徐徐溫之　迨茅根皆沉水底　其湯即成　以之當茶　渴則溫飲之　一日夜飲完　翌日仍如此煑飲之　再每日用眞象牙屑三錢　土狗十二個（即螻蛄　但用其下半截）　煑湯飲之　如此數日　二方所煑之湯勿使間斷　其小便大利　臌脹即消此因其大便燥結　疑其陰虛　有熱故宜用滋陰清熱之品

◎答萃湖君兩膝腫痛法治　鎮江楊醬培

（體質）素弱

（現症）兩膝自幼即患腫痛　年僅數發　今則愈發愈近　其發也兩膝必有一處作痛　發腫焮熱　不能行動痛發不定　總在膝之範圍　有寒熱則腫痛愈甚　且拒按　旬餘始退

（苔脉）未詳

（原因）夫膝屬三陰　爲筋之府　肝主筋而藏血　腎主骨以司經　（女人以肝爲天）脾主四肢　爲表裡者胃也　故治痿獨取陽明何也　乃五臟六腑之海　主和脈絡　司束筋骨

恕復　浙江富陽赤亭山桂馨書屋啟

以利機關者也　機關不利　腫疼焮熱　拒按　有礙行動　遇寒熱較甚　夫腫者　邪鬱也（寒熱虛實之不同以苔脈而處方）絡阻也　血充也　營氣不從　逆於肉裡使然　究痛之原因　大抵六淫之爲病　虛實之爲因　更有伏熱　溼痰　食積瘀血　腸阻　梅毒　痧痲痘疹癧毒等　及外傷性　種種之各殊，經以三氣俱多（風寒溼）合而成痺　風爲行痺　寒爲痛痺　溼爲着痺　又曰冬爲骨痺　春爲筋痺　夏爲脉痺　秋爲皮痺　至陰得者爲肌痺　又有肺痺　心痺　肝痺　腎痺　脾痺　腸痺　胞痺等　非行痛着三痺外　另有他痺　故經以四時失序爲邪　五臟偏勝易受　受發何所立其名稱耳　李中梓以所遇之時　所見之症　所發之處　而命其名　總以四診　及聽診　打診　熱度表診　爲標準耳　以免初學如行五里霧中　靈樞云　眞氣受於天　與穀氣並而充身　故中焦得穀　取汁變化而赤　是爲血　血主濡之　氣主煦之　恙屬慢性僂痲質斯　調治不易速功　葉天士曰　初病溼熱在經　久疾瘀熱入絡（經主氣絡主血）龔商年云　斯病有五因（見十八號星刊）不再筆矣　張景岳於斯症　有寒熱虛實表裡之論　尤爲精詳　然氣血失於流暢　經絡失於榮養　爲致痛之原因也　至焮熱者　血充氣滯絡阻也　鬱而化熱　甚則如火　亦由陰虛　經以陰虛生內熱　熱則血瘀　瘀則凝過而不行　以致拒按也（嘗見喜按者　絡必空虛　不僅指絡然　餘可類推）考不能行動者　乃運動障礙　肢節不爲人用　良由血液失涵養之權　故經以　足得血而能行　又云　意傷憂愁則肢廢　有寒熱則愈甚者　陽虛生寒　陰虛生熱　熱傷營　寒傷衛　衛爲脾之本　營爲胃之源　根治在脾胃　脾胃居中　八脈隸焉　卽陽維爲病苦寒熱也　主治宜和　若以感症而例　無益反害也　人身一小天地　七日一來復　周而復始　必候二來　可見營衛之乖　故寒熱旬餘始退也

雜錄

◎昨論庚申時疫救治法有未盡預防者今再論之　劉吉人

昨論時疫救治法　是選鋒也　當夏入秋之初　相火司權　飽相火熱毒者　發爲疫症　非若前法救治之不能挽回　今八月已交白露節　四氣已深　太陰溼土　陽明燥金之氣潛伏　爲患不可不預防　以救之　每有大下之後　相火之氣已解　驟呈陽虛之象　則必用甘辛和腸之法　以解之　此不可不知者一也　亦有下而未通　或未盡　相火之毒猶存燥金之象已見　則需多用甘酸保護津液　使不化燥傷陰　下去相火熱毒　不傷陰液元氣　是爲名

手　此又不可不知者二也　燥金現象　其脉小澀　預滋潤之　是爲長策　間有已化爲燥屎　以甘潤之　增液承氣　調胃承氣　三一承氣　以選用之　加厚朴少許者　苦溫以解燥金之氣也　此皆司命者所當知也

◎明年辛酉年燥金爲疫出眞癟螺痧鬼偷肉症預籌救治法預先論之以觀後效論前人

辛酉之歲　水運司天　燥金司令爲地歲會同天符論　其年寒燥之氣瀰滿空中　民病善嘔　其症嘔逆特甚　繼之以瀉　所瀉皆清水　與蛋白汁　夾雜而下　吐瀉須臾　卽日胞下陷　指頭如椶週身冷汗　如攣䠥小脚之狀　週身堅硬　不受刀針　黃眉孫　所有作金石聲者　拙方用仁和散　和溫酒以治之　此最平和之第一方也　次則鴉片椒樟酒即十滴藥水黑色者　仙傳霹靂散　吳氏條辨中有方　以挽救之　中陽憊者也

戊子年　劉紹孫　十指已癟得亂方用角針四兩　炮甲二兩　附片五錢　高麗參五錢　服下即起　轉危爲安　此皆救治之法也　今預先言之　留待明年以驗之

◎說霍亂瀉痢證用薏米代穀之效　周小農

伏暑濕溫　以薏米代穀食已經報告　今查此品　於霍亂瀉痢　曁脚氣亦屬極合　前日遇霍疠亂痛劇症平定後　令以薏仁煑食　既可充饑並不作飽　臨晚兼食粳米鍋滯遂噯氣飽脹　未敢多食　嘈饑仍食薏米而安　且霍亂泄痢不止　有數日不能食穀者　老弱虛體　因之愈乏　兼籌並顧　大有徵驗　薏米既富於養生料　而又易消化　性能清熱利濕　爲感　證中穩妥之食品也

通訊

志覺老人紹興樊江高德僧君
楊燧熙江蘇鎭城內五條南街
周小農鎭江蘇無錫西門棉花巷
劉吉人鎭江城中
張樹筠武昌豹頭巷五十一號
王紀倫杭州團子巷廿四號
黃國材江西袁州路口西合知長
陳龍池江蘇揚州缺口街西首
盧育和江蘇儀徵舊港鎭
徐蓮塘慈谿縣公署征收處
王肖舫山東諸城縣內南關街十字口
　迺西大街道北第一門
葉勁秋上海中醫專門學校
康維恂浙江餘姚

（未完）

代郵

◎蕪城慫生致宜春王國材先生書

國材先生有道敬啓者讀四十號星刊大著答沈君經阻與孕一二月鑑別法末謂日本木內氏也木內氏發明一種新法雖妊娠十日即可鑑別今下走不揣冒昧敬乞先生將此新法詳錄賜登紹報嘉惠醫林諒仁者博愛是懷當不拒斥也爲此不勝叩禱之至藉請道安

中華郵政局特准掛號認爲新聞紙類

中華民國九年十二月廿八號出版

紹興醫藥學報星期增刊

發行所浙江紹興城中北海橋東

第四十八號　今日計二張

本刊分發行　各省各大書坊

本刊價例

每星期一張或數張計大洋一分預定全年五十星期計大洋四角如郵遞加郵費大洋五厘十份以上另議郵遞不通之處郵票作洋九五計算凡公共機關報資均收半價

本刊廣告例

百字起碼每期大洋三角連登一月八折連登一年五折不上百字照百字遞算二號字及木刻鑄版地位以字數核算封面加倍刊資亦須先惠長登大幅得以另行訂立特約

啟事

◎問病者鑒

凡函向本社問病者請將詳細病狀寫明寄到「紹興城中醫藥學報社」收當即登入本刊徵求四方名家或由本社答告治法仍載本刊概不取資各處醫家自定個人收資規則與本社無涉

紹興醫藥學報社啓

特別廣告

◎神效異功散

夫人之疾苦惟疼痛爲最難受欲除此病必服此散無不藥到春回患者一試方知言之不謬並且無論何種疼痛皆可即時立止鄙人經驗多年未可自私今特公諸病者夫乳婦姙婦均忌服每袋一包開水一茶杯食後一次和服一日服二次每次一包每袋大洋一角五分

◎時疫奪命散

近來天時涼暖不一世人稍一不慎不拘老幼及婦女每發時疫見症咳嗽嘔吐頭疼骨痛惡寒發熱有汗(或無汗)甚則神糊譫語氣急鼻煽肢冷脈伏腹痛絞腸刺胸吊腳縮筋霍亂吐瀉不省人事以及山嵐瘴毒皆陰陽乖戾之氣(見紹興醫藥學報及星期增刊滬報等)須將此散分二次吹入鼻中小兒分四次其性和平寒熱均宜邪從口鼻吸入居其多數仍由此出內服外嗅俱有效力每瓶大人內服分兩次小兒分四次孕婦不忌此方劉吉人先生經驗多年不敢自秘特此以濟時疫之急需亦治腦寒腦熱腦漏鼻淵鼻塞鼻瘜鼻茸時流穢溺等每瓶大洋二角

發行所鎮江城內五條街楊燧熙醫室

◎多痰者……就是癆病的初步一

凡喜吃烟酒和含有刺激性的東西、其人必多痰而多嗽、初起時恒不注意、以爲多痰當作一件平常事看、可曉得多痰就是傷肺的證據、肺傷即是癆病的初步、所以多痰者速宜服除痰潤肺等藥、現在本館爲病家利便起見、特向那威運到大批「鰵魚肝油」、功能潤肺療虛清血調元吐血虛熱盜汗咳嗽癆症血虧等症、服之均極有效驗、服法另詳、每小瓶計重八兩售大洋七角八分、每大瓶計重十六兩售大洋一元三角六分、多痰者請到紹興大路教育館內藥品部購服可也、　電話第十一號

○吳批醫門棒喝

本書係家刻大版用賽連紙印訂十六厚册有淮陰吳鞠通先生評語數萬言合原有各評及本文計七八萬言爲吾越先輩遺著中首屈一指之大部書又屬未見流行之秘本經社友何廉臣先生序文述其概略（何序已刊本社發行白期增刊中）一書早出版六折特價百部期限亦滿每部大洋二元八角外埠加郵力一角五分紙有紙印工本故此後惠購者須照足價寄洋不再折扣　興醫藥學報社啓

☽竹林女科

是書久爲海內人士所宗仰其立方箇要辨證精確尤爲社會所嘉許但是書原板早已毀於兵燹坊間所翻售者類皆斷簡殘篇不能竊其全豹今於友人處購得抄本翻印成帙內分（調經）（安胎）（保產）（求嗣）四項纖悉無遺所願習是業者手此一編祇須認證確切不妨按方施治庶使天下闔閣女流共登壽域惟出書無多購者從速每部四厚册定價大洋八角郵費五分發行處紹興醫藥學報社

○本草思辨錄

吾越先輩周百度先生著家藏精刻本四厚册中紙中裝定價大洋八角加郵力七分五厘此書素未印行現有數十部歸本社寄賣購者從速　紹興醫藥學報社啓

警告

◎疫癘盛行　九年十一月十七嘉興新聞報

嘉興城廂內外　疫癘盛行　傳染甚速　且多轉變他症而殞命者　如報忠埭一帶　數日內連斃五六人　吳萬順店主　及附近陳姓家二人　均係癘疾變病而斃命云

衛生談

◎寄與拉雜衛生談　守眞

（二十）　呼吸器之衛生

「喉頭」「氣管」「肺」三種　是呼吸系的器官　外此尚有「鼻孔」「咽喉」也是同呼吸系有關係的　因為「空氣」從「鼻孔」裡吸進去　經過「咽喉」以後　方可以到「喉頭」「氣管」「肺」的諸器官了　住屋裡的空氣　常常含呼出的炭氣到百分之一　是汚惡而可不嗅的　能夠使住着的人不舒服　所以住屋內通氣的法子　對於呼吸器管極有好處的

附註　我們中國造屋的法子　是要防賊盜的　所以沒有通氣之機關　而且門窗也是不肯多開的　殊不知這是全昧衛生原理的　如果攷究衛生　也只可從簡過去　多開窗戶　以求內外空氣流通罷了　然而遇着尋常大風大雨交作的時候　切不可長關窗戶　致呼吸了汚氣　生了百病

「喉頭」是呼吸器的總門　又為發出聲音來的機關　同「咽喉」連合　名稱叫做喉腔

「氣管」是喉頭送進空氣到肺部裏的道路

「肺」分做左右兩葉　在胸部佔很大地位　有多數的小氣胞同氣管的微枝相接　這種小氣胞的薄膜　極容易張大　所以外氣可以從口裡流入　等到肺氣胞縮小　口內的空氣就擠出了　是呼吸空氣頂要緊的

「鼻孔」是呼吸氣體出入的門戶　有突出的毛極多

附註　說起呼吸器的衛生來很長　況且近來各處的醫生以及衛生家　多著有專書　我所以從略了

呼吸器官的衛生　有七個緊要的條件　附於後面

（一）時刻行適宜的運動　使呼吸肌强健起來

（二）時刻在野外呼吸　一呼一吸的不可劇烈

（三）勿可吸多含炭氣以及塵埃的空氣

（四）身體上的姿勢　勿可向前後左右俯曲　宜用立正的姿勢　把胸部突出向前　兩肩分張於左右　使肺臟擴張的時候　沒有阻礙

（五）呼吸時不可把口張開　應當緊閉為是

(六)衣服不可太緊　束帶不可太高　把肺壓住

(七)不可在頂熱的空氣中　就到頂寒冷的空氣中去　以免患感冒之症

驗方

◎救急良方　紹興史介生輯

虎咬傷

擣青松汁數斗　頻頻飲之　以渣敷咬傷處　頻易卽愈

一法用三七研末米飲調服三錢

敷藥方　白芨六兩　雄黃一兩　松香　降香　大黃各五兩

共研末勻敷患處　并治金瘡神效

馬咬及踏傷

服童便韭汁最妙　寒水石末敷傷處旬日亦愈

一法用艾灸瘡上并腫處　又用馬屎或鼠屎燒爲末　和豬脂敷之　皆效

以蘇木煎湯飲之能止痛

犬咬傷

先須忍痛　以河水揑淨血水爲主　然後用生虎骨刮末搽咬處　卽愈

或刮肉店墩板上油膩拌砂糖敷亦效

一法用杏仁數十粒去皮尖　搗爛貼患處

一法用蚯蚓泥和鹽研敷之效　通治狂犬傷及蛇咬傷

一法被咬破爛　用老鼠糞爲末　砂糖調敷卽好

一法葛子研爛敷上卽效　如無葛子以韭頭代之

學術研究

◎答沈仲圭君疑問四則　泉唐朱菊坡

(一)脾臟居胃底之外側形卵圓而扁平色赤褐爲製造白血輪之所舊說脾有裨助胃氣消化穀食之用實屬錯訛凡食物下胃受胃酸之消化轉入於腸受膵液之消化(膵臟分泌之液從細管而注於十二指腸)故膵臟有裨助胃臟之功脾主運化之說不足信也

(二)膀胱在腹腔下部作卵圓形其底旁左右各有輸尿管一條通於腎臟前面下旁又有排尿口口有括約筋與尿道連接腎臟分泌之尿經輸尿管入於膀胱貯尿既滿則放開括約筋從尿道洩出上論如是膀胱之出納已甚明瞭固非有上口而無下口故氣化之說更屬妄言也

(三)吾人具健全之五官耳司聽目司視鼻司嗅舌司味心司思(司思應改屬腦)此五官中惟耳與目職務最煩蓋耳目稍不留意卽聲銷色杳瞥焉卽逝若專注於聽已忽略其視若專注於視又忽略其聽倘欲耳聽而目視無絲毫遺漏實難能之事也夫聾者善視因可不顧其聽也瞽者善聽因可不顧其視也善視善聽其理亦不過如是若謂五臟之精氣并注於一處菊坡不敏不敢信也

(四)沈君之胸不如平人之窩陷且反稍上有骨突出者卽所謂雞胸是也爲「病的胸廓」六種之一但胸爲先天性

肯割愛 請即寄下 但須號數齊全 不拘若干份 皆所歡迎 本社啟

的畸形固無害於事若於佝僂病（又名英吉利病俗所謂龜背龜胸症）見之大有羅肺患之傾向矣

治療顧問

◎答楚湖君兩膝頤痛治法（續） 鎮江楊書培

（內服療法第一方）阿斯必林一・三Ashin 安知必林一・一又名解火水Fmtipyinulv 沃 劑○・八又名鉃鉠Kabmm Dodatvm

此一日之量 分三包 一日吃三次 每次一包 兌開水一茶杯 加白糖五分 須食後和服 配十日之量 計三十包 服後情形 再行函詢 倘舌苔不黃 不赤 無硃砂點者 不可服此 脈象不數 不大 或無力者 亦不可服此 因問案未詳苔脈

（內服療法第二方）神效除痛散一包（見紹興醫報及紹興醫報星刊）此一次之量 兌白糖五分 開水一茶杯 食後和服

此藥性格和平 無論新舊疼痛及各種疼痛 皆可服之（惟老年及小兒服半包 妊婦乳婦忌服）一日服二次 每次一包 配十日之量 計念包

（外治療法第一方）沃度丁幾又名鉠酒Tinctvu Of Dodine 用筆在腫疼拒按處 塗布 一日五次 每次約用數分許

（外治療法第二方）古加乙涅注射wnndiate Of Cocatine

（外治療法第三方）石炭酸沃度丁幾合劑 Casq Olic Ociq, Tinctvu OfFvdine 濕罨法一日四次

◎問疑難病之治法 餘姚北鄉沈孝榮

謹啓者 近聞貴醫社之設立 爲熱心濟世起見 且疏方論證 頗稱神奇 實乃拯世之寶筏也 近因小女年齡廿一歲 但其體質 素來薄弱不堪 而且時多疾病 詎知於去年仲冬患疾 緜延迄今 求神延醫 百無一效 至今年陰歷四月初十日 至慈谿保黎西醫院 停醫月餘 亦未見應驗 至現下呻吟床蓐 日益沉淪 奈無法挽救 幾乎坐待 伏想貴社 以赤心濟世爲懷 即賜擬良方一紙 祈登貴報 無任戴德 今附上曾服何方一應 至乞台閱 惟現下病情 入暮寒熱甚熾 間或咳嗽 左脇引腹作痛 小溲短數 甚至晝夜不絕 汎水去年至今 尚無轉期 舌苔黃厚帶膩 胃納亦鈍 而且口思水果涼飲 大溲平常 諸醫束手 惟望貴社之妙方 立起沉疴 恩同再造 容後誌謝 專此即希 不勝急切 待命之至 敬請大安

◎答牟凡治痞氣病法 武林陳子宇

痞症原因 至爲複雜 自葉氏謂爲肝經鬱熱 咸用川楝橘茴等品治之 往往未見卓效 是苦泄肝熱勝

而扶脾滲濕 未之審也 迺知苦寒之藥 有戕害土之弊 脾宜升則濕可順便排洩 而反以苦寒折之 濕邪愈逗凝於下 無氣舉之 水濕潤下 迫注經隧 而爲脹爲痛 睾丸牽掣矣 初起如梅子核大突出睾丸右上方 按之則消 有水氣狀 此確因寒濕聚睾丸也 當時如服五苓開膀胱腑氣 自可早瘳 乃用楝茴橘瀉等品之辛苦泄肝 一誤矣 再服六味等丸之膩滯經絡 二誤矣 今雖飲食起居 一無所苦 而疝核尚在 睾丸木硬 則係寒濕痼蔽之邪 深聚不釋 若外不用按摩 疝核何能消散 內不服養肝疏滯 痼疾斷難復瘳 脈證苦形未詳 姑懸二方於左 以備照服

外用方（茴溪秘方按摩流氣膏）

淡附子 川烏 補骨脂 乾薑各一兩 天南星 官桂 水安息（此藥不用亦可） 杜仲 大茴香 樟腦 製半夏 草烏 全當歸 防風 川大黃 川椒 製香附 廣木香 白芥子 川羌活 乳香 沒藥 桃仁 麻黃各五錢 甘松 艾葉 雄黃 山柰 芸香 丁香 檀香 沈香 硫黃 冰片各三錢 麝香二錢

右藥共碾細末 用丁香油蘇合油拌勻搗和成膏 用七八分放患處 徐徐頻擦 至藥化盡爲度 日摩三次 疾愈爲止

內服方

粗桂枝八分 全當歸三錢 淮牛膝二錢 生左牡蠣八錢 炒白芍錢半 蜜炙延胡索二錢 甘枸杞二錢 龜腹版五錢 小青皮一錢 橘絡二錢 橘核二錢

◎問右肩胛手臂酸痛治法　九初

啓者 家父年臻天命 向有烟癖 比來家政操持 神勞體癯 於今年八月間 患右肩胛手臂酸脹走痛 甚則指節亦痛 時痛時止 但只發於夜間 約四五次 每自睡中痛醒 得人揉抑稍減 胃納頗佳 脈來左三部浮而弦細無倫 右寸關痛作則沉 不痛則浮 初用宣補兼施之劑（如黃耆桂枝當歸酒芍防風之類） 而痛益劇 繼服宣風活血除痰之劑 似覺走散太過 有顛痛自汗氣虛之象 且日中亦痛 終用苦寒直折火勢 略兼宣絡（如羚羊知柏秦艽之類） 二劑 病減十七 脈亦較平 惟手臂酸麻頻仍 醒後逾時稍動則痛 非若前之自睡中痛醒也 竊思老年氣血衰弱 肝陽上翔 雖風自火生 總須補益除病 較爲近情 至若苦寒辛走之藥 於壯年體强者 或可暫施 而老年體衰者 其堪久餌乎 伏乞

海內國手 惠賜良方 俾得脫離苦海 則戴德於無涯矣

雜錄

◎補刻眞本吳批醫門棒喝敘

昔者吾鄉章虛谷先生　精研醫學　博通古今　一以張長沙葉長洲爲宗　古方書如傷寒金匱　今方書如臨證指南　專心玩索　竭力表彰　尊之爲後漢前清兩大醫聖　可謂得其正宗矣　宜乎盛行一時　享大名於粵浙之間　予尤愛其論河間東垣丹谿景岳又可諸家之得失　語多心得　非任意率評者比　足與徐洄谿醫學源流論　並傳不朽　而論鞠通之溫病條辨　詆其溫瘟之牽混　秋傷濕之穿鑿　贊其辨藥性之精細　瀉白散之流弊　尤爲先得我心　殊深欽佩　雖發揮太極五行一篇　夢隱譏其空談無謂　道邇求遠　反滋後人之惑　而推厥深心　實欲闡明陰陽作用　生尅制化天地人合一之經旨　其用心不可謂不苦　其立言不可謂不高　雖然　學說隨時代爲轉移　理法亦隨時勢爲變更　縱近今談新醫學者　排斥古醫學之陰陽五行爲空談玄理　陳腐可刪　安知十年數十年後　理化學益進步　器械學益精通　能將古醫之哲學大論　一變而爲科學實驗之精言耶　吾儕學識淺薄　凡脉診腹診之術　藥方配合之理　氣候變遷與疾病之關係　雖積數十年閱歷經驗　亦自愧未能憶中　何敢推測古醫氣化之精詣　孰爲可刪　孰爲可存　而下精確之斷語也哉　今予所最不解者　坊間石印本載王孟英加批評點　校閱一過　與予家原版藏本　山陰田雪帆居士評點　別無增減　其爲市肆之冒託孟英可知　至吾所藏　尙有別刻一本　並載吳氏鞠通之眉批　確爲章氏原刻　惜世少留傳　豈其版已燬耶　抑爲人珍秘耶　同社裘君吉生　以流通古書爲職志　對於越醫遺刻　尤爲注意　如趙晴初君之存存齋醫話稿　王馥原君之醫方簡義等殘版　皆爲其收藏補刻而印行之　今年春　章氏原刻　又爲其所覓得　其版即吾所藏之別本　同深忻幸　惜已殘缺二十餘頁　借吾藏本　爲之補刻完足　功既竣　予樂叙其巔末於簡端　以誌善本之不亡

民國八年孟冬越醫何廉臣印巖識於臥龍山之麓宣化坊

右叙已刊於本報百期紀念增刊文苑門　近因未見該刊者　補購甚多　因候再版　又皆函囑抄錄是文　爰特再載於此　以答閱者

記者附啓

醫事閒話

◎答遊戲問題第二則　陳龍池

激聲先生問這六個字很有意思龍池看了免不得要回答一聲大概社會上人有道德的少無道德的多昨日看了病今日便將方子忘記帶來彷彿這方

子不是他的一般醫生能有多大記性便能記得昨日的方子一字不錯嗎且而病情變遷極大昨日與今日竟有天壤之別者能看着昨日方子便可依據進行或換用方法心中便有了準繩或有昨天的法子不對病勢未退今日便可在昨日的方子中用心研究竟有悟出不對的所以然必要換方纔能得法的所以必須原方不可然而這些人偏不肯帶來往往因此誤而又誤將病看壞固屬醫生診斷不精然亦未嘗不是病家自誤所以曉得其中弊端的都在方上加此六字敎那些不講道德的曉得曉得激聲先生不曾送診如去送診便知這六個字大有功效了

是亦仁人之言(激評)

贈醫士道一冊候再版出奉上　人

◎答第三則

這個規矩大約是些窮醫生不得已而定的但凡平常醫生都是等着生意上門方有錢用一遇下鄉路便遠了城裏的生意便因此躭擱家中日用缺乏所以不得不先拿錢後去診但這理解是龍池這般想象究竟是與不是還是不得而知

恐防不是這個意思(激評)

贈淸夜鐘一册

鄙人爲提醒社會革改惡習有遊戲問題一百則在五號星刊中已登三題四方答稿積存甚多因限於篇幅祇得陸續刊登以副盛意激聲附啓

◎游戲問題一百則(續五號)　激聲

▲歡迎答作薄有贈品

四　今人藥方中常見有燈心一丸爲引考燈心性味本甚平淡一丸之量不過一分試問有何益處

五　古人醫案純載驗案一生之中豈無不驗之案何以未立醫案爲後人之鑒戒

六　現在罵醫生之不良者動曰庸醫此二字名詞出於何處如何解釋

(未完)

調查事件

◎嘉善醫生調查一覽表　葉勁秋

張康祺　未查
張伯如　夫子倪雲橋
管相如　夫子鍾道生
錢冠身　夫子倪雲橋
錢洛棠　同上
許新香　同上
陸慰芸　同上
孫小玉　父書玉
朱賡庭
金蘭哇　祖傳
以上外科方脈
唐仁夫　父秋華專婦科
錢五大　未詳　專小兒科
以上專科
朱尊花　上海醫院畢業女醫生
另外有醫院一所院長爲沈質人醫法盡是西法

(未完)

特別啟事

◎本刊特別啟事

問病者及答治者諸君均鑒近日以來刊誤之字日見其多此後來稿務希字字寫清並乞加以點斷俾排字者不致有誤則幸甚矣　本社啓

閱報諸君　如存有八卷九卷兩年本報　本社當以今年新報加倍掉換　倘

▲中華郵政局特准掛號認為新聞紙類▼

中華民國九年十二月五號出版

紹興醫藥學報星期增刊

發行所浙江紹興城中北海橋東

第四十九號
今日計二張

本刊分發行
各省各大書坊

本刊價例

每星期一張或數張計大洋一分預定全年五十期計大洋四角如郵遞加每期郵費大洋五厘十份以上另議郵滙不通之處郵票作洋九五計算凡公共機關報資均收半價

本刊廣告例

百字起碼每期大洋三角連登一月八折連登一年五折不上百字照百字遞算二號字及木刻鑄版地位以字數核算封面加倍刊資亦須先惠長登大幅得以另行訂立特約

啟事

◎問病者鑒

凡函向本社問病者請將詳細病狀寫明寄到「紹興城中醫藥學報社」收當即登入本刊徵求四方名家或由本社答告治法仍載本刊概不取資各處醫家自定個人收資規則與本社無涉

紹興醫藥學報社啟

特別廣告

◎神效異功散

夫人之疾苦惟疼痛爲最難受欲除此病必服此散無不藥到春國患者一試方知言之不謬並且無論何種疼痛皆可即時立止鄙人經驗多年未可自私今特公諸病者大乳婦妊婦均忌服每袋一包開水一茶杯食後一次和服一每日服二次每次一包每袋大洋一角五分

◎時疫奪命散

近來天時涼暖不一世人稍一不慎不拘老幼及婦女每發時疫見症咳嗽嘔吐頭疼骨痛惡寒發熱有汗（或無汗）甚則神糊譫語氣急鼻煽肢冷脈伏腹痛甚絞腸刺胸吊腳縮筋霍亂吐瀉不省人事以及山嵐瘴毒皆陰陽乖戾之氣（見紹興醫藥學報及星期增刊滬報等）須將此散分二次吹入鼻中小兒分四次其性和平寒熱均宜邪從口鼻吸入居其多數仍由此出內服外嗅俱有效力每瓶大人內服分兩次小兒分四次孕婦不忌此方劉吉人先生經驗多年不敢自秘特此以濟時疫之急需亦治腦寒腦熱腦漏鼻淵鼻塞鼻瘜鼻茸時流穢涕等每瓶大洋二角

發行所鎮江城內五條街
楊燧熙醫室

◎多痰者……就是癆病的初步—

凡喜吃烟酒和含有刺激性的東西、其人必多痰而多嗽、初起時恒不注意、以為多痰當作一件平常事看、可曉得多痰就是傷肺的證據、肺傷即是癆病的初步、所以多痰者速宜服除痰潤肺等藥、現在本館為病家利便起見、特向那威運到大批「鰵魚肝油」、功能潤肺療虛清血調元吐血虛熱盜汗咳嗽癆症血虧等症、服之均極有效驗、服法另詳、每小瓶計重八兩售大洋七角八分、每大瓶計重十六兩售大洋一元三角六分、多痰者請到紹興大路教育館內藥品部購服可也、電話第十一號

◎失賀社友裘吉生君華堂祝嘏辭並謝契友楊燧熙先生妙手回春頌 劉吉人啟事

裘吉生先生稱觥介壽之日正吉人病床困憊之時失此華堂晉賀之機險延幾不回生之禍當精神恍惚之時儼然已被攝入冥司案下忽聞左右傳呼此老後身白光長有數丈寬闊所有寃魂惡鬼皆不能近不知此人有何救過萬命功德乞上奏天庭發落隨聞覆奏回稱此人乃一不忍人之人心乃殺蟲之方不傳於此寧願終身貧困未嘗先利後義不救一人之生此有寃魂皆誤聽人言自傷生命於彼何尤着賞賜明星三點送彼回陽由此而後即遇契友楊燧熙先生前來診視論方定法無不如心調治十日已大有進步即至念一日已脫腐生新矣壽得良醫良友重慶更生喜何如之愛而述顛末一向裘吉生兒道歎一向楊燧熙君致叩謝云

本[illegible]附有數戶閱報及代派處未付報資　亦須[illegible]
新　因本社既不登賬　本無收賬的人　力現在欠費各戶　前無惠來　務
繳從早寄楚　郵滙不便　可用半分頭的郵票代洋　紹興醫藥學報社啟

竹林女科

是書久爲海內人士所宗仰　其立方簡要辨證精確　尤爲社會所嘉許　但是書原板　早已毀於兵燹坊間所翻售者　類皆斷簡殘篇　不能窺其全豹　今於友人處購得抄本翻印成帙　內分(調經)(安胎)(保產)(求嗣)四項　纖悉無遺　所願習是業者　手此一編　祇須認證確切　不妨按方施治　庶使天下閨閣女流　共登壽域　惟出書無多　購者從速　每部四厚冊　定價大洋八角　郵費五分

發行處紹興醫藥學報社

◎本草思辨錄

吾越先輩周百度先生著　家藏精刻本　四厚冊　中紙中裝　定價大洋八角　加郵力七分五厘　此書素未印行　現有數十部歸本社寄賣　購者從速　紹興醫藥學報社啓

緊要啟事五則

一 △本刊再版彙訂成冊

本刊發行以來　各埠函請補寄第一號起全份者　日多一日　無如初次印出之數　早經無存　以致難以應命　實屬抱歉　近又蒙各埠函囑再版　爲此擬將自第一號起如數再版彙訂成冊　計兩大厚本　共有四十餘萬言　定價大洋一元　陽歷一月發行　凡在出版前預購及以前曾經函訂者　均六折　外埠加郵費七分五厘　因紙本重大　故較原定價不得不酌加也　購者諒之

二 △本刊再版招登廣告

本刊自第一號起至五十號止　全年擬印再版　凡刊內原有廣告　惠登者如願再登　請於陽歷十二月前函來通知　俾可照登　價照原登之數減收一半　以答高誼　此次再版印數較多　又彙訂成冊　廣告效力永久不失　幸毋忽之

三 △本社又出新書一種

醫案夢記　爲吾越徐守愚君遺著　徐君本政界人　所診皆膏粱重症　治法皆古方活用　足開醫學心靈　書係木刻　經本社主任裘吉生所藏　現特印行　歸社中發行　以期流傳　計二厚冊　定價洋四角　外埠加郵力二分五釐

四 △醫學衷中西錄

直隸鹽山張錫純君所著　醫學衷中參西錄　風行一時　本社社友常向社中函問購處　現在印至三版　書已寄到社中代售　洋裝兩厚冊　定價大洋一元五角　外埠加郵力七分五釐　不折不扣

五 △中國診斷學實用

本書爲社友時逸人君所輯　以科學的系統　採取中國固有之學說　提要鈎元　彙成一冊　原定售價　每冊大洋一元四角　各地社友　明知爲精要必讀之本　奈多因價貴而裹足　現在時逸人君慈善爲懷　寄到本書一百冊　歸本社發行　願將所得之價　如數歸本社直撥滙解西北災區　從此購者既得有用之要書　又盡賑災之義務　一舉兩善　想爲明哲君子所贊成焉

學術研究

◎問泌尿的道路　和縣高思濤

泌尿的道路西醫說是由腎臟製造輸送到膀胱裏面的中醫說是從小腸下口直接送進膀胱的考小腸的上口就是胃的下口小腸的下口就是大腸的上口照西人生理解剖學看來西醫的話就像是不差的但是下焦病中有一種叫做交腸病糞汁和尿一陣從尿道出來檢查他出來的道路不是由小腸下口入膀胱和尿一樣的行徑嗎那麼

中醫的話又何嘗錯呢究竟泌尿的道路怎麼樣子想海內外很多學識兼優中西並貫的人當不難解決這個有趣的問題了

◎問骨骼的數目　前人

裘吉生君在本報七卷二號內出了一個問題問的是(古書稱人之骨三百六十五而新學之言有謂二百零八或十二者究竟孰是孰非……)經徐石生君在三號內答覆大致講吾國醫學優美的話對於骨骼異同的原故沒有精確的說明和正當的判斷我們閱報的人是不能認為滿意的今再舊案重提要求海內外高明家的答覆也不過是裘君「證明古書立言不謬」的意思罷了

◎答問金雞納霜　黃國材

該藥係美國一人患瘧久不愈一日中途發作臥地渴甚就傍井飲遂不復作因求其故查井水有金雞納樹葉落井即摘該葉歸療瘧效如桴鼓經化學家提取其精名曰霜則功效更速味苦性凉善解瘴濕清血毒殺瘧虫健胃平熱惟痰結者少忌

◎再答王肖舫君問採芸麴　黃國材

閩省有採芸居店號專造此種神麯用瓶裝載每瓶售洋五分主治感冒發熱頭痛吐瀉霍亂食滯腹痛等症

◎答王仁綬君虎列拉血清疑問　紹興唐盛嗣

現在西醫所用血清吾國通稱之名其實分類不一如喉症血清白濁血清脊系炎血清都比加利(即痧症)血清虎列拉(即霍亂)血清猩紅症(即瘋疹)血清等諸名目由研究微菌學而得其採取及製法頗難偶一不慎則採者最易傳染致病故價格不廉其採取之源係病人痰糞血等用藥殺之再將此痰糞血等中死漿除去雜質後種痘於牛馬兎等動物待時熟即行收苗種而復採採而復種如是者數次或數十次不等即用顯微鏡稔其死漿內微菌之多寡訂定一定用量即成西醫所用各種血清是也但此學屬顯微鏡專門科答者對於此學毫無頭緒不果去歲在滬時曾閱過此學西文書因無所用處故不抄錄然書名及何人手輯無從記憶祗得略盡所知耳惟蕪詞冗句尚祈學者諒之

◎答獨善問新絳　江西黃國材

新絳是茜草弘景曰茜草今人用以染絳名為絳草氣味性能詳本草

◎答山東王肖舫君問藥性　江西宜春黃國材

近來藥肆或圖簡便或別優劣藥品每多異名令人不可考查如過山龍即茜草性苦寒止血活筋絡治風濕痺痛

伸筋草俗名伸根有石伸根馬尾伸根牛尾伸根之名性微溫善伸筋活絡健骨却風

生人脘即生人髮本草名人退又名血餘味苦微溫主治咳嗽五淋止血等

紫背車螯即海中大蛤名蜃肉主解酒毒消癰腫殼主治瘡瘍詳嘉祐本草

全虫即蠍也主治小兒驚癇抽掣大人半身不遂口眼歪斜

虢丹即是黃丹一名鉛丹以上二味藥肆之名

白當歸即當歸之白色未油者
杭粉即粉鉛之出於杭州者詳綱目
但緯丹未見此藥名不知是黃丹否

治療顧問

◎問乾咳的治法　和縣高思潛

敝戚一婦人　在去年秋天的時候罹了肺病　咳嗽晡熱　本地醫生都經延遍　是不效的　後來到南京某醫院　經外人診斷　說是肺癆又向某女中醫求治　服他安胃歛肺藥　像四君天冬五味輩三劑　咳嗽就好些了　但是每天總要咳嗽幾聲

一直到今年六七月間　因為用了些力　咳嗽又發作加凶了　他的現症是什麼樣呢　乾咳無痰　晚上咳的更覺利害　一頓必定要接連咳十幾聲　兩三頓就把晚上吃的半盌飯兒一齊嘔出　日裡就不像這個樣子

雖說沒有熱　但是晚上的手足心必定較日裡熱些　夜間有時還要想茶喝呢　大便是溏泄的　月事是全無的　小便短少是不消講的了　鄙人曾為他診過一次　脈搏是數的只是尺部覺得細軟　有些微癆的樣子　就用金水相生的方法　佐些安胃肅氣的藥　服了一劑　沒有見效別延某作隔主治　也是無功　這個時候病家弄得無可奈何　祗得聽着他了　到底他這個症候是得好　還是不得好　治法是該當怎麼樣子海內外高明醫士　如能惠函下告不獨是鄙人的幸事　就是病者或者也可以得生的　通信處和縣姥鎮西街

◎答沈耕莘君問目疾方義　江西宜春黃國材

目之結膜炎　角膜炎　（即眼膜紅白眼紅）多係外間微生物為害　目因病此一次後　而防衛力減弱　往往易於復患　據稱目近燈閱書　即微紅是目神經過敏易於充血　（即陰虛易動火）翳膜者　西醫謂是角膜之遺殘物　用吸汲劑　自可收效貴體神經衰弱　易興奮　（即陰虛火旺）血上升　目即充血而紅用地骨皮合肉汁　鎮守神經之興奮引血下行　不充於目　而紅自散即西醫收攝電氣之理也如翳未落宜兼用鵝不食草　研末吹鼻　每日三次　其效更速　不揣謭陋　聊呈台鑒

◎答沈增榮君痰紅治法　直隸鹽山張錫純

凡痰中帶血之證　日久不愈而無他病者　大抵係氣管有破裂之處　人之喉管　即氣管之總提　其正支入肺　其分支下行連心及肝　又下行至氣海與奇經八脈　亦皆相貫通是心肝與奇經之血　皆可循氣管上逆　隨痰咳出　而愚獨斷為氣管破裂者　因痰中帶血已三四年　並不覺有他病　若其血或出心肺肝及奇經　則臟腑失和　數年之間　焉有無他病之理　由是而論　此證僅為氣管或正支分支有所損傷　以致破裂出血無疑也　其帶血多在晨間者

因其時氣化上升　血卽隨而上逆也　法當用拙著衷中參西錄中補絡補管湯　其方用生龍骨生牡蠣淨萸肉各五錢　眞旱三七細末二錢　將前三味煎湯　送服三七末一錢　至煎渣時再送服一錢　連服十劑　氣管之破裂處愈　痰中帶血之證自愈

且龍骨牡蠣萸肉　又皆能固攝氣化　而治夢遺之病也　若服藥兩劑後　不甚效時可加生赭石細末四錢同煎服　至赭可生用之理　詳拙著藥性解中（在本報月報）　可參考也

◎答胡劍華君代問足痿治法　前人

按二十八號所載足痿之詳細病情當係骨軟兼寒之證　人之肌肉臟腑病　但用草木之品　或兼取動物之品　可以療之　若病在骨中　必兼用鑛物爲藥品　方能有效　蓋鑛出於山　山者地之骨也　人亦小天地　故骨中亦多含鑛質（如骨中鈣最多　鈣者石灰之類　化學家謂鈣一炭一養三　卽化合爲石）爰本此理擬方於左　以備採擇

眞黑鉛半斤　鐵鍋內鎔化　再用硫黃細末四兩　趁鉛鎔化透時　撒於其上　急用鐵鏟拌炒之　鉛色變紅　結成砂子　涼冷　軋以藥碾（成餅者去之　係未化透之鉛）餘再軋細　過羅　再加人參細末（無好人參　野臺參亦可）與等分水丸　如櫻桃核大　空心服十二三丸　多至十五八丸　日兩次　每次後　嚼服炒熟核桃仁四五錢　或至七八錢　月餘當愈

此方之意　欲用人參硫黃以補其骨　又恐二藥性熱上升　故先用鉛硫化合　取其能重墜下行　引參硫之力　直入腿足骨中　以補助溫煖之　服藥後　又繼食核桃仁者　因果之有核　猶人之有骨　是以骨亦稱骸骨　其旁皆從亥也　核桃乃果核之最大者　其仁且潤而多脂　例以同氣相求之理　其性善補骨可知　且齒者　骨之餘　食酸齼齒者　一嚼核桃即愈　是又能補骨之明徵也　鈣骨者　腎所主也　鉛經硫化之後　原能補腎　核桃仁亦爲補腎之要品　腎能作強（內經云　腎者作強之官）則骨得其養　足痿之證自除也　此藥若用牛骨髓代水和爲丸更佳

◎問皮膚色黃的治法　朱祖蔭

吉生先生　你們的醫藥學報　自發行以來　頗受外界歡迎　我也非常欽佩

我現在有一些毛病　我說出來　望抱人道主義的吉生先生醫我

我的皮膚狠黃　有幾位同學　常和我說　你面色很黃呢　有內病嗎

我說　心裡很爽快　覺得面色沒有什麼妨礙健康　有時候雖然格外黃　因爲疲乏　也沒有什麼大毛病　這樣的黃病　起來已經二三年了　我以爲面黃　有損外貌的　所以我時常拿一面鏡子去照照　也覺得怪難過　然而沒有法子

浙江富陽赤亭山桂馨書屋啟

恕復

我想這個病症　或者因爲膽汁流行於小腸的一條通路　被不消化的食物閉塞　那末膽汁倒流到血液裡面循環全身　皮膚各部　均發黃色　不曉得先生以爲然否　望先生答我

我或則星期日有便的時候　親自到先生就教　望先生不棄

我是師範生　現因事回家　這個星期以內　答信請寄興浦沈家漊

醫事閒話

◎答遊戲問題三則　葉勁秋

(一)現在上海坐轎的郎中先生也是難得看見但聽人家說道城中有一位夏先生仍舊用轎但是所以用轎的緣故狠是不懂我想城內的道路不及馬路上的平穩所以城內用車子亦不及馬路上的平穩這個緣故狠是有道理或者坐轎的用意就在於此也未可知畢竟坐轎的緣故若何還須請教坐轎這個郎中先生方明白

也是一說(激評)贈清夜鐘一冊

(二)藥方上有「復診須帶原方」的字樣照鄙人說來有二層意思第一層就是要曉得前次治某症用某藥究竟有效也沒有用某藥增病用某藥減病肚裡一一都明白了明白了這一點意思就是郎中先生所必不可少的東西這的東西就是叫做經驗和閱歷還有一層意思是庸醫少切脉的工夫全仗問學上著想復診帶方庶幾可以省却從前一番問病的口舌以上二層意思究竟是不是還要請教高明

現在的醫生必定爲着第二層用這六字(激評)贈愼疾芻言一冊

(三)仲聖曰競逐榮勢企踵權豪孜孜汲汲惟名利是務照這二句話看來行醫是營業不獨今時爲然現在有下鄉先要付看資非恐鄉人不會鈔乃是對於城市人難於啓口

一言中的(激評)贈醫醫病書一冊

雜錄

◎人體中之燐質考　盧育和

吾人全體　含有鐵　鈉鎂　及炭養鈣燐諸質　此各種元素　稍閱生理學者　類能言之　今美國烏克斯麥倫博士　又發明其所含之燐量　云一人身體中　足有二磅　斯二磅之燐　可製成火柴五百餘匣　愚謂人體中之燐質　含有如是之富　實爲維持健康之主要份子焉

◎先哲治驗錄一則　紹興史介生

先哲任瀛波先生　著手成春　人所欽佩　咸稱爲任半仙　任猶自謂吾斯之未能信　因舉一事以告人曰　某日就醫東街施姓家　病者係多食石花　胸積不化　諸醫束手　奄奄待斃　我亦無法挽救　爲擬普通消導一方而已　回至某處　聞人聲喧擾　詢悉有賣石花者　被人以蘿蔔汁倒入　致石花凝而復散　乃恍然大悟　轉至施姓家　方內加蘿蔔子

五錢 服後胸積立解 霍然疾脫 檢查醫書 果載此方 一時忘之也

◎衛生格言 天台山農著 醒生錄

黎明即起 呼吸空氣 在山巔水涯 星期休息 頤養性情 坐林間花下 青菜白飯 三餐不宜過飽 冬裘夏葛 四體莫使受寒 毋僵臥而蒙頭 宜臨睡而濯足 漱口自能固齒 澡身亦可洗心 器具滌而潔 黴菌無由生 茶水沸而清 炭氣可以免 勿居矯屋 勿立巖墻 喝具呼盧 爲傷財之具 尋花問柳 實戕身之媒 嚴冬勿冒風邪 盛夏毋犯暑氣 人患疾病 門窗不可不開 家遇喪亡 棺木不可不出 食物務宜細嚼 行路切忌狂奔 勿打通宵之牌 勿飲過量之酒 在舟車往來 須要小心 與朋友應酬 勿存大意 倒行逆施 理無久享 俾晝作夜 立見消亡 風雨晦明 毋用心過度 寒暖燥濕 須加意調和 餓體膚 勞筋骨 豈是恒情 多嗜慾 好貨財 終非壽相 清道除垃圾 毋尚打醮 辟瘟用藥水 漫信求神 見鼠疫而能預防者 可免患 遇虎疫而不傳染者 爲知機 閒居戒妄想 想則勞形 對客戒多言 多言傷氣 毋貪口腹而大嚼魚肉 毋補精血而多服參茸 厚味常吃 油膩難消 古方亂開 湯頭易誤 信用西藥 久必受其累 延請中醫 急則可相依 事肯吃虧 養到心氣之和平 可讓他三分 人貴知足 要使胸襟之寬暢 當退想一步 過去無念 未來莫談 遇事悉聽自然 處世斯無不適 境有順逆 不可存憂慮心 運有凶吉 不可存悲戚心 無病之日須防有病 失意之時權當得意 種花而愛蒲石 有益精神 茹素而戒葷腥 無傷脾胃 心懷恬定 雖功名不就亦有餘歡 身體健康 即經濟勿充自然快樂 靜坐修得神仙 獨宿定登耄耋 達人知命 明哲保身 衛生若此 庶乎近焉

調查事件

◎南京醫藥研究會職員一覽表 民國七年

名譽贊成員 金峙生 馬榕軒 許芷香

名譽會長 仇淶之 隨仲卿 包蘅村

正會長 王筱石

副會長 隨翰英 程調之

評議員 孫惠臣 朱子卿 戴春垣 諶子餘 李珩甫 張簡齋 馮端生

（未完）

代郵

◎欲假脚氣芻言 王肯舫

脚氣芻言紹報僅登二期殊爲渴仰如蒙慨借賜鈔得窺全豹不勝翹盼

◎復 周小農

脚氣芻言已交紹興裘君付刊想不日可出版因無副本未能郵呈爲歉

閱報諸君 如存有八卷九卷兩年本報 本社當以今年新報加倍掉換 倘

紹興醫藥學報星期增刊　第五十號

注：此頁佚。

母患癬疥三十餘年子羅驚悸腦痛異常

山西南昌府羅寶之君係前清山西知縣辛亥供職財政公所忽遭政變藩署被焚幾羅危險且患驚悸百藥罔效服用韋廉士大醫生紅色補丸得獲全愈因而深信此丸補血健腦之聖品與其年近七旬之令堂患有皮膚舊症癬疥幾及半生亦由是丸得獲全愈欣感之餘得書此證書以告同病其來函如左云辛亥財政公所忽遭政變藩署被焚幾羅危險壬子間關南返屢經驚悸加以幼年讀書用心過度體氣早弱絡伏病根乙卯秋在省立小學擔任教授陡發昏暈至丙辰春病漸加重腦一腦痛異常知覺亦失呼號牀褥幾及四月百藥罔效殆友人勸服紅色補丸試服一打精神漸清腦痛亦愈鄙人得有今日之健全皆貴局之所賜也此後鄙人深信此丸之功效眞是起死回生非一般圖利之西藥可比家慈年

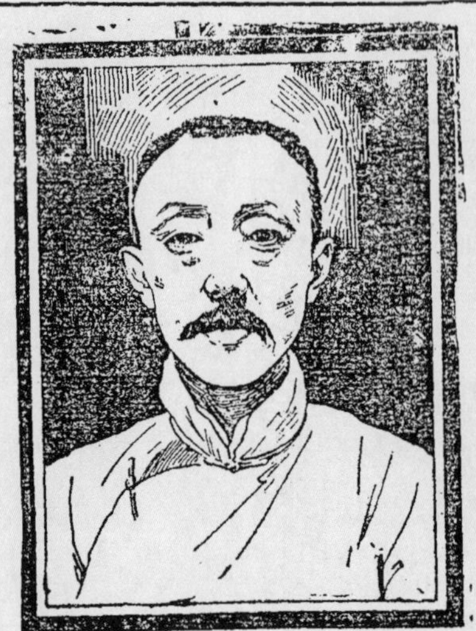

近七旬十年來每於夏令之時即神昏欲睡非病似病丙辰冬鄙人已全愈遂將此丸進奉家慈僅服半打而腿上三十愈年未愈之癬疥一旦失去合家欣喜丁已以來雖盛暑之時而精神矍鑠絕無困倦之容今春頭上又現微疥兼患耳鳴購服半打現據家函均已痊愈鄙人母子均獲貴局藥丸莫大之益感頌之餘用貢數言並相片二紙即請登之報章以告世之有同病者天下馳名韋廉士大醫生紅色補丸曾經治愈瘋濕骨痛·筋系疼痛　胸肺萎弱以及血薄氣衰　腦筋衰殘　胃不消化　山嵐瘴癘　皮膚諸恙對於婦科各症尤見靈效凡經售西藥者均有出售或直向上海四川路九十六號韋廉士醫生藥局函購每一瓶英洋一元五角每六瓶英洋八元郵力在內

衛生小書奉送閣下 書名即延齡妙術保赤妙訣是也此二本小書內詳家庭衛生要道如欲索取只須寄一明信片至以上所列地址原班郵送不取分文

谿溪陸氏醫述十五種之一「外候答問」現已出版計白連史紙精印國裝六册定價大洋八角郵寄中國境內加費五分外國各埠加費二角該書爲江蘇陸晉笙先生手輯凡中國數千年來諸家之經驗去其冗繁擷其精華設爲問答體說明外現之各種症候裨益醫家臨證實匪淺鮮一個月內廉價六折

◎吳批醫門棒喝

本書係家刻大版用賽連紙印訂十六厚册有淮陰吳鞠通先生評語數萬言合原有各評及本文計七八萬言爲吾越先翟遺著中首屈一指之大部書又屬未見流行之秘本經社友何廉臣先生序文述其概略（何序已刋本社發行白期增刋中）書早出版六折特價百部期限亦滿每部大洋二元八角外埠加郵力一角五分祇有紙印工本故此後惠購者須照足價寄洋不再折扣

學興醫藥報社啓

◎竹林女科

是書久爲海內人士所宗仰其立方簡要辨證精確尤爲社會所嘉許但是書原板早已毁於兵燹坊間所翻售者類皆斷簡殘篇不能窺其全豹今於友人處購得抄本翻印成帙內分（調經）（安胎）（保產）（求嗣）四項纖悉無遺所願習是業者手此一編庶祇須認證確切不妨按方施治使天下閨閣

繳從早寄楚　郵滙不便　可用半分頭的郵票代洋　紹興醫藥學報社啟

女流共登壽域　惟出書無多　購者從速　每部四厚册　定價大洋八角　郵費五分
發行處紹興醫藥學報社

◎本草思辨錄
吾越先輩周白度先生著　家藏精刻本　四厚册中紙中裝　定價大洋八角　加郵力七分五厘　此書素未印行　現有數十部歸本社寄賣　購者從速
紹興醫藥學報社啟

緊要啟事五則

一 本刊再版彙訂成册
本刊發行以來　各埠函請補寄第一號起全份者　日多一日　無如初次印出之數早經無存　以致難以應命　實屬抱歉　近又蒙各埠函囑再版　爲此擬將自第一號起如數再版彙訂成册　計兩大厚本　共有四十餘萬言　定價大洋一元　陽歷一月發行　凡在出版前預購及以前曾經函訂者　均六折　外埠加郵費七分五厘　因紙本重大　故較原定價不得不酌加也　購者諒之

二 本刊再版招登廣告
本刊自第一號起至五十號止　全年擬印再版　凡刊內原有廣告　惠登者如願再登　請於陽歷十二月前函來逅知　俾可照登　價照原登之數減收一半　以答高誼　此次再版印數較多　又彙訂成册　廣告效力永久不失　幸毋忽之

三 ▲本社又出新書二種
醫案夢記　爲吾越徐守愚君遺著　徐君本政界人　所診皆膏粱重症　治法皆古方活用　足開醫學心靈　書係木刻　經本社主任裘吉生所藏　現特印行　歸社中發行　以期流傳　計二厚册　定價洋四角　外埠加郵力二分五釐

四 ▲醫學衷中參西錄
直隸鹽山張錫純君所著　醫學衷中參西錄　風行一時　本社社友常向社中函問購處　現在印至三版　書已寄到社中代售　洋裝兩厚册　定價大洋一元五角　外埠加郵力七分五釐　不折不扣

最新書目

五 ▲中國診斷學實用
本書爲社友時逸人君所輯　以科學的系統採取中國固有之學說　提要鈎元　彙成一册　原定售價每册大洋一元四角　各地社友　明知爲精要必讀之本　奈多因價貴而裹足　現在時逸人君慈善爲懷　寄到本書一百册歸本社發行　願將所得之價　如數歸本社直接滙解西北災區　從此購者既得有用之要書　又盡賑災之義務　一舉兩善　想爲明哲君子所贊成焉

◎本社最新出版及寄售各書

- 葉氏伏氣解　一册　洋三角
- 增訂胎產指南　二册　洋六角
- 重訂幼科金鑑評　一册　洋二角
- 雪雅堂醫案　二册　洋七角
- 右係國醫百家第四種至第七種　仍用白連史紙印釘與第一種第三種同式　書已無多　未備者請速購
- 陳氏疫痧草　一册　洋三角
- 草藥新纂續編　一册　洋二角
- 廣益良方　一册　洋三角
- 衛生彙刊　一册　洋三角
- 驗方別錄初編　一册　洋三角
- 驗方別錄二編　一册　洋三角
- 虛勞要旨　二册　洋四角
- 新醫宗必讀　一册　洋三角
- 灸法集要　一册　洋一角
- 秋瘟證治要略　一册　洋一角
- 先醒齋廣筆記　四册　洋一元
- 臨證醫案筆記　六册　洋三元三角
- 潛齋十四種　二函　洋二元五角
- 鮮溪單方選三種　五册　洋八角
- 鮮溪外候答問　六册　洋八角
- 鮮溪病證辨異　四册　洋六角
- 家刻達生篇　一册　洋二角
- 木刻四時未病方　一册　洋五分
- 木刻吞烟救急方　一册　洋五分
- 木刻太乙神針方　一册　洋一角
- 家刻本草思辨錄　四册　洋八角
- 足本竹林女科　四册　洋八角

吳批醫門棒喝　十六册　二元八角
家刻醫案夢記　二册　洋四角
再版人本通俗喉科學　一册　洋二角
關氏集驗方　一册　洋二角

右係各地社友新著或補刻之本皆市上未見者近始委托社中代售間有一二早經月報布告者因本社書目均未刊入故一一補登之

啟事又三則

◎零購本社發行書報章程

一如欲購本社書報者可直接開明書目連銀寄至「浙江紹興城中紹興醫藥學報社」收

一書價若干按加一成以作寄書郵費

一書價與郵費可用郵局匯兌其章程問就近郵局便知

一郵匯不通之處請購（一五厘至三分爲止）之郵票以一百零五分作大洋一元核定封入函中掛號寄下

一　一人購書報上五元者可將書價以九折核寄上十元者以八折核計零購無扣

一　一人預定當年月報之上五份者可將報價以九折核計上十份者以八折核計

◎海內外藏書家鑒

中國醫書汗牛充棟各家藏刻流通者少致日久歸於湮滅此豈先人著作時初願所及耶本社竭力搜求凡藏有各種醫藥書籍者務祈開明書目卷數版本等示知本社當出重資相求并可代爲流傳發行　本社啓

◎本社啓告購書鑒

本社除月刊星刊外出版醫藥書籍百餘種皆世所罕見之孤本及名家未刊之精稿又代售各處社友手著最新醫書十餘種定價皆廉因宗旨不爲謀利專爲流通也凡醫藥爲業者固宜爭先購閱以輸進學術於臨證治病大得裨益即普通人民購閱此種書籍稍備醫藥常識未病時得明保衛之法已病時勿爲醫藥所誤費小功宏較之購讀他種書籍其損益可不待贅述也印有書目奉送不取分文函索即寄

新書出版

◎國醫百家第七　大增刊第六

國醫百家第七種雪雅堂醫案已預告於第六種書內現在書已出版本國連史紙洋裝兩大册大洋七角郵寄加費五分大增刊第六每册改價五角亦已出版郵費五分

明年定報例

◎增加二角

本社月報明年改爲全年一元二角郵寄仍加費六分

星期增刊改爲六角郵寄仍加費二角五分此因紙價昂貴不得不然閱者諒之惟在陽歷未出一次報之先惠款預定者均照舊不加以副閱者高誼惟無論個人購閱或代派報資均祈先惠即前次本以先寄報紙之代派諸公本爲維持本社熱心者亦乞諒其苦衷照章辦理俾社中易於週轉感激萬分

現款酬答

◎今年一位明年更要推廣

本社爲推廣銷數兼助代派諸公興會故凡月報代銷最多數第一至第三位均將各處贈書並社中書籍酬答均於歷年報端宣布何人得何書今年星期增刊銷數三倍於月報皆是代派諸翁的力查二人代派上百份者七處吉林賀初善君派至一百零五份特將助款中劃出二十元現款酬答賀君先函通咨或滙金或收入明年報資至明年銷數更求各處代派格外推廣已由本社主任特助五十元擬酬代派最多數者一位現洋二十元餘三十元分酬次多數者三位如最多數者同數有了兩位再由社中他友籌助二十元以酬之凡四方同志幸祈踴躍將事如不在多數得不到酬亦有照章相當利益倘在多數得酬之列雖所定報紙送人亦是有趣而不費錢的事樂得竭力

本社啟

小言

◎一年又過去了　記者

「光陰如箭」這句話　我們是聽慣的　不做事情　以及不到這個時候　對於這句話　彷彿像耳邊風　吹過便了　沒甚注意　現在我們遇着今天五十號　本刊編輯的時候　曉得這五十號　是今年底着末一期了　因此想到第一號出版到今天　方覺得心中一怔　呀！「光陰如箭」眞眞不錯　我又思想到投稿各處社友　看到今天的本刊　一定也有同樣的感想　然而大家有這一想　於本刊狠有關係的　何故呢？　因本刊是言論公開的　本刊是第一號到今天底五十號　進步沒有？　大家負責的　若是想想這一年中　沒有什麼進步　明年的本刊　必有一番改革的

學術研究

◎答獨善氏疑問兩則　朱菊坡

（一）醫學心悟有人參果一篇欲明其寓意所指請閱該書治陰虛無上妙方之一篇對校意旨便可明其所指矣蓋人參果卽人身華池之水換言之口內之津液是也

（二）洋蟲一名九龍蟲（本草綱目拾遺）載洋蟲出外洋明末年始傳入中國或云出大西洋康熙初年始有此物形如米虫子初生蟻如小蠶久則變黑如豆虫有雌雄今人用竹筒置穀花飼之性極畏寒天冷須藏之懷袖中夜則置衾褥間否則凍死得人氣則生極蕃衍有飼以茯苓屑紅花交桂末者則色紅而光澤可愛入藥尤良性溫行血分煖脾胃和五臟健筋骨去濕搜風壯陽道治怯弱能治各症甚廣固不僅治腰痛已也欲明其詳請閱拾遺可也但拾遺未言及其味坡曾以舌舐洋蟲覺頗辣也

◎答武昌梁健生君問猴棗　史介生

猴棗形如鴿卵而鬆色暗黃微白其理層疊而生外有包膜絡之味微鹹兼苦性平無毒能平虛喘鎭肝魂定癇厥治驚癇此棗生於老猴之胃及肝膽之間因猴常食各種山菓積年累月津液結成爲石形如棗故名猴棗

◎問漢藥代用西藥之指針　應昇

鄙人閱本刊四十二號廣告欄登有醫藥衛生淺說報第百零五六兩期目錄專著欄有一標題是「漢藥代用西藥之指針」　鄙人於該報未曾購閱倘有閱過該報者祈請錄「漢藥代用西藥之指針」之言論　賜示登在本刊爲禱

治療顧問

◎問手裂預防及療治方法　金正希

鄙人家母　皮膚粗悪　每屆冬寒　操作辛勞　手即凍裂　深可分許　甚爲痛苦　入水更劇　爲此敬求大醫士惠賜良方　預防未患　療治已然　則感德無涯矣

◎問遺精治法　張曉園

鄙人年近不惑　自幼身體素弱　年當志學　得遺尿之症（此症乃小便後　時有淋狀　並非夜間如小兒懊遺也）屢治不效　後一醫勸服河車大造丸　未及八兩　遺尿愈而遺精作矣（自夢遺後　日間小便後　淋狀卽無）遍訪名醫　所服不外龍骨牡蠣　並覆盆子六味加減等　症雖略減　至多可保守一月　年二十有一　冬授室　至次年季春　忽吐狂血　醫治而愈　自授室後　夢遺症似愈　初時可保一月　後有三月可保　年二十五仲夏　濕毒化爲白濁月餘而愈　年二十九冬　因奔波勞碌　兼動肝木　吐血症又作　靜養而安　年三十有二冬　亦因勞心血症復作　次年秋　抱鶴原之痛心經一急　得血淋之症　服藥而愈　又次年春　時有乾咳　單聲咳入夏後　形容消瘦　自知病將作矣　所幸起居飲食尙佳　迨至炎夏與人正項齎買　致啓爭端　遂大動肝火　二星期後　嘔血症大作四日後始瘥　多方醫治　幸得痊愈現在血症雖愈　而形容瘦弱　去年秋　有一夜所遺之精　次日視之白袴中　稍帶紅色　今歲中秋後瘧疾初愈　夢遺又作　屈指計之保守已三月餘矣　其色較去年更紅　似帶赤　似血實精　現在胃納起居照舊　脈象本紘濡　舌苔亦無異　每年入冬後　服鱈魚清肝油至初夏停服　已十餘年無間　並清晨服鮮牛乳八兩　餘如參不服　六味等　亦有十餘年不服　今有人勸服驢膠　和鼈甲膠鹿角膠　未知於賤體相宜否　上述病症　務祈貴社諸君　並海內高明　賜以南針　誓當相報　耑此順頌道祉　通信處餘姚圖書公司

◎問胸前疼痛之治法　方春生

茲者　爲家慈年近五十　由去年夏間　忽起胸前疼痛　直至一句鐘始寢稍安　幸至晚已止　不過已後時時覆發　當請醫調治痊愈　不想後以覆發　而且加重不堪　疼痛時背版酸痛及嘔吐不堪　覆請診治竟無效驗　直至迄今十有餘年　並不見愈　鄙人竟無法可施　故飭字告貴社　懇大醫士惠賜良方一頁　務登貴報是荷　俾可照方調法　特此字布

◎問眼病治法　九峯山農

舍弟年十五歲　眼素近視　因本年夏月間　患紅腫生星　並有白膜（如鷄蛋膜　不見凹凸　約半粒米大）曾經醫治　未得全愈　至今左眼右方　黑白交界　仍有白膜（如粟米大）紅絲滿目（右目有紅絲　無白膜）入夜不能視覺　覩茲痛苦　不忍坐視　敢乞眼科大醫士　酌賜良方　則終身感恩無既矣

◎問夢遺治法　前人

余有友人　現年二十歲　體瘠身弱　素未合婚　於十五六歲時　誤犯手淫　不意致成夢遺（夢與女人交

合）屆今六年　患後並無他苦　惟眼白起有紅絲　目力亦遜　記憶力異常薄弱（讀書善忘）　遺泄每月約二三次　現時雖無他患　恐垂久不治　釀成虛損　甚非宜也　敬陳病因現症　伏懇海內大醫士　賜以良方　用除斯疾　戴德無涯矣

◎問核症治法　後學胡劍華

今見一人　年約四十歲　體質素健　忽於陰曆六月間　耳根下處發一腫核　狀如小桃　皮色不紅　今漸發有四個串連　左邊項部　按其中心甚軟　邊沿甚硬　身倦　微惡寒發熱　飲食減少　舌色便通如常　脉浮帶數　百治無效　據外科家云　此症係是馬鈴癧　形若馬鈴　以是命名後患者　見友處有家傳鈔本舊方依此用之　確見減退　服方錄後

生黃耆四錢　薑半夏錢五　全當歸二錢　夏枯草錢五　川貝母二錢　荊芥穗一錢　白芥子一錢　生甘草一錢　鹿角膠一錢　北防風八分　忍冬籐四錢　大生地四錢　外貼廣東敬修堂義澍田如意膏（俗名紅色墜金膏）未知此膏係何藥製成此方何可收效　務乞　貴社高明　勿吝筆墨　詳細示復　以俾增廣學識　或有別治　較此效速　乞細示導　則更感德靡己　即頌　文安

◎問歙縣秋季時症　○縣後學胡大中

敝處今秋九月至今　有小兒發現咳嗽症　初發寒熱　繼則腦門起腫　或紅或不紅　頭仰身强　左手足不仁　足踋下冰冷　抱舉號叫嗜乳若無病狀　大便溏薄黃色　近醫治之　每多不效　抑是腦脊孿性小兒痳痺　或是剛柔痓病　特請刊入增刊　乞海內　高明研究　賜方治法　不勝盼求

◎答餘姚北鄉沈孝棠君問女病治法　諸暨姚壽氏

令愛體質薄弱　更多疾病　陰血受傷　已非一日　血海枯澀　汎水經年不轉　且女子善懷　每多抑鬱　肝鬱生火　木火不戢　入暮寒熱　左脇引腹作痛　金受木刑　間有咳嗽　疎泄太過　小便短數　晝夜不絕　總之肝陰不足　肝火衝動法當解肝鬱　養肝陰　兼調理其經水　當否　候政

丸方　烏賊骨四兩　蘆茹一兩　水泛丸　每日早晨服三錢　酒送下　或米湯送下　每日更服煎劑一帖

煎劑　全當歸三錢　鱉血柴胡二錢　小青皮一錢　川貝母一錢　杭白芍五錢　生左牡蠣三錢　淡條芩一錢　瓜蔞實二錢　炙甘草二錢　生晒朮錢五　剖麥冬三錢　薄荷八分　服六劑後再商治法

醫事近聞

取締醫生營業議案

錄陰曆十月十九日越州公報○闕棋

省議員曾某 提出取締醫生營業規則案云醫學一途 關係人民生命實非淺鮮 近來官廳不從事取締以致一般目不識丁者 濫竽其間有方書全未問津 僅記數種湯頭卽行營業者 或以藥店老夥略知幾種藥名 亦冒稱醫士者 小則貽誤個人生命 大則摧殘人種 似此草菅人命 殊乖人道主義 兹擬訂醫生營業規則十三條 謹請大會公決(一)凡願充醫生者 須遵本規則試驗之檢定 (二)每屆試驗由縣知事舉行 合格者給與營業證書 (三)凡試驗合格之醫生 對於各戶應收診資 除輿馬費外 大戶至多不得過二元 中戶不得過一元 下戶不得過五角 (四)如醫生違反前條之規定 各該戶呈報縣知事 停止其營業 并弔銷證書 (五)前項試驗每年舉行一次 於七月間行之 (六)遇試驗時期 其主任由縣知事選聘富有醫藥學識經驗者充之 (七)試驗科目及施行細則由省公署定之 (八)該項試驗經費由縣稅公益項下支給 (九)凡施行試驗後如未得營業證書者 一律停止其行醫 有强欲行醫情事 由縣知事懲辦之 或取以二十元以上之罰金(十一)凡得有醫學專門畢業證書者准免該項試驗 (十二)凡經呈准立案之醫院 不受本規則之約束(十三)本規則自布布日施行

醫事閒話

◎游戲問題一百則(續四十八期) 潊 聲

(歡迎答作薄有贈品)

七 浙江省某議員 提出取締醫生規則十三條中 有一條定診資不得過二元 他不寫來診或出診 又出診中在城與至鄉 是否是一律二元爲止

八 又同規則中有一條 凡經呈准立案之醫院 不受本規則之約束 此是否醫院亦有治外法權

九 今年的本刊 好咧 還是不好 如好什麼算好 如不好 爲什麼不好

十 本社發行增刊 那一種人最得便宜

十一 看星刊的 醫界多咧 還是普通人多

十二 一號至五十號刊中 有問無答的 有若干條 請舉其確數

七誌謝

◎助欵惠書 本社同人拜手

本社發行月報與星期增刊 所想聯絡醫藥界同志 共謀進步 以月報一年十二冊 祇收價一元 郵寄加費六分 星期增刊一年五十期 祇收價四角 郵寄加費二角五分 週轉爲難 幸荷胡瀛嶠 何廉臣 徐德新 裘吉生諸君照舊捐助 得資挹注 又荷各埠同志代派推銷 前日更蒙奉天張壽甫先生 遠贈手著三版衷中參西錄二部 同深銘感 合誌謝忱

閱報諸君 如存有八卷九卷兩年本報 本社當以今年新報加倍掉換 倘

中華民國十年一月二號出版

紹興醫藥學報星期增刊

發行所浙江紹興城中北海橋

第五十一號　今日計二張

本刊分發行　各省各大書坊

本刊價例

每星期一張或數張計大洋一分五厘預定全年五十期計大洋六角如郵送加每期郵費大洋五厘多定另議郵滙不通之處郵票作洋九五計算凡公共機關報資均收半價

本刊廣告例

百字起碼每期大洋五角連登一月八折連登一年六折不上百字照百字遞算二號字及木刻鑄版地位以字數核算封面加倍刊資亦須先惠長登大幅得以另行訂立特約

特別廣告

◎神效除痛散

夫人之疾苦惟疼痛為最難受欲除此病必服此散無不藥到春國患者一試方知言之不謬並且無論何種疼痛皆可即時立止鄙人經驗多年未可自私今特公諸病者夫人乳婦姙婦均忌服每袋一包開水一茶杯食後一次和服一日服二次每次一包每袋大洋一角五分

◎時疫奪命散

近來天時涼暖不一世人稍一不慎不拘老幼及婦女每發時疫見症咳嗽嘔吐頭疼骨痛惡寒發熱有汗(或無汗)甚則神糊譫語氣急鼻煽肢冷脈伏腹痛絞腸刺胸吊腳縮筋霍亂吐瀉不省人事以及山嵐瘴毒皆陰陽乖戾之氣(見紹興醫藥學報及星期增刊滬報等)須將此散分二次吹入鼻中小兒分四次其性和平寒熱均宜邪從口鼻吸入居其多數仍由此出內服外嗅俱有效力每瓶大人內服分兩次小兒分四次孕婦不忌此方劉吉人先生經驗多年不敢自秘特此以濟時疫之急需亦治腦寒腦熱腦漏鼻淵鼻塞鼻瘜鼻茸時流穢涕等每瓶大洋二角

發行所鎮江城內五條街

楊燧熙醫室

◎多痰者……就是癆病的初步一

凡喜吃烟酒和含有刺激性的東西、其人必多痰而多嗽、初起時恒不注意、以為多痰當作一件平常事看、可曉得多痰就是傷肺的證據、肺傷即是癆病的初步、所以多痰者速宜服除痰潤肺等藥、現在本館為病家利便起見、特向那威運到大批「繁魚肝油」、功能潤肺療虛清血調元、吐血虛熱盜汗咳嗽癆症血虧等症、服之均極有效驗、服法另詳、每小瓶計重八兩售大洋七角八分、每大瓶計重十六兩售大洋一元三角六分、多痰者請到紹興大路教育館內藥品部購服可也、電話第十一號

◎問病者鑒

凡函向本社問病者請將詳細病狀寫明寄到「紹興城中醫藥學報社」收當即登入本刊徵求四方名家或由本社答告治法仍載本刊概不取資各處醫家自定個人收資規則與本社無涉

紹興醫藥學報社啟

緊要啟事九則

一　▲本刊再版彙訂成冊

本刊發行以來各埠函請補寄第一號起全份者日多一日擬如初次印出之數早經無存以致難以應

命 實屬抱歉 近又蒙各埠函囑再版 爲此擬將自第一至五十號如數再版 彙訂成冊 計兩大厚本 共有四十餘萬言 定價大洋一元 陽歷一月發行 凡在出版前預購及以前曾經函訂者 均六折 外埠加郵費七分五厘 因紙本重大 故較原定價不得不酌加也 購者諒之

二 △本刊再版招登廣告

本刊自第一號起至五十號止 全年擬印再版 凡刊內原有廣告 惠登者如願再登 請於陽歷十二月前函來通知 俾可照登 價照原登之數減收一半 以答高誼 此次再版廣告效力 印數較多 又彙訂成冊 永久不失 幸毋忽之

三 △本社又出新書一種

醫案夢記 爲吾越徐守愚君遺著 徐君本政界人 所診皆膏粱重症 治法皆古方活用 足開醫學心靈 書係木刻 經本社主任裘吉生所藏 現特印行 歸社中發行 以期流傳 計二厚冊 定價四角 外埠加郵力二分五釐

四 △醫學衷中參西錄

直隸鹽山張錫純君所著醫學衷中參西錄 風行一時 本社社友常向社中函問購處 現在印至三版 書已寄到社中代售 洋裝兩厚冊 定價大洋一元五角 外埠加郵力七分五釐 不折不扣

五 △中國診斷學實用

本書爲社友時逸人君所輯 以科學的系統採取中國固有之學說 提要鈎元 彙成一冊 原定售價每冊大洋一元四角 各地社友明知爲精要必讀之本 奈多因價貴而裹足 現在時逸人君慈善爲懷 寄到本書一百冊 歸本社發行 願將所得之價 如數歸本社直接滙解西北災區 從此購者既得有用之要書 又盡賑災之義務 一舉兩善 想爲明哲君子所贊成焉

六 △現款酬答代派者

本社爲推廣銷數 兼助代派諸公興會 故凡月報代銷最多數第一至第三位 均將各處贈書並社中書籍酬答 均於歷年報端宣布何人得何書 去年星期增刊銷數三倍於月報 皆是代派諸翁的力 查人代派上百份者七處 吉林賀初善君派至一百零五份 特將助欵中劃出二十元現款酬答賀君 先函通咨 或滙金或收入今年報資 至今年銷數更求各處代派格外推廣 已由本社主任特助五十元 擬酬代派最多數者一位 現洋二十元 餘三十元分酬次多數者三位 如最多數者同數有了兩位 再由社中他友籌助二十元以酬之 凡四方同志 幸祈踴躍將事 如不在多數 得不到酬 亦有照章相當利益 倘在多數得酬之列 雖所定報紙送人 亦是有趣而不費錢的事 樂得竭力

七 △在本刊刊登廣告之特效請看下列各條即可明白

一 本報係載全國醫家互相討論之學術 故月刊星刊均是前後接續 可以裝訂成書 所登廣告效力亦永遠存在

一 本報爲全國病家顧問水機關 故凡閱報之人皆爲急欲求藥之人 登藥物廣告於本報 其效力自大

一 本報辨理月刊已十年 因四處來稿過多 故增加星刊 全國信仰 無待本報之自誇 所登廣告亦易取人信

一 本報銷路不限於一區域 如各省各鄉及南洋各埠台灣等處皆到 廣告效力亦自普及

一 本報銷路又不限于一社會 平常記載學術之報章 皆限於一個範圍人之購閱 如載敎育者商業人不看 載商學者敎育界人不看 本報爲講究衛生及對病者謀治法 人人有防病或一時不豫者 故看本報之人不一定社會 廣告之效所以亦能及各社會

一 本報月刊一月一出 星刊一禮拜一出 篇幅文字均極簡明 定價極廉 不多費閱者之

恭祝

神州醫會紹興分會同人

紹興醫藥書報各地代派處同人

南京醫藥研究會同人

山西中醫改進會同人

進步

中華全國醫藥衛生協會同人

韋廉士醫生藥局　上海四川路十六號

紹興教育館同人

地位有限　下期續登

光陰與經濟故人多歡迎登入廣告同爲人所歡迎可知一以上所述如是而本社廣告何以不多於他報章此亦當說明因本報爲謀病者之福利與誘導普通人之衛生智識凡未得本社所信爲有益無害之藥品卽出重資委登廣告本報亦不肯因自得小利而貽害大衆也

八　答中華全國醫藥衛生協會來函諸公

各處會員諸公鑒來函敬悉敝社已將貴會章程遵約登出十二號月報各會員履歷亦當按期接載至照會章請袁吉生君先將伊之家藏醫藥書籍目錄陸續宣佈一節亦與袁君商定照辦特此敬答諸希　愛照不宣

紹興醫藥學報社啓

九　◎本社廣告購書者鑒

本社除月刊星刊外出版醫藥書籍百餘種皆世所罕見之孤本及名家未刊之精稿又代售各處社友手著最新醫書二十餘種定價皆廉因宗旨不爲謀利專爲流通也凡醫藥爲業者固宜爭先購閱以輸進學術於臨證治病大得裨益卽普通人民購閱此種書籍稍備醫藥常識未病時得明保衛之法已病時勿爲醫藥所誤費小功宏較之購讀他種書籍其損益可不待贅述也印有書目奉送不取分文函索卽寄

新書出版

（◎國醫百家第七　大增刊第六）

國醫百家第七種雪雅堂醫案已預告於第六種書內　現在書已出版本國連史紙洋裝兩大冊大洋七角郵寄加費五分大增刊第六每冊改價五角　亦已出版　郵費五分

小言

◎新年的新希望　記者

今天發行本刊　是新年第一次　我不敢說「新年恭喜」底例話　因爲恭喜　要有事實表現出來的　不然就是空談　所以我對今天發行本刊第一次底新年　祇有幾種新希望寫在下面　請教請教看本刊的諸位

（一）希望看本刊的　今年比舊年要多　因本刊很想普及衛生常識　提高國民底人格　洗刷病夫的譏誚　所以定價甚廉　差不多每日費大錢一二個　就可看得一年　願已經定看諸公　一傳十　十傳百　都來定看　看的自然多起來了

（二）希望投稿底社友　多做點實驗底稿子　因爲本刊言論公開的　雖無論什麼主張　必定代爲刊載　故投稿底自負責任的　乃去年有好幾處來信　說本刊的答稿　有太說得玄妙兼有許多藥物不是隨便可配的　我想這也是金玉之言　應該聽聽的

（三）希望全國醫生與業藥的　本刊最大底目的　就是輸入新知　整理舊學　若持片面的主張　必定沒有圓滿的結果　但茲事體大　也不是少數底同志可能做到　所以要合「羣策羣力」不限中西門戶的見　都入中華全國醫藥衛生協會（章程刊在去年十二號本報中）　並皆多購新出版的書籍（本社刊行各書　都是難覓孤本　及名家新著　印有書目函索不費分文）以傳參攷　如是大家共同研究　醫學還怕不日見發達麼

學術研究

◎答高思潛君問泌尿的道路　鹽山張錫純

人之飲入於胃上下四旁敷布以灌溉濡潤諸臟腑而其灌溉濡潤之餘除化汽化汗外皆下歸於膀胱而爲小便是胃者小便之源膀胱者小便之委猶黃河之播爲九河其下又同爲逆河也今特即管見所及縷析條分詳悉言之以質諸　高君並質諸醫界　諸大雅未知以爲何如若有差謬之處仍乞賜教

一胃中水飲被微絲血管吸去循胃之大絡處上行透膈直達於肺（內經曰胃之大絡名虛貫膈絡肺）隨呼吸之氣化汽而出其未盡化汽者隨肺氣下行透膈（肺下雖無透竅而其氣化自能清肅下行）緣中焦（包脾連胃脂膜）下焦（絡腸包腎連膀胱脂膜）達於膀胱而爲小便

一胃中水飲被微絲血管吸去由胃連脾之脂膜歸脾由脾而上者達肺（內經曰飲入於胃游溢精氣上輸入脾脾氣散精上達於肺）與由胃直達於肺

者相併由脾而下者亦緣中焦下焦達於膀胱（內經曰三焦者決瀆之官水道出焉王氏醫林改錯謂網油之上如水鈴鐺網油卽三焦是皆三焦能行水之明徵）而爲小便

一胃中水飲被微絲血管吸去入於回血管緣與胃相連之肝膈大筋以輸于肝（此係西人之說而王氏醫林改錯亦謂胃上有總提肝）由肝循血管下行透腎達膀胱而爲小便西人所謂腎臟上連回血管下連溺管是也而其由肝而上行者隨回血管入心由心入肺化而爲汽隨呼吸之氣外出其餘者仍隨肺氣下降而爲小便

一由胃下達幽門至於小腸緣乳糜管透出循下焦以達於膀胱爲小便

按以上所論小便之路當以由脾緣三焦及膀胱者消水最多由胃至小腸滲出者次之由胃緣回血管入肝者又次之其上升於肺而降下者則又次之總之水氣之升降敷布以滋潤全身原無臟腑界限至大便之隧道原由胃及腸下達魄門而不能旁溢其有腸交之病者疑其腸中有傷損潰漏之處糞汁隨水漏出由膀胱進水之口（下焦與膀胱相連處）而入膀胱也

附錄或問二則

或問內經謂食入于胃散精於肝原與飲入於胃上輸於脾之文劃然兩分不相混淆子則謂水可由胃入肝不顯與經文相背乎答曰食入於胃散精於肝所謂精者乃穀氣藉水氣醞釀而成所謂散精者乃穀氣隨水氣流通而布也卽如小腸乳糜管西人原謂係化血之源而其中亦必含有水氣始能將乳糜化成上輸於心而爲血待其乳糜化成之後所餘之水歸於無用遂由乳糜管滲出而爲小便試觀剖解物類者其小腸中水飲與食物猶掺半至大腸則水飲全無是水自小腸滲出之明徵亦卽運化食物以成精華必藉水氣以醞釀之之明徵也

或問西人謂飲入於胃被微絲血管吸去引入回血管過肝入心以布於周身自肺達出爲汽自膚滲出爲汗餘入膀胱爲溺今子則謂水飲至肝不但上升入心而且下達何所據而云然也答曰內經謂肝熱病者小便先黃又謂肝壅兩胠（脇也）滿臥則驚悸不得小便且芍藥爲理肝之主藥而最善利小便由是觀之是水飲由由胃入肝卽可下達膀胱也且西人謂腎中有回血管其管尾與溺管相接爲回血管之水飲透腎以達膀胱之路夫回血管中水飲若皆隨回血管過肝入心而回血管之運行未有自心下達腎者（回血管皆由他經收回心部）其中水飲何以復由回血管入腎是知水飲由回血管入腎者必其過肝之時未盡隨回血管上行入心而卽由自肝下行之回血管入腎也蓋西人此段議論原屬約略未詳之詞愚特於其未詳者代爲闡發也

右第二或問條摘錄拙著衷中參西錄醒脾升陷湯後原文也編中利水一門發明小便之理甚爲詳悉玆限於篇幅不俱載

◎釋問兩則　　張伯[illegible]

外科全生集中治横痃結核日取皂角刺六錢爲末布袋同糯米二合煮粥飲三四日全消未知有驗否超以此味性善透膿不敢輕試故特質諸海內高明明以教我爲荷

陰疽皮色如常膿熟與否一時指下難明聞西醫用針打入吸出膿液脂血以辨之卽能確斷有膿無膿我所見窄西醫學識毫不印腦未知眞有此法否此針亦何名是否上海大藥房內售麼敬請海內參通西術大醫士不吝珠玉示我爲幸

古方中用糠青一味是否今之銅綠並乞示及

◎問紅燐愈病的理　陳龍池

龍池今夏診一婦人這婦人姓甘今年三十五歲丈夫推車素來有一胃氣痛病吃過許多暖藥絲毫不見效驗去年春間又添少腹疼痛渾身酸痛的證丈夫無錢給他醫治痛苦極了思想不如自盡爲愈於是在三月間私服下紅燐四盒及燒酒一碗梳頭洗浴以備斷氣豈知一日一夜不見動靜之後僅覺人事不清便血十餘日毫無痛苦胃氣痛病居然至今不發不過少腹疼痛及渾身酸痛未好請龍診視用大劑辛熱通陽的法子吃了二十餘帖方纔全愈本刊十一號王君蘭遠曾說蘇州吳仁山因病(未說是何病)服紅燐自盡不但未死而且宿疾全愈同這婦人眞是無獨有偶了還有一個同他成了個反比例有個小孩他家老鼠太多他母親買些紅燐放在飯裡去餧老鼠老鼠中毒發狂跑入被內將這小兒膀上咬了一口登時大腫不及一日滿身發斑後請西醫診視服藥將近一月方纔全好到現在還很瘦弱聽說目下又得孩兒鼓不知死活可知這紅燐的毒是利害極了中了這點兒便就如此吃下去眞就不能問了但這婦人服了這許多他偏偏不死想他這內裏的寒就寒得可怕呢所以龍池把來登在報上同大家研究研究究竟這紅燐是有愈病的功効麼

◎問目中現金花的緣故　前人

凡人用了猛力眼中便金花亂濺不知在生理上是什麼緣故

◎問藥　福州黃良安

前讀金匱女勞疸篇用硝石礬石散一方硝石二字表示石類之品可知但藥鋪只有朴硝一種其餘元明粉風化硝芒硝均其類也入藥取意鹹入腎攻下軟堅未免對於女勞腎熱其腎臟已破耗豈非因虛所致奚堪再用攻下之品以傷腎之理殊爲疑義再者此外尙有火硝牙硝又非內服宜用之品更不敢問矣

礬石亦有數種未知究是何種或明礬或皂礬或綠礬乎伏查礬石治疸唯皂礬一味問人單方中服此有驗因經無明文無從捫牽敢請　貴社先生俯賜指教以釋下愚幸勿以鄙賤之言致之也幸甚幸甚

治療顧問

○答九峯山農問眼病方　餘姚康煥章

尊述令弟眼素近視　今年患紅腫生星　查近視一症　原因甚多　有遺傳性之近視　有孩年因驚因病之近視　凡諸方書　僉云眞火不足　服藥難痊　然近世科學昌明　人工竟奪造化　患近視者　可驗光以配戴眼鏡　今夏患紅腫生星　並有白膜醫治未得全愈　至今左眼右方仍有白膜　紅絲滿目　右目有紅絲無白膜　此因火邪刑於心肺　久而不清　致血滯於絡　故二目久不清寧　紅絲爭繞氣輪　左目大眥又生白膜　蓋火之邪　鬱在金部　即傅氏云鬼賊相侵　防變努肉攀睛是也　其紅久不退者　上下瞼胞恐有如椒如瘰之形　請翻視之　如果有椒瘰　用光明草（即狗尾巴草）搓擦　或用三稜針刺出滴血　使血行火泄　然後點膏服藥　或可膜消紅退　茲擬一方　宗顧氏淸火導赤之意　然否有當　還請　方家斁正　至內點藥膏方　載張錫純君「三版衷中參西錄」一八卷目疾門　磨翳膏　國醫百家第八種「簡明科眼學」　濟明藥膏方　以上二書　紹興醫藥學報社　均有出售　請購閱酌服可也

根生地四錢　赤芍錢半　連翹二錢　地骨皮二錢　淡竹葉二錢　黃草石斛三錢　西歸尾錢半　焦山梔二錢　桑白皮錢半　甘草梢八分　細木通五分　生米仁三錢　紫丹參八分

右藥照分服三劑河水煎服

（六）答高思潛君問乾咳治法　直隸鹽山張錫純

按四十九號所登乾咳詳細病案　似屬不治之證　然醫者以活人爲心　當於無可治療之中　竭力設法　以治療之　爰擬方於左　以備採擇

生懷山藥條一斤　軋細過羅　若經水泡　切片　及切餘之山藥頭　皆不宜用　嚼之味甘無微辣微酸之味者　方是懷山藥

含糖白布聖一瓶　白布聖係西藥　取吃乳之小豬小牛胃中津液製成　東人又製之以糖　名含糖白布聖

又藥二味　每用山藥七八錢或一兩　同凉水調入小鍋中　置爐上　不住以箸攪之　兩三沸即成山藥粥　傾盌中　稍遲片刻　再將白布聖五分　撒於粥上服之　一日或服兩次　或服三次　當點心用　久而自愈

按山藥（必須生者方效）色白　味甘汁稠（含蛋白質最多）　故能補脾肺腎三經　滋眞陰（能退熱）　固氣化（能止泄瀉）　且又爲尋常食之物　可以久服多服　惟痰多脾弱者　其黏膩之性　稍有妨礙　而以白布聖之善助脾胃以消化食物者濟之　久久服之　自有益而無損

（七）答金正希君問手凍裂治療法　志覺老人

外科證治全書（四川版）　中有紫歸油一方　余每年冬令　屢試屢效　眞妙方也

紫草五錢　當歸二錢五分　先用雄猪板油四五兩熬去渣　再入前藥熬數沸　濾渣淨　俟油凝冷　擦手便愈

◎答上海□□女士問□□不調治法　鎮江楊燧熙

(既往症)咳嗽　前年春間　因事急躁

(現在症)胸膺時常氣悶　有礙壓束　壓則即欲作嗆　嗆則氣急　痰多灰色成塊　天癸三五月一至　前年而起　客歲七月大產　產後經仍不調　現雖至甚少

(苔脉)舌苔老黃　脈象未詳

(原因)夫胸膺乃肺胃之城廓也　其爲悶者　乃肝氣上逆　肺胃之氣不主宣通　以致不能壓束　逆氣使然　此血熱與痰熱阻結之象　痰灰成塊者　乃火煎津液成痰也　越人詳明　茲不再筆　夫經數　月一至　由肝熱血虧　久久不解　五液漸耗　故經以亢則害　承乃制　此自然之理　擬益水源之不足　制虛陽之有餘　緩緩圖治　切忌服通經之劑　無益反損　良由陰血不充　肝脾失和　八脈之中　衝任交病之所致也

(療法)

白蒺藜三錢　大貝母三錢　毛知母二錢　干金橘皮一錢　杭白芍三錢　京赤芍二錢　絲瓜絡三錢　粉丹皮二錢　黑山枝錢五分　川楝實三錢　黃玉金一錢　大生地三錢　肥元參三錢　冬桑葉三錢　瓦楞子(先煎)四錢　石決明(先煎)八錢　製香附三錢　川石斛三錢　蓮子心四分　藕片(先煎)二兩

服十劑每天一劑

代郵

折背叟先生大鑑敬啓者昨閱第西十六號星期報刊特別啓事云日前答復西丁感佩酬贈承前下問住處地址聲明報端弟之家住江蘇如臯縣城內逸人橋東首便是特此奉復豈敢領情並頌　道安　　弟蘇鶴臣立正

◎杭縣菊坡致餘姚沈孝榮君函

孝榮先生台鑒啓者閱四十八期本增刊內登有　閣下問令愛疑難症治法但前曾以何法醫治及服何藥並未叙及今菊坡不敏敢代爲研究如不以鄙陋見棄請將前投服方藥及過往症狀一并詳細抄錄直接郵寄杭城太平坊街十四號交某收倘菊坡一人之學力不濟亦當博爲徵求未諗　閣下以爲如何草此順候台祉

◎致史先生函

介生先生惠鑑晚閱星刊登有答沈君仲圭醫學入門方法及研究次第指示方針嘉惠後學實非淺鮮惟本經內經難經傷寒金匱等書諸家注釋甚多究以何氏最爲精當懇祈指教以惠後學此上敬頌　台安　九峯山農謹上

▲中華郵政局特准掛號認爲新聞紙類▼

中華民國十年一月九號出版

紹興醫藥學報星期增刊

發行所浙江紹興城中北海橋

第五十二號
今日計二張

本刊分發行
各省各大書坊

本刊價例
每星期一張或數張計大洋一分五厘預定全年五十期計大洋六角如郵迗加每期郵費大洋五厘多定另議郵滙不通之處郵票作洋九五計算凡公共機關報資均收半價

本刊廣告例
百字起碼每期大洋五角連登一月八折連登一年六折不上百字照百字遞算二號字及木刻鑄版地位以字數核算封面加倍刊資亦須先惠長登大幅得以另行訂立特約

◎問病者鑒

凡函向本社問病者請將詳細病狀寫明寄到「紹興城中醫藥學報社」收當即登入本刊徵求四方名家或由本社答告治法仍載本刊概不取資各處醫家自定個人收資規則與本社無涉

紹興醫藥學報社啓

小言

（論本刊感言）　江都陳龍池

本刊出版以來　整整一年了　這一年中　我們同志當中　又添了幾個熟人　討論的問題　加增了不少　頗足爲醫界前途賀　但是龍池還覺得不足　爲甚麼呢　試看本刊的銷路　北抵張家口　南抵星加坡　這幾千里當中　知醫的僅僅就本報中這幾個臉色嗎　別處不知　就以我們揚州而論　行道的足有一百三四十人，而握管亂說的　只有小子一個　難道他們眞就不能握管嗎　無奈這支筆　在他們的意中　足有一千幾百斤　從來是拿不動的　所以約算起來　投稿的只有幾百分之一罷了　龍池前次說過一句獃話　果然我們醫界中人　個個能在報上投一兩篇稿子　個個講究伏案　中國的醫學　決不至於衰敗到這步田地　現在還幸虧有這區區物兒　把大

閱報諸君　如存有八卷九卷兩年本報　本社當以今年新報加倍掉換　倘

肯割愛　請卽寄下　但須號數齊全　不拘若干份　皆所歡迎　本社啟

家稿子聚在一處　還能彀熱熱鬧鬧的辦着　也就是不幸中的萬幸了　然則龍池還感慨甚麼呢　唉　要知道天下事就是這麼着　就永遠不會發達　不說句大話　果然我們熟朋友個個提着精神　這小小增刋　還不至於停辦　但是十年二十年　還是這兩張罷了　在那眼小如豆的看見鬧得烟舞漲氣　以爲是了不得　要曉得回頭一望　便要慚愧到極頂了　那裏知道游手好閒的　還被我們多出幾百倍呢　龍池的意思也不是要諸位拚命的做稿　不過要勸勸那些不開通的　訂一份看看　使他看得興起　也可以投一兩篇　稿子多了　兩張不彀　加到四張　四張不彀　加到六張　加到一本　將來銷路佈滿全國　漲到海外　我們中國的醫學　能彀在世界學術中佔一個地位　那纔是辦醫報的本意　纔算是我們的天職盡到　龍池的心願纔算滿足　今天是本刋產生第二年的開始　無稿可投　就把這篇登出　做個小言

警告

◎衢縣腦膜炎猖獗

（錄九年十二月廿九新聞報）

浙江教育廳據省立第八中學校校長余敬電稱　衢城發腦膜炎症　延及職校　突死學生一人　據校醫面稱　此症傳染甚烈　校長思年內爲日無多　可否提前放假　厲行消毒　乞電示　又據有電稱　敬電發後　隨卽厲行消毒　茲又有二人病勢危急　全體惶恐　請速電示　昨由夏廳長覆電云　衢縣第八中校余校長覽　兩電悉　應准休業　請查照　教育廳印

衛生談

○丁醫士卻病法（計廿二條）

杭縣沈獨蓀錄

（一）每日日出卽起用冷水摩擦周身

（二）早起後宜飲熱湯三杯隔半點鐘始食早餐

（三）早餐後隔五點鐘始食午餐午餐後隔五點鐘始食晚餐每餐不宜過飽爲妙

（四）一日三餐之前後不用點心一切閒食不食爲貴

（五）食宜緩嚼宜細嚼嚼至無可嚼始咽下

（六）晚餐後隔三點鐘方可就寢

（七）每夜至少睡足八點鐘冬日不可以被覆首睡時以下午十點鐘爲限

（八）寢室宜通風床前屏風障之免得風直射人身

（九）每日宜多運勞宜走路三四里

（十）每日宜在日光之下空氣潔淨處挺身直立緊閉其口用鼻孔盡力呼出炭氣吸入空氣每日三四次每次十餘呼吸營養肺體莫妙於此

（十一）紙烟旱烟水烟均不可吸

（十二）陳酒膏粱外國酒均不可飲

(十三)一切肉類皆含毒質能戒絕最佳

(十四)不可使色慾有發動之機會平時宜用强制功夫老氏曰不見可欲使心不亂廣成子曰無勞汝形無搖汝精乃可長生

(十五)房事與年齡相應不可過度春秋繁露曰新壯者十日而一遊於房中中年者倍新壯始衰者倍中年中衰者倍始衰大衰者之月當新壯之日

(十六)每日大便一次便閉結者宜多食菜蔬水果

(十七)每日宜多洗刷齒牙用五洲藥房所售牙刷牙粉最合用(養注五洲藥房所售牙刷毛不坦平易去齒間之食屑特價太昂下號亦需三角)若齒牙有病宜速醫補

(十八)衣服宜寬宜鬆宜輕宜薄宜稍涼宜清潔

(十九)每日作事須有一定時刻某某時作某某事宜嚴守規則不可遲悞作事滿一句鐘宜休息片刻以舒腦筋身體

(二十)每日宜學大笑數次凡歡笑最有益於人能補腦髓活筋舒絡營衛消食滯而四周之聞笑者亦報之以笑容彼此俱有大益

(二十一)小病不可服藥冬日禁服膏方小病本二三日可自愈者往往因不對症之藥而遲至六七日始愈者冬令膏方能使人消化力減少或生濕或太燥不食爲妙

(二十二)自治宜嚴心中無不可對人之事則心廣體胖夢寐亦安

錄者按此二十二條簡要詳盡語語金玉吾人苟能實力奉行不僅却病而已也

學術研究

◎答沈仲圭君書

直隸鹽山張錫純

仲圭仁兄雅鑒向見登報問西醫進門之法所以未即答者因素未習西醫即偶有涉獵所見甚少而海內精通西醫之君子必有不吝所長而相答者後蒙馳書下問欲復藏拙無計不得不就管見所及約略言之西人臨證不能深究病源而爲隔二隔三之治故其一切臨證之書可從緩閱至其製藥則頗有精妙之處故學西醫者宜先精研其藥物西藥經丁仲祜所譯者至詳備矣而愚初搜閱西書時丁氏之書猶未出也其行於世者惟西醫五種係英國合信氏所傳其書論臟腑經絡頗詳而於論藥處甚略後十餘年始見丁氏之書先購其西藥實驗談閱之其書於常用緊要之藥詳爲記載其形狀氣味主治能力及其用量且於藥後附以數醫彙集之方以治某病可爲善本而獨於藥之原質及製造之法皆未言及偶而試用亦頗見效因未深究其本源用之仍未盡化裁之妙繼又購其藥物學大成閱之則各藥之原質及其製造皆詳矣於是可取其藥以輔中藥之不逮如白布知係者牛胃之液製成用之[illegible]

須用生者輒細煑粥）同服治虛勞咳嗽甚效如阿斯必林知係楊柳皮之液製成用之以表疹癮其火熾盛者與生石膏並用甚效如覞尼涅知係鷄納樹皮製成故能入手少陽經更製以硫酸鹽酸兼能入足少陽經不但治瘧甚效而與理肝膽之藥並用清熱補虛亦甚效如此者不勝枚舉在細心研究者之善通變耳芻蕘之言未知有可採取否耶耑此敬覆即候　文安

◎答武昌葉健生君問猴棗　周小農

猴棗係猴寶也產自南洋新嘉坡諸海島其形若蛋大小不一打破層層裹疊其性寒專治熱痰之聖藥也外科如癰疽橫痃未曾破頭以及瘰癧痰核等症只須以醋磨搽幾分立消患於無形較之犀黃八寶散不啻功勝百倍內科如驚癇小兒急驚痰厥熱痰等症研粉用開水冲服一二分其應如響不可輕視惟猴性敏捷故治熱痰神速一定不易之理也此段寧波董元龍君由其師處錄示片楮什襲已十餘年是時與蕭君同客海上也

◎新絳並非茜草　杭州笑廠

閱四十九號星刊黃君國材答獨善所問新絳一則黃君謂新絳爲茜草但新絳係大紅帽緯杭地各藥店均有備售其功用止血行血曾載於本草備要新增欄內想黃君所指已屬誤會敢以所見特爲刋誤不知黃君以爲然否

◎問鼻塞治法　陳龍池

有一女子鼻孔終年不通呼吸皆由口出入並無別病不知是何道理有法醫否

◎問口涎治法　前人

又一女子夜臥口中生水必須吐去醒後則無亦不知何理務請　高明指敎

◎答覺成枸杞子性味　南通呂四袁愛仁

本草彙箋曰枸杞子體潤能滋腎家之陰味甘能助腎家之陽故爲平補之劑人參枸杞每相須爲用蓋人參固氣令精不遺枸杞滋陰令火不洩愼齋先生謂枸杞能升陽職此故也火不洩則陽道常强矣

◎答杭縣沈仲圭問膀胱　前人

請閱丁仲祜中西醫學報宣統三年第十二期是明

◎答黃國材豬鼻孔草　前人

本草無有此名本草綱目鱧腸草別名內有豬牙草形性治病相同大約是方言之說豬鼻孔草

◎問秋瘧指南何月出版　前人

貴社秋瘧指南已登月報兩次敝地今秋此病甚多不知何月出版

◎問慈谿江子卿先生論內[illegible]名　杭縣沈獨[illegible]敬詢

十卷十一號月報中尊論古今醫學源流於書籍之優劣古人之偏執皆言之了了足爲後學南針無任感佩惟多有僅舉姓氏未詳書名者務祈披露刋中以便購讀（卷數總名內容幷乞及之）

◎答漢藥代用西藥之指針　張子淸

醫學衞生淺說報係敝友張潤田君所定比時不斷參閱近此人已調赴本團一營出防朔縣因代舉以奉聞原由天津盧大夫提倡國貨診治用西法創漢藥之新製劑行西式處方使患者與服

西藥相等據每期報欄內載製成丁幾之藥味甚多並將其名稱性狀主治用量定價披露分明如醫界想用不妨購之一試此我國藥品改良之創始也他如輕粉驅梅劑可代用甘汞緩下比甘汞尤佳黃柏收斂防腐可代用垤爾麻篤兒鄙人在醫院仿製吳萸酒以代海碘試之引赤有卓效謹此奉覆

治療顧問

◎問精滑治法　諸暨吳澤民

僕現年二十三歲　緣於十六歲時誤犯手淫　十七歲授室後　又不知節慾　十八歲至江西營商　遂生遺精之症　每月約須四五次　無夢時多　有夢時少　但當時人亦並不覺乏力　又作客異鄉　遂不延醫服藥　至二十歲始回家鄉　重續舊歡　遂不能如前之堅久　直至現今　心中略有所動　其物即舉　一交卽洩　洩亦極少　若待其自萎　必有精數點　隨萎溢出　而人亦瘦弱異常　兩目不能遠視　至冬時手足如冰　以致妻娶數年　尙無子嗣　竊思精爲人之寶　充則壽　竭則夭　今僕因幼年無知　鑄此大錯　必將夭矣　但先父母惟生僕一人　僕又無嗣而夭　何以見先父母於泉下　素仰貴社慈善爲懷　故將病狀病因上告諸公　務希惠賜良方　療人之疾　鑄己之德　諒亦好善君子所樂爲也

◎問心神恍惚治法　徐燮平

變之表兄　年二十　身體强壯　十八歲秋初　因勞力思慮太過　遂患夢遺一症　每月必遺二三次　去年冬　寒熱咳嗽　服溫散而愈　今年春又患風溫　服涼泄而瘥　夏秋之間　寒熱日作　數日而又泄瀉數次　而又裡結後重　所便皆如凍水　時服枳殼導滯丸一兩　不應　服更衣丸八錢　又不應　變勸服燕醫生補丸八粒　未及三小時而大瀉　二日而愈　然半年之中　夢遺之期益近　八月間　持重遠行　是夜連遺二次　皆無夢不覺　皮肉已削其半　驚悸怔忡健忘　耳鳴腰酸　肢冷　求醫診治　服交通心腎丸　晨服天王補心丹（方附）　一月有餘　病十去其七八　今已停藥月餘矣　夢遺驚悸怔忡腰酸雖愈　然心神恍惚　目視無神　健忘　耳鳴　肢冷仍然　脈細數　右尺微　左關重按若無　每晨起必有白膩痰數口（此痰必從鼻中吸入喉間　從口吐出　且口中之津液甚膩）兩頰常赤　舌苔中根乾黃　小便黃赤不常　大便不多　飲食如常　現單服硃砂安神丸　晚服補腎寧心丸（方附）　已六七日矣　心神仍恍惚　耳鳴肢冷等症未稍減　故求燮函請貴社　載入星期刊中　求海內名家惠賜良方　非特表兄感德靡涯　燮平亦可增一見識也

（交通心腎丸方）　熟地　茯神

棗仁 遠志肉 枸杞子（鹽水炒）芡實 麥冬 兎絲子 沙苑 益智子 石菖蒲

（天王補心丹）生地 當歸 天冬 麥冬 棗仁 柏子仁 遠志 人元丹參 茯苓 桔梗 五味子

（硃砂安神丸）當歸 甘草 硃砂 川連 生地

（補腎寧心丸）熟地 龜膏 遠志肉 兎絲子 沙苑 益智子 刺蒺藜 甘菊花

◎答胡劍華君問足疾治法　杭縣朱菊坡

令族某君之症狀 依拙見懸斷 爲乾性脚氣病 凡脚氣病感染之原因 大抵皆由運動與飲食不知攝生 及營坐業等而起（或謂米中毒及魚肉中毒之說尚屬不實）感染人之年齡 以十五歲之上 三十歲之下爲最多 老幼染此者甚少 閣下所列症之起因及症狀 知令族於攝生一道 甚不講究 頗與脚氣症起因符合 即年齡亦在易感染之時期 其足軟行步困難 已與乾性脚氣病症狀相同 蓋乾性脚氣病症狀 爲下肢倦怠 步行困難 稍一勞動 心悸加甚 脉搏較速 繼之下肢麻痺不能行動 又繼之而全身麻痺 知覺遲鈍是也（脚氣病分乾性 濕性 衝心性三種 除上述乾性病狀外 而濕性必脚起浮腫 衝心性有惡心嘔吐等症狀）至其餘目光不强 耳作蟬鳴 凡嗜烟酒者亦或患此 非脚氣病範內症狀也 渠之胞弟亦患同樣之症 更可證爲因傳染而得之脚氣病 若謂係肝腎雙虛者 豈肝腎雙虛爲傳染病乎 抑渠弟亦如乃兄之傷於色乎 倘一加思索 不難冰釋也 今將脚氣病應守攝生之法及處方列下 是否有當 尙乞高明酌正

一 每日五時宜卽起床 隨步三十分時以上至一時以內 切忌終日息偃 然運動亦勿過甚 否則難免起急劇之變調

二 宜多進牛乳 少食他物

三 忌食有脂肪性之食物

四 酒類雖不必禁絕 亦當較平素減至三分之二

五 嚴禁妄食茶果

六 宜改食麥飯 停止米飯

七 入夜九時卽須就寢

八 戒費腦力

九 禁止行房

十 病室內外須清潔 空氣務通暢

十一 當避卑濕之區 移居高爽

十二 謹防感冒

十三 保持胃之健全

除以上應守之攝生法外宜停止熟水浴若食滋養品除應食牛乳麩包外可食牛肉鷄肉鷄蛋肉汁等爲宜內服藥劑處方於左

硫酸苦土 Magnesii Sulphas 一〇•〇五

淡鹽强酸 Acidum Hydrochloricum Dilutum 一•〇五

白糖適宜
水一〇〇。〇五
右二日分三次服

◎問足背浮腫腎囊縮小原因及治法 耕莘拜詢

病狀 近年以來初患 一至嚴冬 四肢如冰 兼生凍瘡 足背每浮腫甚高 至明晨始消 甚且不盡 纖且陰囊陰莖上縮

兼症 兼有夢遺及目疾（請參閱本刊第十十九二十三期問案）

影響 人較前爲瘦減 記憶力甚弱 足力亦然（不能行遠程） 惟飲食起居 尚稱如常

雜錄

◎介紹名著 杭縣沈仲圭

鹽山張壽甫先生 學問精邃 經驗宏富 所著醫學衷中參西錄一書 係將十餘年來 屢試輒驗之方 分門別類 纂輯而成 計八卷首 卷爲虛勞計方十一 次卷爲喘息計方四 心病計方二 肺病計方五 嘔吐計方二 膈食計方一 吐衄計方十一 消渴計方一 癃閉計方九 三卷爲黃疸計方一 淋濁計方十二 痢疾計方七 燥結計方三 泄瀉計方六 痰飲計方六 癲狂計方二 四卷爲大氣陷計方四 氣血鬱肢體疼計方八 五卷爲傷寒計方九 溫病計方九 六卷爲傷寒溫病計方八 七卷爲疫病計方二 疹毒計方一 瘧疾計方一 霍亂計方三 內外風證計方二 小兒風症計方二 癇風計方二 痿廢偏枯計方四 八卷爲女科計方十六 眼科計方七 咽喉計方一 瘡瘍計方五 末又殿以雜錄 爲服硫黃法 解砒石毒洋火毒法 治夢遺運氣法 共計方一百六十七 每方後加以詳解 附以驗案 又採取西人之說 以發明方義 運用化學之理 以貫通中西 其闡發經義 足補古人未逮 其辨正謬誤 尤裨益學問 洵有志研究醫學者必備之要籍 全書分訂二大厚册 售實洋一圓五角 如杭地諸公欲購是書 可委圭代辦 以免書信匯欵之勞 通信及住處 運司河下九十五號文廟對面

代郵

諸大醫士先生台鑑前代友人李君問胸膈脹悶兼呃逆上衝治法已蒙登於四十四號星期增刊迄今兩旬有餘未承答示良方令人眼望欲穿務祈貴社諸君毋吝筆墨賜我妙方無任盼禱此上敬請
道安 直隸靑縣張毅武鞠躬

吉人道長先生大鑒曩昔上書卽蒙見覆於增刊誦讀之下藉悉 先生不吝靑囊願付增刊大公濟世洵胞與之盛心也迄今數週報中未載想以萬機一躬勢難及此耳但入毒海者深望慈航之早來爲尤感也用特敬詢并候
台祺 世晚龔伯超頓首

中華郵政局特准掛號認爲新聞紙類

中華民國十年一月十六號出版

紹興醫藥學報星期增刊

發行所浙江紹興城中北海橋東

第五十三號
今日計二張

本刊分發行
各省各大書坊

本刊價例

每星期一張或數張計大洋一分五厘預定全年五十期計大洋六角如郵送加每期郵費大洋五厘多定另議郵滙不通之處郵票作洋九五計算凡公共機關報資均收半價

本刊廣告例

百字起碼每期大洋五角連登一月八折連登一年六折不上百字照百字遞算二號字及木刻鑄版地位以字數核算封面加倍刊資亦須先惠長登大幅得以另行訂立特約

特別廣告

◎神效除痛散

夫人之疾苦惟疼痛爲最難受欲除此病必服此散無不藥到春國患者一試方知言之不謬並且無論何種疼痛皆可即時立止鄙人經驗多年未可自私今特公諸病者夫乳婦姙婦均忌服每袋一包開水一茶杯食後一次和服一日服二次每次一包每袋大洋一角五分

◎時疫奪命散

近來天時涼暖不一世人稍一不愼拘老幼及婦女每發時疫見症咳嗽嘔吐頭疼骨痛惡寒發熱有汗(或無汗)甚則神糊譫語氣急鼻煽肢冷脈伏腹痛絞腸刺胸吊脚縮筋霍亂吐瀉不省人事以及山嵐瘴毒皆陰陽乖戾之氣(一見紹興醫藥學報及星期增刊滬報等)須將此散分二次吹入鼻中小兒分四次其性和平寒熱均宜邪從口鼻吸入居其多數仍由此出內服外嗅俱有效力每瓶大人內服分兩次小兒分四次孕婦不忌此方劉吉人先生經驗多年不敢自秘特此以濟時疫之急需亦治腦寒腦熱腦漏鼻淵鼻塞鼻瘜鼻茸時流穢涕等每瓶大洋二角

發行所鎭江城內五條街楊燧熙醫室

◎多痰者……就是癆病的初步一

凡喜吃烟酒和含有刺激性的東西、其人必多痰而多嗽、初起時恒不注意、以爲多痰當作一件平常事看、可曉得多痰就是傷肺的證據、肺傷即是癆病的初步、所以多痰者速宜服除痰潤肺等藥、現在本館爲病家利便起見、特向那威運到大批「繁魚肝油」、功能潤肺療虛淸血調元吐血虛熱盜汗咳嗽癆症血虧等症、服之均極有效驗、服法另詳、每小瓶計重八兩售大洋七角八分、每大瓶計重十六兩售大洋一元三角六分、多痰者請到紹興大路敎育館內藥品部購服可也、電話第十一號

◎問病者鑒

凡函向本社問病者請將詳細病狀寫明寄到「紹興城中醫藥學報社」收當即登入本刊徵求四方名家或由本社答告治法仍載本刊概不取資各處醫家自定個人收資規則與本社無涉

紹興醫藥學報社啓

小言

◎人情感言　方城李程九

貴社星期增刊治療顧問　原以病症問答　醫難醫之痼疾　增學術之研究　答症諸君子　不炫名　不圖利　只求理之所得　心之所安　共謀人民健康　刷新醫藥知識　法至善也　惠亦普矣　無奈人情菲薄　居心叵測　問一病而長篇大作　惟恐不詳　使答者操心積慮　惟恐無效　嗣後是否照服　是否有驗　即寂無所聞　噤口寒蟬矣　此非枉用一番心思乎　若恐愈後索謝　是以小人之心度君子也　無論鄙人素無是心　即列位先生亦決無是意也　鄙人蟄居僻鄉　繼先君之志　盡醫藥義務　無貴賤　無親疏　本乎誠意　一視同仁　病之診斷若何　藥之效應若何　但期得一報告足矣　從不敢驕矜以示人　而問病諸君　何不達人情乃爾　致令答者心灰意冷

閱報諸君　如存有八卷九卷兩年本報　本社當以今年新報加倍掉換　倘

肯割愛　請即寄下　但須號數齊全　不拘若干份　皆所歡迎　本社啟

疑團倍結也　祈貴社將此情形宣布報章　使問病者咸具誠意　勿負答者熱心　無論對症與否　不妨詳述於後　而答症諸君子　亦可藉以研究矣　心存恕道者　自必諒解也

警告

◎冬瘟症發現可駭（錄一月八日越州報）　陳福錄

近日柯鎮附近各村落　發現一種時疫　名曰冬瘟　始則傷風頭痛　繼則寒熱發癥　徧身疼痛　延至一星期　即成不起　現在男女老幼　已喪數十人之多　各醫生束手無策　緣入冬以來　天氣炎冷不調所致　有衛生之責者　未知將何法以善其後也

學術研究

◎問藥三則　胡劍秋

一　藥中所用之魚鰾是否即黃魚之膠其性味功用服法如何均乞　高明指示

二　全鹿丸是否係原隻鹿所合成其方係何人所定其性味功用如何乞　高明指示

三　藥方中用人參者極多但其價甚昂又多假貨貧病者無力購買請問　高明有無代替之物

◎爲痴氏錄問三則　前人

問　素問一書乃黃帝與岐伯雷公鬼臾區伯高少師少俞等六臣互相問答而成此六臣者是否姓岐姓雷抑是姓名不分

問　僦貸季爲何時人并其姓名

問　洋蟲（即九龍蟲）入藥閱本草拾遺知宜研末服但人有老少體有强弱每劑約用幾何祈分別約略示知

◎疑問二則　紹興中華聖公會陳和祖

一嬰兒臍風病原　嬰兒臍風中醫謂水濕風寒由臍帶襲入所致西醫謂爲剪臍不慎細菌入內而成兩說紛歧莫知孰是質諸　貴社中西醫博未知以爲何如至祈各抒　尊見披露本刊以釋衆惑而惠嬰兒是所切禱

二婦人脫髮理由並療防法　婦女產後或年老每多脫髮此係何故並有何法可使生髮與防患於未然伏乞　高明諸君子賜教爲幸

◎問醫學門徑　前人

醫藥學報社暨閱報諸君惠鑒謹啓者鄙人素有志研究醫學但以無師教授遷延觀望以迄於今有願莫償良深抱憾茲承　貴社主筆　裘先生惠贈本刊一份誦讀之下知有治療顧問學術研究各欄不勝雀躍者再竊喜師得其人素願得遂矣惟祈　高明諸君不棄愚陋源源賜教是幸茲先請問「研究中醫之門徑與其順序如何」乞於下期本刊示知爲盼

◎問急喉風方之同異　松江曹伯衡

（上略）茲讀紹興醫報十卷六號中尊著喉風集方急喉風一方是否即喉風奪命丹之除去珠黃者惟牙硝分量不荷耳抑係另一方藥本不同於奪命

丹而同其效驗者祈有以敎之

◎答集方之徵驗者　周鎮

是方原脫胎于金鎖匙卒暴之症喉未腐爛者珠黃不加可便貧苦尊意然否如果腫爛仍以加入爲是

◎問治花柳病及脫彈出丸之漢藥　張子清

披讀　貴報欣悉　諸公熱心愛國達於極點當歐風東漸中醫退步之時而諄諄告誡勉人以保存國粹感佩無極但世界以鎗林彈雨是尚治其傷者啓彈丸止血縫合諸手術西醫專擅其長社會以梅毒淋濁爲多醫是患者一夕丫六百〇六有卓效中國尚無此藥統茲數症人人信仰西醫爲最篤鄙人歷歷考察實覺我國醫學對此有絕大之缺點難與抗衡想貴社羣賢薈萃研究日久必有抵抗之能力或設何方可代解剖而使彈丸脫出（據山西中醫研究會理事史漢昭君擬以救子彈傷方用當歸補血湯生芪一兩當歸二錢五分傷在上部加移山參一錢中部加於朮一大片下部加黑附子數分鉛丸不出或骨損加龜板一錢傷筋加續斷一錢外敷玉眞散驗否未試請爲研究）或用何法不待結紮而使動脉血止并或用何等藥材對於梅毒淋濁比注射有速效祈請不吝敎言一一登報詳示俾衆週知則醫界幸甚祖國幸甚

◎答陳君問目中生金花的治法　餘姚康維恂

龍池仁兄如晤你所問凡人用了猛力眼中便金花亂濺這個毛病就是水虧火旺在生理上叫做神經衰弱在病名上却是同「坐起生花」的病狀相類這種目病犯着青年的人醫治還是容易倘老年人犯着就要漸漸咧的花起來了今兄的所問十分從略我雖有幾個的方法却不敢簡直告你還要請你詳細的表示但眼中金花亂濺以及妄見昏花的目病獨「千金磁硃丸」不論青年人老年人都可以試服一兩或二兩的不過老年的人倘買了一兩丸藥只好分十次呑服否則恐怕有礙消化了

◎問張聿靑師授業次序　王闓遠

夏冬月十一日已肅明片一張內述一切日來諒邀青及芝山居閒雲閉戶溫習舊學兼讀令業師張聿青先生醫案覺令業師先生之學洞達內經案無浮詞藥無閒味　先生程門立雪久沐春風得其衣鉢令業師平日所讀所看何書從游者入門次序　先生有暇乞賜示大略雖宮牆之美富難窺亦誼當日入室升堂之章程也（下略）陽歷已屆十二月三十號紹社之報尚未寄到郵筒之滯令人盼穿訪問敝省圖書館復函尚未來專此奉復敬叩

冬安

◎答王君問業師敎授程序　周小農

尊詢先業師讀看各書鄙人之從遊已自讀諸書數年在鄧錢二先生發蒙之後張師循循善誘讀書由淺近而入深奧藏象中西並重病理則崇內經巢氏

進步

內科　蔡岐孫　江西南昌

內科　薛立夫　浙江溫州

內外科　盧育和　江蘇儀徵

內科　胡湘浦　陝西省城

脈學則取李氏藥學從吳氏兼參經疏溫病以葉吳王氏爲主雜症以馮氏錦囊張氏醫通等爲重其看書之法取古今醫籍檢齊如剛日治溫病學風溫一門即閱各家之言純駁與否柔日治雜症學中風一門亦然比較其得失抉擇其精華如啓發門人顓蒙則面試作文是面試則取書義或病證徵問意旨作文則有定期（鄙人在滬從遊時診忙作文課缺）課餘則令閱經驗方書以濟正方之不逮先業師曾攷過七案下筆敘案頃刻千言爲龍湛霖宗師所賞前清治病社會信用甚專故疏方按步就班有迴就之餘地穀勞黃病有依敎服方五六十劑竟愈者現時則生計艱難各欲速效所謂無糧之師利於速戰故疏方一道有兼用複方者（下略）

治療顧問

◎問異症治法　天津陳士成

敬啓者　成於前清光緒二十六年冬得一異症　四肢抽搐　神識不清　發作約一小時　愈後如常　或三日　或五日不定　嗣後越發越重　又兼渾身抽搐　或間日一發　或一日一發　或一日數發不定　形容狠狽　不堪言狀　延中西醫士診治　或謂痰火　或謂癲癇　或謂大痲風　或謂梅毒遺傳　成素無花柳之患　先父又無梅毒之疾　成無論如何　悉聽諸醫治療　不意十餘年　寸效毫無　自謂無痊愈之望　成有子女三人　長子於二十餘歲時亦患是症　延醫診治　依然無效　於今春三月　次子又罹斯疾　自知無可醫治　況值北地大旱成災　饑饉相望　家境貧苦　惟聽命於彼蒼焉耳　成自受病以來　家產數十萬　念年來業爲病魔蕩盡矣　兩世竟成廢人　無計謀生　成屢欲仰藥求死　老母泣諭　拙荆善解　成心肝俱裂　瀕危者不知凡幾矣　適友人來談及貴增刊人道主義　用特專函哀懇諸大醫士先生　賜以良方　使成得獲健全幸福　不啻起死人而肉白骨　成全家感戴鴻恩　永世不忘矣

◎九峯山農眼病治法　王肖舫

據述眼病　必是當時用凉藥太過　肝肺風毒未祛　故白膜猶存　瘀血因凉藥而凝　故紅絲滿目　勢必赤筋虬脹　形如羅網　至于入夜不能視覺　乃是靈竅窒塞　鬱遏不行之故　懸擬治法　宜驅風破瘀　開其靈竅　而且久病傷陰　目得血而能視　兼養其血　則視覺恢復矣

方用赤芍三錢　五靈脂二錢　蛇退三分　羌活一錢五分　柴胡二錢　石菖蒲一錢五分　當歸尾一錢半　生地二錢　桑白皮三錢　炒枳殼一錢　蘇木一錢　紅花一錢　羚羊角磨汁冲五分　白蒺藜三錢　水煎溫服

外用蜂蜜　以溫水冲淡　頻點二目以潤之

◎敬問痔瘡預防法及治法　趙倚江

鄙友在初小讀書的時候　就有脫肛的病　年幾漸漸大了　病也就漸漸好了　前三年又覺得大便之後　肛門有些癢　現在平時竟覺得癢　大便之後覺得痛　而且露出一二個淡紅光潤的肉塊　過了好多時候才沒有　這就是痔瘡嗎　希望海內才高學深前輩先生　賜教預防的方法　以及已成後的治法　那末鄙友就感恩不淺　就是鄙人也可以藉此廣些見識了　謝謝

◎問産後腹下作疼治法　樊江天卅

鄙人深秋旋里　適內子產後得病　今即其原委　敢問諸名醫國手　內子體弱　嘗嬰寒熱症　結儷後　旋發旋止　尙無深慮　不料分娩之第二日　重衾厚褥　寒熱交作（寒多熱少）舌根苦微黃　裂若箬　如是約七八次　至四日間　惡露已淨　面及四肢皆虛腫　胃納仍不稍減　迄今治理雖復原狀　然腹下常殷殷作痛　敢問是症　是否血虛　腹下作痛　是否惡露未淨所致　治宜何法　補用何劑　最爲妥適　海內明達　有以教我

◎問瘰癧治法　息園

息園先天尙厚　後天失調　平居好思多慮　肝腎素虧　去年二月初　忽患瘰癧　初起頸之兩側　當少陽經之分　連生核子　左右各二　排列成一直線　推之可動　皮面不紅不腫　亦無痛苦　時親友僉謂此症非火灸不能取效　因延本鄉某老嫗灸治　因此嫗專以火灸治痺百發百中也　不料連灸兩次　病勢大劇　不特諸核漸大　頸項拘急　不能捻轉　甚至右面兩核　大如雞子　皮面漸軟而紅　時覺刺痛　知已作膿　遷延至四月間　而兩核先後自潰　當時流出稠膿如杯許　雖頸項覺稍寬舒　而瘡口經久不歛　膿水淋漓　因苦萬狀　迨六月間晉省　有某醫亦專治此症　其治法係外用火灸　內服丸藥　并於瘡口用拔毒生肌諸藥粉　自言治後可包終身不發　乃請其施治　不料一灸之後　又復加劇　頸之前面　復添生三核　而其中一核　不一月卽腫大如桃　軟而潰膿　膿水一切　盡如前狀　惟膿之流出　除中間一大孔外　四周有多數小孔　竟成潰爛之象　其勢益覺狠狽　至八月中　因友人介紹　至桐江某醫生處醫治　此公亦專治瘰癧　惟其治法　則以膏藥吊取核子　與他醫不同也　因指予左面一核　謂係毒根　須吊出此核　則其餘可散　而於已潰諸核　另用去腐生肌糝藥　治經數月　而先潰兩處　竟各收功　惟瘡口雖歛　而痂終不脫　若勉强去之　復有膿水流出　似乎已成漏管　其尙有一潰膿之處　其孔雖平　膿亦漸少　惟有餘肉一塊　大如手指　凸起皮面　按之則痛　撫之則硬　雖無膿毒　而四圍常有裂縫　不肯乾燥　至所吊核子　雖親見其曾有一核吊出

進步

內科　王壽芝　安徽歙縣

圖書公司　浙江餘姚

裘氏醫院　浙江紹興

內外各科　裘吉生　浙江紹興

但吊出之後　新肉重生　裂孔平復　而以手按之　皮下仍有一核　至其餘各核　亦均不散　殊屬不解　息園於衛生一道　素屬謹愼　故自患瘰癧迄今　對於忌嘴一切　非常注意　而所服藥劑　至今亦不下七八十方　如淸肝滋水等法　始終不見奇效　現在症狀　除有餘肉凸出之一處　未曾收口外　左面尙有兩核　右面尙有一核　頸下喉間亦有一核　誠恐核將來愈生愈多則不可收拾　故特錄呈症狀　叩求海內高明醫士　惠賜良方　則再造之恩　不敢以虛言作謝也　再星刊第三十七號　載有瘰癧驗方　謂拉拉籐乃此症之特效品　鐵線草亦係此症良藥　未知拉拉籐者　是否即本草綱目所載之葎草　其性質如何　對於息園之體質症狀　果可試服否　鐵線草形狀如何　功效如何　其餘更有專治此症之驗方及治法否　均祈詳行指示　不勝感禱之至　且西醫稱此症係淋巴結核　內服魚肝油　外用愛克司光線　可以治療　未知愛克司光線　須用之幾次　方可斷根　其另外治法　在西醫中　更有發明否　尤希詳細指敎　則感戴之私　非可言狀也

雜錄

○人體內的寄生蟲　李養和

世間上講到最可怕最危險的物事　莫如人體內的寄生虫　但這種寄生虫　種類是甚多得　吾將列舉其概以供衆覽

蛔虫　蛔虫一名蚘蟲　又名蛕虫　屬於蠕行動物中的圓虫類　是一種常見的寄生虫　多寄生於腸內　雌者比雄者略長　其長度大約自三寸至八寸　身圓　色白或赤褐　頭部有排洩孔　腹部有生殖孔　他本來寄生在動物體內　後來產了卵　卵隨糞便下　極細極微　一遇微風　便飛散在空氣中　人飲食不潔　將他吃下肚去　於是侵入腸胃　便漸次繁殖　有人常面黃肌瘦　時而叫頭痛了　時而腹痛　時而搔鼻孔　時而咬指甲　多是腸內蚘蟲作怪的緣故

十二指腸蟲　是一種細白小蟲　寄生在人體內十二指腸中　故名　蟲體很小　長不滿五分　咬腸壁食之　腸壁多破裂而出血　毒及於全身　爲害甚大　此蟲亦由野菜或汚水中侵入人體

縧蟲　種類甚多　最可怕者　計三種縧蟲　即「有鈎」「無鈎」「裂頭」　長達一丈二尺餘　時時添生新環節　新環節漸長　老環節漸脫　卵子隨糞而出　流入汚水　豬來吃水　即寄生在豬體內　人吃豬肉如不煮到爛熟　蟲體不死　寄生腸內　由食物攝取來養料　一概被他侵奪　人不得養料　一定要病死了

此外尙有蟯蟲肺臟二口蟲　肝臟二

口蟲等　也寄生人體內　爲害不小　預防之法　飲食務宜清潔　無論肉類及蔬菜須煑得極熟　方可入口　藥店裡　有一種八珍糕　爲驅除體內寄生蟲的良劑

◎醫生患白喉者　餘姚宋伯猷

余素未習醫　咽喉一症　更屬茫然　去年八月間　小兒患喉症　當請就近某名醫療治　該醫根據白喉全生集　一味表散　余請醫信醫　二劑遽下　魂歸黃泉　余亦付之天命　不知藥誤害命　後親友數人　亦相繼患喉　均請某醫　乃某醫原套用方　以致一無生全　余疑義滿腹　始請富有經驗醫生多人　互相研究　爲未來之隄防　經衆解決　均謂表解悞事　余斯時不覺痛切心脾　病不殺人　而醫速之　曷若無醫之爲愈也　然某醫殺人　固屬可恨　若無全生集一書　亦斷不致全恃表散　大胆投藥　乃全生集一書　復有浙東諸士紳印送　余想至此不覺爲天下人寒心　豈無如某醫者殺人於頃刻間乎　久知貴報以宏濟蒼生　同登仁壽爲懷　爲此特叙始末　普告天下同胞　萬勿信恃全生集一書　而醫治白喉　免蹈余之覆轍　則幸甚矣　余近有白喉忌表抉微印送　天下同胞　如願閱者　請函至餘姚東泰門宋伯猷收　當原班奉贈　不取分文

◎有善相告　餘姚康維恂

閱刊諸公大鑒　不佞浮沉醫界　十有餘年　徧閱吾國方書　非深邃渺茫　卽柄鑿不入　披閱之下　掩卷三歎　每思利用醫暇　效昌黎提要鉤元之說　編輯簡明之書　乃庸庸碌碌　治醫理家　閒暇無多　有志未逮　負負徒呼　詎燕北張君壽甫形神暗契　深得我心　早有探幽索奧　簡切詳明之「醫學衷中參西錄」行世矣　不佞今年購得三版參西錄一册　披閱之下　如入山得徑榛蕪豁然　又如掘井逢源　溢然自出　蓋張君是書　以吾國新舊良方　居全書百分之九　外國方藥僅居百分之一　涉獵一過　易於觸類旁通　書雖寥寥八卷　凡關於人身上下之病　及應用藥方　堪稱美備　其四卷論大氣下陷　尤爲特色　洋洋數千言　語語有實用　字字如珠玉　實爲言人所未言　又七卷治疫氣方論　學說嶄新　治法確實　預防之法　消除之方　纖毫靡遺　苟能人熟是編　疫病不難除滅　抑且成績昭昭　證書煌煌〔有各縣知事報告成績證書〕更可知是書之價値矣　是書也　誠醫學書中最易明白　最有經驗之書　有志研究醫學者　宜各手置一編也

醫事近聞

◎設立浙江公立衛生試所驗之先聲

省議員盛在珦提出議案　擬浙江公立衛生試驗所試驗各種補品及療病之各種藥品飲料水亦在試驗之內頗受各界贊成

△中華郵政局特准掛號認爲新聞紙類▽

中華民國十年一月廿三號出版

紹興醫藥學報星期增刊

發行所浙江紹興城中北海橋東

第五十四號

今日計二張

本刊分發行

各省各大書坊

本刊價例

每星期一張或數張計大洋一分五厘預定全年五十一期計大洋六角如郵送加每期郵費大洋五厘多定另議郵滙不通之處郵票作洋九五計算凡公共機關報資均收半價

本刊廣告例

百字起碼每期大洋五角連登一月八折連登一年六折不上百字照百字遞算二號字及木刻鑄版地位以字數核算封面加倍刊資亦須先惠長登大幅得以另行訂立特約

特別廣告

◎神效除痛散

夫人之疾苦惟疼痛爲最難受欲除此病必服此散無不藥到春國患者一試方知言之不謬並且無論何種疼痛皆可即時立止鄙人經驗多年未可自私今特公諸病者夫乳婦姙婦均忌服每袋一包開水一茶杯食後一次和服一日服二次每次一包每袋大洋一角五分

◎時疫奪命散

近來天時涼暖不一世人稍一不慎不拘老幼及婦女每發時疫見症咳嗽嘔吐頭疼骨痛惡寒發熱有汗(或無汗)甚則神糊譫語氣急鼻煽肢冷脈伏腹痛絞腸刺胸吊脚縮筋霍亂吐瀉不省人事以及山嵐瘴毒皆陰陽乖戾之氣一見紹興醫藥學報及星期增刊滬報

等」須將此散分二次吹入鼻中小兒分四次其性和平寒熱均宜邪從口鼻吸入居其多數仍由此出內服外嗅俱有效力每瓶大人內服分兩次小兒分四次孕婦不忌此方劉吉人先生經驗多年不敢自秘特此以濟時疫之急需亦治腦寒腦熱腦漏鼻淵鼻塞鼻瘜鼻茸時流穢涕等每瓶大洋二角

發行所鎮江城內五條街

楊燧熙醫室

◎多痰者……就是癆病的初步一

凡喜吃烟酒和含有刺激性的東西、其人必多痰而多嗽、初起時恒不注意、以爲多痰當作一件平常事看、可曉得多痰就是傷肺的證據、肺傷即是癆病的初步、所以多痰者速宜服除痰潤肺等藥、現在本館爲病家利便起見、特向那威運到大批「鰵魚肝油」、功能潤肺療虛清血調元吐血虛熱盜汗咳嗽癆症血虧等症、服之均極有效驗、服法另詳、每小瓶計重八兩售大洋七角八分、每大瓶計重十六兩售大洋一元三角六分、多痰者請到紹興大路教育館內藥品部購服可也、　電話第十一號

◎問病者鑒

凡函向本社問病者請將詳細病狀寫明寄到「紹興城中醫藥學報社」收當即登入本刊徵求四方名家或由本社答告治法仍載本刊概不取資各處醫家自定個人收資規則與本社無涉

紹興醫藥學報社啓

請觀醫士馬筱亭君之答於一切婦女詢問疾病者

或問面色黃萎有何法可使紅潤耶或問身輕體瘦何法可能加重可使強健耶以上所問乃是各處婦女操勞過度血氣虧損者皆須如此詢問也茲有馬筱亭醫生者乃是蘇州著名內外科醫士其所答之辭正合以上所詢問請觀其原函辭意欲告知中華各處婦女之患疾病者如有夫爲其妻有病或爲其女子爲其母欲求康壯復原不可不閱此證書也馬筱亭醫士來函云鄙人習醫三十餘年中藥以外常考及西藥蓋世紀進化不妨精益求精非爲眩人耳目實欲便利病者計如婦人久病畏服湯藥者常以貴醫生紅色補丸與之所治經事不調肚腹疼痛或血弱色淡肝脈不和血液不潔產後諸虛百損均極效驗又貴大醫生所製清導丸治男婦肝陽上升腦筋擊痛腸胃積滯或腸燥便艱肛門碎裂便中帶血服之亦稱神效可謂萬試萬靈男婦戒烟之後嘗服此兩丸不但轉弱爲強並可添精益髓調經種子嬰兒肥壯特具此證書並呈照片一張以爲環球諸君告馬筱亭醫士所稱頌之韋廉士醫生紅色補丸乃是天下馳名補血健腦之聖品且亦爲各國名醫所信賴者也凡經售西藥者均有出售或直向上海四川路九十六號韋廉士醫生藥局函購每一瓶英洋一元五角每六瓶英洋八元郵力在內紅色清導丸乃是利大便平肝火之妙劑每一瓶英洋六角郵力在內

馬筱亭

醫士至照

◎衛生小書奉送諸君　茲有精美衛生小書名曰忠告婦女如欲索取只須寄一明信片至以上所列地址原班郵奉一本可也

小言

◎防火和防病的關係　和縣高思濟

俗話說的好「朝朝防火」我以爲火和病有密切的關係　果眞能防火不獨火患可以免掉　就是疾病也不致輕易發生　這話怎麼樣講呢現在天氣嚴寒　應時出現的　有四樣物件　一「火爐」二「火罏」三「火鉢」四「火盆」　在世人本意　不過用以爲禦寒取煖的器具　不曉得他實有種種害處　藏在裏頭　例如用「火爐」或「火罏」烘手足　手足就容易害凍瘡　把他帶入被中　就常常的有窒息的事　有小孩子的　尤爲危險　用「火鉢」烘小兒的衣被　小兒的眞元　漸漸被火氣尅剝　就是將來急慢驚風的根源了　室內擺着「火盆」　空氣就嫌過於乾燥　且木炭的靑色火燄　於人體大有害處　吸了會頭痛的　總而言之　凡近火的人　易罹感冒充血

閱報諸君　如存有八卷九卷兩年本報　本社當以今年新報加倍掉換　倘

肯割愛　請即寄下　但須號數齊全　不拘若干份　皆所歡迎　本社啟

等病　因爲他身上的寒溫調節機失其功用　外火無所忌憚　就引着內火　顯弄他炎上的作用　所以冬天的傷風咳嗽頭痛口腔炎齒齦炎眼角膜炎　恒比他時爲多　就是當時不發　到來春一定是要害溫病的　火的無形害處　有這種種　那麼實行「朝朝防火」的人　對於「火爐」「火鏝」「火鉢」「火盆」四樣物件　還能不取締他嗎

驗方

◎一個治疔的驗方　和縣高思

瘡中的疔　最利害不過　弄的不好　往往有性命之憂　是不能大意的　現在有一個簡便的方兒　最有效驗　是把指甲煆成灰　滲入適量的煤炭白洋糖裏面　擣勻　乘疔初起的時候　把他敷在疔的四圍　只露出尖頂在外面　不要一兩天　疔就消散了　那敷的地方　都褪了一層皮　這個法子　是我們鄉裡一個老嫗專利的　後來被我探出　試驗多次　都是隨敷隨愈　我以爲他很有效驗　所以就登在這星刊上　俾衆周知　至疔的眞正原因　和這個方兒奏效的理由　鄙人不敢臆測　還要請教高明呢

◎也是凍瘡的驗方●　前人

凍瘡已經潰爛的　用棉花燒灰摻上　不數日就能恢復常狀　這方的出處不明　去年家人有害凍瘡的　疼痛難忍　友人某傳以此方　後又試用多人　都有效驗

學術研究

◎答王宥舫君問藥　南通袁愛仁

緯丹者卽桃丹之別名

◎答沈仲圭君問書　前人

醫門普渡合編四册上二册廣瘟疫論下二册四卷孔毓禮痢疾論湖南經綸堂藏版道光二十七年重刊因未見國材先生答故代答耳

◎問尿管狹窄　前人

男患白濁久不愈則尿管漸漸狹小西醫用導尿管粗細數根浸於消毒藥水中用時塗以橄欖油先用細管漸漸通入尿道中中醫用何藥服之有效

◎問包皮緊張　前人

陰莖之包皮口狹小包皮不能翻轉至龜頭之上包皮內生疳西醫用切開術中醫用何法治之有效

◎問江製肺癆藥水　和縣高思潛

江逢治發明的專治肺癆藥水在臨床上究竟有無效驗他的仿單上說「專治寒癆陰疸……」是他對於虛寒或可有效至於陰虛肺痿就像不能一概治療大君子以爲何如

◎問藥入胃後的變化　前人

有一種方子熱性藥和寒性藥並用吃到肚子裏後不曉得這兩樣藥是各自稱雄相爭相鬬還是和衷共濟各事其事呢

◎問小兒死而又活的原故　宋躍躔

鄙人在前年春間生一子恰恰的七天就死了哭了半日用布和席子把他捲將起來抛在河內當時卽隨水流去過了一天傳聞某處某人在河邊拾得一子尙能大聲啼哭我聽見這話心裡有點疑惑就跑到那個地方一看果然不錯是我所抛的那個孩子於是就把他抱回家中那曉得還未到晚上又依然沒有氣了這個孩子我固然曉得他不是我的但是死了半日抛入河中何以能活既活何以又死這個道理到底不能明白敢質之高明

◎答石蓮代物　高思潛

王孟英回春錄卷二有一段話是論石蓮的我今把他抄在下面以備某君的參考

「蓮子最補胃氣而鎭虛逆若反胃由於胃虛而氣衝不納者但日以乾蓮子細嚼而咽之勝於他藥多矣至痢證噤口皆是熱邪傷其胃中淸和之氣故以黃連苦泄其邪卽仗蓮子甘鎭其胃今肆中石蓮皆僞味苦反能傷胃切不可用惟鮮蓮子煎之淸香不渾鎭胃之功獨勝如無鮮蓮則乾蓮亦可用或產蓮之地湖池中淘得入水不腐之老蓮卽古所謂眞石蓮也昔人治噤口痢多用此然可不必拘泥庶免作僞之人以假亂眞反致用而無效徒使疾病不卽愈也」

用黃蓮乾蓮子代石蓮治噤口痢我亦試驗過一次實有功效附告

◎問避疫的方法　前人

古書載避疫的方法大致謂「男子病毒氣出於口婦人病毒氣出於前陰對坐之時識其向背自無傳染之虞」這話在學理上究竟有無證據敢問

◎答龔君疑問二則　蔣集安

（一）按五十一號所登外科全生集中以皂角刺六錢同糯米煮粥食治橫痃結核考皂角刺味辛溫其刺銳非特透膿又能內散以味辛能散溫能和也糯米別錄言能行營衛中血故皂角刺同糯米煮粥食其功能行血散瘀何患橫痃結核之不消乎蓋全生集用皂角刺同米煮粥食大約以初起時紅腫尙未成膿用之能內消也若已成膿則本草言皂角刺禁用故用此藥必用於初起也不知是否尙祈高裁

（二）陰疽皮色如常指下難明言西醫所用之針以取膿液蓋其名曰消息子乃探瘡之成熟也上海大藥房中有買卽此奉告是否尙祈指政

治療顧問

◎答高思潛問婦人乾咳治法　劉吉人

鄙人前已登過報章　咳嗽各樣治法所最難治者　但恐其病根在胃而不在肺也　閣下所言　正其病在胃不在肺　病根由於胃中燥熱沖肺諸醫只知治肺不知治胃　而又用建脾四君之藥　故反無功而有害也正治明方　不便傳出　楊燧熙醫室

有專治胃咳藥水　治咳而嘔吐者最靈　無痰者尤妙　如欲購買　可寄郵滙票一元至楊氏醫室　可得三瓶原班寄上　如未得此項藥水之前可先以雪梨煮熟食之　亦可稍有效驗　但不如藥水力足耳
食梨半月可有效驗　每日一個　粥鍋內或豆漿鍋內煮　皆可
此病宜吃麪食　戒食米穀　否則難愈

◎答吳澤民滑精治法　陳萑塵

遺精歷數年之久　則病根已深　加之陽物易舉易萎　則肝腎虧損可知身體瘦弱　目視不遠　冬日四肢如冰　非但眞陰虧損　而且耗及元陽矣　幸未見咳嗽食少便泄等症則下損尙未及中　施治尙可爲力然深遠之病　非圖之以漸不可　擬方於左

潞黨參（清炒）二錢　遠志（去心）二錢　酒洗當歸二錢　土炒白朮三錢　芡實三錢　桑螵蛸三錢　酸棗仁三錢　兎絲餠三錢　抱木茯神四錢　左牡蠣四錢　蜜炙升麻四分　北五味四分　鹹水炒陳皮錢半　加蓮子十粒　桂圓肉五枚　水煎服

每晩臨睡　將兩手擦熱　先以左手抱左膝　以右手摩擦左足心湧泉穴百餘下　右亦如之　此症如每晨能靜坐一小時　則其效更速

◎答金正希君問令堂手裂預防及療治法　鎭江楊燧熙

冬令手裂者　俗云鴈來風　實爲皮膚病　良由陰血失和　氣陽不展也爲風濕之症　此風濕非外來　由內而生　忌散忌利　散利則血氣更受其傷　其病加劇　內服之方　宜治風先治血　血平風自滅　治濕先健脾　脾健濕自化　謹擬內外數方預防療法皆可用之

內服方　生熟地黃膏　二冬膏　各二兩一錢　和一處
用時和勻　分一星期　開水和服
如有腹脹食少　通函更方

外洗方　豬胰子五錢　每天煎水洗三次　或豬膚皮五錢亦可

外搽方　萬應琥珀摩風膏　二盒　每天用少許　塗搽患處　預防及療治皆效　發行所　鎭江城內　鄙人代售　每盒大洋二角　外埠加郵力三分半

◎答方泰生君問胸前疼痛治法　前人

令堂尊年天命　由客夏胸前疼痛痛至一句鐘　背亦酸痛　嘔吐不堪迄今十餘年　此乃慢性肝氣痛也肝病善痛　胃病善吐　肝氣最怕逆胃　阻胃沖和條達　被痰熱肝氣所擾　擾則降令失職　升多降少使然　圖治非易　延防關格之害　謹擬二方　先服一星期　午後煎方煎服　午前藥粉和服

根治柔肝方

杭白芍四錢　石決明（先煎）八錢　生甘草四分　烏梅（去核）一錢　白歸身（炒炭）一錢　三

黃丸（先服）三分　瓦楞（先煎）八錢　金橘餅三枚　川楝實四錢　飛滑石（包煎）三錢　白蒺藜（去刺）三錢　大貝母三錢

尊問未詳苔脉　如脉沉弦數　苔黃或苔白有孔　有紅槽者　舌質光絳者　可服　否則不可

臨時除痛方

神效除痛散又名神效巽功散一包　食後開水和服　卽時定痛（見紹興醫藥學報及紹報星期增刊）此散無論何種疼痛　皆可卽時立止　因統治寒熱虛實之疼　惟孕婦忌服　此方之實驗成績保證見紹興醫報星期增刊三十四號第八頁

◎答沈耕莘君問遺精方　徐姚康煥章

讀星刊第十號　知君患遺精兼目疾　下問治法　鄙人職負眼科　學識淺庸　未能謹答所問　殊覺愧恨　幸社中諸道長　不吝秘旨　屢答治法　但未諳有一一照服否　刻讀五十二號星刊　知君又病足背浮腫　陰囊陰莖縮小　再問治法　余查夢遺精滑　原因陰陽兩虧　精而屢泄　則大害於全身　宜乎病魔俱侵　夫遺精俗名脫陽　陽氣既脫　不能散布於四肢　致手足如冰　脚背浮腫　當茲氣候奇寒　陽氣潛藏　故陰莖陰囊　縮小不振　影響如此　終緣神經衰弱之故（此項症候　丁譯醫書　論之綦詳　向上海靜安寺路　醫學書局　購閱「神經衰弱之大研究」自明）至二目視書泛紅　明明陰虛火炎　白睛膜翳漸侵黑睛　此乃胃盛心勞　從白睛而蝕黑睛之翳膜　積久不退　目光無損　此即先賢黃庭鏡所述流金凌木　原因邪鬱生火　火盛精耗所致　鄙意擬請亟服金匱腎氣丸二兩　楊氏還少丹頻服　然否乞尊裁

◎答陳君問鼻塞的治法　前人

龍池社兄　你說貴處的女子　鼻塞終年不通　並無別病　我想起來呀　那位女子　身上雖然沒有病痛　恐怕他的鼻孔裡呵　生了一塊瘜肉　因爲我看世界上生鼻病的人　都是被受了風寒外感　或那內火上炎的居多　那位鼻塞的女子　不知你有詳細檢查過麼　倘然果有瘜肉　治法還要另議　如果沒有別病　只是不聞香臭　請你用針（鍊鐵製成的毫針）刺迎香穴　深約三分　迎香穴道　在鼻孔旁各開五分　量分寸的法子　以病人的中指中節當作一寸　女人以右手的中指中節爲準　另外用細辛　通草　附子　各八分　研爲細粉　和白蜜調成軟膏　再用絲棉絮包裹　如小指頭樣　每天塞住鼻孔　等辛香的氣走盡　再換新調的軟膏　這兩樣治法　到了都試過後　究竟有效力的　還是沒有效力的　請你再登本刊宣布　才好

◎問蟯虫治法　諸暨孟與朕

敬啓者　晚於十一歲時　飲食不愼　恣啖水果　以致腸胃不潔　虫類

繁殖　初起時　僅覺肛口發熱　不以爲憂　延至數月　而虫竟於睡時由直腸游出肛外　發熱發癢　異常難忍　以手搔之　肛門左邊恒起一塊　燭之　其塊大如銅元　入後就消　其虫形尖色白　長約三四分　考之於書　名曰蟯蟲　請之於醫　治以攻劑　如硝黃鶴虱檳榔之屬　雖屢服屢效（泄出之蟲甚多）　而其宿荄　終不能絕　停藥數月　諸證復作　竊思人非鐵石　豈能常任峻猛攻削之劑　追索病因　不外腸胃不潔　於是清潔飲食　通調大便　勵行數月　大見殊功　向之便秘結者　轉而爲日通　不暢者轉而爲順利　癢熱頓除　蟲亦不出　然視糞矢　有溏有燥（溏居多）　如經蟲食者然　且兩脈弦　苔白而舌裂　終非無病之兆　是以敬詢海內外大醫士　若有萬善之治法　祈登入本刊　俾晚遵法行之　以瘳惡疾　感激無旣矣

◎答應昇君問近視眼的治法　和縣高恩溥

近視的進行程度　不到失明不止　要想他維持現狀　不是藥物所能收功的　現在有兩個法子　可以達到君的目的　願君注意

（一）消極療法　黃昏燈下　不可看書　小字白紙的書　就是日裡也不可看　眼鏡不可常帶　最好不帶

（二）積極療法　同善社的靜坐法　是超凡入聖的工具　有內觀透視的效能　如果起信秉虔　精持猛進　眞氣所到　盲者復明　也是容易的事　何况求近視不進行呢　據該社善員說「北京某先生（忘其姓名）無錫唐文治先生　皆因近視失明　來社求道　靜坐數日　功效大彰　故北京上海社務之發達　實二先生提倡之功焉」這就是靜坐法治愈近視失明的驗案了

調查

●鎮江醫學公會會員一覽表（民國九年）　鎮江楊燧熙

名譽贊成員　朱信魚　張少湘
正會長　李煦春
副會長　吳恭甫
評議員　張雲甫　吳子周　張筱樓
王碩如　諸潤庭　吳崇伯
金潤培　楊映午　葉楚材
戴心存　章壽芝　陳健侯
沙獻庭　韓緒臣　黃寶之
庶務員　團右箴　鞠濟川
文牘員　趙永之　吳屏臣
書記員　閔金利
經濟員　王彥彬　曹幼衡
講演員　張韜庵　楊紹文
編輯員　袁桂生　吳作舟
交際員　楊燧熙　薛秉文
調查員　霍趾呈　景鑑和
會計員　袁聖稱

雜錄

◎讀鹽山張君答泌尿器的道路書後　陳萑塵

(一)胃之滲透力甚微惟其胃本體及底部之固有胃腺及位於幽門部之幽門腺能分泌胃液(此胃液即消化上必要之鹽酸及百布聖是也)以消化食物凡人食塊入胃胃壁即起收縮性自噴門沿大彎達幽門又沿小彎而廻於噴門如此廻轉不已使食物與胃液混和融化然後由噴門起一種輪狀收縮經大小彎達幽門輸送於十二指腸凡流動物質經五分鐘後即完全輸入十二指腸若爲固形食物則須歷二小時至六小時之久及其入於小腸再經膵液胆液腸液等溶化約三小時其滋養成分即由腸壁完全吸盡(因小腸內而有無數皺壁使其面積增大皺壁間密布絨毛其數甚多絨毛之內含有血管及乳糜管故能旺盛其吸收)其餘渣入於大腸約十二小時其水分亦可收盡故胃之主要職務除消化製腐作用外將食物變爲食糜付以體溫輸入小腸而已而吸收之力當以小腸爲最强故滋養物及水分既被乳糜管吸出腸壁由脾臟之運輸而敷布於全身矣

(二)泌尿器之道路其最上者爲腎臟因腎臟皮質中有微細之膜囊謂之婆門氏囊其囊之一側與細尿管聯接一側與絲球狀血管聯接故腎動脈經腎門而入復分歧而爲絲狀血管更入髓質中之婆門氏囊經曲細尿管之細胞起一種自動機能能吸取尿成分於血液中故其滋養物仍復出而移行於靜脈而其濾出之尿液乃歷大小腎盞腎盂及輸尿管而入膀胱凡膀胱貯尿既滿乃開其下口而尿自出矣然尿者乃腎排泄之非腎造成之也其尿成分之產出地其有機成分則在身體組織之內而其無機物則盡排出之故其尿素由蛋白質分解而成(其分解作用大部分經營於肝臟及淋巴腺內)其尿酸非造成於一定臟器由各組織間之排泄物化合而成其尿色素則由血色素所化生者也

故吾以爲人身各種機關雖有消化循環呼吸排泄之異然皆有相輔相成之妙而不可頃刻離者也蓋以飲食融化之後透出腸壁藉體溫之蒸化微血管之吸收淋巴腺之轉輸乃各歸所喜內以滋於五臟外以濡於百骸而其各組織所廢棄之無機物乃混和於血液內經腎臟之濾則無機物盡隨尿而出矣內經曰飲入於胃散精於肝又曰食飲入胃遊溢精氣上輸於脾脾氣散精上歸於肺通調水道下輸膀胱水津四布五經並行又曰三焦者決瀆之官水道出焉又曰膀胱者州都之官津液藏焉氣化則能出矣凡此諸說皆係指其一部而言非指全體者也然一部有疾即能累及水道之排洩故尿之或多或少或清或濁或止或行與肺腎有密切之作用而與肝脾三焦有間接之關係焉故吾推其所以然之故敢質諸

高君并醫界

大雅未知以爲如何倘有誤謬之處仍乞

指政是荷

▲中華郵政局特准掛號認為新聞紙類▼

中華民國十年一月三十號出版

紹興醫藥學報星期增刊

發行所浙江紹興城中北海橋東

第五十五號
今日計二張

本刊分發行
各省各大書坊

本刊價例

每星期一張或數張計大洋一分五厘預定全年五十期計大洋六角如郵送加每期郵費大洋五厘多定另議郵匯不通之處郵票作洋九五計算凡公共機關報資均收半價

本刊廣告例

百字起碼每期大洋五角連登一月八折連登一年六折不上百字照百字遞算二號字及木刻鑄版地位以字數核算封面加倍刊資亦須先惠長登大幅得以另行訂立特約

特別廣告

◎神效除痛散

夫人之疾苦惟疼痛為最難受欲除此病必服此散無不藥到春國患者一試方知言之不謬並且無論何種疼痛皆可即時立止鄙人經驗多年未可自私今特公諸病者夫乳婦姙婦均忌服每袋一包開水一茶杯食後一次和服一每日服二次每次一包每袋大洋一角五分

◎時疫奪命散

近來天時涼暖不一世人稍一不慎不拘老幼及婦女每發時疫見症咳嗽嘔吐頭疼骨痛惡寒發熱有汗（或無汗）甚則神糊譫語氣急鼻煽肢冷脈伏腹痛絞腸刺胸吊脚縮筋霍亂吐瀉不省人事以及山嵐瘴毒皆陰陽乖戾之氣（見紹興醫藥學報及星期增刊滬報等）須將此散分二次吹入鼻中小兒分四次其性和平寒熱均宜邪從口鼻吸入居其多數仍由此出內服外嗅俱有效力每瓶大人內服分兩次小兒分四次孕婦不忌此方劉吉人先生經驗多年不敢自秘特此以濟時疫之急需亦治腦寒腦熱腦漏鼻淵鼻塞鼻瘜鼻茸時流穢涕等每瓶大洋二角

發行所鎮江城內五條街
楊燧熙醫室

◎多痰者……就是癆病的初步

凡喜吃烟酒和含有刺激性的東西、其人必多痰而多嗽、初起時恒不注意、以為多痰當作一件平常事看、可曉得多痰就是傷肺的證據、肺傷即是癆病的初步、所以多痰者速宜服除痰潤肺等藥、現在本館為病家利便起見、特向那威運到大批「鰵魚肝油」、功能潤肺療虛清血調元、吐血虛熱盜汗咳嗽癆症血虧等症、服之均極有效驗、服法另詳、每小瓶計重八兩售大洋七角八分、每大瓶計重十六兩售大洋一元三角六分、多痰者請到紹興大路教育館內藥品部購服可也、　電話第十一號

◎問病者鑒

凡函向本社問病者請將詳細病狀寫明寄到「紹興城中醫藥學報社」收當即登入本刊徵求四方名家或由本社答告治法仍載本刊概不取資各處醫家自定個人收資規則與本社無涉

紹興醫藥學報社啓

衛生談

陳和和錄

◎不衛生之習慣

日常起居之瑣事　有礙衛生者頗多　但習慣成自然　行之而不自覺耳　日本細菌學士常州福音醫院院長王完白君　有鑒於斯　擇其最普通者數則　爲國人警告　閱者諸君　幸勿以其小而忽之也

一敬茶　公用茶杯　最爲污穢　嘗有學者　檢驗一學校中公用之茶杯　其近口處一圈　共綴人體細胞二萬餘枚　每枚有病菌數十至百餘　他如商店遊戲場　及公共會集之地　所用茶盃　無不如是　以此敬客　實爲害客　莫若仿歐西通例　尋常造訪　概不供茶　果欲以茶敬客　必用洗凈之杯　一如飯盌之祇用一次　不能數客聯用也　至個人自衛之法　則外出時　攜一小杯　最爲妥善

閱報諸君　如存有八卷九卷兩年本報　本社當照今年新報加倍掉換　倘

肯割愛　請卽寄下　但須號數齊全　不拘若干份　皆所歡迎　本社啓

一遞烟　社會習慣　客來必以己所吸烟筒奉客　不知口角唇際　時含病菌　如患肺癆梅毒之人　其險尤甚　肺病人之痰液有菌　固無論矣　至梅毒患者之口津有菌　或知者尙鮮　日本某街　嘗同時發見百餘小兒之梅毒口腔病　後經偵查　始知街中一店之主人　患有梅毒　而小孩均向該店購有小喇叭一　盖售時主人　皆先行試吹　遂由喇叭傳染梅毒於羣兒　今以烟筒互遞　其害正復相同　此種虛禮　亟宜改良　或一人吃後　必出巾細拭接口之部　或由受者婉辭不吸　然終莫如廢除遞烟之俗也

一數錢　銀錢鈔票　爲人人必需之物　無日不接觸吾人之手　顧一錢之來　不知已濡染若干人之手澤　前度主人　曾否患有汚毒疾病　亦無從偵查　每見病人　方反復撫摩其患處之濃液穢物　旋卽以手摸錢購物　而受之者　大都不加措意　接錢之手　卽擦眼剔牙　拈取食物　至盤數銀錢　檢點鈔票之時　更濕以口津　舐以舌尖　視若無事　殊不知危險甚大　細菌學家　疊經證明銀錢紙幣　實含有無數病菌　故最好每次接觸銀錢鈔票之後　均宜洗手　若於商店中人　終日以錢爲伍　尤必每逢飮食　先行洗手爲要

一黏信　洋式信封　均已塗有膠質　應用時稍作潤濕　卽可貼合　殊爲便利　郵票之製亦同　但膠水之質　製于工廠　實甚不潔　常人咸以舌液黏貼　極易感染口腔諸病　西國奸徒　至有以毒藥和入膠質　敷於信封　以斃仇人者　故書室事務室中　須在案頭　置一濕布之墊　或卽以毛筆浸於清水盂　遇封信函　黏郵票　可用以潤濕膠質　則簡便淸潔兼而有之矣

（未完）

學術研究

㈠問歙縣冬令時疫急症治法

南村胡天中

醫藥學會諸公有道偉鑒敬肅者竊歙邑南鄉自去年秋季以來雨澤愆少天氣和煖十月望後陰雨纏綿半月鄉間童兒十五歲以下發現怪症初起後臂麻痛而上肢凉自汗如雨見風恐怕胸悶難過病人以手搥胸口泛白沫手足亂顫兩眼白珠發赤脈伏沉細不一時或厥强厥而復甦時淸時混醫用參附理中溫劑服後肢體轉溫雖胸前不用手搥人必譫言亂語所言皆平日做過來之事情便語便厥一日一夜忽然斃命有牙關緊閉不開者有脉不沉伏者究難揣其何經莫辨屬寒屬熱若論肢凉脈伏明是陽虛中寒察視目赤譫言宛如伏熱化燥近患此症傷人太速敝屬醫界無法施救爲此謹說症由乞速登入增刊遐想海內有道諸公醫學博

淵研究賜方救治列登增刊俾救歛屬生民而登衽席則感指示方針不啻恩同再造矣

◎疑問二則　玉衡

醫宗說約有云金鎖匙卽山荳根之俗名昨見一方竟有金鎖匙二錢山荳根八分不知其詳祈　海內外研究家示我爲盼

凍瘃藥方古書甚多然求有效者殊鮮西藥亦然敬乞　海內醫家詳示經驗良方是幸

◎答方君肇元徵求嬰孩百二日內諸疾驗方　福州林蔭祥

方君肇元先生有心世道惠及赤子徵求驗方防患未然鄙人身忝醫林末子敢貢一得之愚聊供採納是幸

一走遊丹　嬰兒初生胎毒過甚迫走肌膚卽現一塊熱腫成片色若丹砂漸次遊走散大卽名走遊丹若紅暈起上部至心不救起下部至臍亦不救延過七日徧體通紅亦不救誤服寒凉藥者亦不救切當七日內速治爲幸

方用　川升麻三錢　明雄黃三錢　生大黃三錢　香葱白三錢　牙胭脂二錢

右藥用清水煎濃湯卽將藥內胭脂取起頻洗患處日夜數十次卽當漸退不過三日全愈極驗

一猴子丹　是症從肛門或陰囊邊紅暈爛起漸至皮膚不結靨或口傍眼稍亦紅若不早治亦必爛死凡見此症切忌洗浴只用軟帛蘸甘草湯揩凈雖蔓延徧身可保立愈

方用　菉荳粉一兩　標硃一兩　冰片二分　輕粉一錢

右研末調黃金汁用鵝毛蘸敷

一小兒初生凡胎毒熱火甚者多發生木舌弄舌重舌或馬牙雪口懸癰等症諸家論治頗詳鄙見亦有依法療治各症不效者多挾有風火毒痰閉塞喉間宜以毛筆蘸鎖喉散或銅鼓吹喉內引出毒涎後依症服藥多多見效（鎖喉散見臨症指南卷八又名喉風散咽喉部）

◎問膜原是什麼東西　和縣高思潛

膜原一物據中醫說「附近於胃爲表裏之界是爲半表半裡」在西人解剖學上是何名稱尚希醫學士見答

治療顧問

◎問治一則　徐莊

紹興醫藥學報社諸君先生惠鑒　啓者　拙荊患眩暈及前陰肛門作癢已四五載矣　因其時作時止　不甚痛苦　遂漠不關心　去冬偶因力作致眩暈加劇　鄙人進天麻玉竹等柔順熄風　一劑而愈　旋以六味丸料　灌輸腎臟　宗陳修園枝葉動搖由根本不固之意　不料自是以後眩暈雖已　而中宮時時蕩漾　如入雲霧　如坐舟中　加以兩顴色赤續自汗出　甚或作嘔驚悸　諸虛畢現　爾時用介類潛陽　金石鎮墜均無效果　今春本邑高保眞先生主調理脾胃　佐以平肝木振心陽　諸

患雖平　而中消乃作　爲救中消投以陰柔　時入忙種　變成腹滿復請高醫診治　用剛燥重劑而獲痊延及中秋　又患癉瘧．澈夜嘔吐勺飲不入　命幾垂危　幸同里周康年先生　隨症施治　經月餘而愈一週年間　病變百出　救濟力疲所以然者　諒由蕩漾一症　始終未除故也　究諸醫士　莫明其故攷諸方書　亦未道及　惟前月間偶露端倪　前陰及肛門二處　忽然復作奇癢　後更添出鼻孔亦癢　癢處絕無瘡痕癬疥　惟皮色略紅　癢後胃納大旺　蕩漾亦瘥　然後知蕩癢爲諸病之根　而癢爲蕩漾之出路也　至於脈象　初起時右有而左伏劇時或左右俱弦　現時右浮滑而左沉滑　舌色中爲微白　本苔而緣邊爲紅　劇時則緣邊爲絳　中仍本苔　現時絳色亦退　其爲風患固無疑義　但不知宿於何經何臟　須用何法醫治貴會諸君子　必能尋繹而得其道焉謹述詳情　竚待明教

◎答張汝偉君問小兒頭大　高思潛

本病中國名爲解顱　醫學入門說「解顱者　小兒頭縫開解不合也　腎主髓　腦髓缺少者　如無根之木不過千日而成廢人」　治療之法除行補腎塡髓的方法外　別無他策若是施用吸收水液的療法　不但無益　反使他速死　蓋本病是先天性腎虛　髓海不足　腦的生理功用既不全　所以腦裡就積起水液起來呈頭大的現象　舍本治標　水一時雖去　生水的根源不去　不但不去　生水的病理作用　反更形發達．那麼　離死就不遠了　西醫對於本病　有主張行日光浴法　或可有效　法於夏日　露出病兒的頭　在日光底下　每天兩回　每回約二三十分鐘

◎答朱菊坡君問小孩脫肛的治法　和縣高思潛

小兒脫肛　敝地有一個相傳的單方很有效驗　用屋上瓦松十餘顆洗淨．置鍋內　煮到水沸的時候連水潑入桶中　叫小兒坐在上面已脫的就可以不脫　將脫的也不至於脫了　這個法子　於經濟上沒有花費　於身體上沒有妨礙　又很簡便　朱君不妨試試　但是使用這個法兒時　內服補藥　就像是不可缺的　朱君前回既以西藥散拿吐瑾奏功　今後若再接服若干日　又加以外治　那脫肛的根　必定是斷掉無疑的了

◎問小兒皮膚病　前人一

有一個女孩子　年紀才七八歲　他手心和足心的皮膚　灰白色　高出一層　和別的皮膚是不一樣的　歇一日不洗　那皮膚就分泌出許多垢而且黑的東西出來　並且有脚丫的臭味　據說初生的時候　只有一小塊　後來漸漸的長大　現在已將要跑到手足背了　每日三次用肥皂擦

洗　洗後以無敵牌牙粉敷之　雖有小效　但略有間斷　故態就依然出來　狠爲討厭　究竟他這個病的名稱原因治法若何　尙望高明教我

◎問梅毒症之治療法　錢無逸

十月間友人介紹一病人　係患花柳問其起病不數日　而白濁梅瘡具現　按西法治之　閱數旬　雖有見效　屆今尙未痊愈　鄙人才識並淺無法可瘳　閱貴報同人諸君　熱心濟世　均有起沉回痾之術　敢問此病　用何法可治　用何藥可愈其可以得回完美之身體　則諸君有益不淺矣　茲將現在病狀　詳述於後

一　白濁時覺流出　今不多　色青黃　夜眠無舉陽症　服各種西藥幷自製藥水　補之　終不應效

二　梅瘡生於高口之處　今有一孔小便時　尿必下漏　瘡口不大　深有三分許　內乾燥　一無毒質　用各種生肌收口藥粉敷之　亦終不應　有時口收不數日　有破尿下　而內穴如故　尿時一無痛苦　人有時覺眼花　起居飮食如常　此病人體質虧耗已極矣　患此症　用此諸藥　吃不吃相等

諸君不吝秘法　用何藥白濁可止何藥瘡口可收　肌肉可生　使其永遠如故　中醫西醫均可　總以治其痊愈是耳　諸君之名　當不愧鄙人之無庸也　鄙人雖有濟世爲懷　苦於無術　用此函問　如有見功　令其報效　則鄙人拜倒諸君　深望諸君　卽日登示

◎問咳嗽鼻塞治法　天台許尙溪

堂嫂魏氏　現年四十五歲　本年三月間　忽患咳嗽　鼻塞有涕　飮食如常　症似鼻淵　前醫皆以宣竅散風爲治　不應　延至九月　勸服絲瓜根二三次　鼻塞已通　惟勞力即發　發則咳嗽　嘔吐淸水　茲特函請　貴社　載入星期刊中　求海內名家　惠賜良方　非特病者感德無涯　即溪亦可增一見識也　此上

紹興醫藥學報社公鑑

◎答趙衡江君問痔瘡預防法及治法　浙江中醫專門學校學生柴德新

夫痔瘡發于肛門內外　種類甚多大抵直腸黏膜有血液鬱積　靜脈怒張　肛門內外　有物累累如痴者曰盲痔　靜脉破裂而出者　曰痔血肛門之周圍起膿瘡　穿孔於外面之皮膚　或裡面之直腸者曰痔漏尋常統稱之痔疾　不過專指盲痔而言　然盲痔尙有內外之分　現於肛門外者曰外痔　生於肛門內者曰內痔　至其證候　肛門常覺燒熱　大便之際　疼痛頗劇　繼以出血者有之　肛門焮腫　而糜爛之時　起劇烈疼痛者亦有之　論其治法　凡無酒色但飮食久坐成痔者　以三神丸主之　內熱痔漏下血者　加味四物

湯主之　然病因既多　治法亦繁　不能一一舉之　總其治法　不越乎濕熱風燥　用藥不離乎蕩滌瘀熱　治痔秘要　盡在此矣　貴友之病　大抵屬於脈痔一類　擬先用洗藥　以露蜂房白芷苦參煎湯熏洗　日三次　再用蠶繭納男子指甲塡滿　外用童髮纏裹　燒存性　蜜水調敷　幷內服夏枯草八兩　甘草節　連翹各四兩　爲末　金銀花一斤　煎濃汁泛丸　如龍眼大　每晨鹽湯下三錢　當漸愈也　至夫預防法　最忌食刺戟太甚之芥子胡椒蕃椒薑韭辛辣等物　及一切酒類　並須行適當之運動　洗腰入浴　亦不可忽　大便不可任其秘結　不宜久坐　此皆宜注意者也　鄙意如此　伏祈前輩諸師酌正

◎代友人問肝胃氣痛病治法　胡天中

敝處紳士庠生吳笏臣君　現年四十有六　於十餘年前　曾患滿口噴血　吐去不少　醫治愈後　未再復發　漸起胸痛嘔吐之病　常年屢發　近年發則甚劇　舊今兩冬發之最烈　朝食暮吐　由左攻脹胸前應背　似覺人立不直　噯氣上逆　常打呵欠　痰涎上湧　痛甚則將所飲茶水料　嘔吐如倒水之勢　吐出宿食　犬不欲舐　嘔味帶酸　吐盡痛定　再飲茶水　遺時又脹又吐　是必吐盡而後已　病發小便終日不溺　大便或數日旬日不解　飯食難進　祇飲糜粥腐漿　若見溺利便通　其病驟愈　舊冬病發　纏綿數月　終服人參湯　病乃漸安　今時續發　皆以上情形　按左手脈象濡小　右脈弦數　舌苔淡紅　口霧不清常渴　午後寒凛之狀　戌亥嘔痛更甚　寅卯稍平　是何理也　抑或痰飲伏結　抑或胃宮停滯　抑是肝木抑鬱　頭目常又眩暈　抑或腎家陽微　悉難懸揣　覩病殊爲困苦　難施合病良方　特寫病原　請登星刊　務求海內高明　慈懷濟世　不吝金神研究賜方　或擬常服丸方　以起沉疴　非特症人戴德　卽僕沾惠學識　不啻如同身受者也　速答治法　毋任瞻仰　兼候裘君吉生　楊君燧熙　周君小農　時君逸人　王君國材　暨

海內諸同志有道先生　賜復爲幸

◎問黃面色求治法　徽州許逸凡

鄙人於二十歲秋季　偶患瘧疾　服藥錯雜　瘧止後　忽變黃疸之症　目珠指甲肌膚金黃　醫治數月　次年始盡退淸　今已三十有六歲矣　從此而無華彩　面色黃形　僕素側身學界　近兼辦地方公務　未免瑣煩　恐因思慮傷脾　念歲以前　肌膚潔白　黃疸愈後　色不如前　欲圖醫復光容　肌色面白　請登

貴報　拜禱於

諸大名家　不乏實學　乞將僕病皮膚研究　以良方賜治　如蒙不吝敎言　乞答增刊　倘得治愈　不勝感激之至

雜錄

◎見餘姚康維恂君行 之感言　鎮江楊燧熙

維恂先生浙之著名眼科醫生也亦吾郡醫學公會之名譽會員也夫眼科及他科之虛實寒熱先生洞見臟腑投方必應施法必中乃得眞傳所致久經膾炙人口無須再筆　先生診餘之暇編輯善書名曰色門棒喝以世道人心爲念以慈善爲懷而於青年尤加注意每見因此傷生感而編此此書內容分四一戒淫論說一戒淫格言一戒淫詩詞一因淫致病醫案俾青年失敎及悞入迷途作當頭棒喝用心不爲不苦鄙人嘗見吾道編科學書籍者日多編善數書籍者日少且先生勞不甚勞故作此有感於中將來必收善果書作作善降祥而將入於迷途者見此書籍回頭是岸則吾馨香而感謝者也

醫事閒話

◉行醫歎　餘姚康維恂

洄溪老人徐靈胎　醫精學博　爲有清一代名人　嘗作醒世道情　以針砭薄俗　其所著行醫歎一首　語雖淺近　尤屬剴切動人　丁玆取締醫生之世　凡有不讀方書半卷　只記藥味數枚之輩　既堪爲當頭一棒　尤足爲指迷南針　爰不揣狂妄錄登報端　以博一粲

嘆無聊　便學醫　唉人命關天　此事難知　救人心　做不得謀生計　不讀方書半卷　只記藥味數枚　無論鼓膈風勞　傷寒瘧痢　一般的望聞問切　說是談非　要入世投機　只打聽近日時醫　慣用的是何方何味　試一試偶然得效　倒覺得希奇　試得不靈　更弄得無主意　若還死了　只說道　藥不錯　病難醫　絕多少單男獨女　送多少高年父母　拆多少壯歲夫妻　不但分毫無罪　還要藥本酬儀　問你居心何忍　王法雖不及　天理實難欺　若果有救世眞心　還望你讀書明書　做不來　寧可改業營生　免得陰誅冥擊

〔恂擬改爲「免得按律取締」〕

代郵

◎致劉吉人書　和縣高思潛

吉人先生　你所帶把我的信　我已經收到了　厚誼高情　我是很感謝的　所論原因和治法　我仔細想想　很爲有理　佩服佩服

現在我們那個敝戚　聽說已是骨瘦如柴絲絲一息的了　什麼助肺呼吸香膠呀　鱉魚肝油呀　麥精魚肝油呀　專治肺癆藥水呀　都曾吃過　效力是一一點兒都沒得的

我今日已寫信前去　勸他照你的法子去辦　倘如略有效驗　就登報通知　別的話　候異日再講罷

十、一、三、和縣姥鎮●

▲中華郵政局特准掛號認爲新聞紙類▼

中華民國十年二月六號出版

紹興醫藥學報星期增刊

發行所浙江紹興城中北海橋

第五十六號
今日計二張

本刊分發行
各省各大書坊

本刊價例

每星期一張或數張計大洋一分五厘預定全年五十期計大洋六角如郵寄加每期郵費大洋五厘多定另議郵滙不通之處郵票作洋九五計算凡公共機關報資均收半價

本刊廣告例

百字起碼每期大洋五角連登一月八折連登一年六折不上百字照百字遞算二號字及木刻鑄版地位以字數核算封面加倍刊資亦須先惠長登大幅得以另行訂立特約

特別廣告

◎神效除痛散

夫人之疾苦惟疼痛爲最難受欲除此病必服此散無不藥到春國患者一試方知言之不謬並且無論何種疼痛皆可即時立止鄙人經驗多年未可自私今特公諸病者夫乳婦姙婦均忌服每袋一包開水一茶杯食後一次和服一日服二次每次一包每袋大洋一角五分

◎時疫奪命散

近來天時涼暖不一世人稍一不愼不拘老幼及婦女每發時疫見症咳嗽嘔吐頭疼骨痛惡寒發熱有汗(或無汗)甚則神糊譫語氣急鼻煽肢冷脈伏腹痛絞腸刺胸吊腳縮筋霍亂吐瀉不省人事以及山嵐瘴毒皆陰陽乖戾之氣(見紹興醫藥學報及星期增刊滬報等)須將此散分二次吹入鼻中小兒分四次其性和平寒熱均宜邪從口鼻吸入居其多數仍由此出內服外嗅俱有效力每瓶大人內服分兩次小兒分四次孕婦不忌此方劉吉人先生經驗多年不敢自秘特此以濟時疫之急需亦治腦寒腦熱腦漏鼻淵鼻塞鼻瘜鼻茸時流穢涕等每瓶大洋二角

發行所鎭江城內五條街
楊燧熙醫室

◎多痰者……就是癆病的初步

凡喜吃烟酒和含有刺激性的東西、其人必多痰而多嗽、初起時恒不注意、以爲多痰當作一件平常事看、可曉得多痰就是傷肺的證據、肺傷即是癆病的初步、所以多痰者速宜服除痰潤肺等藥、現在本館爲病家利便起見、特向那威運到大批「繁魚肝油」、功能潤肺療虛淸血調元吐血虛熱盜汗咳嗽癆症血虧等症、服之均極有效驗、服法另詳、每小瓶計重八兩售大洋七角八分、每大瓶計重十六兩售大洋一元三角六分、多痰者請到紹興大路敎育館內藥品部購服可也、 電話第十一號

◎問病者鑒

凡函向本社問病者請將詳細病狀寫明寄到「紹興城中醫藥學報社」收當即登入本刊徵求四方名家或由本社答告治法仍載本刊概不取資各處醫家自定個人收資規則與本社無涉

紹興醫藥學報社啓

衛生談

◎流行性腦脊髓膜炎的原因和預防法

和縣高思濳

流行性腦脊髓膜炎　是春天流行病的一種　小兒體質孱弱　尤易罹本病　他那個勢頭可怕　去年本刊已有詳論　今所說的　是本病的原因和預防法

本病在中國　爲諸溫之一　因爲他發痙　所以就有人替他定名爲痙溫　內經陰陽氣象大論說「冬傷於寒　春必病溫」又金匱眞言論說「冬不藏精　春必病溫」　既以冬不藏精爲溫的原因　何以又說冬傷於寒呢　原來不藏精就是傷　傷由於寒　寒何以能使精受傷呢　儒門事親卷一說「曲禮曰　童子不衣裘裳　說云　裘大溫消陰氣　且人十五歲成童　尙不許衣裘　今之人養稚子　見天稍寒　卽封閉密室　睡氈下

閱報諸君　如存有八卷九卷兩年本報　本社當以今年新報加倍掉換　倘

韓 煖炕紅爐 使微寒不入 大煖不泄 雖衰老之人 尙猶不可 況純陽之小兒乎」因寒受傷的原故如此 內經五常政大論說「陰精所奉其人壽」今陰氣被火氣尅削而不藏 還想他不釀成溫病以至於夭嗎 這是中醫對於未病原因的說明 西醫在病人腦脊髓液中 發見雙球菌 就據以爲病素之一 但還未得世界醫家公認 卽如西醫所說 這病原菌又怎樣到人身上去的呢 因爲陰精被傷 抵抗外因的機能不振 所以病原菌就乘隙而入 中西醫說正是相通

本病的原因 旣是由於大煖消陰 那麼 預防的法子 不要近火就得了 俗語說的好「要他小兒安 須帶三分飢和寒」 蓋小兒體屬純陽 本不畏寒 世上做父母的 對於這話 細細的體察 不獨腦脊髓膜炎可以免掉 就是各種病也因此減少了

驗方

◎救急良方（續）

紹興史介生輯

瘋犬咬傷

用班蝥（去頭尾足用米糯一撮瓦上炒過去糯米五分） 赤石脂（火煆二錢） 右二味共爲細末每日早上服一次或五分或一錢視人之大小體之厚薄引用雞蛋一個將滾水攪化調入藥末服之務以小便內有血絲出盡爲度如受毒深者再服一劑男人過七日不治女人雖百日亦可治也

一法用班蝥九個（小人減去三四個）去頭翅足入糯米同炒以米黃爲度其糯米因人之年歲加減一歲用一粒炒畢去米加麝香三蠶同爲末

一方用滑石末少許無灰酒空心服以小便中出血塊爲驗如無血塊再服前班蝥藥愈後用木通利水幷黃連燈心之類淸解心火爲妙須忌房事一年

一法頭上如有紅髮急拔去以追風散敷之

追風散方 細辛 防風 川烏 薄荷 草烏 川芎 白芷 蒼朮 雄黃 各四兩

右爲末溫酒調敷以紙蓋之早晚換二次

如復發垂危用雄黃五錢麝香一分研末酒服

一法用杏仁自嚼爛敷患處外用芙蓉葉包之甚效

一法用白頸蚯蚓和水研敷良

一法患處用童便洗淨將香油調雄黃加麝香少許敷之

一法用米泔水洗淨患處砂糖敷之亦可

一法虫蛀栗子嚼爛敷患處卽愈

一法用防風一兩南星一兩（泡七次晒乾）共爲末每服二錢白湯下半日再進一服出汗卽愈並治破傷風

一法用班蝥七個（去頭翅足）僵蠶七個生大黃三錢金銀花三錢用紹酒一盌水一盌入藥煎至一盌空心服忌房

事并忌食發物

學術研究

◎答和縣高思潛君問骨之數　諸暨陳和相

鄙人近日正閱美國博恒理醫士著省身指掌一書藉知成人之骨有二百另六塊茲詳錄之以供高君與閱報諸君之研究焉其言曰「人小時骨數多成人後骨數則少因有數小骨凝合爲一之故也凡人成丁全體之骨足有二百另六塊卽顱骨八面骨十四耳中小骨六脊骨二十六骺卽舌根骨一骲卽胸骨一骿卽脇骨二十四肩臂手各骨左右共六十四腿脚骨共六十二以上共計二百另六以外尙有齒骨三十二不算在內」

◎疑問二則　春仙

市上所售的牛痘苗牌子很多大概都是日本出品如福壽牌角倉牌也有廣東太極牌五洲牌牌子名目疊出不窮到底不知那個牌子頂好請大醫家鑑定一種那就不會魚目混珠了

現在社會上信仰鐵汁如同血寶究竟鐵汁的補血力量比較四物湯的力量孰强孰弱伏乞高明賜教爲幸

◎答黃良安君問硝石礬石散方　直隸鹽山張錫純

閱五十一號報知黃君有疑於金匱硝石礬石散中之藥品及其所以治女勞疸之理由拙著衷中參西錄第三卷曾詳論此方之精義今錄其原文於左以答黃君未知以爲有當否

醫學衷中參西錄審定硝石礬石散方原文

仲景治黃疸方甚多有治外感之黃疸者傷寒論治發黃諸方是也有治內傷之黃疸者金匱黃疸門諸方是也其中治女勞疸硝石礬石散方爲治女勞疸之的方實可爲治內傷黃疸之總方其方硝石（俗名火硝亦名焰硝）礬石等分爲散大麥粥汁和服方寸匕（約重一錢）日三服病隨大小便去小便正黃色大便正黑色是也特是方中礬石釋者皆以白礬當之不無遺議嘗考本經礬石一名羽涅爾雅又名涅石許氏說文釋涅字謂墨在水中當係染黑之色礬石既爲涅石亦當爲染黑色所需之物豈非今之皂礬乎是知白礬皂礬古人皆名爲礬石而愚臨證體驗以來知以治黃疸白礬之功效誠不如皂礬蓋黃疸之證中法謂由脾中蘊蓄濕熱西法謂由胆汁溢於血中皂礬退熱燥濕之力不讓白礬故能去脾中濕熱而其色綠而且靑（亦名綠礬又名靑礬）能兼入胆經藉其酸收之味以斂胆汁之妄行且此物化學家原可用硫强水化鐵而成是知鑛中所產之皂礬亦必多含鐵質尤可藉金鐵之餘氣以鎭肝胆之木也硝石性寒能解臟腑之實熱味鹹入血分又善解血分之熱且其性善消遇火即燃又多含養氣人身之血得養氣則赤又藉硝之消力以消融

血中之渣滓則血之因胆汁而色變者不難復於正矣矧此證大便難者甚多得硝石以軟堅開結濕熱可從大便而解而其鹹寒之性善清水腑之熱即兼能使濕熱自小便解也至用大麥粥送服者取其補助脾胃之土以勝濕而其甘平之性兼能緩硝礬之猛峻猶白虎湯中之用粳米也

按原方礬石下註有燒字蓋以礬石酸味太烈製爲枯礬則稍和緩而愚實驗以來知徑用生者其效更速臨證者相其身體强弱斟酌適宜可也

或問硝石朴硝性原相近仲景他方皆用朴硝何此方獨用硝石答曰朴硝味鹹硝石則鹹而兼辛辛者金之味也就此一方觀之礬石既含有鐵質硝石又具有金味既善理脾中之濕熱又善制胆汁之妄行中西醫學之理皆包括於一方之中所以爲醫中之聖也且朴硝降下之力多硝石消融之力多（理詳後砂淋丸下）胆汁之溢於血中者布滿周身難盡降下實深賴硝石之善融化也又朴硝爲水之精華結聚其鹹寒之性似與脾濕者不宜硝石遇火則燃兼得水中眞陽之氣其味之鹹不若朴硝且兼有辛味似能散濕氣之鬱結而不至助脾濕也

或問此方雖可概治內傷黃疸而當日立方之意原專治女勞疸證夫疸既由於女勞必有腎虛陰虧之病硝石之鹹寒既能傷腎礬石之酸濇又能耗陰與女勞疸之病源不正相謬乎答曰病急治表古人原有明訓此證若因其腎虛陰虧而漫投以滋陰補腎之品則脾中之濕益甚轉分毫不能進食食不能進其陰分何由滋長乎夫後天資生納穀爲寶惟先用藥理其脾胃使飲食日日加多則陰分必日日滋長斯雖似治其表而實探本窮源爲隔二隔三之治也愚用此方治疸證多矣送服此散時不必定用大麥粥或用生薏米煎湯送服或用諸健補脾胃之藥煎湯送服凡內傷疸證未有不隨手奏效者

◎答吳用中君問梅毒注射法　前人

用中同鄉兄清鑑星刊四十八號見問梅毒注射之方意似疑中藥無治此症准方惟西人注射之法可以拔除病根而不知中藥治此症原有遠勝於西藥者西人注射之藥皆含有毒性如六百零六之原質取之砒石其有毒可知故注射時須加小心將臂上顯見回血管處肉皮割一小口用錐將回血管挑出然後用注射針插回血管中將注射筒中之藥水盡注射於回血管內若或手法不精注射於回血管外人即不能支持且其法止能清血中之毒實不能清骨中之毒也弟在奉天立達醫院歲治此症若干人係用外人注射之法治愈而仍骨覺疼痛者居多甚至有疼痛不能行動者以藥投之莫不隨手奏效其方名洗髓丹載于拙著衷中參西錄第八卷方後詳載配合此藥之法數百言見此書者自能按方配合服藥後無論其毒如何甚劇數日內必然全愈永久除根且於子嗣毫無妨礙此書貴縣城裡春和堂代售借閱如法配製可也且

其藥價甚廉兩三角錢卽可治愈一人再者事無徵不信貴縣某居（姑隱其名）在奉天某署中充科長於八年春患梅毒甚劇在外人醫院中治療用注射治十餘次服解毒之藥若干病轉加重寖至頭面周身皆腫睾丸因潰爛皆露不省人事外人謂係走丹不能再治辭使出院遂舁至敝院求爲治療其脈洪實異常知內有蘊熱投以淸熱消毒之品一劑卽省人事又服數劑能進飲食此時性命可保再爲治其梅毒遂用洗髓丹一劑分三次服下日服一次盡劑而愈此事貴縣人之在奉天者大抵皆知之

◎論預防霍亂審發幷誤食蛇精治法

臨安周肇岐

或曰聖人不治已病治未病不治已亂治未亂今觀霍亂一症當其未病之時飲食起居悉如常人及其發也忽然心腹大痛吐瀉並作甚者轉筋入腹旦夕之間可以斃命如此猝暴之症聖人亦可治未病歟卽使可治然而世無聖人心竊畏焉將何法以禦之曰人生旦時禍福原不可測况聖人亦曰急處身中猝爭五臟絕閉脉道不通氣不往來譬於墮溺不可爲期云云可知聖人亦有不能治未病之時焉然幸霍亂一症猶非五臟絕閉可比倘或吾人不幸患此禦之之方要惟平日遍考方書討論治法防患未萌以恃其恐可也然欲求方書之善者以愚閱歷觀之當無過於王孟英先生之隨息居霍亂論其書未病時有防禦之策旣病時有探本之治洵足爲無上之正宗愚已驗之久矣百不失一故以自信之餘敢以謹告世人無如世人少知其書卽或知之亦不知其書爲正宗於是病者不得不求治於醫家無如今之醫家黑暗已極猜寒猜熱罔無定見以致患霍亂者千中千死良足悲矣夫霍亂一症傷人最速不比傷寒溫病猶有時日可延若非討論治法於平日及至臨時張遑未有不遺人於夭殃者故吾願惜命之士與其臨時求治於醫不如平日求學於己今予旣論及此故吾不自汗顏當爲孟英先生大聲疾呼喚醒國人俾國人咸知霍亂治法當以隨息居霍亂論爲正宗倘得國人多活一命亦未始非助孟英先生當日發一片救世之婆心也可卽當聖人不治已病治未病也亦無不可但論中醫案篇述丐僧治誤食蛇精一案其症頗似乾霍亂丐僧治愈之後未知所用何藥每遺讀者之憾茲錄原案如下

固始有人於元旦食湯圓訖方出門賀歲忽腹如火燒痛不可忍暈絕仆地移時稍甦而號痛聲徹四鄰諸醫皆云脉細如絲不治越日門外來一丐僧家人辭以有病僧曰何不問我家人苦無策姑令入僧一望卽曰是誤食蛇精也於破囊中取藥一丸以水研灌移時病者起嘔如雀卵者數枚僧曰未也復嘔猥藉出一物如鷄子大僧曰是矣剖視乃血裡中蟠一小蛇見人遽動作勢上下病已若失舉家驚服叩其所以曰多年陳穀蛇交

其上餘瀝黏着乃成此物少停即洞胸腹出矣僧徑裹蛇而去

按誤食蛇精一症他書少見惟金匱要略果實菜穀禁忌門載蛟龍病一則甚與此症相類但金匱要略行世已久豈孟英先生于蛟龍病治法猶未之注意耶可見醫家即一方一治亦當牢記方足以應無窮之變否則博如先生何以莫名其妙但云神乎技矣我亦拜服云云其實何足言神所謂單方一味氣殺名醫而已因錄金匱之方如下

春秋二時龍帶精入芹菜中人偶食之爲病發時手青腹滿痛不可忍名蛟龍病治之方

硬糖二三斤

右一味日兩度服之吐出如蜥蜴三五枚差

金鑑註云芹生陂澤之中蛟龍雖變化莫測其精焉能入此大抵是蜥蜴虺蛇春夏之交遺精於此耳且蛇嗜芹尤爲明證按外臺秘要云蛟龍生在芹上誤食入腹變成龍子飴粳米乳餅膏粥食之吐出蛟子大驗張機用硬糖考本草並無硬糖當是粳米飴糖無疑二物味甘甘能解毒是也

按金鑑引外臺之言以正金匱傳寫之誤不爲無見但誤食蛇精雖有食穀食芹之異然觀其收效之徵驗實未嘗有殊從可知丐僧於破囊中所取之丸其爲粳米飴糖等相合而成無疑但蛇入腹之害雖爲世所罕見然在漢代既已有之顧天下之大吾人何可置之不論故願後之翻印霍亂論者能收金匱誤食蛇精治法附刊原案之後以謝讀者之憾豈非爲醫學中一大快事哉

治療顧問

◎問瘤疾治法　蕭然

鄙人前在北方　因墮馬後　旋於右額角眉稜骨稍　約高二分處　起一小軟瘤　在北方時　天熱　則瘤發軟漸消　及至盛暑　消於無形　天寒　則漸硬漸漲　至嚴寒　則漲大如李　且極堅硬　今到南方　瘤又變爲夏漲冬消　然亦不能消盡　無論在北冬漲夏消　在南冬消夏漲　均係皮色不變　推之活動　亦不作痛癢　已十餘年矣　歷經南北名醫　均不獲效　據云非血非粉　似係氣瘤　然在額角眉稍上　皮裡膜外　藥力難達　無法可治　只有任其漸漲而已　然照此按年遞漲　誠恐礙目　今見報載　幸可徵方　用特縷陳　如有治法　敬乞賜教　倘能釋此贅瘤　曷勝銘感靡既

◎問治一則　揭陽黃振綱

逕啓者　昨接舍弟在暹邏來函云　有一友自九月十五日　被針刺在脚底三分　中斷其二在內　至今百計求醫　終不得出　想貴社不乏精明之士　必有法以治之者　倘蒙不棄　肯賜以治術　則戴

德靡涯矣

◎問單聲咳治法　張靜庵

原因　素患外痔　形如豆大　時流血水　時發時愈　今冬因感風寒　兼食厚味　咳嗽多痰　曾服化痰解表及消導等藥　諸症皆愈　惟變爲單聲咳

症狀　喉間覺癢　卽咳一聲　或二聲　約隔五分鐘一次　痰色稀薄　胃口如常　夜臥不安　面色痿黃　大便溏薄　外痔常流淡黃水　甚則下血　常服元武膠合阿膠　但覺下血少愈　舌苔白膩　脈象濡而微弦　西藥素不信仰　亦未曾服過　惟僕服務路政　如服湯藥　殊多不便　最好服丸方　敬求

大醫士賜以良方　使僕得獲康健幸福　則銘感無涯矣

◎答北京克仲來問失紅後咳嗽盜汗治法　鎭江楊燧熙

始而失紅　紅止咳不止　痰唾色黃　夜寐之際　盜汗頻頻　大便或溏或硬　小溲時黃　飲食平平　夫血屬陰　本主乎靜　其妄行者　良由火逼熱傷　或氣脫之所致也　比之風行則水動　氣行則血行　樹欲寧而風不熄　血不自行　隨氣而至　故止血之法　必賴降氣　氣降則血止　氣逆則血溢　經以陽絡傷則血外溢　自然之理也　氣主煦之　血主濡之　氣爲血之帥也　治血必先求氣　隔一之治也　咳謂無痰而有聲　嗽謂無聲而有痰　尊問未詳苔脈　若脈小可治　脉大難療　且恐血蹟復萌　望將苔脈詳明於診斷上　方得良好之結果　至痰黃爲熱　熱灼于陰　陰不配陽　陽露成火　火逼少陰爲汗　夫汗爲心之液　在裡爲血　在表爲汗　久延非宜　症乃脾肺腎三陰不足　手少陰心　足厥陰肝二臟亦失其和　速擬乙癸同源　培水濟火　爲根治之法　若不靜養淸心　難免入損之虞　勿謂贈言不早　用參麥大定風珠方　候明眼裁酌

米炒大沙參二錢　生白芍三錢　陳阿膠(先煎)二錢　天門冬二錢　麥門冬二錢　川丹皮(一炒)二錢　絲瓜絡二錢　乾地黃四錢　左顧牡蠣八錢　生龜板(先煎)六錢　火麻仁三錢　炙鼈甲三錢　北五味四分　(引)生甘草一錢五分　雞子黃(懸煎)一枚

代郵

何廉臣先生鑑大著葉氏醫案按不知何處有賣價洋若干有無折扣尙希示知爲盼高思潛謹上

勘誤

◎正誤　陳龍池

增刊三十一號　答沈仲圭疑問　濾血的一種器官　官字誤排管

▲中華郵政局特准掛號認爲新聞紙類▼

中華民國十年二月十三號出版

紹興醫藥學報星期增刊

發行所浙江紹興城中北海橋東

第五十七號

今日計二張

本刊分發行

各省各大書坊

本刊價例

每星期一張或數張計大洋一分五厘預定全年五十期計大洋六角如郵送加每期郵費大洋五厘多定另議郵匯不通之處郵票作洋九五計算凡公共機關報資均收半價

本刊廣告例

百字起碼每期大洋五角連登一月八折連登一年六折不上百字照百字遞算二號字及木刻鑄版地位以字數核算封面加倍刊資亦須先惠長登大幅得以另行訂立特約

特別廣告

◎神效除痛散

夫人之疾苦惟疼痛爲最難受欲除此病必服此散無不藥到春回患者一試方知言之不謬並且無論何種疼痛皆可即時立止鄙人經驗多年未可自私今特公諸病者夫乳婦姙婦均忌服每袋一包開水一茶杯食後一次和服一日服二次每次一包每袋大洋一角五分

◎時疫奪命散

近來天時凉暖不一世人稍一不愼不拘老幼及婦女每發時疫見症咳嗽嘔吐頭疼骨痛惡寒發熱有汗（或無汗）甚則神糊譫語氣急鼻煽肢冷脈伏腹痛絞腸刺胸吊脚縮筋霍亂吐瀉不省人事以及山嵐瘴譸皆陰陽乖戾之氣（見紹興醫藥學報及星期增刊滙報等）須將此散分二次吹入鼻中小兒分四次其性和平寒熱均宜邪從口鼻吸入居其多數仍由此出內服外嗅俱有效力每瓶大人內服分兩次小兒分四次孕婦不忌此方劉吉人先生經驗多年不敢自秘特此以濟時疫之急需亦治腦寒腦熱腦漏鼻淵鼻塞鼻瘜鼻茸時流穢涕等每瓶大洋二角

發行所鎭江城内五條街
楊燧熙醫室

◎多痰者……就是癆病的初步

凡喜吃烟酒和含有刺激性的東西、其人必多痰而多嗽、初起時恒不注意、以爲多痰當作一件平常事看、可曉得多痰就是傷肺的證據、肺傷即是癆病的初步、所以多痰者速宜服除痰潤肺等藥、現在本館爲病家利便起見、特向那威運到大批「鰵魚肝油」、功能潤肺療虛淸血調元吐血虛熱盜汗咳嗽癆症血虧等症、服之均極有效驗、服法另詳、每小瓶計重八兩售大洋七角八分、每大瓶計重十六兩售大洋一元三角六分、多痰者請到紹興大路敎育館內藥品部購服可也、電話第十一號

◎問病者鑒

凡函向本社問病者請將詳細病狀寫明寄到「紹興城中醫藥學報社」收當即登入本刊徵求四方名家或由本社答告治法仍載本刊概不取資各處醫家自定個人收資規則與本社無涉

紹興醫藥學報社啓

小言

◎答案的責任　杭縣俞春軒

通信治病　本是個困難的問題　但是問病的能仔細寫出病由　那答他治法　也就有根據了　現在問病的人　有醫學知識的　雖然不少　那不知道醫學的　也是很多　所以問病寫的病由　都是不狠明白　然而問病的寫的不清楚　還不要緊　要是答他的人　不能詳愼　隨便抄個古方　那就有生命的關係　所以我要做這篇答案的責任

什麼是答案的貴任呢　就是我的方子　是不是經驗過的　信任病家是一定服我的方子　方子一經登載　信服這張方子的人　不止一個　這些問題　都是答案的要負完全責任

問答一道　是學術的研究　一是信扎往來　可以敷衍了事的　這個責任　關係生死　請諸君注意注意

驗方

◎救急良方（續）　紹興史介生輯

貓咬傷

咬處以薄荷汁塗之

鼠咬傷

以班蝥燒灰麝香少許津唾調敷或抹猫尿

蛇咬傷

毒甚不知疼痛者用乾麪水和圈箍患處將明礬一兩杓內熬化傾於麪圈內頃刻化爲清水其毒自出

一法以閉口椒及葉搗封之良

一法以錦鳳花根研爛敷上能解毒消腫

一法以白礬置刀上燒汁熱滴咬處亦以礬湯服之

一法用蒼耳草嫩葉搗汁灌之將渣厚敷傷處凡被諸惡虫咬傷毒氣入腹者並治

學術研究

◎答五十一號問藥　武林蔣樂安

金匱之女勞疸用硝石礬石散主之言硝石乃石類之品然本草綱目中有硝石一種其氣味苦寒無毒其主治李時珍言能治女勞黑疸可見金匱中之硝石確有其藥能治此病用朴硝者誤也夫女勞黑疸之病乃腎陰之病也故中土不得化心不得生肝不得藏榮衛不得行如此則血敗與濕熱凝於腸胃之間腎屬水其味鹹其性寒故治之藥用鹹寒補其不足之水瀉其所容之熱蕩滌腸胃推陳致新故用硝石爲君非以攻下傷腎也是否尚祈高裁

金匱之礬石乃用白礬非膽礬也唐宗海中西滙通亦言白礬用礬者非治痺也乃佐以除熱在骨髓中骨與腎合亦必能治腎熱可知也本草備要言白礬能除痼熱在骨髓也二說是否如此尚祈黃君指教

◎答高思潛一則　余春仙

一藥入胃後的變化　內經說五味入胃各歸所喜況且胃是消化器藥到胃裡無不消化的也是無不變化的要是熱藥同寒藥並用這藥性就成爲中和性到了肚裡是和衷共濟互相爲助是不會相爭相鬭了如麻黃石膏同用就沒有專溫專涼的弊了

二避疫的方法　看醫書要通常識變就不會執一了古書說「男子毒出於口」這句話很對大凡傳染病都由呼吸器的多所以毒出於口或由於鼻又說「婦人病毒氣出於前陰對坐之時」這句說就不能盡信書了婦人毒氣出於前陰這豈是根據內經濁陰走下竅之說麽對坐之時傳染也是偶然的況且對坐的路有遠近身上總穿着衣裳那傳染的道路也是有障礙的那裡有口鼻傳染來的快呢要是由交接傳染來的這句話就用着了要說婦人不會從口鼻傳染那就太執一了這個道理是不是還請教高明指正

◎答宋君問小兒死而又活的原故（前八）

這叫假死因爲氣厥不是氣絕後來大聲啼哭就是氣復過來了但是在河裏冲了好些路那感受外邪更加重了七天的孩子元氣消耗殆盡所以到晚就沒氣了如那中風痰厥等症差不多發起來如同死一樣這個死的眞假就在呼吸脈搏上注意若倘有了就生絕了就死

◎問用藥分量　杭縣李子丹

閱報諸君大鑑敬啓者鄙人讀本草一書觀藥性氣味雖易明白然用藥分量大有研究太少則不見效過多恐其藥過病所譬某藥起碼幾分幾釐至多不得過幾錢幾兩必用如何爲中病所未知中醫中有是書否茲因疑惑故特來函請登入星刊中祈待高明者告我爲幸以開余之茅塞如有是書亦便初學之易步

◎答陳龍池君問鼻竅治法　鎭江楊燧熙

五官之中央者鼻也鼻爲肺之外候肺主週身之氣化肺氣鬱則諸經之氣皆鬱經以諸氣膹鬱皆屬於肺上應乎天故天氣通於肺肺氣通於鼻專司呼吸排濁生清通調水道而司汗腺分布陰陽以行營衞調元神贊化育攝二陽之降令（手陽明大腸足陽明胃）及三焦之功用又爲淸虛之府一物不容毫毛即病因降令不足升令有餘餘則熱度愈高以致鼻塞矣經以肺爲嬌臟肺和則鼻知香臭今呼吸不由鼻竅從口出入是手太陰有邪相干大抵不離痰熱或痰濕酒積梅毒氣滯氣鬱伏風等阻其淸肅肺之支氣管與肺之氣脫而失膨脹之力也妥處外治數方不拘寒熱皆可用之內服方苦脉未詳大概對症療法必以氣展邪行不受其侮肝木條達肺氣肅淸胃降冲和腦筋健運治上焦如羽也

（外治療法）安母尼亞水又名淡輕三水常常嗅入鼻入一日五六次每次吸入五六轉既能開竅又可去邪不傷氣陰內含淡輕養三氣之故也若怕觸鼻即難收效患者宜加勉之或用時疫奪命散（亦外治療法）方之內容見紹興醫報及星刊常常嗅入鼻內利肺宣竅行氣蠲痰則邪去正安知覺恢復呼吸爽然否則鬱而不宣閉而不通此散實有斬關奪鎖之能於時疫有藥到病除之效凡治眼鼻之症成績見紹報星刊第三十五號雜錄門第七頁

（外治天然療法）二種一室內一室外見紹報星刊第十七號第五頁

◎答陳君問口涎治法　前人

凡女子夜臥口中生水必須吐出醒後則無夫人臥則血歸於肝肝熱移胃胃熱則廉泉開也人之舌下有二竅一廉泉一玉英每日用毛知母三錢泡茶服之倘苦白無孔勿服

◎代答芸城憨生君（見四十七號代郵欄）　葉勁秋

先生當參考日用百科全書第三十五篇生育類妊娠診斷法此篇述妊娠之徵候妊娠時期之診斷妊娠一般之症候雙胎妊娠之診斷妊娠與經閉之鑑別妊娠診斷新法診斷是否受胎診斷胎兒男女等頗詳國材先生或即脫胎

於此亦未可知

◎研究小兒病二則　汪景文

凡小兒患溫熱病邪熱灼津生痰煽動肝風往往痰痙昏厥目竄牙緊此俗所謂急驚風也其有因急驚而用藥攻伐太過或由秉賦本虛大病之後失於調理馴致脾虛生風亦見痙厥昏沈目竄牙緊發熱便瀉等症此俗所謂慢驚風也急驚屬實爲三陽病即痰熱閉症治宜清開慢驚屬虛爲三陰病即木侮土症治當溫補幼科諸書言之固詳然病機紛歧變幻無常臨證時亦有疑似之間使人眩惑而未能辨別者文於秋間治一張姓孩年五歲體質素弱患伏暑表熱渴不多飲胸痞溺赤大便稀薄初診其脈沈數舌苔白黏連進開泄未見小效甚至手足微搐沈昏不語頗似濕痰蒙閉清靈邪熱引動肝風之象但脈轉細弱舌苔已化便溏色白面㿠唇潤又似虛寒之症三陽三陰涇渭難分於是虛實溫涼一陶同冶用附子理中加羚角鈎藤天麻菖蒲旋復等平肝定風之藥並用至寶丹一粒開水化服煎藥囑服一劑翌日招往復診險象悉平乃仍以原方增損接進而痊文當時因胸無把握故立此模稜兩可之方不料竟能奏功如此誠不可解想諸高明對于此症經驗必多從中理由敬乞解釋以匡不逮冬月間又治一四歲小孩據述秉賦本薄面色而肥素來大便或稀或結七月後大便中不時帶血十月後便紅已除繼則微有表熱頭疼口渴前醫疊投輕清宣解而病不見減纏延二十餘日漸至沈昏不語兩目竄視牙關緊閉手指拘急文診其脈虛小舌則難以啓視並不覺其發熱有時額上微熱熱亦不揚詢之大便通調小水色紅間而口中流血竊忠初起本是冬溫外感今見症亦屬熱象特彼又係虛寒之體且脈象純虛與症不符斷爲痰熱內閉肝風掀動歟抑土虛風動虛陽不潛歟文愧學膚識淺不足以應病情之變虛實寒熱未能分辨惟以張孩之獲效在前亦從溫補涼降並進用理中加羚角益智陳皮鈎藤白芍石決明石菖蒲爲劑後亦未曾招赴復診意者此病必不起矣今以質諸高明此症究竟是寒是熱是虛是實用藥宜專主溫補或專主涼降務求指示再者三陽症是熱極生風而三陰症未知是脾土虛寒不能散精上輸於肺而下滋肝腎致令肝風內動孤陽外越故見發熱痙厥等症否統請毋嫌煩瀆逐條惠答不勝盼禱

◎問藥一則

又問醫報第十卷第六號驗方門所錄張壽甫先生治霍亂症之急救回生丹方中有薄荷冰一藥此藥藥材店無售不卜是如樟腦丸色即藥房中所售揩頭痛之薄荷冰否如果其然聞說此藥不可以服祈轉致壽甫先生詳細示明俾得知其實確不致誤用乃感

◎答沈仲圭君問損傷出血驗方　葉勁秋

牛苦胆一枚須未落水者實以碎石灰

以不能容爲度（胆汁不可漏出）扎緊口懸於檐前任其風吹日晒惟不使雨濺待石硬時以刀刮末用不論金傷與跌仆傷以末摻上其血立止（此方余舅家每辦以備倉卒）

去年冬余聞一拳師云跌仆出血之輕者可將地上之泥和口津和勻如糊敷之血立止此方爲其人獨得之秘不肯輕以授人云

◎答宋菊坡先生問脫肛治法　前人

余聽鴻先生診餘集載脫肛奇治一條用銹鐵三斤濃煎沸湯置便桶內薰洗之再將活吸鐵石二兩煎濃汁飲之其肛漸漸吸之而上再服升提補托之品調理月餘而痊此方巧妙異常朱先生大可用得

◎答方璧元君問小兒諸病預防法　紹興史久鏞

按預防諸病之法莫如衞生皆人人所當留意也然稍長者固知之矣而嬰兒無知飢寒不能自顧爲父母者雖知與衣與食不知精密調攝以致百病叢生者有諸茲承方君下問鏞不揣謭陋爰輯調護嬰兒法以預防嬰兒諸病之法是否以俟

高明斧正

初生　小兒初生飲食未進胃氣未動廓然清虛之腑宜乘此時加意調燮小兒生下未啼之時速令精巧婦人輕指探兒口挖去汚血另以甘草錢許煎湯用軟綿裹指蘸甘草湯拭去兒口中涎沫然後看兒體質如生夏月形色蒼老身面微紅唇舌微紫如此形象當防其內蘊胎毒古法用黃連數分煎汁滴二三匙於兒口中如便閉用硃砂水飛過分許煉淨白蜜三匙調勻乳汁化服再淡鹽湯用帛蘸洗兒口去其黏涎日洗五六次蓋兒之胎毒藏於臟腑口中多有黏涎如不洗去多有馬牙鵝口重舌木舌等患故若視兒之身體形色似上所述者可多洗數日不妨如兒生冬月並無以上實熱形色尚恐胎毒遇寒內伏不現當以淡豆豉錢許煎濃湯與兒飲三四匙少息復與二三匙輕發之如視兒之面色㿠白唇淡此防胎寒勿輕服上藥宜淡薑湯用綿帛蘸湯拭兒口雖拭于口略可滲入於腹能以醒胃和中

浴兒　兒初出胎浴湯須預煮滾俟溫勿入生水再入食鹽少許方可洗兒或用益母草數兩煎湯亦可洗畢拭乾以枯礬錢許研細粉摻摩其遍體兩腋及腿縫尤須多摻以免水濕瘡疥等患摻摩畢卽以衣服裹好然古人皆以兒生三朝方洗將已裹好之兒又復解開若遇寒天恐致感冒風寒三朝洗兒雖云古禮而今防患貴在變通煎浴湯之法金鑑用五枝湯加豬胆汁卽桃槐桑梅柳五枝煎湯復入豬胆汁少許亦驅風潤膚之良法

斷臍帶　兒生下洗淨後卽斷臍帶先須擠去水汁以免水濕入腹傷冷或作臍風斷時須近臍臍帶留長至足跗爲度不可太長太短太長則難乾而傷肌且恐引外風爲臍風太短則逼內而傷臟以致腹痛而夜啼欲斷處以綿緊扎

以帛包裹而令人以口齩斷不犯刀剪自無冷氣內侵可免腹中吊痛之虞如用帛裹尚嫌穢無人肯齩者不得已剪刀向火烘熱剪斷臍帶若因天時寒冷產母坐蓐艱難母子勞傷元氣兒生下不能啼者須縣裹近臍臍帶用油紙燃火燒斷令煖氣入腹可以起死回生或用艾火炙法亦可法載繆仲淳廣筆記再所留臍帶盤屈於臍上用龍骨散（龍骨黃丹枯礬各一錢麝香少許共研細粉）敷之再以新緜厚半寸軟帛方四寸蓋裹臍帶上外用布帶束縛須緊緩得中太緊則令兒吐哯太寬則風邪易入不可輕解看視解時須閉戶下帳寒天宜用火爐溫煖帳內

開口乳　兒初出胎胃腸均受母之血液臟腑氣運行未週切不可卽與乳食迨過一週日則胃中虛腸中實先照上述觀兒體質以與或黃連或硃蜜或淡薑等法袪其腹中胎寒胎熱之毒遂繼與乳此卽初與乳名曰開口乳

乳兒　日常不可飽滿則乳過溢而成嘔太飽者與空乳吮之卽消若乳來太猛取出再乳凡初乳時須捏去宿乳夏不去熱乳令兒嘔逆冬不去冷乳令兒咳痢母與兒臥以母手臂與兒作枕與乳頭平則兒可免噎母欲寐即奪去乳否則恐兒不知飽足而成嘔吐

乳母自調法　母勿大醉乳兒免患驚熱母勿傷飽乳兒免患喘急母勿大怒乳兒免患癲狂母新房勿卽令兒吮乳免兒瘠瘦母新吐乳兒必患虛羸母有娠即宜斷乳因母之氣血欲內應養胎否則外乳日少兒少乳則身黃羸瘦母之氣血日衰內失養胎胎失養則不長而僵矣

衣服　兒之衣服勿夜露屋外以防毒鳥落毛衣上及毒虫相交其上等害再衣服尿𧝓忌油膩手携取裹扎以防膩塞毛孔幷春勿覆頂裹足以防阻遏生長之氣冬忌火炙衣被宜大人身邊烘熱以防表疏反引火氣內攻四時忌潮濕衣以防濕氣從膚孔內入等患

携抱　兒生數月有性喜携抱者或正有一等童女以抱兒爲戲嬉或高擎或抱而蹌或抱兒以觀異色怪物（如牛馬猴戲場異臉）及聞雷炮大聲雖吾輩所常見聞而不奇恐孩兒見之心中怯懼遂印於心腦間以致夜啼或偶感邪熱而作驚症此皆抱兒者不可不知也

冷暖調　小兒始生肌膚體質易虛易實故先人有言衣不宜過暖宜舊絮不宜新絮否則筋骨柔弱汗出表虛易受風寒夏月宜通微風冬月宜微見日光夏令伏天宜服地氣（乾燥地上鋪席坐臥）否則肌膚柔軟易得損傷試觀富貴家之小兒重裀疊褥日在懷抱中雖數歲尚未能行而田舍小兒常暴露或微受飢寒絕無他病而筋骨皮膚反覺堅強此豈貴賤之體有異哉實如童年時之體操操練時豈不勞苦數日後則尚武精神自覺奮發而莫遏以此可悟其理矣

治療顧問

◎答吳君精滑治法　杭縣蔣樂安

觀吳君之症狀　似屬先由心腎之傷　故先緣於手淫　後則授室　重竭其精　不知節慾　其精道已滑　故遺泄於無夢時多　有夢時少　此心腎俱傷之明徵也　當此時治之　竟治心腎爲簡要也　今延久而不治　則相火被害　故心有所動　其物卽舉　一交卽洩　洩極少也　此症由始則君火一動　則相火隨之　故不能堅久　洩及少也　今君之泄已久　久則精竭　精竭則陰虛　陰虛則無氣以生火　故人瘦弱　目不能遠視　手足如冰也　若再延久而不治　恐爲虛勞爲損也　夫心腎早傷　延及相火　則其症之成　心肝與腎之火相挾而遺泄　安得不見此種之症狀乎　然此種之病　尤在靜養善調　勿圖速效　今君之脈象如何　尙不得而知　懸擬方　尙乞高明酌正

列方於左

潞參三錢　遠志一錢半　柏子仁六分　五味子六分　熟地三錢　龍骨二錢　當歸一錢半　金櫻子一錢　茯神三錢　山藥二錢　棗仁一錢半　蓮子十粒

服二劑有效者接服後方

熟地四錢　炒湘蓮三錢　炒芡實三錢　線膠三錢　淡菜三錢　茯神三錢　山藥三錢　五味一錢　龜板四錢　遠志三錢　麥門冬(硃砂拌炒)三錢　刺蒺藜二錢

猪脊髓爲丸服若夜不遺可常服大補陰丸

◎答張毅武君問胸膈脹悶兼呃逆上衝　鹽山張錫純

詳閱四十五號所載之案　原係上盛下虛之證　胸膈之氣　鬱而不開　下焦氣化不固　而衝氣又上衝也　當理其鬱氣　且鎭安衝氣　使不上　則愈矣　爰擬二丸藥方於左

用眞黑鉛四兩　鐵鍋內鎔化　再用硫黃細末二兩　撒於鉛上　其黃皆着　急用鐵鏟拌炒之　鉛與黃化合作紅色　結成砂子　其未結砂子者去之　將砂子涼冷　鐵碾軋之　有成餅者　仍係未化透之鉛　去之　餘者軋細過羅　再用乳鉢研極細　和以熟芡實麪(以僅可作丸爲度)　水調作丸　黑豆粒大　每服十丸　多服至十五丸　生懷山藥軋細用五六錢煑　作粥送服　此方卽黑錫丹去諸草木之品也

又方　用拙擬衞生防疫寶丹　每服二十丸　或多至廿五丸　開水送下

其方載本社月報第十卷第六號　乃拙著衷中參西錄霍亂門中治霍亂之的方　直隸故城縣長袁霖普　曾按方配製　施藥一方　治愈霍亂一千人　因將其方呈明省長　登於北洋公報　實治霍亂萬用萬效之方也　而以治胸腹滿悶　呃逆連連　亦屢試屢效　若不能泛水爲丸　亦可作散藥服之　若二十餘丸之重可也

右二種丸藥　每日各種服兩次　一日共服藥四次　前方宜食前服　後方宜食後服

▲中華郵政局特准掛號認爲新聞紙類▼

中華民國十年二月二十號出版

紹興醫藥學報星期增刊

發行所浙江紹興城中北海橋東

第五十八號

今日計二張

本刊分發行

各省各大書坊

本刊價例

每星期一張或數張計大洋一分五厘預定全年五十期計大洋六角如郵送加每期郵費大洋五厘多定另議郵滙不通之處郵票作洋九五計算凡公共機關報資均收半價

本刊廣告例

百字起碼每期大洋五角連登一月八折連登一年六折不上百字照百字遞算二號字及木刻鑄版地位以字數核算封面加倍刊資亦須先惠長登大幅得以另行訂立特約

特別廣告

◎神效除痛散

夫人之疾苦惟疼痛爲最難受欲除此病必服此散無不藥到春國患者一試方知言之不謬並且無論何種疼痛皆可即時立止鄙人經驗多年未可自私今特公諸病者夫乳婦姙婦均忌服每袋一包開水一茶杯食後一次和服一日服二次每次一包每袋大洋一角五分

◎時疫奪命散

近來天時凉暖不一世人稍一不愼不拘老幼及婦女每發時疫見症咳嗽嘔吐頭疼骨痛惡寒發熱有汗(或無汗)甚則神糊譫語氣急鼻煽肢冷脈伏腹痛絞腸刺胸吊脚縮筋霍亂吐瀉不省人事以及山嵐瘴毒皆陰陽乖戾之氣(見紹興醫藥學報及星期增刊滬報等)須將此散分二次吹入鼻中小兒分四次其性和平寒熱均宜邪從口鼻吸入居其多數仍由此出內服外嗅俱有效力每瓶大人內服分兩次小兒分四次孕婦不忌此方劉吉人先生經驗多年不敢自秘特此以濟時疫之急需亦治腦寒腦熱腦漏鼻淵鼻塞鼻瘜鼻茸時流穢涕等每瓶大洋二角

發行所鎭江城內五條街

楊燧熙醫室

◎多痰者……就是癆病的初步

凡喜吃烟酒和含有刺激性的東西、其人必多痰而多嗽、初起時恒不注意、以爲多痰當作一件平常事看、可曉得多痰就是傷肺的證據、肺傷即是癆病的初步、所以多痰者速宜服除痰潤肺等藥、現在本館爲病家利便起見、特向那威運到大批「鰵魚肝油」、功能潤肺療虛淸血調元吐血虛熱盜汗咳嗽癆症血虧等症、服之均極有效驗、服法另詳、每小瓶計重八兩售大洋七角八分、每大瓶計重十六兩售大洋一元三角六分、多痰者請到紹興大路教育館內藥品部購服可也、電話第十一號

◎問病者鑒

凡函向本社問病者請將詳細病狀寫明寄到「紹興城中醫藥學報社」收當即登入本刊徵求四方名家或由本社答告治法仍載本刊概不取資各處醫家自定個人收資規則與本社無涉

紹興醫藥學報社啓

本社啓事一

◎徵求八卷九卷舊報從重酬答

閱報諸君　如存有本社八卷九卷舊報　可以割愛見惠　郵寄社中　本社當以社中出版書籍　五元定價之數相酬　應用何書　任憑選擇　決不食言

本社啓事二

◎派送報

本社代派武昌中西醫學雜誌　預定全年（十年份）十二册　計大洋一元　郵寄加一角二分　又補購北京通俗醫事月刊　全年（九年份）計大洋一元　郵力一角二分

誌　謝

本社同人拜手

（一）承上海韋廉士醫生藥局惠贈五彩月份牌六張　北京通俗醫事刊社惠贈

肯割愛　請即寄下　但須號數齊全　不拘若干份　皆所歡迎　本社啟

二卷四五六號合刊一冊　武昌中西醫學研究社惠贈第一年第一號中西醫學雜誌一冊　謹領之餘　彙誌謝忱

衛生談

◎寄巢拉雜衛生談　守眞

（廿一）寄巢主人日常所行之衛生法略談

吾在六歲時　就入小學校裡讀書　那時候吾還像個骨瘦如柴的病夫　因爲吾的父母結婚太早　生我的時候　只有十六歲　我的父親剛只二十歲就死了　所以我從小入學校以來　就肯用心講究衛生　行了十餘年　身體漸漸强壯　把現在的身體比較從前　却是兩樣了　但是吾每日所行的衛生法　自己也曉得是「老古董式」的　不合於現在的　然而自己覺得有效　所以也寫了出來

吾每日在五點鐘起牀　洗面後　到外面去散步　六點鐘祈禱　七點鐘進早點　八點服務　九點服務　十點鐘自習　十一點鐘練柔術　十二點鐘午飯　飯後散步　下午一時半服務　二時半自習　三時半服務　四時半練柔術　五時半出郊外散步　六時晚餐　飯後　繞室內行可里許「七時」「八時」「九時」共三點鐘自習　九時半祈禱　十時就寢

（廿二）生殖系之衛生

男女的生殖器　在幼小時　只具泌尿能力　男子到長大了　乃有精蟲　女子到長大了　乃有卵珠產出　能夠行生殖之實

保衛生殖系的法子　在未經發育完全之人　應當遠避犯姦淫的機位　戒絕手淫……等種種惡習　壯年之人　應當抑制淫慾　愼勿日旦而伐之　以斷傷身體　花柳叢中　萬不可入　致傳染花柳病而遺禍到子孫的身上去

學術研究

●問周君小農糖霜是何藥　沈仲圭

檢閱尊編易簡方內症門着末第三方治遺精用蘇梗二錢煎湯沖潔白糖霜服之最靈所云糖霜未知是否即普通之糖并用若干至是方方義及治何種遺精亦乞示及爲感

◎答高思潛君問發熱並用之藥入胃後的變化　臨安周鎭岐

大凡用藥之道難以執一要惟察其症之何如耳有是病用是藥不可以寒熱並用爲拘也自張長沙立諸瀉心法與烏梅丸後後世推宗其法而以寒熱並用者有非各自稱雄和衷共濟兩端可以盡之矣然進而求之用法雖多要不外乎和之一字誠以和之爲義廣矣不和卽病用藥所以和之耳其藥入胃之後變化雖不可見然有可言之理在焉如理中湯本爲治脾胃虛寒而設倘或

其人脾胃既虛又有肝胆之火乘虛而入而爲嘔苦吞酸者於本方再加黃連名之曰連理湯亦治脾胃虛而挾暑者此卽寒熱並用所謂各自稱雄相爭相鬬之劑之理也可也又如六味地黃湯本爲治腎水衰弱之劑若水衰而火亦衰者可於本方再加桂附名之曰桂附八味丸此亦寒熱並用所謂和衷共濟各事其事之劑之理也可也此外又如陰陽偏盛偏衰處其用藥格不相入或藉寒熱並用以協和其藥或藉寒熱並用以引導其藥在上則有苦辛合劑之通降如諸瀉心法是也在下則有從陰引陽從陽引陰之反佐如通關丸之用肉桂白通湯之用人尿猪胆汁是也至於熱藥冷飲之以假對假處陽上越之以重鎭怯又各有道矣岳武穆公云運用之妙存乎其人不可以胃之變化形跡拘也喩嘉言曰藥能變胃不可爲胃所變良有以也臆度之談未識高明以爲然否尚希

敎正

●答避疫的方法有男女之異　前　人

大凡疫之傳染亦以其氣之薰人耳避之之法有男女之異者蓋女子前陰門戶闊大其器小便之後恒多不燥最易藏垢積汚而男子則否也所以婦人病毒氣多出於前陰非謂男子之毒出於口而女子之口竟無毒焉對坐之時須識向背亦以遠其氣之觸人耳

●答顧劍秋君問藥三則　守　眞

(一)藥中所用之魚鰾卽魚腹中能脹縮之氣囊若煮治之則可成爲魚膠用以黏物極爲堅固與黃魚膠有別陳藏器本草云「魚鰾氣味甘平無毒主治竹木入肉經久不出者取白傳上四邊肉爛卽出」

(二)全鹿丸係全隻鹿肉焙乾爲末和藥末所合成方書中屢載之（玆因限於篇幅故從略如必欲明其究竟請參觀陳修園時方歌括卽知）惟何人所定無從稽考

(三)人參爲藥物中之貴重物仲景一百十三方中用人參者只十七方若用之不得其當其害更勝於他藥因其力大而峻非他藥所能及又愚意藥物之性各有所長對症用藥決不可以代替者也

●問鄒地產後俗用之藥　王壽芝

敝地鄒縣每服多量赤糖湯今聞貴地產後每以形似夏枯草者十餘斤絡續煎服此物苦寒以之多服竊爲不解（下略）

●答王君問　周　鎭

夏枯草益母草俱生於春夏枯草其莖微方葉對節生似旋覆而長大有細齒背白多紋莖端作穗長一二寸中間淡紫小花有細子四粒益母根白莖方如黃麻莖其葉如艾而背靑一梗三葉葉有尖岐少許一節節生穗叢簇抱莖四五月內開小紅紫花微白色每蕚內有細子四粒此草生時有臭氣惟夏枯草生時不臭也敝地俗用乃益母草也血盛瘀多之體尙可服不必重量其體弱血虛瘀少者宜少用不必屢服但鄉野之間一時不深悉其弊耳（此爲昔年

問答在故紙堆中錄存者〕

●答康君問製乳香法　葉勁秋

入食葱於水先煎滾後下乳香久之則浮上者是乳香沈下者是渣滓是時用銅勺盡取浮上之乳香傾入冷水中則凝結而成塊倘純潔而無渣滓者晒乾後卽可爲末用否則再如前法大約十斤祇剩四斤零製沒藥松香亦然

●問紅花產地　山東王肖舫

紅花一藥中國產地數處敝邑近年來種者絕少欲購求紅花種子數斤以便播種祈海內同志將紅花種子之產地出售處及每斤實價若干詳細登於星刊內實爲德便

●問癭瘤根治法　前人

癭瘤二症種類甚多而癭症多屬痰飲結成瘤症惟粉瘤刺瘤易治而筋血氣肉及毒瘤等皆無根治善法祈海內專科名家不惜枕秘詳爲指示此二症之根治善法不勝企禱之至

治療顧問

●答徐莊君以爲風癢爲患案　鎭江劉吉人

尊閫之恙　患眩暈　及前陰肛門作癢　已四五年矣　若有名手　作肝熱生風　用柔肝熄風之劑　何至綿延　因用安徽陳修園法　不知用葉天士吳鞠通王孟英法　故延成中宮蕩漾　如坐舟中　木善尅脾胃　以致中消症作　不知中消　皆成於火　木火有餘　胃陰液耗　因治中消　大劑育陰　用藥過柔　又犯土虛鼓脹之症　而用剛燥　又患痺瘧　嘔吐勺飲不入　命幾垂危　此皆粗子治病　濕症未已　燥症又起之弊也　而蕩漾一症　始終未除　及前陰肛門作癢　鼻孔亦癢　蕩漾之症自愈　胃納亦旺　則肝胃之熱皆有出路　何幸如之　而閣下又以爲風患　若改用風藥　則又大誤矣　瑞本不敢多事　因閣下所述症候皆明白　且與瑞前十五年治愈曹姓婦大約相同　敢以直言規正　瑞治愈之曹姓婦　內熱外寒　常以火爐烘腹就診於瑞　瑞以內熱症對　曹不信　去而之他　醫三四年　凡鎭江及附近諸醫　因猪肝蘸藥插入吊虫法　因犯該婦之怒　駡老醫不絕於口　因在瑞如法先駡不已　瑞因得知　瑞曰　但服吾藥　一劑可安　如不愈　爾再請他人治之　但勿嫌吾藥涼可耳　婦因服從　被吾治愈　諸症皆已　連生二女　一男　今其男　已七八歲矣　其婦已四十五矣　身親試有效者　敢以奉告　瑞彼時　用王孟英養血湯　吳氏加減桃仁承氣湯　三甲復脈湯　葉氏青蒿鼈甲煎　諸方間服　而愈　今尊閫之癢　生于眩暈之後　且有誤藥在前其爲肝胃血分伏熱無疑

擬方候酌

竹茹一錢半　絲瓜絡一錢半

婁仁泥二錢　杭白芍三錢　細生地三錢　生石膏八錢　知母三錢　元明粉一錢半　生甘草

稍二錢　鼈甲五錢　生石决明五錢　泡淡海蜇頭一兩　青果五個　打破煎　鼈甲决明　皆先煎　有油沫出再入他藥

●答徐莊君問治一則　春軒

據述尊夫人貴恙　已有四五載矣　該症脉象舌苔　雖屬風患無疑　但與虫患　亦頗類似　中宮蕩漾　中必有物使然　二陰作癢　雖免虫類作怪　凡腸胃不潔　虫類繁殖　由直腸而達肛門　引及前陰　則發熱作癢也　胸中懊惱　清陽不升　所以頭暈也　發作後　胃口大旺　亦頗類虫求食也　總觀症狀　似係虫患　治宜緩以圖功爲善　是否有當　伏乞

高明　指正

療法

一檢查大便　有無寄生虫之排洩物（檢查大便可請就近醫院行之）如檢出屬於何種蟲類　卽可對症治療矣　最宜整理大便　每日一次　忌食生冷一切

一內服景岳溫藏丸方最宜

一外用棟根白皮同蛇床子等分煎湯洗之

附溫藏丸方

參　朮　歸　芍　苓　川椒炒　榧子肉　史君子　檳榔　炮姜　吳萸泡

右爲末神麴糊丸空心白湯下

●答揭陽貴君　餘姚康維恂

閱五十六號星刊　知令弟被針刺入脚　醫治數月未出　逕告　敝縣霞泉廟地方　有一婦人　被針刺入手臂　亦取出無術　後遇一農人云　凡針入肉　只用暢水魚（敝縣俗呼暢水）搗爛敷之　自出　婦從其言　塗敷數次　腫退痛止　其針果出　此事余得之友人所稱道者　然未曾親身歷驗　不過傳述之友人　生平言不妄發　逆料此事决非揑造　望告令弟　不妨試之　如果見效　乞於本刊聲明　俾世之被針刺者知所適從（樊按暢水　不知貴處有此名及此魚否　茲略敍述此魚之形質　以供參考　暢水形扁　長僅四五寸　嘴略尖　浮游水面　千百成羣　其性躁急　往來如劍　如一離水　就亟癲死　其肉甚薄　細芒之骨頗多　漁耶售價極賤　敝縣俗呼引線包　因其骨如引針之多故名　一約而言之　與市上所賣之青魚相類似）推誠謹告　諸希

察閱　是荷

●答諸暨孟興朕君問蟯虫治法　臨安周聲岐

孔毓禮先生著痢疾論　其諸症二十八門中　有蟯蟲痢一症　謂得之於寒濕之氣（按此寒字可疑　未有寒能化蟲之理）菀鬱不發　化而爲蟲　此九蟲之一也　其形極細　胃弱腸虛　則蟯蟲乘之　或癢　或從穀道中溢出　倉公以芫花一撮主之　烏梅丸黃連犀角散亦主之　然蟲

紹興醫藥學報星期增刊　第五十八號　第七頁

盡之後　即用六君加犀角黃連烏梅肉丸服　以補脾胃　兼清濕熱　庶不再發云云　又曰　此蟲其形如線　雜病皆有　不獨痢疾　每從穀道中溢出　小兒尤多　今閣下自十一歲時　因恣啖水果而患蟯蟲惡疾　請之於醫　治用攻削　如硝黃鶴虱檳榔之屬　雖屢服屢效　而其宿孩　終不能絕　此實由於不明病源之故也　豈知蟯虫爲患　並非腸胃不潔　實由濕熱停滯　積久不解　下注直腸所致　故蟯虫一症　爲小兒最多　蓋以小兒不知飲食之當節也　若不先清其源　徒事攻削　誠有如君所謂人非鐵石　非但宿孩難除　必致變症百出　可不畏哉　但惜閣下叙述病源　猶未自憶十一歲前後時閣下之小溲　必白如米泔（卽小溲落地後　移時方白者是）　此濕熱停滯下焦之徵也　失治不治　鬱久化虫　既化蟯虫　遺爲終身之患者多矣　鄙人嘗治此症　其未成蟯虫者　專清濕熱　以小便清長爲度　已成蟯虫者　於清濕熱藥中　佐以殺虫可也　況閣下既述大便溏多燥少　實屬濕徵逗遛腸胃　但不知現在諸症發作之時閣下之小便　果能清長否耶　玆擬拙方於後　請嘗試之　至孔氏所擬治蟯蟲之方　恐於本症病源未合　故不贅錄　但既經屢用攻削　病愈之後　自宜節食調補　以杜蟲源　再請問津可也

附方

炒蒼朮二錢　苦參三錢　雷丸二錢　豬苓二錢　焦黃柏一錢半　槐花一錢　鶴虱二錢　澤瀉二錢　尖檳榔二錢　防風一錢半　蕪荑一錢　赤苓三錢

右水煎　空腹服

虛者　可加黨參三錢　焦白朮二錢

●答徽州許逸凡君問面黃治法　　錢塘柴德新

閣下主持教育　造福梓里　欲圖完善　勢必思慮　以致積久傷脾　中宮失調　年前所患各症　可以徵明　十餘稔來　又從事經營　於是脾臟之本色現　而面無華彩矣　節思寡慮　固爲要務　但因皮膚上之關係　又不得不略貢芻蕘　以希採擇也　大抵此證之發生　皆因力求美容之故　時以香皂洗面　及濫用諸種化粧品　遂至皮膚枯燥　毫無光澤　黃而脹熱　且時作癢　應暫停肥皂　而代以油劑　法以洋綿花浸漬香油　細拭面部　過多者則輕輕拭去之　如是障礙之原因自除　入夜則塗搽羊毛脂　或硼酸羊毛脂　如尙無效　可敷百分二之白降汞軟膏　漸加量至百分十　當漸愈　倘已呈佳象　乃停止塗油　而以煮滾之溫水洗面　水中更加甘油　約

一匙　攪勻使用　最爲適當　每日早晨　再以玉容丸洗擦　自然溫潤細膩　潔白如玉也　然各種肥皂皆含芳香原料　刺戟皮膚　易起有害作用　故切宜忌之　他若燥濕過分及風日雨露　尤在禁避之例也

玉容丸方

甘松一錢　山柰一錢　細辛錢　白芷一錢　白蘞一錢　白芨一錢　防風一錢　荆芥一錢　僵蠶一錢　山梔一錢　藁本一錢　天麻一錢　羗活一錢　獨活一錢　密陀僧一錢　枯礬一錢　檀香一錢　川椒一錢　菊花一錢　紅棗肉七枚

右共研細末　用去淨弦膜肥皂一斤　同搗作丸　如秋冬加生蜜五錢　及牛骨髓三錢

●答佘君問手裂治法　葉勁秋

冬令手裂　患者極多　裂深處宜貼橡皮膏（藥房內有）　時常用牛乳（一向鄉人買）揉搽極效　此方既可預防於前　又可療治於後　輕而易舉　金君試後自知

◎答許尙溪君問咳嗽鼻塞治法　杭縣徐春仙

據述令嫂貴恙　曾服絲瓜根二三次　鼻塞已通　此外係全生集治鼻淵之藥也　但鼻淵之原因　有腦熱精虛之殊　治法亦有辛散溫補之辨　所云前醫以宣散爲治不應　可知非因腦熱所致　況勞力即發　嘔吐清水　其因精血之虛無疑矣　擬治法　宗葉氏天眞丸加減　是否有當　尙乞　有道教正

米炒西潞黨三錢　土炒白朮二錢　當歸三錢　清炙芪三錢　炒吳萸一錢五分　天門冬一錢五分　叭杏仁三錢　懷山藥二錢　川貝母二錢　抱木茯神三錢絲瓜籐三錢（須用近根處）

代郵

●餘姚康維恂先生台　錢塘柴德新

維恂先生有道久耳　鴻名未親塵教高山仰企實積愚誠敬懇者家君年逾花甲心如嬰兒凡事必躬必親未嘗假手於人晨起必誦金剛高皇等經迄乎午膳始止日以爲常計數十年於茲矣然自幼至老素喜杯中每餐必飲一壺（早晨茹素不飲以念經也）無有辭時面色紅潤光彩鮮澤時屆夏令則左足潰爛交秋而愈年年如此尙無大害迨戊午春間左目忽然失明醫治殆遍迄無應效然不紅不痛一如常人乃不得已晨服明目地黃丸晚服保瞳丸冀收桑榆之效不料延至去庚五月右目又失明矣五中焦灼莫可言狀中西名醫束手無策但晚間鑑別燈火歷歷可覩伏思服丸至三年之久乃不見效反且轉劇豈厥疾竟勿瘳乎素仰

先生爲眼科聖手請即惠賜良方以起沈疴不勝盼望之至專此順頌

公綏

曾服淸濕之劑亦不見效併此奉聞

通訊處杭江干兵馬司一號柴宅

中華郵政局特准掛號認爲新聞紙類

中華民國十年二月廿七號出版

紹興醫藥學報星期增刊

發行所浙江紹興城中北海橋東

第五十九號

今日計二張

本刊分發行

各省各大書坊

本刊價例

每星期一張或數張計大洋一分五厘預定全年五十期計大洋六角如郵送加每期郵費大洋五厘多定另議郵滙不通之處郵票作洋九五計算凡公共機關報資均收半價

本刊廣告例

百字起碼每期大洋五角連登一月八折連登一年六折不上百字照百字遞算二號字及木刻鑄版地位以字數核算封面加倍刊資亦須先惠長登大幅得以另行訂立特約

特別廣告

◎神效除痛散

夫人之疾苦惟疼痛爲最難受欲除此病必服此散無不藥到春國患者一試方知言之不謬並且無論何種疼痛皆可即時立止鄙人經驗多年未可自私今特公諸病者夫乳婦姙婦均忌服每袋一包開水一茶杯食後一次和服一日服二次每次一包每袋大洋一角五分

◎時疫奪命散

近來天時涼暖不一世人稍一不愼不拘老幼及婦女每發時疫見症咳嗽嘔吐頭疼骨痛惡寒發熱有汗(或無汗)甚則神糊譫語氣急鼻煽肢冷脈伏腹痛絞腸刺胸吊脚縮筋霍亂吐瀉不省人事以及山嵐瘴毒皆陰陽乖戾之氣(一見紹興醫藥學報及星期增刊滬報等)須將此散分二次吹入鼻中小兒分四次其性和平寒熱均宜邪從口鼻吸入居其多數仍由此出內服外嗅俱有效力每瓶大人內服分兩次小兒分四次孕婦不忌此方劉吉人先生經驗多年不敢自秘特此以濟時疫之急需亦治腦寒腦熱腦漏鼻淵鼻塞鼻瘜鼻茸時流穢涕等每瓶大洋二角

發行所鎭江城內五條街楊燧熙醫室

◎多痰者……就是癆病的初步

凡喜吃烟酒和含有刺激性的東西、其人必多痰而多嗽、初起時恒不注意、以爲多痰當作一件平常事看、可曉得多痰就是傷肺的證據、肺傷即是癆病的初步、所以多痰者速宜服除痰潤肺等藥、現在本舘爲病家利便起見、特向那威運到大批「繁魚肝油」、功能潤肺療虛淸血調元吐血虛熱盜汗咳嗽癆症血虧等症、服之均極有效驗、服法另詳、每小瓶計重八兩售大洋七角八分、每大瓶計重十六兩售大洋一元三角六分、多痰者請到紹興大路教育舘內藥品部購服可也、　電話第十一號

◎問病者鑒

凡函向本社問病者請將詳細病狀寫明寄到「紹興城中醫藥學報社」收當即登入本刊徵求四方名家或由本社答告治法仍載本刊概不取資各處醫家自定個人收資規則與本社無涉

紹興醫藥學報社啓

本社啓事一

◎徵求八卷九卷舊報從重酬答

閱報諸君 如存有本社八卷九卷舊報 可以割愛見惠 郵寄社中 本社當以社中出版書籍 五元定價之數相酬 應用何書 任憑選擇 決不食言

本社啓事二

◎代派各報

本社代派武昌中西醫學雜誌 預定全年(十年份)十二冊 計大洋一元郵寄加一角二分 又補購北京通俗醫事月刊 全年(九年份)計大洋一元 郵力一角二分

小言

◎胎數 守眞

新文學是根據舊文學的 沒有舊文

閱報諸君 如存有八卷九卷兩年本報 本社當以今年新報加倍掉換 倘

肯割愛　請即寄下　但須號數齊全　不拘若干份　皆所歡迎　本社啟

學　新文學從那裡產生出來呢？所以有幾位古人所說的話　終歸不能廢去　像元稹的文中說「未生胎敎既生保敎」列女傳中所記載太任娠文王時　目不視惡色　耳不聽淫聲的幾節　就可以曉得文王有這樣的明聖　是從太任懷胎時　有良好的胎敎而得來的　因爲婦人在懷胎的時光　他的「思想」和「動作」都能夠使胎兒受其感化　如「思想」和「動作」　果皆純正　那胎兒異日也必然是有成的

學術研究

◎質疑一束　鼠如

「聖人南面而立前曰廣明後曰太衝」太衝爲經脈之名詞不知廣明二字何所見解古昔註家多含糊浮泛之說不知是否係經脈之別名爲疑

「上焦者在心下下膈在胃上口主內而以出」「膈肓之上中有父母」不知所云之下膈及膈肓是否係近世生理學家所云之膈膜

人身上之經脉雜亂無緒未知有專書否

手厥陰經足厥陰經未知此厥陰二字本於何典

臍帶與胎盤連接爲胎兒未產時吸收母體營養料之通路及下地剪去後僅存一痕跡（卽肚臍眼）取顯微鏡視之中有小孔甚多未知于人身上有別種作用否

舊醫家所云之「任脈」「太衝脈」與近世生理學家所言之腎動脈有異否

大迎穴在何處

以上各問務請高明諸君詳細答示以開茅塞

◎答杭州笑庵新絳確是茜草　非非子

按新絳古以蠶絲紡織成線（或成條）取鮮茜草根搗碎煎取赤黃色汁染之今以片紅花煎成黃色汁加酸類汁（加酸汁則變紅色）染之惟紅花通經活絡之效能與茜草同故尙可通用至本草備要謬處本多不足爲準也（大紅帽韓現已無多如果係此物則日後將無處覓新絳矣有謂係猩猩血所染成其新當作猩此皆無據妄談切勿輕信）

◎問舊驗方　沈仲圭

小農先生道鑑令尊心存利濟徵集良方刋印行世僻壤貧民受惠殊非淺鮮後學在紹興報社購置一册翻閱數過覺方方均經實驗其上編易簡方尤簡便易行利於貧病會後學患遺證經年（曾登報求方病情見星刊十　十九　廿三　五十二等號）查易簡方內症門着末第三方治遺精用蘇梗二錢煎湯冲服潔白糖霜此糖霜未知是否潔白洋糖抑係他藥又此方可治賤恙否後方外治法賤恙可用否均乞詳以示知至感至盼

再者如荷示及方義尤爲感激

◎答舊方不能全合新病　周鎮

尊問此方蘇梗白糖理氣緩肝脫胎於外臺考外臺有蘇子一方治夢中失精

疏泄之品實症宜之驚則氣亂初或相宜　尊問一遺泄外兼症涉虛自以令友診脈定方爲妥要知單方一二味僅療單獨一症後方義主封固可不深論方義矣（白沙糖竹蔗煎成輕白者糖霜見王氏飲食譜）按單方亦宜諳藥性比較症情可用

●疑問一則　闕名

敝鄉有張姓婦年四十八初起寒熱足微腫赤痛狀若流火五六日後足跗及脛條起紫暗水泡或大如磁盆或小如拳刺潰泡出血水細視其肌作白腐色以刀割其上肉如敗絮毫不知疼未潰處焮紅熱甚敝地諸醫名之曰脫靴疔第七日邀余往診兩手脉俱伏察其舌底乾紅尖絳全有裂紋苔微薄白神昏便閉溺數患足熱如火烘夫諸醫謂其爲脫靴疔余翻閱諸書未嘗有此名稱想係若輩杜撰也余才疏學淺未能直斷此瘍名稱但據脈證而看度其是感冒冬溫巽氣邪入營分流注足經使然爰瘍科心得集清營解毒法加減（方附後）服一劑復邀診煩燥略減惟倦怠嗜臥神志乍清乍昏右脉略見而澁竊以爲稍有轉機仍守前方出入（方亦附後）詎料服二劑後至第十一日竟殞命焉噫余自應診以來這樣病候經過不特一次有以承氣下之者有以清營解毒者俱不能起自愧庸醫殺人可恥孰甚且常此以往將來之殺人更不可算余雖庸陋仁心尚存不忍因循誤人故特錄此務望

高明諸君詳細指敎治法俾後學得入道之門不勝感激也

第一次方

鮮生地四錢　紫地丁三錢　連翹心二錢　黑梔子二錢　眞川連五分　淡黃芩一錢半　南花粉三錢　粉丹皮二錢　銀花三錢　赤苓三錢　赤芍三錢　甘草五分

第二次方

鮮生地八錢　紫地丁八錢　金銀花八錢　眞川連五分　連翹心三錢　粉丹皮三錢　西赤芍二錢　赤苓三錢　天花粉三錢　知母四錢　木通一錢

加　白茅根一兩　藕節六錢　絲瓜絡三錢

三味先煎湯代水

●答李子舟君問用藥分量有否標準　杭縣余春軒

內經的方子都是有藥無量的如那腹中論用鷄矢醴邪客篇中用半夏湯都是要臨症應變審病用藥所以用藥的分量要分人體的虛實病狀的輕重然後才能定個用藥分量的標準但是這個標準是人人不同的須因人而施不能執一就是西醫用量的標準也不是一定不移的雖有用量表（如二十五至六十五全量六十五至七十三分之二）等但是也要診斷體質的强弱作爲加減的標準現在有些醫生由經驗上得一定分量的效果隨定爲用藥分量的標準但此種標準不得認爲公例所以中醫用藥分量的標準也沒有專

書出世鄙人不敏自定一標準如下

一　蚧石之類凡以味勝者宜重芳香質輕之類凡以氣勝者宜輕

二　補藥宜重瀉藥宜輕

三　壯年宜重小兒老人宜輕

四　北方宜重南方宜輕

以上是常用的標準但臨床變化不可執一冒昧陳上是否有當還請高明教正

●疑問一則　泉塘柴德新

閱本刊五十六號學術研究欄內臨安周君所論誤食蛇精治法文中謂多年陳穀蛇交其上餘瀝黏着乃成此物竊以陰陽和而萬物生必也兩精相遇停留雌蛇腹中乃能產卵漸卽脫胎而出始完全長成今所餘之瀝雌之與雄固無論矣卽雌雄並有又安能生育於陳穀上哉況未食湯團以前又未見有如卵之物豈一經入腹卽變而爲物耶此中至理還祈諸師指教是幸

●答和縣高君思潛問膜原之名稱　錢塘也愚柴德新

中醫之所謂膜原者其卽西人解剖學上之網膜歟是否祈卽示知爲盼

●答余君問凍瘡驗方　前人

凍瘡之方汗牛充棟求其效驗若神者曾不多見茲錄一方頗著成效以備採擇而廣流傳

亞鉛華二·○　依比知阿兒一·○　凡士林三○·○

右調和製成軟膏外用塗敷繃帶紮住每日一換數日卽愈

●讀靈樞經脈篇之疑問　陳守眞

「胃足陽明之脉起於鼻之交頞中旁納太陽之脈……（下略）……」納太陽之脉亦有作「約太陽之脉」者不知孰是

「腎足少陰之脉起於小指之下邪走足心出於然谷之下循內踝之後別入跟中以上踹內出膕內廉……（下略）……一出膕內廉亦有作「出膕外廉」者不知孰是

「膀胱足太陽之脉……（中略）……入循膂絡腎……（下略）……」入循膂絡腎亦有作「入循膂絡臂」者不知孰是

「心主手厥陰心包絡之脈……（中略）……是動則病手心熱……（下略）……」是動則病手心熱亦有作「是動則病心中熱」者不知孰是

「三焦手少陰之脈……（中略）……上項繫耳前……（下略）……」上項繫耳前亦有作「上項繫耳後」者不知孰是

●答春仙君問鐵汁與四物湯補血之比較　直隸張錫純

鐵汁所以能補血者因人血中有鐵銹鐵汁入腹與腹中養氣化合卽成鐵銹以補血中鐵銹之缺乏然人血中之鐵銹僅居千分之一卽常飲鐵汁不過將血中之鐵銹補足其原有定分若再於千分之一外補之加多臟腑間轉生重墜之病此鄙人得諸目覩實驗者也至於血輪爲血中之重要分子明水爲血中之最大分子皆非鐵汁所能補益而四物湯實均能補益之且地黃中原含

有鐵也由斯而論是四物湯不但能補血中血輪明水並能補血中鐵銹也鐵汁補血之力安能及四物湯哉

◉答陳爾康君人魄之攷究　前八

李氏本草綱目謂人魄狀如麩炭洗寃錄謂狀若石炭研究其理當係人之元氣與地氣化合凝結而成爲元氣中含有磁氣（理詳月報第十卷十二號拙著赭石解中）故隔樓板數層亦能透過夫空中之磁氣與地面之鐵養化合可爲磁石由斯推之綱目所謂麩炭洗寃錄之所謂石炭雖非磁石亦磁石之類也綱目謂其鎭心安神魄定驚怖顚狂徵之陳君之所云云綱目之言誠不誤也

治療顧問

◉答問異症治法　直隸張錫純

閱五十三號陳士成君所登病案　確爲癇風無疑　然自古治此證　無必效之方　鄙人遇此等證　有用熊胆治愈者　有用羚羊角治愈者　有用磨刀水治愈者　有用加味磁硃丸治愈者（方案皆載衷中參西錄）：而效於甲者未必效於乙　效於乙者未必效於丙　至西人治此證　除痲醉腦筋　暫收目前之功效外　亦無他方　惟中西藥並用　大約服之月餘可以除根　詳錄其方於左

赭石五錢（層層作薄片有竅乳形者方眞生用研細）於朮酒麴（用神麴則無效且宜生用）半夏　龍胆草　生明沒藥各三錢　此係湯劑　又方用白礬一兩（焙枯）　黃丹五錢（炒紫色）　硃砂二錢　共研細　摻熟麥麪一兩　猪心血和爲丸　桐子大

又方用西藥　臭剝　臭素　安母紐謨各二錢　抱水過魯拉爾一錢　共研細　摻熟麥麪四錢　水和爲丸　桐子大

右藥三種　早晚各服西藥十四丸　午時服硃砂黃丹白礬丸四十丸　每日服藥三次　皆煎湯藥汁送服　每湯藥一劑　可煎三次　以遞送三次所服丸藥　如此服藥月餘　病可除根　蓋西藥爲痲醉腦筋之品　能強制腦筋　使不發癇　治標之藥也　中藥爲健脾利痰瀉火鎭驚養神之品　治本之藥也　標本並治　所以能隨手奏效　此證若但用西藥治標　固難拔除病根　久服且有減食量昏神智之弊　惟拙擬之方　中西並用　相助爲理　不但病可除根　而於食量神智亦毫無所損也

◉問背疳治法　錢塘柴鴻新

師姊觸英女士　稟賦素弱　後天失調　於五齡時　背患一瘡　初甚平穩　故不介意　厥後年事漸長　瘡之周圍　亦日益增大　延至七齡　勢乃大變　飲食難進　呻吟床第　不得已入杭垣大英醫院開刀　轉瞬三月　毫無起色　遍求各大名家診治　亦時愈時作　濃水汨汨　日惟

從事揩拭　人非金石　安能久受其累　計受病迄今　已二十年矣　稍一思慮　病即轉劇　而師姊在校肄業　求學心切　故嘔吐腰酸　月經不調　而黃肌瘦等症　因之蜂起　現瘡勢已有英寸三寸之深　晝夜疼痛　苦不堪言　爲此懇求海內名家　惠賜良方　以起沈疴　則不特師姊感恩不忘　卽愚亦領敎多矣

◉再問半身燒熱治法　陳仰孫

醫藥學報社編輯部執事先生大鑒

啓者　鄙人前所問左半身燒熱治法　已蒙登於四十五號星刊　緣當時傳述之誤　茲再將病狀錄呈　祈再登諸報端爲荷

啓者　鄙人年逾不惑　自今春二月起　初由右膝足微有疼痛　步履不舒　後就中醫處服藥數十劑　疼痛已除　轉爲右半身自項至膝燒熱　其燒熱惟自己能覺　似在骨中　別人不能知也　見風時　其熱更甚　左半身極形惡寒　兩足極冷　若坐偏左　左腿足酸痺　若偏右坐　右腿足酸痺　脈象遲細兼濇　現症頭眩目昏　舌中絳　口不渴　飲食起居二便　無甚大異　敝處醫生　或作風治　或作痿治　或作偏枯治　各是其是　藥餌偏嘗殆盡　迄無效果　想貴社諸大先生　研究有素　究竟鄙人此症　實屬何症　懇求乞賜方法　登諸報端　俾沈疴早起　則感戴莫銘矣

雜錄

◉經文辨異　張錫純

鄙人於五十一號有答高君問泌尿道路　曾引內經經脈別論篇　食氣入胃　散精於肝之文　至五十四號有陳君著論謂書鄙人言後　有飲入於胃　散精於肝之語　此蓋引他篇經文　非引一篇之文　而有不同也　且陳君精於西法　所論實甚詳悉　匡鄙人之不逮多矣

◉告江都陳君的白話　餘姚康維恂

龍池社兄如晤　我看五十一號五十二號的星刊　見你有疑問二則　一「問目中生金花亂濺的治法」二「問鼻塞的治法」　我看明之下　就撥了冗忙的事　把一知半解的治法　登在星刊　五十四號星刊「答鼻塞治法」「前人」二字　是那手民誤排的　但我的意思　無論什麼事情　都愛實劈劈地　此番所答的方　也是試過有效的　倘你有意信用　等了試過以後　有效力沒效力　望你聲明聲明罷

◉譯「青年期之病」書序　陳守眞

吾因爲留意於歐西的名作，以資借鏡，所以看到美國醫學博士「路易司太」最近所著的「青年期」書中，有一篇「青年期之病」，專論青年人，患病的緣故和矯正的法子，極有見地，就心下一動，把他的大意摘譯出來，介紹到我們中國的青年面前；不過我想望看這本書的青年，應當格外費點眼力，仔仔細細的看去才好。

這位博士的頭腦子，必定是極清爽的，爲什麼青年期一書，能夠論得這樣好？書中論「青年期之病」的一篇，又能夠論得這樣詳細呢？這些徹底的思想，吾人是萬萬想不到的，所以要請閱者諸君，詳細閱之，

吾國青年，對於疾病，極不注意，吾因爲可憐這般青年人，無辜夭折，爲此單把「青年期」書中的一篇「青年期之病」譯出，使吾國人對於青年期之病能知預防，有所覺悟。

青年期的同胞呀！我們青年人之責任重大，如若身子害了病，就不能夠擔任若大的責任了，所以我要勸勸青年諸君，對於疾病，不要大意，因爲我們青年人，必須戰勝病魔之後，方可以達到那福國利民的大志願哩！

十年二月五日陳守眞識

近聞

◉北滿鼠疫蔓延

據哈埠專電北滿發生鼠疫以來竭力防止終難撲滅現有蔓延至哈之勢當地該管官廳暨防疫機關已嚴重取締居民加意衛生云

◉武昌醫學雜誌出版

武昌中西醫學研究會重新組織發行月刊定名曰「中西醫學雜誌」內容豐富學說精詳將來風行海內可預卜焉

◉中華全國醫藥衛生協會消息

近數年來各地熱心醫士鑑於越中醫界之團結辦事之堅忍紛紛函欲加入在紹同人以紹興神州分會限於紹興一域紹興報社範圍止於出版言論鼓吹事實上無能發展醫藥事業故聯合各省同志擬定會章宣佈去年十二期月報中并另印單張任人索取凡前在報社社友及醫會會員次第加入近來各省入會者絡繹不絕

◉百病散

據上海報載松江北門外八十六號門牌有夢學研究社發行百病散可治百病又能預防百病不識是否欺人騙錢之舉醫藥界應調查之

◉英人承認中國醫學

路透電云巴姆醫士於皇家醫學開會時對衆宣讀其所撰中國醫學進步之文稿略謂中國醫學在某數點上實在英國之前中國有一藥書係一千七百年前所編成者內載藥品多種今日世界通用此卽其證也麥里斯特爵士謂中國進步殊足注目會中通過議案

勘誤

◎拙著校勘補遺　楊燧熙

星刊第五號第六頁東南氣溫多濕（誤刊東南氣溫少濕）又第五十五號第八頁編善類書籍者日少（誤刊編善數書籍者日少）又同頁書作善降祥（誤刊書作作善降祥）又同頁勞不勝勞（誤刊勞不甚勞）

▲中華郵政局特准掛號認為新聞紙類▼

中華民國十年三月六號出版

紹興醫藥學報星期增刊

發行所浙江紹興城中北海橋東

第六十號
今口計二張

本刊分發行
各省各大書坊

本刊價例

每星期一張或數張計大洋一分五厘預定全年五十期計大洋六角如郵送加每期郵費大洋五厘多定另議郵滙不通之處郵票作洋九五計算凡公共機關報資均收半價

本刊廣告例

百字起碼每期大洋五角連登一月八折連登一年六折不上百字照百字遞算二號字及木刻鑄版地位以字數核算封面加倍刊資亦須先惠長登大幅得以另行訂立特約

特別廣告

◎神效除痛散

大人之疾苦惟疼痛爲最難受欲除此病必服此散無不藥到春國患者一試方知言之不謬並且無論何種疼痛皆可卽時立止鄙人經驗多年未可自私今特公諸病者夫乳婦姙婦均忌服每袋一包開水一茶杯食後一次和服一日服二次每次一包每袋大洋一角五分

◎時疫奪命散

近來天時凉暖不一世人稍一不愼不拘老幼及婦女每發時疫見症咳嗽嘔吐頭疼骨痛惡寒發熱有汗(或無汗)甚則神糊譫語氣急鼻煽肢冷脈伏腹痛絞腸刺胸吊脚縮筋霍亂吐瀉不省人事以及山嵐瘴毒皆陰陽乖戾之氣(見紹興醫藥學報及星期增刊滬報等)須將此散分二次吹入鼻中小兒分四次其性和平寒熱均宜邪從口鼻吸入居其多數仍由此出內服外嗅俱有效力每瓶大人內服分兩次小兒分四次孕婦不忌此方劉吉人先生經驗多年不敢自秘特此以濟時疫之急需亦治腦寒腦熱腦漏鼻淵鼻塞鼻瘜鼻茸時流穢涕等每瓶大洋二角

發行所鎭江城內五條街
楊燧熙醫室

◎多痰者……就是癆病的初步

凡喜吃烟酒和含有刺激性的東西、其人必多痰而多嗽、初起時恒不注意、以爲多痰當作一件平常事看、可曉得多痰就是傷肺的證據、肺傷即是癆病的初步、所以多痰者速宜服除痰潤肺等藥、現在本舘爲病家利便起見、特向那威運到大批「鱉魚肝油」、功能潤肺療虛淸血調元吐血虛熱盜汗咳嗽癆症血虧等症、服之均極有效驗、服法另詳、每小瓶計重八兩售大洋七角八分、每大瓶計重十六兩售大洋一元三角六分、多痰者請到紹興大路敎育舘內藥品部購服可也、　電話第十一號

◎問病者鑒

凡函向本社問病者請將詳細病狀寫明寄到「紹興城中醫藥學報社」收當卽登入本刊徵求四方名家或由本社答告治法仍載本刊概不取資各處醫家自定個人收資規則與本社無涉

紹興醫藥學報社啓

本社啟事一

●徵求八卷九卷舊報從重酬答

閱報諸君　如存有本社八卷九卷舊報　可以割愛見惠　郵寄社中　本社當以社中出版書籍　五元定價之數相酬　應用何書　任憑選擇　決不食言

本社啟事二

●代派各報

本社代派武昌中西醫學雜誌　預定全年（十年份）十二册　計大洋一元　郵寄加一角二分　又補購北京通俗醫事月刊　全年（九年份）計大洋一元　郵力一角二分

小言

●泥菩薩是能醫病的嗎　守眞

我國人信仰鬼神　差不多在「樹木」

閱報諸君　如存有八卷九卷兩年本報　本社當以今年新報加倍掉換　倘

肯割愛　請即寄下　但須號數齊全　不拘若干份　皆所歡迎　本社啟

「糞坑」和「養鷄鴨的籠子」裡　沒一處是沒有的　迷信心可算到深極了

倘若人一害了病　也不去請醫生看　只顧專心去求菩薩　弄得吃神藥傷身

有一位朋友對我說「你是一個基督徒　不信仰泥菩薩是能顯靈蹟的　但是我們紹興地方　有許多包殿裡面　審判起呆子來　可以醫治呆病　這是什麼緣故呢？」　我對他說「這又不是泥菩薩的能力　大凡起造廟宇　必定在僻靜的空地上　空氣是極新鮮的　發呆的人　為着像司的伎倆「愁思勞神」「喪心失望」發了呆病等到了這等空場上　精神一振刷　像司就矯正　病也就好了　所以我說泥菩薩是不能醫病的」　這位朋友聽了我的話　他就說道「泥菩薩是不能醫病的」以後再逢人去求菩薩醫病　這位朋友就去勸阻他　並勸他們去延醫服藥要緊　因為我這朋友　是已經曉得泥菩薩是不能醫病的

警告

◉警告同胞快種牛痘　杭縣余春軒

現在上海地方　天痘流行　很是利害　這個預防傳染的法子　就是赶快種牛痘　況且種牛痘的時候　最好是正二三月　凡種牛痘以後　體質就變換了　對於天痘　就沒有感受性　這就謂之免疫質　我國要能普及種痘　那全國的同胞　都得免疫質　不但人人各自免疫　且使天痘的流行　可以絕跡　倘有未種痘的人　或有不照種痘規則的人（按牛痘的預防力　不能終身繼續　須一，七，十三，二十，三十，等歲，各種一次，）留在國內　每為天痘的源泉　且可喚起絕大的流行　實在是很危險的　特此警告同胞　速種牛痘　那就不會死於非命了

學術研究

◉答五十一號陳君問服燐愈病的理　杭縣余春軒

按燐質本是人身構造腦髓神經和骨骼的原素但是沒有製煉過的那就成害人的毒物所以醫生所用的都經化學提煉淨的才成功一種有益的有機化合物如那甘燐是燐之有機鹽中最易消化的藥品且補腦的效用是很大的這是藥品中的燐所以有益無害的那姓甘的婦人服的紅燐可是沒有經化學提煉淨的毒的作用是一定要發作的所以他吃了紅燐四盒和燒酒一經一日一夜就覺得人事不清這就是中毒的現象後來他也不死只便血十幾天好像把毒質都排洩出來了且他因病自盡的病也都好了這不是不幸中的大幸麼我要說個道理和諸位高明先生陳之大凡毒物吸入如直接輸入在血管裡那毒物發作的毒作用很是迅速且他毒力也是強大的那甘燐

嚥下的毒物是走到消化器裡(胃)但是胃裡空虛與充實和那中毒的輕重是很有關係如胃裡空虛的時候那嚥下的毒物往往密相接觸在胃的黏膜上那受毒的毒作用較為迅速要是胃裡充實的時候(按患胃痛病的往往因瘀血和積滯等留在胃裡甘婦胃病或因於此)那嚥下的毒物就不會直接在胃黏膜其毒物吸收的作用也因之遲緩且毒物的溶液并得藉胃裡含有物的液體可以使他稀釋或使他中和所以受毒的毒作用就遲緩微弱了更有其毒物在輸入以後誘起嘔吐和下利等可以排洩於體外或其毒物因藏府的種種變化能減失其毒物的毒作用那有害的物質遂往往變成為無害的物質這些生理的物理的變化吾人意料是不能及的這樣看來甘姓婦人體質也算結實了和酒嚥下紅燐豈就是稀釋他的毒素壓愈了胃病豈就是燐的作用使病菌消失麼後來便血豈就是藏府排洩毒素在體外麼這些道理還請

高明　指正

◉答耕莘君足背浮腫腎囊縮小兼生凍瘡原因及治法　前人

原因　陽虛血虧所致也內經云四支為諸陽之本又曰脾主四支故脾虛血虧陽不能衛外是以足背浮腫也內經又云陽氣者積則養神柔則養筋是以腎囊縮小也致凍瘡一症據德醫所述凡冬日易生凍瘃之人多半血液稀薄少含鈣素云云查鈣素是構造人身細胞之一種緊要成分實為各種臟腑一切細胞所不可缺之原素又鈣素之於人身血液不但鼓舞造血總機關使白血輪增多已也彼尚有兩大優點(一)能使血管之壁完固有力(二)能令血液濃厚增其凝結之力以此之故人身之壯實與否皆與其體中含鈣之多寡有密切之關係也由是言之貴恙原因不外陽虛不能鼓舞造血機關血虧不能運轉四旁其體中之鈣素亦當然不足也

治法　中藥宜溫補八味加減益火之源以消陰翳也西藥宜服固元乳鈣片每日服三次每服三片熱水送圖吞下不可嚼碎各大藥房均有出售

是否有當尚乞

高明酌正

◉答胡天中歙縣小兒疫症治法　鎮江劉吉人稿

歙縣失時後雨先熱後寒伏熱為疫在人意中但徽省諸醫用熱藥胆量甚有用清涼胆量甚小參附理中溫劑絕不對症無怪亂言亂語目赤而厥逆以去矣初起後臂痲痛熱邪已由腦脊下達矣楊燧熙時疫奪命散專治脊髓腦炎甚效上肢凉自汗如雨則白虎湯症用大劑生石膏一兩知母五錢生甘草稍錢五煎服服一盃當轉熱三大盃許可止矣調胃承氣湯可善其後前生石膏可備三劑待之用晴不紅止後服如紅仍可服

●問藥二則　柴也愚

陳年石灰究竟是外科治那種病的專藥並他專門的功用和製煉法

中藥的九一丹用在拔毒生肌雖有效驗但其刺戟性及痛的感覺很著明不知加何藥可以使他貼上不痛

●答杭縣李君一則　前人

請閱景縣歧農高君所著萬病自療新書中西本草欄內可也

●答陳君對靈樞經脈篇之疑問　武林蔣樂安稿

胃足陽明之脉起於鼻之交頞中旁納太陽之脈納乃約字之誤夫胃之脈皆行身之側起於鼻之交頞至足大指間出其端止而太陽脉（不拘手足）其所行皆至目內眥故可旁約太陽之脉以約字爲正也

腎足少陰之脈起於小指之下邪走足心出於然谷之下循內踝之後別入跟中以上膕內出膕內廉出膕外廉宜內字爲是夫足太陽之脈所行在外廉足少陰之脈循內踝出膕內廉止一表一裡故出膕內廉爲是也

膀胱足太陽之脈入循膂絡腎夫入循膂絡臂臂字乃腎字之誤膀胱經所行其起於目內眥上額交巔其支者耳上角其直者從巔起以至循膂入絡腎屬膀胱其經既絡臂安得屬膀胱哉故以入絡腎爲是

心主手厥陰心包絡之脈是動則病手心熱亦作心中熱者誤也蓋甚則從外而內故手心熱也從內而外有煩心心痛之病焉能有心中熱故以手心熱爲是

三焦手少陽之脉上項繫耳前前字宜後字蓋三焦經其所行上項繫耳後經（翳風）（瘈脈）（顱顖）直上出耳上角上角至角孫等穴皆在耳之後故以上項繫耳後爲是也以上諸說皆約略言之是否倘祈高明賜教爲荷

治療顧問

●答覆高思潛君　劉吉人

令親咳症兼嘔　據君覆函　其勢已危　所幸女人不以肺氣爲主　留得一分胃陰　保得一分性命　前方與張壽臣君方　恐緩不濟急　今再擬一方　以救骨瘦如柴者　可以起死回生　方用豬肉皮煨湯　不拘多少　大約四兩半斤一煨　乘熱加元明粉一錢或二錢三錢　但求微鹹適口　每服一盌半盌　或泡饅首麪食吃　忌食米穀　用麥飯或麪食易愈　如稍進米飲或粥　必定又反嘔吐咳嗆矣　生鷄子及鷄子稀黃可當飽　如能吸鷄子清一二枚　可安逸一二小時　此法能重造肺胃　大有殊功　請試之

●答劉天中問吳筠臣症　前人

此乃肝胃大熱症　以調胃承氣湯治之　忌食米穀　當用麥飯麥食　或以麥芽糖代飯食　或以豬肉皮湯加元明粉作醫用　不可過鹹　不可不鹹　但求可口而已　此外宜用鷄子稀黃　每日用生鷄子二枚，生吞吸之更妙　不能則用隔水燉熱法，燉

至冷水欲滾　承蛋盌在鍋內　响二起卽取起食　如丹　則蛋無熱黃無不稀矣　承蛋盌中先以熱水不熱者隔之　然後放在冷水鍋內舉火　水熱則盌在鍋內响矣　此比人參不助熱　而有人參之功矣

◉答天津陳士成癲癇病治法　俞人

貴恙中醫名癇症　西醫曰腦髓硬病　病由熱邪攻所致　然西醫用方不靈　以未得治法也　僕嘗以木耳三錢煎湯　加薄荷油二三滴治愈之　雖數十年可愈　薄荷油中美藥房有　價在五角一瓶　木耳卽雜貨有黑木耳　煎時封口勿泄氣　服之有效　薄荷油可點少許入鼻孔中　以回厥及抽搐　再以烏梅十個　明礬一兩　煎水浸足　浸過脚如火熱　以火爐烘之自解　勿下冷水　再將住址症狀舌脈喜好開明　寄鎭江大市口北　有旗杆土地廟對過巷內　朝南第二門劉吉人收　再爲硏求穩重之方寄上　請住址自寫於信上、貼一三分郵花　以便回信

◉答錢無逸君問　毒治法　鎭江楊燧熙

此病原因有二端　一精化慾染而來　不離黴菌　一氣化傳染而來　亦不離黴菌　見症分三期　治療大抵清解清化　凉血敗毒　搜掃攻下等　若欲一日廓清　殊非易易　卽注射六零六　亦不過清解血液耳　仍須處方內服　方可正本淸源　一二期發而治愈　不籌復萌之策　倘三期發現　則難挽救也

早服　八寶丹二分　開水化之（方列於左）

中服　毛知母二錢　川丹皮二錢　蓮子心八分　黑山梔一錢五分　金銀花三錢　鹽水炒眞川柏一錢　鹽水炒福澤瀉二錢　車前子（絹包）三錢　藕片（先煎）二兩　淨連翹三錢　鮮生地八錢　細木通八分　先遺粮一兩（先煎）　白葦莖（去節先煎）二兩

晚用　淡輕三水　或時疫奪命散（見紹報）　均可常常嗅入鼻內　清毀祛梅　第一良法也　無翁採擇用之　有效與否　乞登星刊　擬方先服一星期　一日一劑　飲食上　宜服富於淡養之品　忌魚腥葱蒜薑椒烟酒等（香烟尤甚）及動風發氣之物　衛生上　宜多透空氣　思惱怒思慮房事等

犀牛黃五分　大　珠五分　飛硃砂八分　滴乳石二錢　上血珀一錢　龍芽冰片三分　川雅連一錢　飛爐甘石一錢五分　右藥揀選上品　共爲細末　磁瓶收儲　切勿泄氣

早中晚用　亞鉛華二·○　單軟膏一○○·○調和極勻　一日搽破處三次　每次少許　此收斂之品　頗有特效

◉答黃君問治之商榷　柴也愚

閱五十八號本刊　知閣下所問令弟

友人針入脚內　求治一則　已由維恂先生致答　偉人名方　當必效如桴鼓矣　但暢水魚一物　市上罕見　况黃君之友　遠在暹羅　能否如願實行　未可預卜　苟或不幸　欲求仲尼堯舜之輩　反得陽貨盜跖之徒　指鹿爲馬　在所不免　䟼趺亂玉　受者何堪　用是不揣鄙陋　謹將家君口傳二方　錄供同好　輕而易舉　事半功倍　小子不敏　亦惟拭目以俟佳音之速至也

治法列後

一　生磁石一兩研末　用菜油調敷皮外　離針入處寸許　漸漸移至針口　由受傷原出而口　神效

二　陳醃肉皮　陳火腿皮更炒　搥融敷上即出　神效

◎答直隸張毅武君代友問胸脹呃逆症

欽縣北岸南村胡天中

現在症　胸膺膨痛　脇部脹疼　呃逆衝擾　手按自融　稍有勞動　氣逆冲胸　呼吸不利　多食梗塞　據患滑精　頭眩目蒙　睾丸下墜　扶托上鬆　脈左弦細　右虛軟同　面無光澤　肢常疲倦　喜臥不寐　舌淡白中口不作渴　溺色淸癃　糞不苦結　大便日通　症情具在　勉盡葵衷

年齡　二十四歲

職業　商界

原因　體弱多鬱　幼早完婚　不愼於色　虧損眞陰　脇痛原是肝痛　脇爲足少陽胆經　左肝右脾　脾與肺相近　下與腎相通　兩脇脹痛　皆因營氣滯　衛氣閉　閉則經絡血脈不能相通　而成脹痛　少陽之脈　從頭過耳後　循脇腋下行　夫情懷抑鬱　肝木失其條達　肝胆之氣不能昇發　氣逆阻咽　撫之則出　乃肺胃虛薄　此內傷不足之據也　呃逆由氣鬱不伸　胸中壅脹　此胃有痰濁氣結　嘗考內經云　濁氣在上　則生䐜脹　若中氣不足　自然氣逆難出　得手撫之　自能呃出　如虛得人之助力也　經又云　逆氣象陽　胸中之氣不交也　靈樞曰　寒氣客於胃　厥逆從下上散　復出於胃　故爲呃　此皆脾胃大虛　土不制水　金難抑木　肝逆使然　治宜寒溫兼用　先哲仲景云　呃氣不除者　旋覆代赭湯主之　是捨本而逐末　取暫時之效驗　鄙意不以爲然　斯症當究其本　總因金水當虧　乃丸睾下墜　肝胃不和　遂生䐜脹　夜不成寐者　緣由陽不潛陰也　鼻衄由一時肝發升陽　逼血上竄　水不涵木　若此土德衰弱　而眞陽不運　倉廩失輸送之健力　故善脹呃逆之症作矣　延久不治　釀成痞膈之虞

療法　扶土生金　抑木暢氣　調和肝脾　主治煎方　用異功散加減　早服桂附八味丸三錢　晚服磁硃丸一錢　俱用淡鹽湯吞送　揣見謬論　處方仍冀海內有道指正焉

土炒白朮三錢　白蒺藜三錢　半夏麯八分　鹽水炒廣陳皮一錢五分　南沙參二錢　敗龜板四錢　九孔子八錢　柴胡炭五分　米炒潞黨二錢　春砂仁七分　公丁香三分　辰砂拌野茯苓茯神各三錢　川貝母一錢　炒枳殼一錢　猩絳屑三錢　生甘草六分　柿蒂三個　生炒穀芽各三錢

右方服五帖　再覘病之進退　候復詳登增刊　鄙人再擬答復

近聞

◉滿疫蔓延至北京

大陸報二十一日北京電云據滿洲軍醫錢君聲言現在盛行於滿洲之肺疫若不立時撲滅則十日之內將蔓延至北京今日長春之南滿鐵道中有二旅客似傳此症當被移出車外中日兩國醫生已決定將一切三等車旅客概予以隔離之處置北京現正盡遣所有頭二等醫生至該處防疫

代郵

◉致裘伯超函　劉吉人

毒海慈航鄙人已寄至報社矣裘君蓋因稿多未能印出鄙人已答至結毒治法用金針取結毒輕粉法即物類相感水銀食金之理待印出之後再行續寄必不食言也

◉致餘姚康維恂先生書　也愚柴德新

維恂先生台鑒五雲飛來佳什隨至再歌再誦以欣以謝下走年幼無知才疏學淺辱荷厚愛不嫌葑菲家君有福蒙錫刀圭孺子何幸得沾化雨自非先生操十全之肯綮得三世之會通烏能殷殷垂答息息關懷乎承詢各節謹答如下　當疾之始發也即雇舟至落瓜龍光橋横哲夫處求治據謂內瘴頗難療治所服之藥皆滋腎疏肝之流連往三次毫無起色於是東訪西求叩仙禱神荏苒數月依然如故於八月下旬入浙江病院院醫石君所言與黄相同是其病之爲內瘴也明矣至於瞳神方面因被石醫開刀後已略縮小色甚青淡他無大異來方現已照服惟停止誦經老人心理殊不爲然以謂我佛有靈終必相應也匆匆數行餘俟續報肅請道安維祈垂察

◉致陳守眞先生函　杭縣沈仲圭

敬啓者讀本報尊箸「寄巢拉雜衛生談」知先生精於衛生之學圭先天稟賦不足後天調悉亦失其宜是以身體羸弱飲食鮮少且患遺泄之疾（病情見本刊十號十九號二十三號五十二號）二載未愈茲擬加意攝生參觀衛生養神之書祈請　先生將是項善本指示購處價值爲盼

▲中華郵政局特准掛號立認爲新聞紙類▼

中華民國十年三月十三號出版

紹興醫藥學報星期增刊

發行所浙江紹興城中北海橋東

第六十一號　今日計二張

本刊分發行　各省各大書坊

本刊價例

每星期一張或數張計大洋一分五厘預定全年五十期計大洋六角如郵送加每期郵費大洋五厘多定另議郵滙不通之處郵票作洋九五計算凡公共機關報資均收半價

本刊廣告例

百字起碼每期大洋五角連登一月八折連登一年六折不上百字照百字遞算二號字及木刻鑄版地位以字數核算封面加倍刊資亦須先惠長登大幅得以另行訂立特約

特別廣告

◎神效除痛散

夫人之疾苦惟疼痛爲最難受欲除此病必服此散無不藥到春國患者一試方知言之不謬並且無論何種疼痛皆可即時立止鄙人經驗多年未可自私今特公諸病者夫乳婦妊婦均忌服每袋一包開水一茶杯食後一次和服一日服二次每次一包每袋大洋一角五分

◎時疫奪命散

近來天時涼暖不一世人稍一不愼不拘老幼及婦女每發時疫見症咳嗽嘔吐頭疼骨痛惡寒發熱有汗（或無汗）甚則神糊譫語氣急鼻煽肢冷脈伏腹痛絞腸刺胸吊脚縮筋霍亂吐瀉不省人事以及山嵐瘴毒皆陰陽乖戾之氣（見紹興醫藥學報及星期增刊滬報

等）須將此散分二次吹入鼻中小兒分四次其性和平寒熱均宜邪從口鼻吸入居其多數仍由此出內服外嗅俱有效力每瓶大人內服分兩次小兒分四次孕婦不忌此方劉吉人先生經驗多年不敢自秘特此以濟時疫之急需亦治腦寒腦熱腦漏鼻淵鼻塞鼻瘜鼻茸時流穢涕等每瓶大洋二角

發行所鎭江城內五條街

楊燧熙醫室

◎多痰者……就是癆病的初步

凡喜吃烟酒和含有刺激性的東西、其人必多痰而多嗽、初起時恒不注意、以爲多痰當作一件平常事看、可曉得多痰就是傷肺的證據、肺傷即是癆病的初步、所以多痰者速宜服除痰潤肺等藥、現在本館爲病家利便起見、特向那威運到大批「鱉魚肝油」、功能潤肺療虛淸血調元、吐血虛熱盜汗咳嗽癆症血虧等症、服之均極有效驗、服法另詳、每小瓶計重八兩售大洋七角八分、每大瓶計重十六兩售大洋一元三角六分、多痰者請到紹興大路教育館內藥品部購服可也、　電話第十一號

◎問病者鑒

凡函向本社問病者請將詳細病狀寫明寄到「紹興城中醫藥學報社」收當即登入本刊徵求四方名家或由本社答告治法仍載本刊概不取資各處醫家自定個人收資規則與本社無涉

紹興醫藥學報社啓

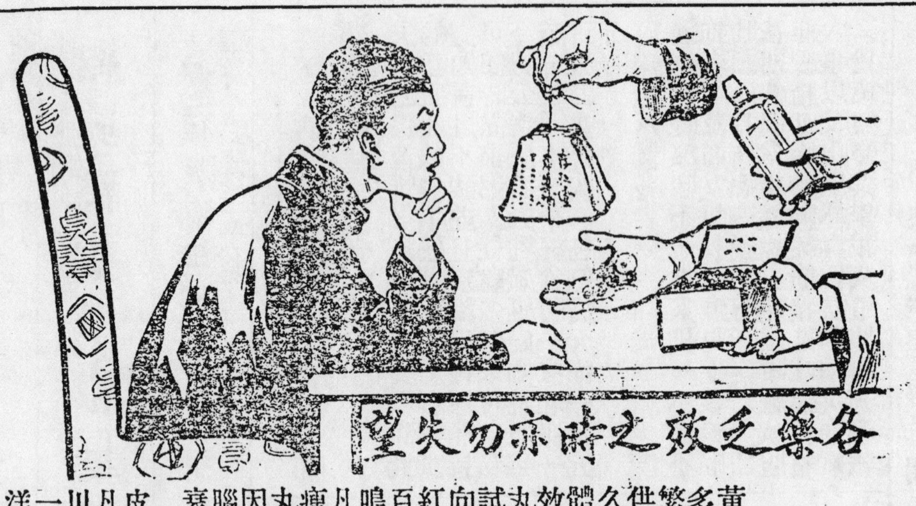

精力疲乏之眼目昏花

在廈門有海關服務人員聲稱積勞成疾已經數月如何得獲强健復原

黃臻百先生係廈門海關供職大爲已歷多年光復後由廣州調赴廈門因公務更繁以致精力疲乏體衰具來信云鄙人因供職廈門海關大爲公務繁瑣故辦事耐久則腦力虧乏眼目昏花殊礙公事且身體羸弱胃口不舒屢服中西各藥亦不見效後有友人勸余試服貴大醫生紅色補丸因就近向竹仔街福靈藥房先購二瓶試服果然精神日增續服半打眼目光明向者羸弱之狀今竟轉爲肥壯之軀非得紅色補丸之功效曷克臻此詢不愧能醫百病雖玉液金丹不過是也謹上數言以鳴謝忱

凡精力衰殘腦筋虧乏週身無力身體輕瘦胃口無味服用韋廉士大醫生紅色補丸立即見效能使精神復原身體强健也因是丸乃是極穩妥之補品由其補血健腦之奇功故可療治各症即如　血薄氣衰　胃不消化　諸虛白損　少年斲傷　瘋濕骨痛　臀尻酸楚　山嵐瘴癘　皮膚諸恙以及婦科各種病症尤爲神效

凡經售西藥者均有出售或直向上海四川路九十六號韋廉士醫生藥局函購每一瓶中國大洋一元五角每六瓶中國大洋八元郵力在內

本社啟事一

◎徵求八卷九卷舊報從重酬答

閱報諸君　如存有本社八卷九卷舊報　可以割愛見惠　郵寄社中　本社當以社中出版書籍　五元定價之數相酬　應用何書　任憑選擇　决不食言

本社啟事二

◎代派各報

本社代派武昌中西醫學雜誌　預定全年（十年份）十二册　計大洋一元　郵寄加一角二分　又補購北京通俗醫事月刊　全年（九年份）計大洋一元　郵力一角二分

小言

◎放鷂子　陳守眞

小孩子在春天放鷂子，是極有益處

新印

本社出版書籍又有所增故特
[illegible]

特經

本社在各省發行書報藥品新訂特約經理處如下

奉天省城章福記書莊

直隸滄縣春和堂藥店

的事●

你看！他朝大仰着頭，呼吸通快，一點也沒有阻礙—並且他的兩隻手，牽着鷂子的繩索，運用不絕；還要快跑幾步，使鷂子高上去●這等小孩子，或在空場上，或上高山去，振抖精神，東西跑走，眞算是樂事了！所以要想小孩子的筋肉發達，叫他去放鷂子最好●

學術研究

◎答汪景文君問薄荷冰　張錫純

薄荷冰一名薄荷腦與薄荷油性相近而力較大丁仲祜所譯藥物學大成謂內用能治肺勞胃疼胃疝疼異常之醱酵吐瀉表疹癮愈痒攣蓋此藥純爲薄荷之精華何爲不可內服乎鄙人曾用此藥與幾阿蘇爲丸以治肺勞咳嗽甚效（方載拙著醫學衷中參西錄第一卷）特其性猛烈內服之極量不過一厘耳急救回生丹中用之者以其能消除一切毒菌也且西人治霍亂原有用薄荷冰之方也

◎疑問一則　杭縣心耕

藿香正氣散一方所以治四時不正之氣故但用芬香利氣之品皆氣勝之味以正不正之氣嘗觀諸方書用藥甚不一律有多至十三四味（臨證指南）有少至七八味（醫宗必讀）及其他各書亦參差不齊務請高明賜教以宗何書爲正確詳細示知不勝盼禱

治療顧問

◎告天津陳士成君　錢塘柴也愚

閱五十九號本刊　知閣下所問異症治法一則　已由錫純先生致答　至理名言　中西互參　偉論在先　固無煩小子之喋喋矣　但癇風一症最宜衛生　偶一不愼　易致復發　用特再貢衛生方法數則　以繼張君之後　至若也愚之不學無術　有愧於文　眞所謂佛頭着糞　非所倫矣

衛生方法列後

一不可發揚精神
二不可觸受驚恐
三戒過勞及極力運動
四禁飲酒
五忌房事
六夜間勿作事
七早眠早起
八多食蔬菜及易消化之物　以防便秘
九切戒遊行河岸海灘　及山路等危險之處
十不幸有發病之兆　立撮食鹽一握吞服　豫防發生

◎問風病治法　杭縣心耕

舍親宋氏　年逾古稀　平時勞心多思　客歲十二月間　忽手指尖麻木筋骨無力　惟飲食起居　尙稱如常　初不介意　久之則漸延上手指及掌　斯時卽覺半身不利　又兼肌肉微掣　時人勸飲虎骨燒酒　不及週期　安知風氣逢酒　能散四末

自此以後　風病日益危險　服中西湯藥　毫不奏功　外又施艾灸及藥水搽擦　亦復無效　近時祗能平臥床褥　不能起坐　起坐則半身及臂指痲木掣觸　不堪言狀　茲特函請貴社諸公　惠賜良方　則感德靡涯矣

◎答張樹筠問右臂痲木方　鱸山張壽甫

（庚申年九月十二日）

據來案云云　臂疼當係因熱　而弟再三思之　其原因斷乎非熱　或經絡間因鬱生熱　故乍服辛凉之品似覺輕也　蓋此證仍係經絡之病　而治之者　宜以經絡爲重　而兼顧其臟腑　蓋欲藥力由臟腑而達經絡也　西人治急性關節疼痛　恒用阿斯必林　衷中參西錄四卷末　附有數案可參觀　然用其藥　宜用中藥健運脾胃　通行經絡之藥佐之　並細閱所用治臂疼諸方甚善　而所以不見效者　大抵因少開痺通竅之藥耳　今擬一方　以白朮健脾開痺爲主　本經逐風寒濕痺　佐以白芷去風　細辛去寒　乳香沒藥血竭以通氣治血　冰片薄荷冰以透竅即以通絡　更引以絡石藤　俾其貫串週身　無所不至　久久服之　或少有效

於朮一兩　大小片須分炒之　不然小片已黑　大片仍未熟　乳香四錢　沒藥四錢　二藥須購生者　先爲粗渣　隔紙鍋中　烘至鎔化晾乾軋細末　朱血竭三錢　香白芷一錢半　細辛一錢半　根葉皆可用　冰片五分　宜用樟腦升煉的　不必用梅片　薄荷冰三分　諸藥皆精製爲細而　和勻貯瓶密封　每服錢半　絡石藤煎湯調下　日二次　若服之覺熱　細辛可以少用　或不用亦可　絡石藤俗名爬山虎　能蔓延磚壁之上　其鬚自能黏於壁上不落　漢口各處多有此物　想武昌此物亦不少　爬山虎有兩種　葉大蔓粗　自能抓石壁磚牆者　絡石藤也　花葉蔓細結子紅色　如小紅豆者　薜荔也　其蔓不能自抓牆上　俗傳此物能解砒毒　又謂清風藤　卽是此物　然與本草綱目之所載者不同　而綱目未必皆可靠　俗傳亦恒淵源有所自也

◎答張樹筠問右臂痲木第二方　鱸山張壽甫

（十月二十日）

於朮　此藥藥房中多麩炒　不宜用　宜自炒之　其大小片　分兩次炒　不然　小者以過火　大者仍不熟　炒後軋細取凈末一兩　朱血竭　此藥未研時　則外有黑皮　研之色紅　勝硃砂者眞三錢　乳香　此藥宜先軋成粗渣　置鍋中　烘之溶化於紙上　晾乾軋之　過羅取凈末四錢　不宜用火炒　沒藥製法同　沒藥　此藥須兼紅黃色而亮者　若色黑者　名黑藥　不堪用細末四錢　當歸　此藥宜用其身　紙包爐旁烘乾　然後軋之　若委之藥房　亦必炒而軋之　凈末七錢

右藥共和勻　每服三錢　黃酒或無灰　紹興酒送下　日服兩次　若服之覺熱者　可酌加天花粉細末　蓋花粉不但清熱　亦通行經絡之品也　按丁氏化學本草　謂沒藥善養脾胃　蓋流涎之品　不但能治疹　並可佐於朮以健補脾胃也　至阿斯必林　初次宜服半瓦　多以微汗爲度　以後每日服兩次　不必令其出汗　宜與自製末藥相間服之　至於或先或後　酌之可也　本經謂朮能開痺　於朮有香想　其開痺之力彌勝

◎答鄞天中令兒童時疫症治　王蘭遠

鐘處去年秋季　雨澤慾少　天氣和燠　十月望後陰雨半月等云　兒童十五歲以下　初起臂痲痛而上肢涼　自汗　搥胸　眼白珠發赤　此風邪包火鬱之症　理中溫熱回陽　據愚見揣來　不甚合珀　症係風火挾痰　或挾食滯　故有此怪現象　其風火表裏互結　風行數變　中於太陽寒水之經　傷衛則汗出肢冷　胸脘及三焦火痰或食滯互結　故如金匱肝著之狀　其人常欲蹈其胸上　手搥及亂顛　風助火勢　火借風威　治宜開發太陽　疏散風邪　清宣火痰　或導食滯　夫兒童肌膚柔嫩　脾胃薄脆　其初天氣和燠　毛竅弛張　先傷於表　其繼陰雨半月　脾胃困濕　肝木橫侵　復傷於裏　中州爲上下二焦機括　一有痰及滯　三焦之火並外受之風　一同舉發　有似寒非寒　似熱非熱　所以理中用後　有肢溫譫語牙關緊　內之風火互結依然　此清邪中上　當此冬月無濁邪中下　而不揮霍撩亂　因此論治　未卜當否　乞胡先生斟酌賜教　如直接賜教　請寄鄞縣四都中光村可也

◎問治二則　望述陽答　九峯山農

逕啓者　去冬星刊四十五期　鄙人爲嚴父問耳鳴治法一則　暨五十期問夢遺治法一則　迄今約有二三月之久　未見答覆　殊爲念念　特此片上　即請大國手速賜良方　是爲至要　不勝感德之至

◎問肉疥治法　前人

鄙人自成人以來　面上生有小瘡如粟大　其初色紅　次變白頭　破之稍有膿汁　時有連根拔出（色如膿）　翌日卽愈　不見瘢痕　吾地俗名肉疥　生着而上　殊不雅觀　徧閱諸書　未見診治方法　緣敢請求大醫士　惠賜治療方法　併教以此疥之原因　不勝感德之至

◎答汪景文小兒病二則　王蘭遠

張姓孩著眼在表熱　渴不多飲　大便稀薄　舌苔白黏　脾陽餒於中　腎陽虧於下　胸痞　溲赤　脈沈數　手足微搐　此厥陰風火竄擾經絡則微搐　侵入心胞則沈昏　脾腎陽虛之體　兼患手足厥陰之病　治以理中扶正　羚角鈎藤等品熄風清熱　至寶丹芳香醒脾　涼透心胞　投如桴鼓　凡寒熱雜糅之病　藥亦宜

溫凉並進　讀仲景厥陰篇　苦辛寒合劑　方識其立方之妙　汪君之方適合虛實病情　故能奏效如神耳冬月間四歲小孩　七月後大便中不時帶血　至十月後大便紅除　爲時已久　兒童眞陰不足　平日無嗜好之傷　諒非腸風臟毒　有近血遠血之比　繼則微有表熱　頭疼　口渴血去正弱　胃虛惡寒　脾虛發熱按心生血　脾統血　脾不統血所以下溢　小孩雖純陽之體　易虛易實　不從脾虛調治　而見血治血方用宣清　脾氣再傷　至脈虛小大便通調　小水色紅　間而口中流血　如果實熱　方用宣清　雖一時不能遏其下溢之血　亦不至再起口中上溢之血　血去脾傷　成爲慢脾驚症　鄙意擬用歸脾湯出入加味或可挽救萬一　該小孩面腮眼目口脣不知何色　勸釋之處　不知當否　仍請

汪君法眼覲定也

◎答杭州榮德新君問目疾治法　康維恂

德新同社先生惠鑒　頃閱星刊　敬悉　雅示　辱荷藻飾　愧勿勝任謝謝　令尊年逾耳順　精血已衰兼日誦經卷　其有限之精血　潛虧暗耗　余見志氣凝靜　口誦心經之人　其雙目次第失明者甚多　令尊左目先失明　其陰血之虛顯然　目者五臟六腑精氣之所聚　精氣有虧則目𥇒𥇒無所見　斯時也　審視瞳神　其色必變　觀其所變何色而後知病灶之所在　如綠風內障因風痰火氣所傷　治宜辛凉化痰烏風內障　膽腎精液虧耗　治宜平補肝腎等是　而令尊自失光迄今所服者僅明目地黃及保瞳等丸　此類藥丸　酸苦且澀　常服不休　亦易損肝　目爲肝之竅　肝損則目亦隨之而盲　故右目亦失明　鄙人學識淺陋　逆料此症　恐難重明　蓋人年過五六十　天眞日衰　自然精光漸減　猶月之過望　星之向晨也但不諳令尊瞳神有無大小變色與否　中西醫士斷定是何病名　爲問　委奉藥方　本不敢懸擬　轉思既承下問　却之恐辜盛意　茲妄陳管見於左　然否　請

大才裁奪是荷

湯方

高麗參一錢（或以西潞參三錢代之）　浙茯苓二錢　焦建麯錢半　廣橘紅八分　葛花八分　米炒冬白朮錢半　廣木香五分　雞距子（杵）二錢　澤瀉（炒）二錢　白蔻仁二分　仝宿砂仁（研冲）四分　服五劑

補品

純黑驢皮膠二錢　盛茶盌內　加天水二羹匙　飯鍋上蒸烊　用百沸湯沖化　每晨空心服之　服至半斤爲度

兼服

雞距子一兩　每日用一錢　和茶葉內　泡汁飲之

戒食　火酒　紹酒　葱　韮　蒜　薑
豬鵝羊等肉
衛生
停歇誦經　閉目凝神　安心靜坐
毋憂毋忿　止服明目地黃及保瞳等
丸

◎問父病嗽痰喘促治法　北岸吳鴛黎

家嚴新年六十三歲　現發喘嗽之症起近三年　緣因少年時間　家庭多故　事不遂心　常有肝陽上越致患目疾　秋冬劇發　雙目赤腫非大降劑　不能稍平其火　後吞川連獲效　時發時治　荏苒將近念年逾五旬目疾頓愈　不特目力有增無弱　且觀書作字　不須借鏡　方慶痼疾霍痊　克安頤養　迨至前年不幸二舍弟病故　憂憤痛子情殷前冬忽患咳嗆　醫藥不甚見功卽如唐拾義之治咳丸　藥房售之養肺露杏仁露等　久服亦無效驗　連年夏季較輕　秋冬加劇　咳時痰利則胸臆稍舒　痰滯　則氣短促喘急　異常難過　近更益劇　坐臥不寧　痰多色白　膠頑稠黏　進以參蘇肉桂溫肺湯　似覺喉乾舌燥　氣機短促　痰更不利　陽事不舉三年矣　向來舌上兩邊有青筋現露　時下舌絳無苔　不識舌現青筋　是何理也　日上幸服中西醫士胡天中先生　潤肺宣痰之劑　痰咳卽覺鬆活復蒙加以和中益氣　參以肺腎平肝並治法　精神漸有恢復之機　舌亦濡潤不燥　腑氣亦通　茲中病竅獲效　因病起三年　恐非易治希圖除根治方　特將家嚴病原　並附胡醫前後診斷書方　敬錄於左
叩乞海內醫界
諸名宿　慈懷濟世　研究錫以善後良方　或擬常服丸方　得能痼疾霍除　安享頤年　匪特家嚴身受鴻恩　卽愚兄弟九頓以謝　謹祝醫學昌明　羣賢與世並壽矣　謹上
醫藥學報社
諸名家賜核並頌　道安不旣

胡醫士年初三診斷書

醫案　質本肝燥衛虛　由操勞而耗　據成痰喘三年　痰不易起　納穀不暢　痰黏膠頑　右脉弦數　左關浮弱　兩寸微疾　兩尺細軟　此陰液不潤　而氣機不流利也　擬用潤肺以宣痰

米炒西洋參錢半　叭㗔杏（去皮尖）三錢　桔梗片八分　南北沙參各一錢　野茯苓三錢　海浮石三錢　藿山石斛三錢　枇杷葉（蜜炙）一錢　刺蒺藜錢半　眞川貝錢半　馬兜鈴八分　岱岱花七朶

胡醫士年初五診斷書

醫案　前議潤肺達痰　據述痰嗽鬆活　腑氣亦暢　口燥不渴　此肺液有濡潤之澤　經曰　久嗽不已　則三焦損之　高年多鬱痰　嗽由金衰而木强　反使刑金　金難抑木　由水泛而不能滋榮　茲痰已活　諸恙

悉平 再議金水 並治以益氣 若圖除根之治 須求醫會高明斟酌

米炒西洋錢半 藿石斛三錢 眞川貝二錢 廣皮白(鹽水拌)一錢 南北沙參各一錢 巴旦杏(去皮尖)三錢 鹿啣草四錢 甜玉竹三錢 枇杷葉(蜜炙)錢半 炒麥冬(青黛拌) 煅珍珠房三錢 海浮石三錢 炒黃芩八分 馬兜鈴一錢

雜錄

◎介紹衷中參西錄徵言

王蘭遠

僕向閱報 見鹽山張壽甫君 議論新穎 欲購所著衷中參西錄讀之 未知何處發售 曾登報致問 知其書印行於奉天省 當路諸公 見書大加賞異 因請張君至奉為建醫院於大東門外 以救一方疾苦 書即於院中發行 因郵買一部 閱之不禁欣喜欲狂 喜夫中華醫學正當衰微之時 猶有此大放光明之著作也 書中各門共載有一百六十餘方 多係張君自擬 凡千古難治之症 皆有必效之專方 每方皆詳加詮解 剖析入微 至臨症加減 化裁盡妙 方後所載治愈諸案 又彰彰可考 末更兼載西人治法 加以論斷 故一方之後 恒有累至數千言者 僕偶試其方 莫不隨手奏效 眞濟世之寶筏也 統觀全書 融匯中西 參以化學 又恒參以哲學 不但治病者宜奉為準繩 即有志衛生者 亦可守為秘典也 敬告同人 曷弗各置一編哉

◎敬請各界諸君注意利用閒暇研究衛生留神醫藥從速預訂目病淺治法啓

浙江餘姚眼科專醫康維恂

昔張機有言曰 留神醫藥 上以療君親之疾 下以救貧賤之厄 中以保身養生 余思張機之言 具有至理 然人各有業 留神醫藥 談何容易 惟處近今風俗澆薄 疫癘頻乘之世界 醫藥為個人應具之常識 勢不得不利用閒暇 亟起講求 以究防衛之道 鄙人濫竽醫林 職負眼科 目覩以酒為漿 以妄為常 以慾竭精之流 往往內傷七情 臟毒勃發 外感六淫 瘴翳遮瞳 經失治及誤治 致雙目矇朧 累及終身者多矣 言念至斯 慨惜良深 且夫疾病害人 百端千緒 變幻莫定 總言之 推目關係最鉅 蓋雙目若失明 靈機盡失 雖有強健之體格 完全之精神 亦無異木石矣 惜乎 衛生之道 至精至微 醫藥學書 汗牛充棟 苟有志而研究之 尤非簡切顯明之書 難收良好結果 爰鄙人雖一知半解 不效魏收藏揣 每乘應診之暇 特輯歷試有效之方 附說淺近醫理 使夫知者與未知者 若覩眉目而列黑白 若入人家而數米鹽 輯既竣 名曰「目病淺治法」凡種種目病之防徵杜漸等術 胥備載焉 開卷有益 費時無幾 有志研究醫學者 盍速而訂閱之乎

預訂辦法如下

凡預訂「目病淺治法」一本 先付定價銀洋一角 外埠以郵票十分半可代 外加寄費一分（郵票以一分至三分為合用）如同時定十本者 得加贈一本 請於辛酉夏曆二月以內函來預訂 俾可多印 收到定銀 當奉「預防目病法」一張為據 又倘荷諸君賜函預訂 請寫明詳細通訊處 以便答覆 幷聲明由閱紹星醫報特預訂等語

▲中華郵政局特准掛號認爲新聞紙類▼

中華民國十年三月二十號出版

紹興醫藥學報星期增刊

發行所浙江紹興城中北海橋東

第六十二號　今日計二張

本刊分發行　各省各大書坊

本刊價例　每星期一張或數張計大洋一分五厘預定全年五十期計大洋六角如郵寄加每期郵費大洋五厘多定另議郵滙不通之處郵票作洋九五計算凡公共機關報資均收半價

本刊廣告例　百字起碼每期大洋五角連登一月八折連登一年六折不上百字照百字遞算二號字及木刻鑄版地位以字數核算封面加倍刊資亦須先惠長登大幅得以另行訂立特約

特別廣告

◎神效除痛散

夫人之疾苦惟疼痛爲最難受欲除此病必服此散無不藥到春國患者一試方知言之不謬並且無論何種疼痛皆可即時立止鄙人經驗多年未可自私今特公諸病者夫乳婦姙婦均忌服每袋一包開水一茶杯食後一次和服一日服二次每次一包每袋大洋一角五分

◎時疫奪命散

近來天時凉暖不一世人稍一不愼拘老幼及婦女每發時疫見症咳嗽嘔吐頭疼骨痛惡寒發熱有汗(或無汗)甚則神糊譫語氣急鼻煽肢冷脈伏腹痛絞腸刺胸吊脚縮筋霍亂吐瀉不省人事以及山嵐瘴毒皆陰陽乖戾之氣(一見紹興醫藥學報及星期增刊滬報等)須將此散分二次吹入鼻中小兒分四次其性和平寒熱均宜邪從口鼻吸入居其多數仍由此出內服外嗅俱有效力每瓶大人內服分兩次小兒分四次孕婦不忌此方劉吉人先生經驗多年不敢自秘特此以濟時疫之急需亦治腦寒腦熱腦漏鼻淵鼻塞鼻痘鼻茸時流穢涕等每瓶大洋二角

發行所鎭江城內五條街
楊燧熙醫室

◎多痰者……就是癆病的初步

凡喜吃烟酒和含有刺激性的東西、其人必多痰而多嗽、初起時恒不注意、以爲多痰當作一件平常事看、可曉得多痰就是傷肺的證據、肺傷即是癆病的初步、所以多痰者速宜服除痰潤肺等藥、現在本館爲病家利便起見、特向那威運到大批「鰵魚肝油」、功能潤肺療虛清血調元吐血虛熱盜汗咳嗽癆症血虧等症、服之均極有效驗、服法另詳、每小瓶計重八兩售大洋七角八分、每大瓶計重十六兩售大洋一元三角六分、多痰者請到紹興大路教育舘內藥品部購服可也、　電話第十一號

◎問病者鑒

凡函向本社問病者請將詳細病狀寫明寄到「紹興城中醫藥學報社」收當即登入本刊徵求四方名家或由本社答告治法仍載本刊概不取資各處醫家自定個人收資規則與本社無涉

紹興醫藥學報社啓

已入癆症境界

請觀旅緬粵商曾患天下最能致死之險症如何得獲救治

亞龍先生

週身痛苦以致瘦弱無力服用韋廉士大醫生紅色補丸使我全愈得獲強健

現居仰光

韋廉士大醫生紅色補丸並非專治癆症之藥也患癆症者本來無可救藥然而藉是丸之奇功已曾救治千萬之將成癆症者矣即如亞龍先生者亦千萬中之一份子也彼係原籍廣東旅居仰光晏公埠唐人街二百三十八號門牌開設學勝鞋店據其自述云鄙人曾患乾咳甚劇已經數月之久燥嗆不止恐成癆症胃口全失即免強飲食亦甚難下咽因而夜不安眠即睡眠亦必被惡夢驚醒及晨起精神頓萎少一動作便覺乏力難以從公辦事身體日見輕瘦步履維艱胸肺萎弱無力乾咳毫無閒斷連嗽不止以致週身疼痛難忍大便乾結頭痛欲裂時常痛不能當遍求中國名醫服藥無數毫不見效止在無可奈何之際試服韋廉士大醫生紅色補丸功效立見連服數瓶胃口轉機飲食有味夜睡安寧及晨興大有趣味精神驟增於是耐心久服乾咳即止一切週身疼痛歸於無何有之鄉矣且四肢有力大便通暢有序頭痛亦全愈余之險症六個月身體加重強壯肥胖喜樂無比皆大醫生紅色補丸之所賜也韋廉士大醫生紅色補丸專治血薄氣衰　腦筋衰殘　少年斷傷　胃不消化　瘋濕骨痛　臀尻酸楚　山嵐瘴瘧　乾濕癖疥以及一切由血薄如水所致各症對於婦科疾病尤爲神效凡經售西藥者均有出售或直向上海四川路九十六號韋廉士醫生藥局函購每一瓶中國大洋一元五角每六瓶中國大洋八元郵力在內　衛生小書奉送誠有益於閣下也倘閣下或尊府中有人患病軟弱無力即○須寄一明信片至以上所列地址索取衛生小書京班郵送一本可也

廣告

外瘍花柳專科中醫王紀倫廣告

自華陀青囊書付之一炬後吾國外科學失傳久矣降至近世其學益荒其術愈疎遂爲東西醫學占一大重席良可慨已本醫生自束髮受書以來即有志斯道攻求中西醫學十餘春秋得中醫學家孟河費子源先生之薪傳始探內科學之綱要外科學之奧旨治瘍之眞諦臨證八寒暑診治數萬人茲因鑒於世界潮流之所趨社會時勢所需爰特組織外瘍專科治療舉凡外科病皮膚病花柳病無論年深月久輕重疑難諸外瘍曾爲醫藥治療不愈者經本醫生詳加診斷後一即診察疾患已逢於何程皮一俱有完善特效治法按症調劑自能剋期痊瘳非敢矜一己之長誇張言詞以欺世人之耳目實經驗有素耳世有患外瘍病者就醫而不得安善精確之診治盍一注意焉對於喉痧痔疾梅毒下疳橫痃白濁皮膚諸症並備有最近科學發明各種新藥血清凡克醒注射奏效神速以輔中藥之不逮外埠如欲邀診者須先說明病原病狀以便隨帶要緊藥品　診所設杭州下皮市巷中醫外瘍病院籌備處

新印

本社出版書籍又有所增故特新印書目任人索閱本埠面取

約經理

本社在各省發行書報藥品新訂特約經理處如下

奉天省城章福記書莊

直隸滄縣春和堂藥店

書目

新……

外埠函索均即照奉不取分文

特理處

福州南台同仁藥公司

凡惠顧諸君在以上各處購買書報藥品與本社一律（他處容續登）

紹興醫藥學報社啓

本社啟事一

◎徵求八卷九卷舊報從重酬答

閱報諸君　如存有本社八卷九卷舊報　可以割愛見惠　郵寄社中　本社當以社中出版書籍　五元定價之數相酬　應用何書　任憑選擇　决不食言

本社啟事二

◎代派各報

本社代派武昌中西醫學雜誌　預定全年(十年份)十二冊　計大洋一元　郵寄加一角二分　又補購北京通俗醫事月刊　全年(九年份)計大洋一元　郵力一角二分

小言

◎中醫外科的名　史駿猷

我聽見有人說　中醫善治內證　西醫長于外科　在初聽見的時候　我還相信　至今想想　中醫內科的學術　果然勝於西醫　治外科諸症　並非沒有良法　因我中國人　雖處共和時代　沒有共和思想　譬如善於手術的外科醫生　雖有受業的學生　不肯盡心教他　雖有著作的稿子　不肯發於報端　意欲傳與子孫世代業醫　豈知子孫賢的　果然克紹箕裘　子孫不賢的　反將貽誤蒼生　倘中醫如此的過去　西醫必占優勝的地步　所以我很望外科諸君的手術　切勿秘而不傳　有著作切勿藏諸金匱　務宜刊布流行　以公諸世　那末中醫外科的名譽　就可利西醫並駕齊驅了

警告

◎警告春令時病　南村胡天中

吾鄉呈村降　方姓子時年十八歲　素極瘦弱　舊冬新婚　今忽患左脇痛　於二十二日起　發熱之症　羅醫診用桑葉葛根羌活防風荊芥豆豉薄荷蟬衣辛散之藥　頭渣服下　忽變齒噤不開　肢涼頭背自汗如雨　而赤苔絳　據述大便四日不通　小便尚利　兩手寸脉尺部不顯　關部弦數　肌膚不甚發熱　口內痰涎上泛　齒噤力撬不開　尚能言語　人事清白　頭目要人捧住　否則頭即後仰　宛無頸骨　病狀至此　猶喜坐而不喜臥　僕覩此情形　未便著手　勉書人參固本之意　聊盡人情　延至夜暮氣絕　究屬虛脫陽絕　抑或春溫疫癘　腦脊膜炎　臆難揣斷　何此速耶　警報醫會　務求各省有道同志　博學明公　討論斯症治法良方　速惠增刊　以備繼起之用　不勝瞻仰

衛生談

◎寄巢拉雜衛生談　守真

（二十三）花柳病

人類最可怕的事情就是死　所以徹底覺悟的人　是實行衛生法　以防範一切疾病的　然而尚有一般最可憫的青年　迷足花叢中　樂而忘返　等到「白濁」「楊梅」二種花柳病上身　悔已遲了　但是還有許多無辜的人　也往往受這種冤苦　傳染着這種病　那是極可憐的

講起這病的起因　大半是他們不曉得生殖器的衛生　在幼小時　沒有受過正經的敎訓　或受壞人的引誘　誤犯了手淫　又不知道該怎樣節制的法子　又到智識將開的時候　聽人家講男女交合的事　滋滋有味　以及看種種不正當的淫書小說　把壞種子先種在心中　就不能夠有良好的結果　所以到長大了　常常犯姦淫苟且的事　雖敗德喪身　也不顧及了

一　白濁

(甲)男子所患的症狀　男子患這個病　起初是因爲「輸尿管」收緊　所以撒尿的時候　非常疼痛　不能夠痛快的排泄　後來因黴生物　從血液裡進入骨節　骨節也痛了　終於全身受累　傳給別人

(乙)女子所患的症狀　女子多半由男子傳染　或爲着淫亂無度而起　若生這病　陰具的裡面　必定腐爛　常致於不能生育

(丙)小孩子所患的症狀　小孩子傳染了這病　他的生殖器中　必定有白色的津液泄出　如若沾染着眼上　能夠使他的眼睛瞎掉

二　楊梅

(甲)男子所患的症狀　患楊梅瘡的人　第一步就是下疳　等到全身發出紅點子之後　口邊及皮膚上　也就生出小瘍　如若這等病毒　傳入骨髓中及臟腑之內　快要死了　大凡這等病毒　能夠傳染　奪他人身體上的自由　是極可惡的

(乙)女子所患的症狀　患這病的婦人　病症與男人一樣　不過對於生育上　必不能夠得良好的結果　第一件生這瘡以後　是不能受孕的　第二件　雖然懷了孕　也必定要墮下的　第三件　若不墮下　果然能夠生下地來　但是小孩子　也必定是滿身生這種瘡的

(丙)小孩子所患的症狀　小孩子生這瘡　大半由於遺傳而起　症狀與大人無異　不過在墮胎以後　就生這瘡的人　不上一二月　就要死的

(附說)上面所述的二種病　是非常危險的　雖有通達的西醫　能夠醫治這病　然而所用的藥物　也必定是極昂貴的　最好請我們青年男子　抑制淫慾　不入花叢中　講究衛生　庶可以免除這等疾病了

學術研究

◎問內經一則　山東劉希文

太陽爲開陽明爲闔少陽爲樞太陰爲開厥陰爲闔少陰爲樞此中奧義莫由抉出請諸大醫士之精於內經者剖析焉並旁引側證以証明之以感悟下惠不勝感禱之至

◎問藥　前人

夫藥所以治病也必明其所以然而後知其下咽之後顯何功能並知其現何形狀爲對症現何形狀爲不對症否則漫然用之下咽之後無論現何形狀總不知與症對否豈不成殺人之醫乎願請諸高明將香附鬱金烏藥赤芍白蒺藜石決明等味各言其必人之氣血至於何等宜之下咽之後能使病如何解散使下愚瞭然直不啻再造矣

治療顧問

◎問脅痛[illegible]突治法　花信病夫

鄙人於去歲九月間　抑鬱致病　病經月餘　病後失於調理　繼患盜汗耳鳴　左脅痛　步履艱難之症　服滋陰斂汗兼以止痛之藥　盜汗耳鳴雖痊　而脅痛如故　鄙人以爲因鬱脅痛　日久鬱消　脅痛諒可全愈　不料至今已閱四月之久　痛處日漸高大　鄙人於初突之時　疑防脇癰　宗陳實功用隔蒜灸法而無效　貼發散膏亦無效　近日高大之形已如桃子　惟皮色如常　而痛延及脇邊矣　諒四方不乏高明醫士　祈請賜我良方　俾痼疾得痊　則感德無既矣

◎問婦人天癸理由　胡天民

敝鄉陽坑村　有一婦人　現年二十八歲　肌膚結實　別無病狀　自幼至今　從無月事　每月必少腹脹兩三日　宛似痛經　不見紅色　常或腰痛　十七歲于歸　從未誕育　服通經調氣之藥　天癸杳無　人皆呼爲暗經　究屬是否　抑或經閉　醫難懸揣　暗經之體　與四季經體能否生育　二症在婦科書上　均未發明理由　爲此申請登入增刊　伏乞海內高明專科　說明原委　以示後學　究屬暗經　能可服藥　轉變明潮　賜方試服　速懇答復

◎答九峯山[illegible]治法三則　也佚

一耳鳴　由於風者　服桑菊飲　由於虛者服毛西洋參

二夢遺　服若製茯神　頗有效驗　因服此藥　能使人無夢　無夢即無夢遺也

三肉疥　以硫黃華油調塗布效

◎問痛風症治法　餘姚周行勞樹棠

敬啓者　鄙人家慈年五十一　身長體豐　先天尚厚　後天失調　平居好思多慮　向無小疾　惟夜素不安寐　自民國二年冬　曾患兩膝腫痛　形似鶴膝風症　延西醫調治　數月始愈　自後兩手難舉　目疾時發　至七年冬　步履維艱　及春正舊恙復作　膝踝趾骨　皆焮熱腫痛

仍請前醫 服藥無效 又赴光濟醫院醫治 服藥旬餘 倚壁能步 而雙目忽痛 睛中突起順逆陷障 而黃液上沖 乃請眼醫婁君來濟 服中藥清火補腎之品 自是兩月 眼疾告痊 足漸能步 至季秋 腰忽酸硬 當服驅風之藥兩劑 爾時腰愈 而臂骨及膝踝骨 逐漸腫痛 復至永濟醫院醫治 服藥三月 不劇不瘥 又服韋廉士紅色補丸七瓶 未見應響 繼服中醫散風舒筋活血等藥十餘劑 亦如石投水 至去年孟夏 左臂忽焮熱腫痛 乃赴保黎醫院 醫以電氣治風 目即紅痛 頭及頸部 焮熱亦痛 幸醫治速 數日卽退 此後住院兩月 雖不加劇 終無效果 至秋延針科針治 該醫云 歷節風 針亦無效 今由頸骨先痛 痛則焮熱木硬 如鑽如折 頸骨瘥 而肩臂指臂骨相繼亦起 指且腫屈 伸縮不能 爾時膝骨痛稍瘥 前項諸痛 得人撫摩 似覺稍緩 遇天寒 則皮內如冷水淋洗 熱則覺身內熱氣蒸騰 其氣似由指趾中出 目時發露 若投溫燥驅風之劑 其目必劇 夜時不寐 有時寐中 似覺下半身高起 旋即驚醒 醒則疼痛 天明稍平 六脈俱沉 略數有力 苔色微白 兼見紅點 胃納尚佳 大便略燥 然小溲遇痛則少 平時如常 惟家慈延病已久 百治均無效驗 今則呻吟床褥 困苦萬狀 無法挽救 幾乎坐待 謹述症狀 專函哀懇 務祈

貴社諸先生 並海內大醫士 惠賜良方 俾救家慈久年之沉疴 戴德無涯矣

雜錄

●傳染病

葛介人

傳染病者 下等有機體 侵染人身中 發育蕃殖 化生毒素 因而生病者也 考其所傳淵源 則有素因誘因二種 素因者 言人形骸一成 即具有一種特性 自父母相遺傳 素有之症也 父母具特異之性狀 當交合構精時 遺傳性已潛伏於胚胎 於是世世傳遞 永無消滅 或當妊時 母體患生梅毒結核等病 輸毒菌於卵膜盤胎中 及交接不適 精偕蟲同入子宮 達於兒體 一產下後 卽發與父母相同之疾 故亦可名之曰先天素因 誘因者 由外界事物 引誘而成 凡一切昆虫水土飲食 皆得爲傳染之媒介 而人身抵抗毒素之力强者 自無攣累之患 少一薄弱 卽能着而爲病 況乎共室連牀 邪穢尤易相親 尸蟲載道 呼吸即能傳染哉 故侵皮膚 則發猩紅熱(斑疹)、侵筋骨則發僂麻質斯(痛風) 侵血液 則發麻拉利亞(瘧疾) 侵於消化器 則發腸窒扶斯(傷寒) 虎列利拉(霍亂)餘如實扶的里(馬痺風)癩病 (一大痲瘋）百日咳等　雖有急性或慢性之別　然其要總由一切毒素飛蕩空氣中　人吸之而爲病　復自病者飛出　傳染他人變成時疫　如能隔離患者　行淸潔消毒法　預防接種之術　時行注射　自能消滅　故又可名之曰後天誘因

近聞

●山東德縣發現鼠疫眞相

德縣教育會周君蓮紼爲該會臨時醫院醫生於三月三號赴德屬之桑園鎭施醫聞悉該鎭有一種流行甚速之疫症受染者决無幸免之理疑爲肺疫因跟踪尋跡詳加探詢始知其來源乃距該鎭十五里之張家窪（屬直隸吳橋縣）有張宗人者於去臘二十日赴津購物二十五日回家二十八日即死其一家老幼七口至新正十八日相繼而死其鄰舍張榮恩一家七口自新正初六日至十五日亦均先後死亡桑園鎭楊玉春之父傭廚役於張家窪因給人針治疾病回家即死其一家九口於十日之內死亡八口尙餘一十三歲之幼子逃之近村王莊現尙未知死活此症現已蔓延於鄰近十村莊共死人約百名左右周君得此情形當日即乘夜車返德報告三月四號該醫院院長德醫士福蘭乘早車往疫區調查當日返院以顯微鏡驗之確係鼠疫杆形菌隨拍電致北京內務部及本省督軍省長並電達濟南齊魯大學醫科菌學科柯醫士北京協和醫院楊醫士前來協助一切此次疫區跨直隸吳橋縣山東德州各該縣行政機關及地方各團體乃竟如聾如聵毫無覺察亦可歎也已

●魯省發生肺疫之警告

大陸報五日濟南電云美紅十字會竇克醫士從德州來電謂山東桑園北面十五哩地方發現疫症剖析驗之確爲肺疫迄今共死五十人已以此種情形警告此間一帶辦振人員矣

●南京籌辦防疫之先聲

山東省之桑園一帶近日發生鼠疫勢甚蔓延津浦火車之楊柳青及桑梓店共計二十六站皆已停賣車票暫行斷絕局部之交通以防搭客上下傳染疫癘甯垣上年發生瘟疫最爲猛烈一聞交通便利之處又有疫癘人心異常驚慌中外人士紛紛函請當道迅速籌辦防疫齊督軍王省長除電飭金陵道尹胡翔林警務處長王桂林江甯縣知事高桂馨迅籌預防外并一面急通徐州鎭守使陳調元徐海道尹程道存銅山知事趙興虞警察局長楊以敬派員前往疫區調查狀况其兩電錄左（一）本城胡道尹王處長兼廳長高知事覽前聞山東省桑園一帶發生鼠疫即擬防範近又有津浦鐵道楊柳青及桑梓店之中間火車有停止售票之說除電飭徐州軍政警人員妥速防範外合行電仰該道尹等一體籌備防範並諭人民注意淸潔衛生並隨時將辦理情形具報督軍齊省長王元印（二）徐州陳鎭守使程道尹知事警察局長楊局長覽前

聞山東省桑園一帶發生鼠疫即擬防範近又有津浦鐵道楊柳青及桑梓店之中間火車有停止售票之說該處爲蘇省門戶應速注意合行電仰該鎭守使等速籌防範方法一面遴派熟悉防疫人員前往疫地調查狀況隨時報告以便預備並先將遵辦情形具報督軍齊省長王文印

◎哈爾濱防疫會之報告

路透社九日哈爾濱電云此間防疫會發表報告云疫氛自二月二十七日起稍見平定各染疫地死數未見增減居民遇有死亡輒匿不報告故防疫頗形困難乾恩斯基醫士已於三月二日赴距哈埠西三小時火車路程之安太地方俾將檢查滿洲里及西部各鎭所來旅客之事務籌備告竣哈爾濱醫院容留患疫之人者僅有中國防疫醫院一所至二月杪止共容納九十九人均不治又查各區至二月杪止患疫死者共有二千一百八十八人

◎魯直間鼠疫流行

據政府中消息鼠疫已發現於直隸山東交界而於德州一帶尤盛津浦路線自天津至德州之第三等客車已不通行預防鼠疫蔓延又九日本京東車站已有佈告自天津至德州之第二三等車均不賣票北洋防疫處呈報天津省署略謂吳橋縣桑園之附近二三村莊忽然發現瘟疫罰病死者有三十餘人之多得病之人先覺身上發熱然後頭疼及至咳嗽吐血已無法救治或三四日即死或半日即死不等此疫是否鼠疫尙須詳細考查云云聞曹省長已令此間竭力防範設法赶往救治矣

據津地所獲德州報告此次桑園附近村莊發現疫症經德縣教會臨時醫院醫生周蓮方君於三月三號赴德屬之桑園鎭施醫聞悉該鎭有一種流行甚速之疫症受染者決無幸免之理便跟蹤尋跡詳加探詢始知其來源乃距該鎭十五里之張家窪（屬直隸吳橋縣）有張宗人者於去年臘月二十日赴津購物二十五日回家二十八日即死其一家老幼七口至新正月十八日均繼死亡云

◎電陳防疫隔離所辦法

北滿一帶疫氛日甚哈埠亦漸有傳染幸濱江道尹董士恩辦理防疫認眞布置檢驗均能如法因而未致蔓延現聞路局原撥火車二十五輛當不敷防疫隔離之用近又續請加撥車輛並將辦理情形電陳政府來電略謂防疫首重隔離殺菌端賴消毒哈埠發見疫症之始因防疫醫院所有隔離房間不敷應用經士恩會同總醫官伍連德商允東省鐵路局撥車二十五輛停放秦家岡下坎作爲火車隔離所現因疫氛延長傳染既多原設之火車隔離所尙不敷用且恐人多擁擠空氣溷濁因陋就簡有礙衛生現經商准該路局續撥火車二十五輛仍停原處以資需要並令防疫事務分所在傅家甸六道溝租賃民房三十間加派人員添置醫官加意防查期消隱患云云

中華郵政局特准掛號認爲新聞紙類

中華民國十年三月廿七號出版

紹興醫藥學報星期增刊

發行所浙江紹興城中北海橋東

第六十三號
今日計二張

本刊分發行
各省各大書坊

本刊價例

每星期一張或數張計大洋一分五厘預定全年五十期計大洋六角如郵送加每期郵費大洋五厘多定另議郵滙不通之處郵票作洋九五計算凡公共機關報資均收半價

本刊廣告例

百字起碼每期大洋五角連登一月八折連登一年六折不上百字照百字遞算二號字及木刻鑄版地位以字數核算封而加倍刊資亦須先惠長登大幅得以另行訂立特約

特別廣告

◎神效除痛散

夫人之疾苦惟疼痛爲最難受欲除此病必服此散無不藥到春國患者一試方知言之不謬並且無論何種疼痛皆可即時立止鄙人經驗多年未可自私今特公諸病者夫乳婦姙婦均忌服每袋一包開水一茶杯食後一次和服一日服二次每次一包每袋大洋一角五分

◎時疫奪命散

近來天時涼暖不一世人稍一不愼不拘老幼及婦女每發時疫見症咳嗽嘔吐頭疼骨痛惡寒發熱有汗（或無汗）甚則神糊讝語氣急鼻煽肢冷脈伏腹痛絞腸刺胸吊脚縮筋霍亂吐瀉不省人事以及山嵐瘴毒皆陰陽乖戾之氣（見紹興醫藥學報及星期增刊滬報等）須將此散分二次吹入鼻中小兒分四次其性和平寒熱均宜邪從口鼻吸入居其多數仍由此出內服外嗅俱有效力每瓶大人內服分兩次小兒分四次孕婦不忌此方劉吉人先生經驗多年不敢自秘特此以濟時疫之急需亦治腦寒腦熱腦漏鼻淵鼻塞鼻瘜鼻茸時流穢涕等每瓶大洋二角

發行所鎮江城內五條街
楊燧熙醫室

◎多痰者……就是癆病的初步

凡喜吃烟酒和含有刺激性的東西、其人必多痰而多嗽、初起時恒不注意、以爲多痰當作一件平常事看、可曉得多痰就是傷肺的證據、肺傷即是癆病的初步、所以多痰者速宜服除痰潤肺等藥、現在本舘爲病家利便起見、特向那威運到大批「鰵魚肝油」、功能潤肺療虛清血調元吐血虛熱盜汗咳嗽癆症血虧等症、服之均極有效驗、服法另詳、每小瓶計重八兩售大洋七角八分、每大瓶計重十六兩售大洋一元三角六分、多痰者請到紹興大路教育舘內藥品部購服可也、　電話第十一號

◎問病者鑒

凡函向本社問病者請將詳細病狀寫明寄到「紹興城中醫藥學報社」收當即登入本刊徵求四方名家或由本社答告治法仍載本刊概不取資各處醫家自定個人取資規則與本社無涉

紹興醫藥學報社啓

因患瘋濕手足紅腫

在江西有婦女患瘋痛年餘後服用韋廉士大醫生紅色補丸得獲全愈

瘋濕骨痛其病在血切勿以爲疼痛或酸楚乃是受寒受潮之故也或罔蕒揉油擦藥外治之法可能治愈也然而瘋濕一症往往發於天氣寒冷潮濕之時居多此不過天氣轉易間其病狀亦變更也但究竟瘋濕骨痛之病源在乎血中涵有酸毒故也是則療治瘋濕之法惟有清血補血而已韋廉士大醫生紅色補丸能生鮮紅稠濃之新血在此三十餘年之中爲天下馳名醫治瘋濕之聖藥今舉江西省治愈之一份子且在中國及大下各國己曾治愈千萬人奔江西南昌征稅局文案茍星三先生來書云敬啓者韋廉士大醫生紅色補丸喧傳各報已數十年余初不注意迨丙辰年室人右手五指忽紅膩且痛當即延內外科兼治豈知右手未痊延及左手後竟延及兩腿腫痛異常夜不成眠飲食俱癈余乃憶及紅色補丸言百病能治遂試購一瓶服後病勢無增無減於是續購半打未服畢手足即能活動腫亦漸消然猶未收完全效果余遂命室人耐心服用日不間斷現始大瘳行動一切強健如初始知大醫生紅色補丸之功眞有起死回生之妙用迄今二載強壯逾恒毫不復發此余室人親歷之事非空言實訣也韋廉士大醫生紅色補丸非但能療瘋濕　且治血薄氣衰　腦筋衰殘　少年斲傷　胃不消化　瘋濕骨痛　臀尻酸楚　山嵐瘴癘　乾濕癬疥以及一切由血薄如水所致各症對於婦科疾病尤爲神效凡經售西藥者均有出售或直向上海四川路九十六號韋廉士醫生藥局函購每一瓶中國大洋一元五角每六瓶中國大洋八元郵力在內

○婦科衛生小書奉送　茲有精美小書名曰忠告婦女內詳衛生要道閱報諸君如欲索取即須寄一明信片至以上所列地址索取衛生小書原班郵送一本可也

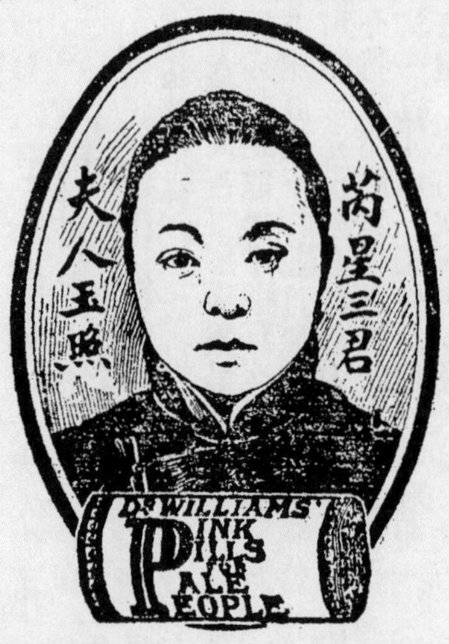

廣告

外瘍花柳專科中醫王紀倫廣告

自華陀青囊書付之一炬後吾國外科學失傳久矣降至近世其學益荒其術愈疎遂爲東西醫學占一大重席良可慨已本醫生自東髮受書以來即有志斯道攻求中西醫學十餘春秋得中醫學家孟河費子源先生之薪傳始探內科學之綱要外科學之奧旨治瘍之貢諦臨證八寒暑診治數萬人茲因鑒於世界潮流之所邀社會時勢所需要爰特組織外瘍專科治療舉凡外科病皮膚病花柳病無論年深月久輕重疑難諸外瘍曾爲醫藥治療不愈者經本醫生詳加診斷後一即診察疾患已達於何程度一俱有完善特效治法按症調劑自能尅期痊瘳非敢矜一己之長誇張言詞以欺世人之耳目實經驗有素耳世有患外瘍病者就醫而不得妥善精確之診治盍一注意焉對於喉痧痔疾梅毒下疳橫痃白濁皮膚諸症並備有最近科學發明各種新藥血清凡克醒注射奏效神速以輔中藥之不逮外埠如欲邀診者須先說明病原病狀以便隨帶要緊藥品　診所設杭州下皮市巷中醫外瘍病院籌備處

經印書目

本社出版書籍又有所增故特新印書目任人索閱本地面取外埠函索均郎照奉不取分文

特約經理處

本社在各省發行書報藥品新訂特約經理處如

奉天省城章福記書莊　餘姚北城內圖書公司
直隸滄縣春和堂藥店　杭州下皮市巷外瘍病院
福州南台同仁藥公司　上海鐵大橋文益書局

凡惠顧諸君在以上各處購買書報藥品與本社一律
（他處容續登）　紹興醫藥學報社啓

本社啟事一

●徵求八卷九卷舊報從重酬答

閱報諸君　如存有本社八卷九卷舊報　可以割愛見惠　郵寄社中　本社當以社中出版書籍　五元定價之數相酬　應用何書　任憑選擇　決不食言

本社啟事二

●代派各報

本社代派武昌中西醫學雜誌　預定全年（十年份）十二册　計大洋一元　郵寄加一角二分　又補購北京通俗醫事月刊　全年（九年份）計大洋一元　郵力一角二分

衛生談

●不衛生之習慣　陳和和錄　（續五十五號）

一蓄爪　吾國舊習　喜蓄長爪　以表示其文靜閒雅之態度．近雖長至數寸之指甲　已不多見　但普通人至少尙留數分之長　藉以挖耳垢　剔齒屑挑粉末剝果皮　爲用之多　幾難盡述　然觀其爪內黑色之積穢　則知所聚之細菌　實無所不備．無怪西人譏吾國人之指甲爲煤扒　今若用以料理食物　能不令人作三日嘔　又凡皮膚微損之處一經搔摸　卽發膿炎　昔人以爲爪有毒．實則爪甲宛如種痘之刀　而爪內之汗質．似發痘之苗漿　相互爲用　其害乃成　故吾人應將指甲　時常修平　勿令容留汙質也

一吐痰　隨地吐痰　不僅爲汙穢而遭人嫌惡　其最大之關係　乃因痰能傳播疾病也　如肺炎　鼠疫　流行性感冒　肺癆等病　均能藉痰作傳播之媒介　茲就極平常之肺癆而言　吾國人每年死於本病約有八九十萬之多　此隨地吐痰之習慣　實爲一大原因　蓋患肺癆者　一日間痰內所含之病菌　約有七十餘萬枚　吐痰於地　一待乾燥　卽隨塵灰飛揚　吸入他人之肺　傳染於不知不覺之間　故無論是否肺病．有痰可吐於貯水之唾盂　或路旁之溝渠　若不便之時　則可吐於紙片　或布帕中　切勿吞咽入胃　紙片後當焚去　布帕則入水煑沸．仍可再用

一急嚥．每見商店工場督責學徒飲食之際　務逼其速　以省時間　卽父母之訓教兒女　亦多催其早畢食事　遂自幼造成急食之習慣　某西人戲謂華人　吞食三盂　倂抹嘴拍衣之時間計之　爲人不及三分鐘　可謂謔而虐矣　殊不知食物入口　必須細嚼　一可研細食質　以減輕胃臟之工作　二　可多得口津之拌和　能補助

消化　三可避免氣呃及骨鯁之弊　且咀嚼既爛　消化力倍增　所有滋養之質　可盡被吸收入血　不致廢棄　故雖因多嚼而所食較少　反比平時耐飢也

一多食　常人恒以勉食加餐　爲健身之不二法門　接待賓客　亦以再三增加其食　爲有禮之表示　凡寶愛小兒者　則例須時給糖果餅餌　不忍稍拂其意　故大家之兒童　反身弱多病　不若貧家兒之强壯　皆多食之害也　蓋每次食物入胃　胃發生津液　以從事消化　今首次之食　尙未消化完畢　二此三次之食物　又源源而來　胃臟祇能草草完工　收半化之物　洩入腸內　遂由腐釀而發起　而作痛　而泄瀉　於是未獲食物之益　而反受其害矣　最好壯年之人　除正餐外　不食閒食　卽老幼之輩　或疾病之時　亦必相隔三四小時　始可進食　方合養生之道　卽正餐之時　亦不必過飽　某學校演說多食之害　嘗曰廚中　卽饌飯甚多　後亦米粮大減　可見事貴提倡　不難挽回積習也

一好靜　一動不如一靜　此吾國社會之普通心理也　於是稍有資財者　輒僕婢成羣　衣食起居　無不假手於人　子女輩自幼卽雇人保抱　迨年將入學猶不能離保姆一步　文人學士　課餘之暇　多喜靜坐閒談　不願作勞力之運動　卽平時執役之人　一遇休暇　多倒頭便睡　俗所謂「無錢買補食　睡眠作休息也」此委靡不振　懶散柔弱之氣　實爲好靜而不好動之習慣所造成　當知人身百體　愈用則愈靈　腦頭受教育之啓迪　則思想活潑　手臂作勞動之練習　則肌肉粗壯　其理甚明　譬如袋中小刀　佩用之時　光常如雪　若珍藏日久　反變銹爛矣　故吾人日常瑣事　不宜惜力　對於兒童　尤當獎勵其自助　至終日職業勞心者　亦必覓機會　作短時間之戶外運動以治活筋血也

一避風　清氣爲無上寶物　惜不知者拒之惟恐不及　每往病家視疾　見外室卽重門緊合　室內窗牖閉之不足復護以厚幕　甚或以紙封其隙縫　臥床則幔帳低垂　頭部更遮以布袱　一入病室幾將窒息　此尙爲病時之愼重也　然平常居處　亦不願敞開窗戶　防受風寒　卽裝飾華麗之大商店　及公共會集之所　如工場　課堂戲館等處　亦不注意空氣之流通　往往遍嵌玻璃　嚴密如櫃　驟入其室　汚濁之氣　觸鼻欲嘔　而羣其中者　怡然自得如故　不知呼吸之需空氣　猶飲食之需清水　吸衆人所呼之濁氣　猶飲他人所吐之汚水　且飲水尙日祇數次　呼吸則一分鐘　有二十次之多

故室中必須常開窗戶　卽疾病及嚴寒之時　亦必微啓窗格　不使盡合　或壁間預造二處以上之氣穴　以流通空氣爲要　（完）

學術研究

◎問時方生化湯質疑　玉爾達

產前產後各處調養將息不同今閱增訂驗方別錄經鄭肖巖先生選校其學識之宏富經驗之孔多非泛泛彙方者可比難產門選婦科秘書包衛村先生時方生化湯加減方用當歸八錢川芎三錢益母草一錢炙甘草五分泡薑炭四分煎服用水兩平盌煎至七分服臨服乘熱冲入紹興酒一兩要稱準勿可多祇服頭煎勿熬二煎然藥渣勿可抛棄將第二劑的藥幷入第一劑藥內如法煎服酒亦臨服時照加服第三劑亦照以前各法須孩兒下地之後於四點鐘時內相繼服完爲服生化湯時限包衛村先生云我家行此法三代家中無產後病之婦人其妙在時限妙在煎法不若世人之零星服生化湯也如本婦另有他證均可不問過此時限再延醫生治他的病云查女科輯要王士雄先生按云吳鞠通曰當歸川芎爲產後要藥然惟血寒而滯者爲宜若血虛而熱者斷不可用蓋當歸香竄異常甚於麻辛急走善行不能靜守止能運血裒多益寡如亡血液虧孤陽上冒等證而欲望其補血不亦愚哉川芎有車輪紋其性更急於當歸蓋物性之偏長於通者必不長於守也世人不敢用芍藥而恣用歸芎何其顚倒哉余謂今人血虛而熱者爲多產後血液大耗孤陽易浮吳氏此言深中時弊又論達生篇所用方藥未可盡信皆先得我心之同然者詳見解產難醫者宜究心焉鄙人觀此生化湯亦要究人體質方可投服斷非普通之方人人可服也包先生時方生化湯加減用當歸八錢川芎三錢限於孩兒下地四點鐘時內相繼服完不僅歸芎辛溫太竄分量又重倘遇血虛而熱恐不相宜又限於四點時內三劑服完產婦上床卽飲此濃藥汁三盌不產之健婦服之胃中吸水微絲血管消化尙恐不及腹中膨脹而況生產之婦人服此濃藥汁三盌於四句鐘之內不知有無流弊乎然此方經包先生之加減證明鄭先生之選刊今證以王士雄先生之按語令人滿腹疑團

社會中不乏精於婦科之醫此方究竟妥善與否分量重否宜於社會普通生產之後服否希明白賜敎造福於國民之母諒非淺鮮也

◎問難使之理由與其治法　鄭紹祖

僕有一友人患難便之症每於欲小便時多時不得如意旣溺時又必發一寒噤不知是何道理並用何法愈之乞便賜敎

◎問藥　江都陳龍池

今將讀書時所查出無處查考的藥列在後而請

海內高明指敎出產何處什麼氣味醫治何病或是什麼藥的別名並有丸藥

幾種亦請
指教何藥配成醫治何病
慈姑尖　金橘葉　糯稻根鬚　尋骨
風　烟筋　孔搜搜　穭豆皮　荷梗
荷葉露　青蒿露　路路通　茭瓜
櫻桃枝　臍厚白　紅娘子　桑花
青娘子　紅飯豆　孀酥油　野料
豆　椎黑豆　木紅　馬劍兒　牛轉
草　酒板（丸藥）　通氣丸　龍涎
丸　耆婆萬病丸　沉香化滯丸

治療顧問

◎問糞前見紅治法　夏渫森

病人姓黃　年四十餘　素體虛弱　症患糞前見紅　已有四年之久　有時毛髮寒悚　有時屁多而臭　有時糞硬如石　有時糞細如縷　有時血色鮮紅　有時血色紫紅　夜間安靜　日晡尤劇　小便清長　六脉沉細　服過提補劑　酸澀劑　清利劑　均無一效　高明家諒能心裁獨出　請細示方法　以便調治　倘得勿藥　微特親受者感激已也

◎再問瘰癧症治法　息園

謹啓者　息園前患瘰癧　屢治不痊　曾經詳列病情　函懇海內中西醫家惠賜驗方承　貴社代登五十三號星刊中　乃至今時逾兩月　未見諸大醫家示我方藥　卽附詢愛克司光線療法　及星刊前載驗方拉拉籐鐵線草　對於賤恙　可試服否　亦未蒙示及　際此春令發陳　病勢有進無退　方書所載治瘰癧之方　不勝枚舉　然如法試服　殊少效驗　譬之枯木殘枝　急望陽春雨露　用敢再行函懇

諸大醫家　以內扁外華之功　行濟衆博施之術　俾得早日痊愈　則感戴之深　當不敢以空言作謝也　再考方書載壁虎一枚　焙研日呑　爲治瘰癧效方　查本草綱目　壁虎卽守宮　常居壁間　扁首長頸　細鱗四足　似卽俗呼跳天蛇者　未知究屬何物　與藥肆中所售之全蠍　有何區別　且此物有毒　食之有無妨礙　均祈　高明見教爲盼

近聞

●南京籌辦防疫之續聞

魯省德州之桑園一帶發生鼠疫寧垣中外人士以津浦路交通便利恐此猛烈鼠疫蔓延到寧紛紛函請當道迅速籌防疫督軍齊撫萬省長王鐵珊業經電飭各屬預爲防範已誌昨日本報茲再將駐甯美日各國領事之函電及王省長復函續誌於下美領事函云敬啓者魯省德州附近桑園地方發現疫症昨與貴省面談一切後當經轉請美國醫士會商預防法不使疫症蔓延至寧刻准復稱預防方法如下(一)此種疫症蔓延南下不外由津浦路線而來最重要應飭路局員司及該處醫士妥愼檢驗不准有肺炎症者乘(二)如在路線一帶見有此症發現應即設立拘留所凡有肺炎症者可立時送入使與他

人隔離加以診視如無醫士證書聲明無此疫症不得令其外出(三)本地官員宜着手預備恐疫症流行城內應設立防疫所並另在城內各處設立分所卽由防疫所管理一切隔離等事如前次民國七年防疫之辦法辦理等因查天氣現漸和暖疫症似不致蔓延南下有傳染氣象然惟恐有此疫症稍爲發現則人民必致恐慌一切商務交通多有不便故本領事特將甯地美醫士所擬預防方法爲貴省長一詳陳之嗣後凡遇有公共衛生之事力所能及者本領事甚樂於隨時效勞也專此布達祇頌台祺戴偉士敬啓王省長閱後當卽復函略云逕復者頃展台函具悉一是魯省發生疫症敝署深恐蔓延及於蘇境業經會令本城道尹警廳並電接近魯省各地方官注意設備防範矣承示預防方法均屬切要之圖自當察看情形酌量辦理並望隨時見教爲幸專復祇頌日祉王瑚啓又日本領事岩村成允日昨亦因防疫事宜奔走軍民兩署將濟南天津各領事拍來兩電面交齊王兩長當卽飭科譯出（其一濟南總領事電）從美領事方面得美國專門醫生由濟南向鼠疫流行地調查之報告據稱此項鼠疫依檢查之結果當爲肺白斯篤無疑此疫發生在一月以前直隸省內約死亡百人目前已蔓延至十個村莊現在濟南方面已於八日預定派遣青島守備軍附屬專醫生及濟南醫院醫師前往有疫地方關於預防方法中國方面雖亦在研究中但當地面正在與青島守備軍協議進行（其二天津總領事電）據中國方面報告對於桑園一帶鼠疫之流行天津警察廳及防疫者亦已派遣實況視察員又天津市內臨時增派警察官四十名實施清潔法至於津浦鐵道除楊柳青及桑梓店之中間一段火車停駛外其楊柳青以南桑梓店以北之各站從三月九日以來並無停車之景象王省長譯閱後亦卽復函致謝函云逕啓者昨聆敎言並承而交濟南天津電報兩通藉悉種切查直隸山東兩省發生疫症日前已有所聞深恐蔓延江蘇境內業經會令本城道尹警廳並電接近山東省地方官迅卽注意設法預防矣特此奉告藉紓雅注順頌公安王瑚敬啓

雜錄

◎武昌中西醫學報頌詞

中華醫學　早震寰區　古有扁鵲
又有俞跗　明淸以還　斯學漸蕪
近世庸醫　學識更無　朝方把卷
夕卽懸壺　貴報出世　鑿魯振愚
研求學術　此是機樞　卓哉諸子
編輯勤劬　旁蒐遠集　盡是琨瑜
排列綱目　分別精麤　薈萃羣力
奮發前趨　黴菌細胞　學識灌輸
中外新舊　融冶一爐　闡抉眞理
實爲同途　斯學昌明　萬民以蘇
同登壽域　天札無虞　爾在鄂渚
我在鑑湖　從今以後　吾道不孤
兩地攜手　懌懌愉愉

代郵

宋伯猷先生鑒前交民局寄奉之函有收到否白喉忌表抉微如有存書乞賜寄數本爲感來函請交紹興醫報社轉可也　弟陳守眞謹上

小農燧熙國材暨各埠諸有道鑒育前登疑問若干條辱承一一答覆爲我良多今特申謝祗請道安幷賀新祉

肇元先生客歲下問千日瘡治法弟無知妄答迺蒙惠贈醫書緬懷高誼感謝莫名專此藉頌道安兼賀年厘

吉人先生鑒辱承詳辨日光消腫之研究欽佩奚似幷謂百期紀念增刊拙作擬代更正育志在求學務乞先生大加斧削則感激無涯此肅敬請道綏幷賀新祺

明初先生鑒育於客夏函候幷附郵票十分請賜解疫丹數粒迄未見覆盼念爲勞專此詢問並請診安兼賀年祉　末學盧育和鞠躬

(上略)鄙人前患右臂痲木微疼證諸周君小農函賜指迷茯苓丸妙方隨即遵服數服兼用導引愈痺法頗見輕減嗣承　張壽甫先生賜來散方亦經服用二料漸漸就痊緣思鈞身體素弱又加之從公數十年不遑奔命頗感疲勞膀臂痠痲勢將就廢若非　二公醫學湛深熱心研究何克得此速效還我本來感激之私肝腦塗地爰特略述大旨祈　貴社賜登代郵欄內以表謝忱並附所服效方亦希酌予補登增刊用彰二公盛情並以備諸患是證者採擇爲族兄蔭田患淋痛尿血證友人姚壽庵患脾泄證均蒙南京　項幼渠儀徵馬少廷方程　李程九鹽山　張壽甫紹興史介生諸先生俯賜治方均祈代爲登報聲謝不勝感荷專此敬頌大安並候　撰祺　張樹鈞

●致直隸張壽甫及歙縣胡天中二君函

敬啓者茲閱五十七號及六十號星刊辱荷厚愛惠賜良方展閱之下不勝感激足見先生慈善存心濟世爲懷無任欽佩敝友李君於客歲年終赴東省辦公有人口傳一方用生三仙飲輒面六錢開水沖服初服即覺輕減服有六兩胸悶呃逆等症悉愈刻下飲食增進承賜妙方因此未服故特修函登報合誌謝悃專此敬復並請道安

後學直隸青縣張毅武鞠躬

●杭縣余春軒君書　柴也愚

春軒學兄如見客臘提議設立江干醫局閣下首先贊成後因種種困難不獲如願而流光如駛時不我與值此木火司令施種牛痘又不容遲矣但弟學乏專長力不從心欲炊無米難爲巧婦之謀拯斯嬰黎是所望於明者倘蒙見納祈即示知恃愛瀆請悍禱奚如手此敬頌進步並詢令弟近祉

中華民國十年三月三號出版

紹興醫藥學報星期增刊

發行所浙江紹興城中北海橋

第六十四號
今日計二張

本刊分發行
各省各大書坊

本刊價例
每星期一張或數張計大洋一分五厘預定全年五十期計大洋六角如郵送加每期郵費大洋五厘多定另議郵滙不通之處郵票作洋九五計算凡公共機關報資均收半價

本刊廣告例
百字起碼每期大洋五角連登一月八折連登一年五折不上百字照百字遞算二號字及木刻鑄版地位以字數核算封面加倍刊資亦須先惠長登大幅得以另行訂立特約

◎問病者鑒

凡函向本社問病者請將詳細病狀寫明寄到「紹興城中醫藥學報社」收當即登入本刊徵求四方名家或由本社答告治法仍載本刊概不取資各處醫家自定個人收資規則與本社無涉

紹興醫藥學報社啓

南京著名茶商聲稱如何得獲強健喜樂

每日失血無論肺血腸血均屬危險徐君周臣名維楨因而精神萎頓更覺年老若其時療治得法决不如此也幸而徐君對症服藥得獲強壯請觀原函如左云鄙人徐姓維楨名周臣號年四十五歲安徽涇縣人也向開設徐源記老茶棧世業茶商沿先人舊業在寧已五十餘年之久親因商戰競爭世代因添設坊口泰源茶莊擴張職業百事勞心不料年老精神有限致使勞瘁失紅大便下血不已目不交睫夜不成眠蓋血不養心之故遂致腰酸骨疼精疲力竭飲食無味有病叢生凡南京所有名醫延請殆盡毫無效驗因閱報得知貴藥遂立即使人往購初服下血頓止夜稍安眠迎服數瓶匪特舊病毫無飲食頓加且精神轉覺增長步履亦覺神速此非奇藥曷克有此奇效哉今無以為報特呈小照以作保證為病者告焉天下馳名行世已歷三十餘年專治血薄如水腦筋衰殘所致各症之聖藥韋廉士大醫生紅色補丸曾經治愈血薄氣衰諸虛百損少年斲傷　胃不消化　瘋濕骨痛　臂尻酸楚　筋系疼痛　皮膚諸恙　山嵐瘴癧以及婦科各症尤為神效凡經售西藥者均有出售或直向上海四川路九十六號韋廉士醫生藥局函購每瓶中國大洋一元五角每六瓶中國大洋八元郵力在內

徐周臣先生玉照

○奉送小書有益於閣下及尊府能使身體強壯也　書名延齡妙術內詳衛生要道如要索取即須寄一明信片至以上所列地址原班郵送一本可也

誌謝

本社同人拜手

（二）頃承餘姚康奕忱先生惠贈手楫色門棒喝五部祇領之餘合鳴謝悃

本社啟事一

徵求八卷九卷舊報從重酬答

閱報諸君　如存有本社八卷九卷舊報　可以割愛見惠　郵寄社中　本社當以社中出版書籍　五元定價之數相酬　應用何書　任憑選擇　決不食言

本社啟事二

代派各報

本社代派武昌中西醫學雜誌　預定全年（十年份）十二冊、計大洋一元　郵寄加一角二分　又補購北京通俗醫事月刊　全年（九年份）計大洋一元　郵力一角二分

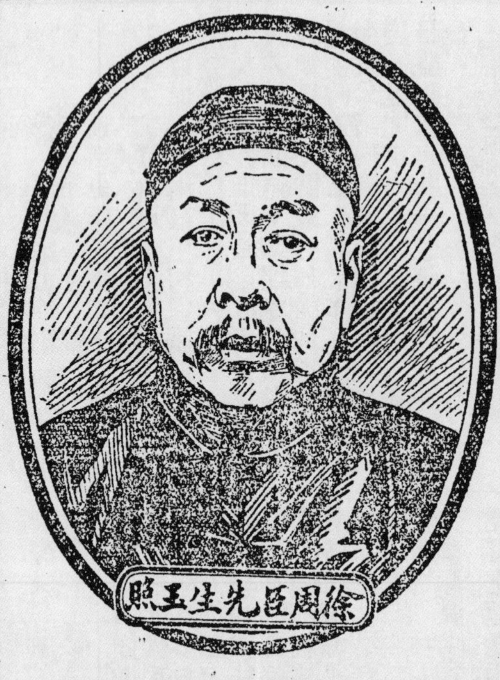

新印

本社出版書籍又有所增故特所刊書目任人索閱本地面取

經約

本社在各省發行書報藥品新訂特約經理處如下

奉天省城章福記書莊　餘姚北城內圖書公司

直隸滄縣春和堂藥店　杭州下皮市巷外傷病院

小言

●丹心　陳守眞

丹心兩字的意義，是照赤心兩字解釋，也可以照眞心兩字解釋，因爲心臟是行血的總機關，顏色是紅的——所以南史蕭琛傳說，「上以棗投琛，琛乃取栗擲上……曰陛下投臣以赤心，臣敢不報以戰栗……」。照這樣看來，他人以一片丹心待我，我也要用眞心報答他——不過現在世界上，有眞心待人的人很少！別的不說單研究近世的一般醫學家，以忠心濟世的，固然不少，然而藉醫斂錢的人，也很多。這般藉醫斂錢的醫生，早已經把赤心抹煞，變做黑色—所以他草菅人命，不是眞心待人的。

學術研究

●答吳僑新君疑問　鹽山張錫純

萬物未有之先皆賴天地之氣化以生之人稟天地之氣以生人身亦小天地也是以人之身內可寄生蚘蟲身外可寄生虱蟣友人田聘卿曾治一人腹中生蟲用藥下之長尺餘形若蛇繫其尾倒懸之滴血數日係一帶根長髮古人謂帶根之髮誤食之可化爲蛇信不誤也由此推之蛇之精遺於穀菜之上人食之可成蛟龍病又何疑乎且蛟龍病史書亦恆載不但如周君所引徵也後漢書載華元化見一人病噎食不得下令取餅店家蒜齏(搗爛之蒜汁)大可二升飲之立吐一蛇病者懸蛇於車造陀家壁北懸蛇數十乃知其奇又唐書方伎傳有宦者奉使嶺南還奏事適有太醫過其前曰此人腹中有蛟龍上問之對曰曾在嶺南騎馬行烈日中渴甚飲澗水數口自此常常腹疼上命太醫治之投以雄黃末吐出一物長數寸有鱗甲疼遂愈按此條記不甚確因客中無書可查遂約略錄之又按醫者一見其人卽知其爲蛟龍病者必因其頭面有光也夏子益奇疾方云人頭面上有光他人手近之如火熾者此中蠱也用蒜汁半兩和酒服之當吐出如蛇狀

●申論泌尿道路　前人

五十一號鄙人有答高君問泌尿道路惟採中西方書之說也若參以丹經論人身氣化之處尤爲精妙人之元氣藏於丹田外有膜子包裹卽氣海也氣海之狀下有三足居膀胱之上三足之中間有紅點大若黃豆粒而膀胱之上亦有此點二點相對小便必然通利若不相對時小便卽不利曾卽物類驗之初剖解之時此點猶彷彿可見作淡紅色移時則不見矣蓋元氣之功用由上點透發以運化下焦之水飲卽由下點滲入雖膀胱之全體他處皆可滲入而此點又爲滲入之正路也嘗見推拏家治小便不利謂係膀胱稍偏用手法推而正之小便卽利實暗合丹經所論之理也按自西人有膀胱有入水之口說醫者多疑舊滲入之說爲誤不知滲入之說原有實驗可徵今試取鮮豬脬

滿注以水繩紮其口置於新剖解豬肉上其水仍可徐徐滲出斯卽水飲可滲入膀胱之明徵也

●答高思潛君問膜原之名稱　前人

人腹內之膜以三焦爲最大其膜根於命門在下焦爲包腎絡腸之膜在中焦爲包脾連胃之膜在上焦爲四圍連腔之膈膜此腹中之膜也至身上之膜肥肉瘦肉間之膜爲半表半裏之膜與皮膚相連之膜爲在表腠理之膜此二處之膜皆以三焦之膜爲腑即以三焦之膜爲源古原字卽源字也由是論之三焦之膜統可名之爲膜原而內經之所謂膜原實指上焦膈膜而言何以知之凡外感之來大抵先侵上焦故內經謂其橫連膜原中下兩焦之膜其紋理大致皆縱惟膈膜則旁連四圍故其紋理獨橫而外感之伏於其處者亦遂與之橫連也

●問紅色補丸功用若何　獨善

韋廉氏紅色補丸主治何病功用如何乞示知

●問治遺精有簡易之方否　獨善

也佚先生大聖夢遺證既有如是簡易良方(見六十一號顧問欄)請問久遺無夢者亦有同樣之方否以善告於是病也

●問病理與方藥　山東劉希文

濕溫時疫治療法急性時疫心絡鬱之治法言宜急救血液之燥熄風火之亢以預防陰竭陽越急用犀羚鎭痙湯或滋液救焚湯重加瓜霜紫雪丹先清其神而熄風繼用龍膽瀉肝湯或平陽清裡湯鹹苦寒降以瀉火終用阿膠雞子黃湯滋陰液以鎭肝陽凡此病理方義鄙人醫學方始莫能了解敢請高明醫士詳爲剖析以解愚惑不勝企禱之至

諸方附

犀羚鎭痙湯　白犀角八分　羚羊角錢半　鮮生地八錢　靑連翹三錢　元參心二錢　新銀花二錢　滁菊花三錢　甘中黃一錢　生甘稍六分　蓮子心二分

滋液救焚湯　白犀角　鮮生地　玄精石(何物)　原麥冬　西洋參　大麻仁　生甘草　眞阿膠　柏子仁　紫石英　西牛黃

瓜霜紫雪丹　白犀角　羚羊角　木香　上沉香　寒水石　石膏　靈磁石　飛滑石　元參　升麻　飛硃砂　生甘草　公丁香　麝香　金箔　西瓜硝(何物)　冰片

平陽清裏湯　生石膏　生甘草　靑子芩　白知母　小川連　生川柏　生用犀角六分羚羊角錢半煎湯代水

阿膠雞子黃湯　眞阿膠　左牡蠣　大生地　生白芍　女貞子　黃甘菊　雞子黃

●問錫地有苦桔梗否　王肖舫

苦桔梗一藥何處所產或貴境有出售者祈將每斤若干示知爲盼

(又白)　如貴處無此藥請代爲訪查

◎答錫地僅有甜桔梗　周小農

苦桔梗敝省久缺前寓滬時聞李平書先生之封翁在時有桔梗無眞之著論錫邑僅通行甜桔梗一種每斤價大洋二角有餘茲附上貨樣請　鑒核

◎問粤中藥品　周小農

查濟衆錄有粤藥數品敝處藏書不多未悉其性味形狀爲此敬詢

崩大梡　老鼠蘯冬瓜　臭屎茉莉蕊　山菩提

【脚氣芻言】　山葡萄

【梁達樵方案】　蛇果皮末（用一小筒）　竹蜂　個牛黄　南豆衣

以上各藥請爲　指教幸甚

◎答復粤中各藥　廣州劉小雲

崩大梡　草本蔓生粤省遍地皆有平生地面葉圓而有一缺如碗之崩缺狀每葉之下必有一莖如蓮葉狀至於命名以何者爲正尚未詳查俟購何克諫生草藥性備要再查至現呼爲崩大梡則粤省方言盡人皆知若省會以外潮音及嘉應州客音呼爲何物當又不同也　味苦性寒無毒瀉肝胃積熱苦力工作諸人恒擂碎搾汁加糖及冷水作飲料安南西貢用者尤多即越地產此物亦夥也以上均生用亦有晒乾入藥者　此藥亦不盡係脚氣專科之藥

山菩提　此藥聞產潮州生的並未見過省垣廣芝舘藥店有晒乾出售係用以治脚氣之一種者性味功能未經購試然脚氣種類甚多曾心壺先生脚氣芻言言之頗詳大約此藥亦治濕熱脚氣之一種耳　此藥乾的曾見過

老鼠蘯冬瓜　按蘯字爲廣州省會附近方言之一稱最幼之子曰蘯讀如拉音又讀如官話之來字音又作拖牽等字及拉字解　此物係蔓生之一種草類結子如小冬瓜形大如小兒拳未聞以之入藥然此種草粤人多有識者

臭屎茉莉蕊　此爲木本生野葉大幹高未聞以作何用特市上之售生草藥者及鄉中男婦以之燉鷄或鷄脚加酒同燉云以治脚軟及散風濕然亦間有愈者大約虛弱脚軟或可用其花微似茉莉特瓣內有紫點味微辛　蕊字字典草部無此字粤人以之作根字解亦省會方言省會以外潮客無此音臭屎茉莉識者頗多用以入藥係用其頭如紫蘇兜之類

山葡萄　未詳

蛇果皮末　係用三種毒蛇殺之取膽汁滲入陳橘皮之內以之研爲細末用玻璃筒管裝載每管重三分以治風痰症頗效粤省之兩儀軒及廣芝舘均有

竹蜂　色黑大如指頭齧人家之晒衣竹竿入巢其內捕之醃以鹽爲治風痰喉痺之用然飛揚㛫利愚所罕用也

個牛黄即牛黄之原個未研碎者

南豆衣即白扁豆皮粤中稱扁豆爲南

扁豆因另有洋扁豆之別也
學中另有生草藥性備要一種僅二冊
何克諫著弟亦曾有閱之者現在所答
復諸藥均極平賤如
公欲購標本亦可寄上

●徵求苦桔梗產地價目　周小農

苦桔梗本經一名薺苨別錄始另立薺苨一種考桔梗味苦辛別錄云產嵩高山谷及冤句蘇頌曰今在處有之根如指大黃白色春生苗莖高尺餘似杏葉而長夏開小花紫碧色頗似牽牛花狀秋後結子八月採根有心無心者名薺苨因其味甘又名甜桔梗無錫僅有甜桔梗一種爲此敬求
各省高明代訪眞正苦桔梗產地形狀價目貨樣寄山東諸城縣南關街十字口王省舫醫士當有彼處土產相答或披露本刊亦可郵購

治療顧問

●問眼毛倒睫求治方法　胡碩鶴

貴報增刊　有醫療顧問一門　爲濟世之慈航　起人生之疾苦　惟諸大君子　首倡醫報　妙出心裁　足欽功並天高　增人壽域　感何可言　敝處有一婦人　年近五旬　早年喪夫無後　誠抱悒鬱於懷　忽患眼毛倒睫之疾　十年餘來　醫治寡效　痛苦異常　眼毛稍長　卽要拔去　否則倒轉擾珠　苦無良法　雖是纖毫之疾　常吁觸目之嗟　爲此懇登增刊　伏求眼科專家　康維恂醫學士　速賜妙方治法　或服煎藥　或賜秘法　得起多年痼疾　是當結草啣環　並冀海內環球　高明博學醫士　如有家藏秘術　俯賜速答增刊　倘能賴以獲痊　症人自當拜謝　人非草木　自知報恩　永矢弗忘也

●答沈仲圭君問夢遺及大便泄瀉治法　鹽山張錫純

人人之元陽　藏於氣海　氣海在臍下　外有膜子包裹　卽醫林改錯所謂狀如倒提鷄冠花者是也　此元陽之氣　道家尊之曰祖氣　又稱之曰君火　此乃先天之君火　爲後天少陰君火之根（閱者勿疑丹經與內經之言有參差也）命門相火　爲其佐使　周身民火　皆所統攝　此元陽之氣衰微　卽現種種虛弱諸證　兄屢次登報所問之證　實因此元陽之氣衰微也　僕所以未遽答者　誠以此元陽之祖氣　與胸之宗氣（卽大氣）　有先後天之分　胸中之宗氣　爲後天之宗主　其衰弱時　原可用藥餌治療　故拙衷中參西錄第四卷　立升陷湯數方　以治宗氣虛弱下陷　所現種種諸證　雖性命在呼吸之間　藥下咽　卽可挽回　至祖氣乃先天之氣　實非藥餌所補助　近閱期報知　兄留意衛生　而向之有懷欲吐者　特爲詳細陳之　內經脈要精微論曰　頭者精明之府　靈蘭秘典曰　心者君主之官　神明出焉　夫精明卽神明也　頭腦之外

廓也　由是觀之　人之神明藏於腦而發出在心　夫神明屬陽　陽者主熱　爲藏於腦　故腦不畏寒　爲其用時由心發出　故過用其心者心卽發熱　是以內鍊之家　但用腦中之元神　不用心中之識神（用識神則着於迹象心中發熱轉添病矣）毎當靜坐之時　卽默運腦中元神（一丹經名爲無念之正覺）如日麗中天光明下濟照臨丹田　則神光常照之處　卽元陽凝聚之處　久之先天祖氣　得其培養　根基旣旺　虛弱諸證自除矣（拙著衷中參西錄第二卷敦復湯後有答問一段可參觀）迨此功用久有效驗時　又有採陽生工夫

忝有素契　日後脩函專達

右所論者　治病本工夫也　又有治病標兩方　附錄於左

治大便泄瀉甚效　後所載醫案

拙著衷中參西錄第三卷有薯蕷粥方又有加熟鷄子黃法尤效　又第八卷末頁　載有抱水三物丸　治夢遺甚效　方後謂濃煎龍骨牡蠣湯送下後品驗　卽不用龍骨牡蠣湯送服　亦必效　配製此丸之法　詳載於第七卷一味鐵養湯後　兄處有此書　此兩方皆可如法服之

近聞

●東三省防疫紀實

東三省防疫事務總處最近有英文布告一通爲譯錄如下

近來哈爾濱以西柏斯篤之發源各地疫勢雖已大見減退而其勢轉趨向於東南兩方如阿什河一面坡橫道河子等處相繼見告卽綏芬河亦已發生在新患地方（卽滿洲之東隅）有來自沿海州之俄人一名確染柏斯篤于九號死亡其得病之處現尙在疑慮中

長春中日防疫官吏防範異常嚴密凡北來旅客一律消毒或卽隔離但多數旅客爲規避查驗起見往往在距離哈埠較遠之車站買票至米沙子（在長春北二十英里）下車以避隔離以致長春路界及城內已有少數疫症發生而吉長鉄路某站亦因此發乘客混入而致傳及矣

日前有庫倫難民一萬餘人來哈取道長春曾與南滿鉄路商量運送辦法此發難民由滿洲里而來經過患疫地方頗有傳染之慮日本領事對於此種必要之設備已允妥爲布置此次難民當能安然抵家不致途中躭擱也

哈埠因地方習慣防疫進行頗多妨礙而一般人民誤聽謠言反對新式防禦方法實爲醫士最感困難之點卽少受教育之人亦有迷信撒藥之說者吾人爲証實此種傳說確係謠言起見特邀多數頑固者流到院參觀吾人種種管理方法並決定設小規模防疫醫院陳列三四眞正疫案於其中以息羣疑

三月十二至十八患疫死亡人數如下

海拉爾十三人（內俄人十一）滿州里六十六人（內俄人四十三）札蘭諾夫十六人卜奎二十九人三月十二至十

四昂昂溪三十三人呼蘭三十五人哈爾濱三百四十四人(內俄人一)予所不忍言者尙有俄醫山義泰君因公斃命一事該醫在鉄路界內辦理防疫異常盡力日前道裡中國某客棧死亡十二人該醫隻身勇往搬移死亡及有病之人卒被傳染至十七日而殞命殊堪痛哭設非疫症何能若是故閱者當知吾儕所業實至危險而可駭也

●中國出口之麝香

近年來中國出口貨物名目逐漸增多其大半均爲原料品經西洋工廠重行工作製成各項用品仍復輸入中國如綢緞香水等無一非中國出口原料所成香水一物來自外洋者價頗昂貴即一小瓶須售洋至一二元者溯其原料品卽由吾國所產麝香加以化煉而成麝香爲吾國藥料用品四川雲南均爲該貨出產地西藏及川滇附近各地亦有出產卽北省山海關等處間或有之惟以西藏所產者其價最昂近年來該貨裝運出口逐年增多尤以運往法蘭西爲最夥蓋法人用以製香水及香料用品本埠某法商洋行開春以來向川商購辦裝運出口者爲數達五十斤以上價自每斤三百十餘兩至三百三十兩惟該貨識者頗少洋人恐眞僞難辨故由商人担保總計每年出口爲數頗鉅云

●哈爾濱之防疫情形

哈爾濱電云上星期防疫人員頗感困難因人民反對將病人送回醫院與聚隔離及反對限制鉄路交通致發生種種謠言醫士於服務之際多爲人舉槍拔刀相向亞希洛地方有暴民六七人攻擊隔離所釋出二病人並進擊管所之醫士當此擾攘之際有人發行一種日報詳言防疫計畫之理由宣布疫患蔓延消息以釋衆疑西比利亞與滿洲里現已通車中東鉄路當局刻謀取銷客車之取締例准於哈爾濱與滿洲里間每日來往客車一次如當局不於大車站附近備必要之處所以供清疫及檢查旅客之需則醫之事務將更難辦哈爾濱或將如一九一一年爲染疫之焦點自三月一日起至十一日止各區患疫而死者共七百十七哈爾濱占三百七十四人

●上海時疫流行

上海自入春以來天時不正春行夏令以致外間發生天花時疫喉痧等症前已由公立醫院陳炳謙院長警告南北市居民注意衛生如患此症速送該院救治茲悉邇來市上時症盛行近數日中該院共計收到患天花時疫等症之病人計三十三人現由陳院長會同柯師西醫等悉心醫治以免傳染云

●通俗宣講社施種牛痘

通俗宣講社成立十年社務若宣講圖書館夜學校露天學校等靡不進行近鑒天花盛行爰定古歷二月十一日起每逢星期六星期日下午一時至三時在大南門中道橋南首貧民學校(卽該社事務所)請鄧源和汪春涵二君佈種牛痘不論長幼均可來種不收號金此項經費悉由發起人分任又聞該社是日敦請顧旭侯到會宣講云

若製[illegible]

▲中華郵政局特准掛號認爲新聞紙類▼

分售處　中華藥房　華英藥房

紹興醫藥學報星期增刊

中華民國十年四月十號出版

發行所浙江紹興城中北海橋

第六十五號　今日計二張

本刊分發行　各省各大書坊

本刊價例

每星期一張或數張計大洋一分五厘預定全年五十期計大洋六角如郵送加每期郵費大洋五厘多定另議郵滙不通之處郵票作洋九五計算凡公共機關報資均收半價

本刊廣告例

百字起碼每期大洋五角連登一月八折連登一年五折不上百字照百字遞算二號字及木刻鑄版地位以字數核算封面加倍刊資亦須先惠長登大幅得以另行訂立特約

特別廣告

◎神效除痛散

夫人之疾苦惟疼痛爲最難受欲除此病必服此散無不藥到春國患者一試皆方知言之不謬並且無論何種疼痛可即時立止鄙人經驗多年未可自私今特公諸病者夫人乳婦姙婦均忌服每袋一包開水一茶杯食後一次和服一日服二次每次一包每袋大洋一角五分

◎時疫保命散

近來天時涼暖不一世人稍一不慎不拘老幼及婦女每發時疫見症咳嗽嘔吐頭疼骨痛惡寒發熱有汗（或無汗）甚則神糊譫語氣急鼻煽肢冷脈伏腹痛絞腸刺胸吊脚縮筋霍亂吐瀉不省人事以及山嵐瘴毒背陰陽乖戾之氣（見紹興醫藥學報及星期增刊滬報等）須將此散分二次吹入鼻中小兒分四次其性和平寒熱均宜邪從口鼻吸入居其多數仍由此出內服外嗅俱有效力每瓶大人內服分兩次小兒分四入孕婦不忌此方劉吉人先生經驗多年不敢自秘特此以濟時疫之急需亦治腦寒腦熱腦漏鼻淵鼻塞鼻痘鼻茸時流穢涕等每瓶大洋二角

發行所鎮江城內五條街

楊燧熙醫室

◎多痰者……就是癆病的初步

凡喜吃烟酒和含有刺激性的東西、其人必多痰而多嗽、初起時恒不注意、以爲多痰當作一件平常事看、可曉得多痰就是傷肺的證據、肺傷即是癆病的初步、所以多痰者速宜服除痰潤肺等藥、現在本館爲病家利便起見、特向那威運到大批「鱉魚肝油」、功能潤肺療虛清血調元吐血虛熱盜汗咳嗽癆症血虧等症、服之均極有效驗、服法另詳、每小瓶計重八兩售大洋七角八分、每大瓶計重十六兩售大洋一元三角六分、多痰者請到紹興大路教育館內藥品部購服可也、：電話第十一號

◎問病者鑒

凡函向本社問病者請將詳細病狀寫明寄到「紹興城中醫藥學報社」收當即登入本刊徵求四方名家或由本社答告治法仍載本刊概不取資各處醫家自定個人收資規則與本社無涉

紹興醫藥學報社啓

沈君患腰背酸痛胃不消化等症已歷數年

據其自述云係由韋廉士大醫生紅色補丸之功效得獲沉疴盡除飲食倍增身體肥胖精神復原矣

大抵患腰痛者均誤認爲腰腎有病其實腰背酸痛均係血薄氣衰腦筋疲乏之故爲居多也飲食所以滋養血液及腦筋也若胃不消化則腦力衰殘血液淡薄如水腰背酸痛精神不濟諸恙蜂起矣以上諸恙韋廉士醫生紅色補丸正是聖藥爲獨一無二之妙劑並非自誇在此三十餘年之中天下各處曾經賴是丸之功力而獲全愈者已千萬人矣即如近來在中國治愈中之一份子沈長富先生係天津榮發柵鋪經理也其自述云余幼年失乳身體單薄飲食無多形容消瘦不堪入目軟弱如此約有二十餘載曾服各種滋養藥品苟延殘喘後至宣統元年因家事繁瑣操勞更甚以致氣血兩虧腰背酸痛胃不消化肝火太甚大便乾燥四肢乏力頭目暈眩等患踵起屢求名醫均言先天不足天後有虧積久成爲癇疾經多方調治絕少效驗幸而舍親段月波君探視舉薦服用韋廉士大醫生紅色補丸余試服一瓶即見微效於是耐心連服漸服漸愈沉疴盡除飲食倍增體軀肥胖精神還原此非紅色補丸之功而何能不竭力感謝乎天下馳名韋廉士大醫生紅色補丸專治 血薄氣衰 諸虛百損 腦筋虛弱 少年斲傷 胃不消化 瘋濕骨痛 臂尻酸楚 山嵐瘴癘 皮膚諸恙 以及婦科各症尤見神效凡經售西藥者均有出售或逕向上海四川路九十六號韋廉士醫生藥局函購每一瓶中國大洋一元五角每六瓶中國大洋八元郵力在內

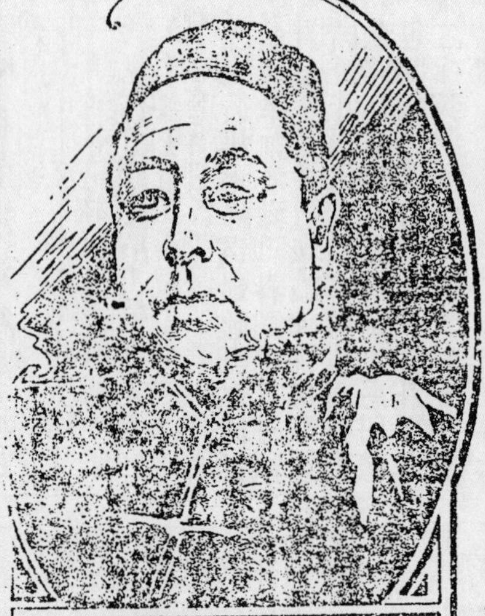

天津沈長富先生玉照

外瘍花柳專科中醫王紀倫廣告

自華陀青囊書付之一炬後吾國外科學失傳久矣降至近世其學益荒其術愈疎遂爲東西醫學占一大重席良可慨已本醫生自束髮受書以來即有志斯道攻求中西醫學十餘春秋得中醫學家孟河費子源先生之薪傳始探內科學之綱要外科學之奧旨治瘍之眞諦臨證八寒暑診治數萬人茲因鑒於世界潮流之所趨社會時勢所需要爰特組織外瘍專科治療舉凡外科病皮膚病花柳病無論年深月久輕重疑難諸外瘍曾爲醫藥治療不愈者經本醫生詳加診斷後一即診察疾患已達於何程度一俱有完善特效治法按症調劑自能尅期痊瘥非敢矜一己之長誇張言詞以欺世人之耳目實經驗有素耳世有患外瘍病者就醫而不得妥善精確之診治盍一注意焉對於喉痧痔疾梅毒下疳橫痃白濁皮膚諸症並備有最近科學發明各國新藥血清凡克醒注射奏效神速以輔中藥之不逮外埠如欲邀診者須先說明病原病狀以便隨帶要緊藥品 診所設杭州下皮市巷中醫外瘍病院籌備處

第六大增刊凡例

一 從前各大雜誌加出增刊內容往往與原雜誌無所關係本刊雖仿

新印

本社出版書籍又有所增故特新印書目任人索閱本地面取

經約理

本社在各省發行書報藥品新訂特約經理處如下

奉天省城章福記書莊
餘姚北城內圖書公司
直隸滄縣春和堂藥店
杭州下皮市巷外瘍病院

書目

新出書目……本埠函取

外埠函索均郵照奉不取分文

特……處

福州南台同仁藥公司　上海鐵大橋文益書局

凡惠顧諸君在以上各處購買書報藥品與本社一律（他處容續登）

紹興醫藥學報社啓

一 各大雜誌例然所收皆爲本報未完之稿銜接而下及本報已完而編列目錄與前頁俾閱本報者可以連報拆訂另成單行專書本刊自第十一期至本期所接續之本報爲四十五期至一百零四期本可以拆訂成本之書已有六十種報中尙有未完之件待第七大增刊再行續接

一 四十五期至一百零四期本報及一期至本期本刊全購所費之價計算拆訂成本專書每種不過一角餘其中有二百數十頁之厚本亦勻扯此價各種雜誌無此廉價可知本社不同謀利之出版物也

一 本刊發行得以使閱本報者將報閱後可不廢棄故已購各期本報者從速補購本刊可以拆訂成本未購各期本報者可卽同本刊併購以較另購單種爲便宜且單種或有未全者購此則成完璧之叢書也

幸勿錯過

（過限不得通融）

今年新閱本社五十一號起星期增刊的諸位多有函詢去年一至五十期星期增刊再能配齊否此必前次敝社再版一至五期彙訂特廉價廣告未曾看見的緣故且未曾同得廉價之利爲此再定一個月內直接向本社購一至五十期星期增刊彙訂者仍照廉價六折計大洋六角郵局寄帶加寄費七分五釐過限照定價一元算決不再事通融因該刊兩大厚冊計四十萬言本來祇收得紙料費也

公文

調查醫藥之省令

紹興縣知事余少舫君昨日奉到省長公署訓令云案准內務部咨開查整理衛生行政以考察醫藥爲第一要義我國醫藥情形向極龐雜所有醫院藥房藥劑士及中西開業醫士除京師地方須有暫行取締章程外其餘各省區尙無此項限制自非切實調查不足以資整頓本部於民國五年十月間曾製就各項調查表式通行各省區咨請調查填報在案惟時閱數年變遷滋多其業經報部者既與事實不符其未經報部者更無冊籍可稽茲就上開各項另行製成調查表式數紙務希轉飭所屬警廳及各知事詳細調查填記以便彙齊報部藉資考核除分行外相應檢同表式咨請貴省長查照辦理見復等因並附調查表式四件過署准此合亟令行該知事仰卽遵照依式填報以憑轉咨切勿延誤云

警告

春季防疫之通告

紹屬各警所奉全省警務夏處長訓令云本年三月二十九日奉省長公署訓令第七五六號內開案經內務部咨開據中央防疫處呈稱客冬氣候過暖得雪甚稀益以西北旱災流亡載道値茲啼饑號寒救死不暇之際更遑論乎清潔衛生天時人事共相醞釀易生疫癘勢所必然如斑疹傷寒白喉大花猩紅熱等傳染性時疫都市近已流行災區自屬不免本處職責所在不能不及早預防特于去冬趕製痘苗及各種血清存備待用如係行政機關或正式慈善團體有需用痘苗血淸等類藥品者自可由處酌量贈送或減價發賣以憑施

治擬懇通行各省區地方長官對於現在流行時疫切實注意防治即將病狀證候隨時報告以備審查並經由處刊發通告一種業將天花等病症及傳染預防各辦法切實說明擬即分別通行散發俾地方人民知所注意以資防範而消疫癘理合附同預防春季時疫通告請鑒核等情到部查春季時疫亟應預防除分行外相應檢同該處通告咨請查照並希飭屬印刷頒發此咨等因并附通告二十張過署准此合亟令行該處查照轉飭所屬一體遵照此令計發通告一件等因奉此除分行外合亟照錄通告轉令該廳長局長稟所長仰即飭屬一體遵照併速將通告印刷多份廣爲頒布務使一般人民咸知預防共保健康毋稍玩忽切切

學術研究

●問張壽甫先生四物湯能補血輪明水之理　沈仲圭敬詢

先生在五十九號答春仙君一節謂四物湯補血之力遠勝鉄汁因四物能補血中之血輪明水而鉄汁不能也惟所以能補之理未曾言及尙乞續示爲盼

●答陳和祖君問醫學門徑　[illegible]人

請閱凌氏遺著醫學薪傳何廉臣君緒論中自明（此書本社出版每册價洋二角）

●與王蘭遠君研究小兒病　汪景文

閱六十一號星刊蒙　王蘭遠君不吝教言答復小兒病二則見解高超無任欽佩惟冬月間四歲孩一案自便紅除後未幾而表熱頭疼口渴溺紅雖云脾虛發熱然文思斯時尙挾有冬溫外感若無外感則表熱頭疼口渴溺紅等症必不致兼見也前醫速進淸宣不應馴致沈昏目竄牙緊肢掣間而口角血流者實因其方藥夾雜淸宣中又攙入燥液耗氣之品耳以臟腑柔嫩氣陰未充之兒疊受此雜亂之藥安得不土隤風動轉成慢脾耶該孩面白而肥（五十七號星刊問案中誤刊面色而肥）眼目色白口唇淡紅確屬虛症王君擬用歸脾出入加味蓋見肝實脾固爲妥善、拙見似仍須增入柔木熄風化痰利竅等藥庶於風痰一層亦得理會特再登入刊中以與王切磋不卜以愚意爲然否

●問西藏藥品　周鎭

藏中巴塘汪楠叟藥局西藏藥目有數味爲本草拾遺所未載爲此懇請　川邊同道詳示如有載明何書價目地址當有薄贈

藏參　藏當歸　西藏靑果　石靈結

據引方藥志主治下虛洩數腰痛足軟所謂方藥志何處出版

金風籐　治中風中濕邪入筋絡口眼歪斜角弓反張半身不遂以及跌打損傷骨痛痲木

香果　治肺燥燥寒咳喘音嘶喉痛失血

金松子　亦名萬年松功專搜毒清血治下疳潰爛淋濁腫痛楊梅瘡痛透頂穿鼻

唵叭香　治陽脫陰絕腎痿肝胃氣痛

中風痰厥透小兒之痘斑制瘟疫之流行 上藥數種有特別效果可減輕病者痛苦所惜方書不載有未達不敢嘗之旨如有方書紀載可以証信曷勝盼禱

治療顧問

●答餘姚周行勞君痛風治法　也佚

用鮮柳根白皮一兩　加糖煎服效能久服更有益（見草藥新纂）　再加荆芥三錢同煎　其效較速

●答鄭紹翹君小便難的治法　杭縣余春軒

小便是排洩器　中醫有說「膀胱者州都之官　氣化則能出矣」　大概小便難的病　有不通　不利　和淋瀝不暢的症狀　這不同的症狀　總名都叫小便難　這個病的原因　都由氣化失了常度　排洩的力也不起作用了　有因肺氣不能下降　行清肅的權力　就是丹溪所說的上發不開　下發不通的理　有因老年人陽氣衰了　那氣行的作用　因之失了常度　就發生小便難的狀況　這要補益腎陽　才能有效　如八味腎氣等丸　皆可酌服　或有因生理的變化　天然的便難　這就沒法治了　要是因濕熱等邪　侵犯肺氣的治節　以致氣化的作用　失了常度　可服金匱當歸貝母苦參丸（方附後）　又溺時必發一寒噤　此或由習慣上來的　或因邪氣使然　此症治法　只要在溺時「咬緊牙關」　常能行之　自然就不寒噤了

附方（作湯劑）

當歸（酒炒）錢半　川貝母二錢　杏仁二錢　苦參一錢　滑石四錢

以上治法請　貴友試服試服　如有效驗　還請示知是幸

●答息周問瘰癧治法　張汝偉

瘰癧一症　本爲四絕之一　然治之得法　十全一二　大約患此者　由於肝鬱陰虛　心境一層　斷宜曠達　五十三號星刊　敝處未到　倘若息園直接函詢者　詳述病情　自當擬方奉上　并有敗藥一種　頗見成效　函內只須附郵票五十分　以便寄奉　（函內須詳列通信址以便郵奉）

●答鄭紹翹問難便　前人

經曰　膀胱者　州都之官　氣化則能出矣　今欲便不得　是氣不化　氣不化　由於丹田氣弱　陰盛陽微也　便後寒噤又見　壯火食氣之故　治之者宜補中益氣法　佐以苓瀉等扶土化氣可也

●答夏澤霖問便血　前人

便血久不愈者　必不肝胃　因血者肝所司　腸者胃之關　今屁多而臭　糞硬如石　糞細如縷　皆由肝木之風火鬱陷入腸　遂致胃中之積滯不得暢達下行　而腸中之液　爲肝

火所吸　於是傷瀆而見血　治之之法　宜用清胃散　方列左

金銀花二錢　防己錢半　茯苓三錢　川柏錢半　黃芩錢半　焦山梔三錢　苡米三錢　車前子二錢　龍膽草錢半　北柴胡四分　地榆炭三錢　丹皮炭三錢　黑穞豆衣一兩煎湯代水爲引　庶乎有效

近聞

◎防疫彙紀

▲桑園　安陵電內務部派駐桑園俞專員檢染疫並有疫死消息現已全部隔離德大夫代爲料理頃據防疫處某君云近日天氣不正寒冷異常恐影響於疫症蔓延蓋百斯篤症最忌天氣寒冷其傳播力若得天氣暖和方可減殺此次內務部俞醫官之染疫身死亦即天氣寒冷之影響云

▲安陵　安陵總檢疫所電稱養日有日關東廳醫員岩田䕶及江蘇督軍署派來軍醫崔進文來所調查謹此電呈又防疫處呈省長云爲呈報事竊職處據安陵總檢所金瀛報稱吳橋疫事因第一段裴醫生未能拒絕健康人入所探視以致雙井生莊杏園高莊錢孫莊等處發現疫症現因以上情形電知俞專員商酌推緩津浦開車日期吳橋疫事至早須二十日方能竣事此刻非常忙碌每日天甫明即分頭出發實地調查均各裹糧而行尤以田學生爲最實心辦事第二區第三區均無意外疫事發生等語理合據情呈報云云又安陵現設隔離其地點及隔離人數如下(一)郜莊另擇房屋現有男婦大小十四人(二)尹莊發病者宅內現存人(三)錢孫莊發病者宅內現存三人(四)牛屯此宅並未發病因尙蘭芳死後其妻藏匿此宅此其母家也現存八人(五)其餘死亡之宅因無人一律封鎖又海軍醫學校以吳橋杏園高莊及秦王莊又有新發現之疫死人急待調查特派本科學員蔡鴻葉舒棻尙文恭宋維藩四人前往助理

▲獻縣　獻縣公署防疫緊要告白云現有疫症名曰肺疫病來甚速傳染最易關外發現恐到此地大家留心預爲防備此病初得頭痛昏昧身上發燒咳嗽不止口裏吐血命在呼吸雖有良醫束手無策預防之法潔淨第一道途院宇務除汚穢如遇病人與他離隔飲食各物設法送遞因疫死者尤須躲避葬埋死人恐染瘟疫撒以石灰掩住口鼻死者本屋門窗糊閉內點硫磺薰滿一日照此防範司保無事倘不預防悔之何及爲此布告其各留意

▲滄縣　北洋防疫處滄縣檢疫所查滄縣經過客貨各船未持上站憑單照章留驗未經期滿者共有一百六十餘隻惟人口貨物一俟驗畢逐日放行於三月二十三日留驗期滿之船檢察計三十隻共載男子一百一十九名婦女五十九口並所運貨物均屬無疫各給憑單即行開放

▲交河　近日交河縣對於防疫事宜

業將一切情形呈報省長鹽核在案昨奉指令云眞日代電悉該縣泊鎭西莊等村五六村莊傳染疫症日有死亡前據華洋義賑會洋員等報告迭經電令迅速查防在案現在北洋防疫處選派醫員分投防治茲據稱北區西流係黃莊兩處病死數人是否疫症尙難證實與迭次報告情節輕重不同究竟泊鎭等處情形如何仰遵節次電令會同商辦務期迅消疫氣毋稍大意以免蔓延至要仍將詳確情形立即調查具報此令云

▲徐州　津浦路線發生鼠疫蘇省長官以徐州爲本省門戶電令徐海道防範以杜蔓延軍民兩署頃據徐海道程道存暨鎭守使呈報案奉寒電前聞山東省桑園一帶發生鼠疫即擬防範近又有津浦鐵道楊柳靑及桑梓店之中間火車仍停止售票之說該處爲蘇省門戶應速注意合行電仰該鎭守使等速籌防範方法一面遴派熟悉防疫人員前往疫地調查狀況隨時報告以便預備並先將遵辦情形具報等因奉此查此案曾於三月十二日經鎭守使召集軍警會議提議防疫辦法一面由商會通知各商店以石灰散置屋內牆根以隔濕氣一面由警局督飭警兵凡有汚穢處所嚴行取締除警局擬訂防疫臨時辦法另抄呈核外現已派委曾在奉天經過查疫事宜之程以經充任調查員前往調查狀況並函致徐州東站段長站長將鼠疫傳染之地點及防範方法隨時與調查員接洽互相證明以資轉報所有遵辦情形合先電陳（附擬訂防疫臨時辦法）一刷印白話佈告一千張曉諭人民（二）飭衛生科長督飭清道隊勤加打掃街衢並勸告各商民如溝渠汚穢之處掃除潔凈及洒石炭酸水石灰以防癘疫（三）已召集各科及署長會議一次討論防疫辦法以便進行（四）擬於東北兩車站及西南關各設檢查所一處暫設醫署藉省醫費（五）函知商會及醫院暨津浦車站（六）擬委防疫專員數員以專責成（七）派員於城鄉一帶調查有無發生鼠疫情事再行呈報

◉衛生預防社之維持公安

滬北五區商業聯合會附設衛生預防社平日辦理衛生事宜頗爲各界所稱許茲因汽車傷人案無日無之昨刊發預防車輪警告多張分送各界亦維持公衆安寧之意也原文略謂馬路盡平曠賽如天堂路各車多危險轉口閻王路警告行路人隨處須照雁性命無二條死傷不計數近來日見多耳聞與目睹年輕子弟輩父兄須叮囑左來右去車路徑要記熟切勿想起快穿過近偏促凡在轉灣處更宜勤顧囑倘逢十字路須從單邊過汽車疾無聲謹防飛來禍電車上落處前後須看過隨處看請爽包你不闖禍店鋪出街人行路爲穩妥若論時刻久不在數分多鄉客初到申主人須告戒行走在街上切勿顧問眼若要看不妨[illegible]處處能預防消禍與免災

◉衛生處須防天花

近屆春和日暖天花流行之際公共工部局衛生局爲鄭重保護民命起見連日派人四出廣貼傳單勸男女居戶人等各投就近衛生處佈種牛痘以免天花發現昨日衛生處又派西醫至公共公堂將廨內中西辦公人員喚至一室由西醫逐名佈種牛痘事畢而去云

●防疫辦法

邇來北方津浦各處先後發生鼠疫蔓延迅速爲禍甚烈吾禾正當交通要衝自應早爲防遏以免傳染故縣知事汪瑩特擬具簡易防疫方法十九條於二十五日頒令各區遵照辦理並恐鄉愚無知忽其事爰又頒令公立通俗講演所長轉飭各講演員卽日編具講稿分赴各區詳細講演疫禍猛烈及各種防疫方法以期鄉民領悟原理遵法施行云

●鐵路預防鼠疫之辦法

滬寧杭甬兩路管理局局長近以山東方而疫勢蔓延傳染極速茲爲遏止起見特定辦法三則通飭全路其文譯錄如下

(一)乘車旅客如有疾病時不得上車但經車務總管查明病屬無礙不致傳染時得予特別之允許乘車此項辦法車務總管已經通告周知在案至於車上辦事員司查有乘客患病時須立即報告最近段之醫生診察設遇醫生他出時須報告該管之上級員司察核(一二) 兩路辦事員司如患疫病須立卽報告醫生診治設遇醫生他出時須報告該管領袖員司察核設法救治以免傳染(三)兩路各段醫生處每屆春令曾爲員役人等施種牛痘藉以預防疫氣之傳染目下各該員司應各日向醫生處請種牛痘爲要

●東臨發現之疫症　三月十三日新聞報

茲有德州學界來濟參觀展覽會之代表據云桑園鎭(德州北境)發現一種疫症係自滄州吳橋(均直境)流入極其劇烈患者偶覺喉乾腹脹不過數小時即斃且傳染甚速兩日以來共殞七十餘人尤以勞勤界之壯者佔多數濟站預備防疫(下略)

●津浦路桑園發見肺疫　三月十三日新聞報

津浦路桑園站附近村落發現肺疫一事已詳前報茲又調查此種肺疫患者竟無醫藥可治此症初起時覺頭暈心悸不數時即咳嗽至吐血即死險惡萬狀津浦路局業於八日起令飭車務處轉飭桑園安陵兩站停止售票杜絕行旅以免疫氣蔓延(下略)

距桑園五里許有村名張家窪爲直屬地此村有張某次女定於本年正月出嫁張某乃於去臘二十三日親赴天津購辦粧奩二十五日回家二十八日即死其妻於正月亦患此症死其次女於正月初五日出嫁初六日卽患此症死其婆家全斃張某之長女亦死於婆家家屬幾全死此時尙未傳至桑園有李某善針灸當張家窪張某患此症時當延李某爲之針治李某回家亦以此症死其家人亦染此症試打嗎啡針一次旋有董某用此針打嗎啡亦染此症卽死(濟南快函)